"十三五"高等医学院校本科规划教材

住院医师规范化培训辅导教材

供基础、临床、护理、预防、口腔、中医、药学、医学技术类等专业用

急 诊 医 学

Emergency Medicine

（第2版）

主　　编　陈玉国

副 主 编　朱继红　钱素云　史继学　潘曙明　徐　峰

编　　委　（按姓名汉语拼音排序）

曹　钰（四川大学华西医院）

柴艳芬（天津医科大学总医院）

陈　兵（天津医科大学第二医院）

陈　彦（南京医科大学第一附属医院）

陈玉国（山东大学齐鲁医院）

邓　颖（哈尔滨医科大学附属第二医院）

范西真（中国科学技术大学附属第一医院）

郭树彬（首都医科大学附属北京朝阳医院）

郭　伟（首都医科大学附属北京天坛医院）

何辉红（邵阳学院医学院）

侯　明（青海大学附属医院）

菅向东（山东大学齐鲁医院）

李力卓（首都医科大学宣武医院）

李　欣（华南理工大学广东省人民医院）

林兆奋（海军军医大学第二附属医院）

刘　志（中国医科大学附属第一医院）

吕瑞娟（山东大学齐鲁医院）

马　渝（重庆大学附属中心医院）

潘曙明（上海交通大学医学院附属新华医院）

钱素云（首都医科大学附属北京儿童医院）

卿国忠（南华大学附属第一医院）

邱建清（滨州医学院附属医院）

桑锡光（山东大学齐鲁医院）

邵　菲（首都医科大学附属北京朝阳医院）

史继学（山东第一医科大学第二附属医院）

宋振举（复旦大学附属中山医院）

唐梦熊（山东大学齐鲁医院）

王甲莉（山东大学齐鲁医院）

王　岗（西安交通大学第二附属医院）

王　彤（中山大学附属第八医院）

王秀杰（哈尔滨医科大学附属第一医院）

王艳苹（牡丹江医学院附属红旗医院）

徐　峰（山东大学齐鲁医院）

徐广润（山东大学齐鲁医院）

燕宪亮（徐州医科大学附属医院）

杨　杰（山东大学齐鲁医院）

喻安永（遵义医科大学附属医院）

曾红科（华南理工大学广东省人民医院）

张春阳（沈阳医学院附属中心医院）

张国强（北京大学中日友好医院）

张　华（海南医学院）

张劲松（南京医科大学第一附属医院）

张　茂（浙江大学医学院附属第二医院）

钟　武（西南医科大学附属医院）

朱继红（北京大学人民医院）

主编助理　袁秋环（山东大学齐鲁医院）

北京大学医学出版社

JIZHEN YIXUE

图书在版编目（CIP）数据

急诊医学 / 陈玉国主编 . —2 版 . —北京：北京
大学医学出版社，2019.12（2022.1 重印）
ISBN 978-7-5659-2126-1

Ⅰ . ①急…　Ⅱ . ①陈…　Ⅲ . ①急诊 - 临床医学 - 医学
院校 - 教材　Ⅳ . ① R459.7

中国版本图书馆 CIP 数据核字（2019）第 263665 号

急诊医学（第 2 版）

主　　编：陈玉国
出版发行：北京大学医学出版社
地　　址：（100191）北京市海淀区学院路 38 号　北京大学医学部院内
电　　话：发行部 010-82802230；图书邮购 010-82802495
网　　址：http://www.pumpress.com.cn
E-mail：booksale@bjmu.edu.cn
印　　刷：北京溢漾印刷有限公司
经　　销：新华书店
责任编辑：冯智勇　　责任校对：靳新强　　责任印制：李 啸
开　　本：850 mm×1168 mm　1/16　印张：28　字数：808 千字
版　　次：2019 年 12 月第 2 版　2022 年 1 月第 2 次印刷
书　　号：ISBN 978-7-5659-2126-1
定　　价：55.00 元

修订说明

国务院办公厅颁布《关于深化医教协同进一步推进医学教育改革与发展的意见》、以"5+3"为主体的临床医学人才培养体系改革、教育部本科临床医学专业认证等一系列重要举措，对新时期高等医学教育人才培养提出了新的要求，也为教材建设指明了方向。

北京大学医学出版社出版的临床医学专业本科教材，从2001年开始，历经3轮修订、17年的锤炼，各轮次教材都高比例入选了教育部"十五""十一五""十二五"国家级规划教材。为了顺应医教协同和医学教育改革与发展的要求，北京大学医学出版社在教育部、国家卫生健康委员会和中国高等教育学会医学教育专业委员会指导下，经过前期的广泛调研、综合论证，启动了第4轮教材的修订再版。

本轮教材基于学科制课程体系，在院校申报和作者遴选、编写指导思想、临床能力培养、教材体系架构、知识内容更新、数字资源建设等方面做了优化和创新。共启动46种教材，其中包含新增的《基础医学概论》《临床医学概论》《诊断学》《医患沟通艺术》4种。《基础医学概论》和《临床医学概论》虽然主要用于非临床医学类专业学生的学习，但须依托于临床医学的优秀师资才能高质量完成，故一并纳入本轮教材中。《诊断学》与《物理诊断学》《实验诊断学》教材并存，以满足不同院校课程设置差异。第4轮教材修订的主要特点如下：

1. 为更好地服务于全国高等院校的医学教育改革，对参与院校和作者的遴选精益求精。教材建设的骨干院校结合了研究型与教学型院校，并注重不同地区的院校代表性；由各学科的委员会主任委员或理事长和知名专家等担纲主编，由教学经验丰富的专家教授担任编委，为教材内容的权威性、院校普适性奠定了坚实基础。

2. 以"符合人才培养需求、体现教育改革成果、教材形式新颖创新"为指导思想，以深化岗位胜任力培养为导向，坚持"三基、五性、三特定"原则，密切结合国家执业医师资格考试、全国硕士研究生入学考试大纲。

3．部分教材加入了联系临床的基础科学案例、临床实践应用案例，使教材更贴近基于案例的学习、以问题为导向的学习等启发式和研讨式教学模式，着力提升医学生的临床思维能力和解决临床实际问题的能力；适当加入知识拓展，引导学生自学。

4．为体现教育信息化对医学教育的促进作用，将纸质教材与二维码技术、网络教学平台相结合，教材与微课、案例、习题、知识拓展、图片、临床影像资料等融为一体，实现了以纸质教材为核心、配套数字教学资源的融媒体教材建设。

在本轮教材修订编写时，各院校对教材建设提出了很好的修订建议，为第4轮教材建设的顶层设计和编写理念提供了翔实可信的数据储备。第3轮教材的部分主编由于年事已高，此次不再担任主编，但他们对改版工作提出了很多宝贵的意见。前3轮教材的作者为本轮教材的日臻完善打下了坚实的基础。对他们的贡献，我们一并表示衷心的感谢。

尽管本轮教材的编委都是多年工作在教学一线的教师，但囿于现有水平，书中难免有不当之处。欢迎广大师生多提宝贵意见，反馈使用信息，以臻完善教材的内容，提高教材的质量。

"十三五"高等医学院校本科规划教材评审委员会

序

国务院办公厅《关于深化医教协同进一步推进医学教育改革与发展的意见》（以下简称《意见》）指出，医教协同推进医学教育改革与发展，加强医学人才培养，是提高医疗卫生服务水平的基础工程，是深化医药卫生体制改革的重要任务，是推进健康中国建设的重要保障。《意见》明确要求加快构建标准化、规范化医学人才培养体系，全面提升人才培养质量。要求夯实5年制临床医学教育的基础地位，推动基础与临床融合、临床与预防融合，提升医学生解决临床实际问题的能力，推进信息技术与医学教育融合。从国家高度就推动医学教育改革发展作出了部署、明确了方向。

高质量的医学教材是满足医学教育改革、培养优秀医学人才的核心要素，与医学教育改革相辅相成。北京大学医学出版社出版的临床医学专业本科教材，立足于岗位胜任力的培养，促进自主学习能力建设，成为临床医学专业本科教学的精品教材，为全国高等医学院校教育教学与人才培养工作发挥了重要作用。

在医教协同的大背景下，北京大学医学出版社启动了第4轮教材的修订再版工作。全国医学院校一大批活跃在教学一线的专家教授，以无私奉献的敬业精神和严谨治学的科学态度，积极参与到本轮教材的修订和建设工作当中。相信在全国高等医学院校的大力支持下，有广大专家教授的热情奉献，新一轮教材的出版将为我国高等医学院校人才培养质量的提高和医学教育改革的发展发挥积极的推动作用。

前　言

急诊医学是医学领域中一门独立的临床交叉学科。我国老一辈急诊急救专家为急诊医学的发展做出了突出的贡献，经过急诊人 30 余年的传承与建设，我国的急诊医学体系不断完善，尤其是近 10 余年，学科建设、人才队伍、临床技术、教育教学和科学研究等取得了快速发展。2017 年 10 月，国家卫生和计划生育委员会（现国家卫生健康委员会）医政医管局批准了我国急诊急救大平台建设试点工作。2018 年 12 月，国家在全国卫生专业技术资格考试中增设急诊医学（中级）专业。2017 年以来，新版急诊科建设标准的修订工作正在积极推动中。上述标志性事件对我国急诊医学教学工作提出了新要求、新挑战。

2017 年国家出台的《关于深化医教协同进一步推进医学教育改革与发展的意见》的教学改革方案，以及"5+3"为主体的临床医学人才培养体系改革和教育部本科临床专业认证等重要文件及举措，为《急诊医学》教材建设指明了方向。本教材以"符合人才培养需求、体现教育改革成果、教材形式新颖创新"为指导思想，积极推动基础与临床的融合和贯通，适应以问题为导向的启发式、研讨式教学方案的改革。

急诊医学以症状、发病急缓以及病情严重程度等来界定临床工作的范围，是临床急危重症快速诊断、有效抢救的第一环节。急诊患者具有病情急、重症多、变化快、临床结果难以预料、及时抢救多可显著改善预后等特点。这就要求急诊医生具有较强的随机应变、快速反应和组织协调能力，在短时间内利用有限的信息，需快速诊断、积极救治、保护脏器功能、降低死亡率。随着社会的快速发展，人民群众的健康需求日益提高，各类急危重症、突发公共卫生事件以及灾害事故使我国的急诊医疗体系面临着严峻考验，因此，培养大批"呼之即应、招之即来、来者能战、战则必胜"的急诊急救专业人才，建立涵盖院前、院内的一体化、无缝隙的大急危重症救治体系，对提高救治效率、挽救急危重症患者的生命意义重大。

本教材以"早期诊断、危险分层、正确分流、科学救治"十六字方针与"先救命后辨病"等急诊医学临床思维特点为指导思想，贯彻"从症状学入手，强化从急到危重症，从临床诊断到重要脏器的支持与保护"理念，涵盖了急诊医学领域的基本知识、研究热点和临床常见问题。一方面，本教材体现了急诊医学与各临床专科之间的交叉、融合、借鉴、共同提高；另一方面，又与传统学科之间有显著不同，重在"早"，着重突出了急危重症的早期监测、动态评估、危险分层与快速救治。

本教材共计22章，在内容组织和编排方面，努力以尽量精简的篇幅涵盖急诊医学体系的全部内容。从急诊医学绪论、院前急救、常见症状学、心肺脑复苏等基础知识开始，然后着重阐述各系统急症、急性脏器损伤及衰竭等，并将各种急危重症的早期监测、动态评估及科学管理独立成章；同时介绍了急性创伤、急性内环境紊乱、急性中毒以及各种理化因素造成的急性损伤等内容；随后对常见其他专科急症等进行了归纳总结、简短介绍；最后全面介绍了现代急诊医学的监测、评估与支持技术。本教材适合所有临床医学相关学科的本科学生以及医务人员学习使用，有助于全面系统地了解、熟悉进而掌握急诊急救基本知识和技能。

在修订时，本教材加入了少而精的自学模块，包括临床案例和知识扩展，以拓展学生的知识面，有助于提高学生的综合分析、判断和临床决策能力。本教材积极适应教育信息化转型，将传统出版与数字技术有机融合，实现了以纸质教材为核心，配套数字教学资源的融媒体教材建设。

本教材的编写得到了北京大学医学出版社以及山东大学有关领导的支持和指导。衷心感谢所有编委在本教材编写过程中付出的辛勤劳动，各位编委认真、细致、严谨的态度值得学习。特别感谢北京大学医学部朱继红教授、首都医科大学钱素云教授、上海交通大学潘曙明教授和山东第一医科大学史继学教授在本教材交叉审稿过程中给予的全力支持和帮助。同时感谢山东大学齐鲁医院急诊科全体同仁为本教材整理、校对所做的大量工作。由于编写水平和时间所限，本教材难免存在不足和疏漏之处，恳请读者不吝赐教，以便再版时完善。

陈玉国

二维码资源索引

(知识拓展、中文小结/Summary、典型案例及答案、电子试题)

续表

续表

目　录

第一节 急诊医学发展史

急诊医学（emergency medicine）是临床医学领域中一门独立的年轻学科，也可以称为交叉学科，与传统的临床学科有着密切联系，又各有分工。虽然急诊医疗的提供与医学具有等长的历史，但急诊医学作为独立学科却只有 40 年左右的历史。

在西方经济发达国家，早在 20 世纪 60 年代，高速公路发展迅速，交通意外频发，由此造成的死亡占青壮年死亡原因的第一位。另外，随着人们生活水平的提高，心血管疾病的危险因素如高血压、糖尿病、吸烟、肥胖发生率增加以及生活节奏加快等，心脏性猝死发生率也随之增加。因此，要积极呼吁全社会重视急诊急救，以挽救更多急诊患者的生命，这也给急诊医学的发展提供了机遇。

欧美国家开始意识到要抢救急危重症患者的生命，传统的模式即医生、护士轮流到急诊科工作不能满足要求，必须要有一批专业的急诊医生和护士，建立一支"呼之即应、招之即来、来者能战、战则必胜"的急诊急救队伍，因此，开始固定医护人员在急诊科工作。1968年成立了美国急诊医师学会（American College for Emergency Physicians，ACEP），1972 年美国医学会认可急诊医学作为一门独立学科。1973 年创办了专门的急诊医学杂志——*Annals of Emergency Medicine*。美国急诊住院医师培训工作始于 20 世纪 70 年代，并于 1976 年成立了美国急诊医师认证委员会（American Board of Emergency Medicine，ABEM）。1989 年 ABEM 被授予一级委员会地位。

我国现代急诊医学的发展始于 20 世纪 80 年代。1980 年 10 月卫生部（现国家卫生健康委员会，以下简称卫健委）颁布了《关于加强城市急救工作的意见》，1984 年 6 月颁布了《关于发布［医院急诊科（室）建设方案（试行）］的通知》，推动了我国大中城市急诊医疗体系及综合医院急诊科的建设与发展。1980 年 8 月在哈尔滨举行了全国危重病急救医学学术会议。1981 年《中国急救医学》杂志创刊。以邵孝鉷教授为首的全国急诊医学学会筹备组于 1986 年10 月在上海组织召开了第一次全国急诊医学学术会议，同年 12 月中华医学会常委会正式批准成立中华医学会急诊医学分会，1987 年 5 月在杭州举行了成立大会。至此，在我国急诊医学正式成为临床医学领域的一门独立学科。各省区市亦相继成立了急诊医学分会。中华医学会急诊医学分会已设立 9 个专业学组，新学组正在积极筹建。目前已举行了 21 次全国性的急诊医学学术交流会和经常性的专业学术会议，现在每年举办一次全国急诊医学学术会议。

我国老一辈急诊急救专家邵孝鉷教授、蒋健教授、景炳文教授、王一镗教授、樊寻梅教授、江观玉教授等为急诊医学的发展做出了积极的贡献，对我国急诊医学和急诊科的建设与发展提出了许多好的建议并达成共识。在建立独立急诊科的同时，要重视院前急救，建立城市的急救中心，开通"120"急救电话，建立急诊重症监护病房（emergency intensive care unit，EICU），建设符合我国国情的急诊医疗体系。提出了院前急救—院内急诊—急危重症监护三者有机结合的构想，并不断努力，为国内急诊医学的建设和发展奠定了基础，明确了方向。经过30 多年的建设，我国的急诊医疗体系不断完善，院前急救、院内急诊、急危重症监护都得到快速的发展。从患者发病之初或在事故现场立即对伤病员实施有效的初步急救，然后用配备有急救器械及无线通讯装置的运输工具把伤病员安全护送到急救中心或急诊科，接受快速的诊断和有效的抢救治疗，病情稳定后，转送到EICU或专科病房。院前急救—院内急诊—急危重症监护紧密地联系起来，形成三环模式的急救链环，这就是急诊医疗体系。"三环理论"体现了急诊医学的整体性和协作性、院前急救的时效性、院内急诊的有效性及急危重症监护的整体连续性。这就是中国特色的急诊医疗体系的标志。

我国急诊医学的发展过程大致可划分为三个阶段。

第一阶段：急诊医学被确定为独立学科。国家卫健委（原卫生部）要求有条件的医院建立急诊科，有条件的大中城市要建立急救中心，全国统一急救电话为"120"，这标志着我国急诊医学从无到有。中华医学会急诊医学分会的成立是我国急诊医学正式成为独立临床学科的里程碑。此阶段全国急诊医学的总体水平不高，着重于急诊科的硬件建设及人员、设备的配置；多数医院采取人员少数固定、多数轮转的方式来解决急诊临床医疗问题；120急救中心的建设取决于政府的重视程度和投入。由于各级政府的重视和支持，院前急救成为优先发展而且是发展最快的部分，学术交流也偏重对急救模式的探讨。

第二阶段：急诊医学稳定发展阶段。建立了较完善的院前急救—院内急诊—急危重症监护的急诊医疗体系，将急诊医学的"三环理论"付诸实施。急诊科发展成自主型的急诊模式，临床急救医疗水平不断提高，开展了许多临床急救新技术如院前溶栓、急诊介入术、急诊微创术等，取得了一批科研成果。急诊重症监护的建立，连续的生命指征监护和器官功能支持技术，使各种急危重症、心肺复苏的抢救成功率显著提高。急诊专业人员队伍不断壮大、稳定，急诊科的规模也由小变大，许多医院形成急诊专科特色。急诊医学初步形成多个亚专业，开展了国内外广泛的学术交流和研讨。我国目前实行的三级医院建制中，一、二、三级医院都设置了急诊科，有统一的建设标准和管理规范。部分三级医院已把院前急救、院内急诊、急诊重症监护作为急诊医学的三级临床专科进行规范建设和管理，急诊医学已成为成熟的二级临床学科。

第三阶段：急诊医学快速发展阶段。急诊诊疗技术进一步发展，急诊专业人员学历水平明显提高，硕士、博士学历人员比例增加，院前急救的救治团队逐步专业化。急诊医学硕士点、博士点、博士后流动站遍地开花，住院医师规范化培训已顺利开展。《国家突发事件应急体系建设"十三五"规划》要求推进国家紧急医学救援基地和区域紧急医学救援中心建设，构建陆海空立体化、综合与专科救援兼顾的紧急医学救援网络。急诊医疗体系及灾难事故的应急救援系统受到国家的高度重视，得到快速发展。

总之，急诊医学的发展是医学科学进步和社会需要的必然结果，并必将伴随我国经济社会的快速发展而进入发展的快车道。

（陈玉国）

第二节　急诊科建设要求及标准

急诊科是整个医院的前沿阵地，是抢救急危重症患者的第一站。急诊科的工作是医院总体工作的缩影，直接反映了医院的急救医疗、护理工作质量和人员素质水平。因此，要求急诊科人员素质高、责任心强、技术精湛，同样要求房屋建设达标，仪器设备、人员配备以及辅助部门齐全等。

一、急诊科的基本设置与要求

(一) 急诊科的组织机构设置

急诊科的设置有两种: 一类是把急诊工作作为医院门诊的一部分, 在门诊部内设急救室, 属于门诊部管理; 另一类是独立于门诊部的急诊科, 可设急救中心, 以利于急诊工作的开展。采取的方式主要根据卫健委 (原卫生部) 1984 年下发的《关于发布 [医院急诊科 (室) 建设方案 (试行)] 的通知》以及 1994 年下发的《关于下发 [医疗机构基本标准 (试行)] 的通知》提出的要求办理, 一般一级医院设急救室, 二级及以上综合医院必须设独立的急诊科。

急诊科的管理体制基本要求:

①急诊科直属副院长 (分管业务) 或院长管理。

②实行科主任负责制, 通常可设副主任 1 ～ 3 人。

③急诊科必须创造条件实现急诊医师全部固定制, 并逐渐建立合理的医疗梯队, 规模较大的急诊科可分设若干个急诊组长, 具体负责相应单元的急诊急救及抢救工作。

④有专职的急诊科护士长, 可设副护士长 1 ～ 3 人, 三级甲等医院的急诊科可以按照急诊单元数量配备相应的护士长。

⑤科学合理地配备足够数量的护士。

(二) 急诊科的专业设置

急诊科的专业可根据地区特色、地域特点设置, 不求统一, 但以下必须作为共同要求:

1. 必须保证内、外、儿科等的基本专业设置, 其中内科主要包括普通内科、神经内科及心血管内科等, 外科主要包括创伤外科及普通外科等。

2. 必须保证不设专业的其他专科医师随叫随到, 急诊科应该设置其专业诊室。

3. 急诊科须常年 24h 应诊, 医护人员必须坚守工作岗位, 明确急救工作的性质、任务, 严格执行首诊负责制、抢救规程、职责、制度等。

(三) 急诊科的建制

急诊科占地面积不低于医院总面积的 5%, 床位数占医院开放床位的 3% ～ 5%。二级以上综合医院的急诊科应设立院前急救、急诊门诊、抢救室、留观室、急诊病房、急诊重症监护病房等医疗单元; 设立分诊区、药房、检验科、放射科、收款处、急诊入院等功能单元。急诊科应通过信息化建设, 实现院前急救—急诊科—EICU 的绿色通道建设及信息系统无缝对接。急诊科应走"自主型"发展道路, 固定急诊医师不少于在岗医师的 75%, 固定的急诊专科护士不少于在岗护士的 80%, 形成独立的急诊医学专业。

1. 院前急救科 接到 120 急救调度指挥中心的任务后立即响应, 到达患者处后尽可能实施现场抢救, 如抢救条件不允许或初步抢救后, 应将患者快速转运至就近医院的急诊科。

2. 分诊区 分诊护士 24h 坚守岗位, 热情接待来诊患者, 立即通知值班医师, 严格按照急诊接诊范围, 登记姓名、性别、年龄、症状、住址、来院准确时间、工作单位等。值班医师接到通知应立即接诊处理。有条件的单位, 应该实施现代化信息手段, 用计算机登记患者信息, 以便患者管理、工作总结、数据统计、临床科研工作等。

3. 急诊门诊 应保证入口通畅, 有救护车通道和专用停靠处; 有醒目的路标和标识。设有急诊内科、急诊外科、急诊中毒科、急诊神经科, 有条件者应该设立亚专科或特色门诊, 如胸痛门诊。

4. 急诊抢救室 是急诊科最重要的"战场", 是体现医院急诊急救综合能力的地方, 是急诊科工作的重点和难点。应配有急救药品和抢救转运推床、心电监护仪、球囊面罩、氧气供应设施、吸痰设施、无创及有创呼吸机及可视喉镜等气道建立所需器材、除颤器、洗胃机、床旁血液净化设备、心电图机、自动心肺复苏机等设备。需要配备精干的医护人员, 形成救治团队，每班都应该设立一名组长，负责组织协调抢救、患者转出、住院、手术等事宜。三级甲等综合医院床位数不少于 20 张。建议大的医疗中心设立特色救治单元，如急性冠状动脉综合征救治单元、心搏骤停复苏单元、创伤救治单元、中毒救治单元等。

5．急诊留观室 三级甲等综合医院抢救室及留观室总床位数占医院总床位数的 2% ～ 4%，以下级别医院按照规模相应减少床位数设置。应配有普通病床或急诊转运推床、心电监护仪、无创及有创呼吸机、除颤仪、球囊面罩、心电图机、床旁血液净化设备等。

6．急诊病房 三级甲等医院有条件者应该设置急诊内科病房、外科病房、中毒病房、综合病房等，床位数占医院总床位数的 5% ～ 8%，以下级别医院相应减少。

7．急诊重症监护病房（EICU） 负责急危重症患者的救治。三级甲等医院设床位 10 ～ 20 张，以下级别医院相应减少。每床面积 15 ～ 18 平方米，配有多功能抢救床、心电监护仪、有创压力监护系统、脉冲指示剂连续心排血量（pulse index continuous cardiac output，PICCO）监测技术或其他循环监测系统、床旁血滤机、纤维支气管镜、体外膜式氧合（extracorporeal membrane oxygenation，ECMO）、主动脉内球囊反搏泵（intra-aortic balloon pump，IABP）等生命支持系统。

8．急诊手术室 三级甲等医院设 3 ～ 5 间手术室，以下级别医院相应减少。

9．独立的导管室 三级甲等医院设 2 ～ 3 间导管室，以下级别医院相应减少。

10．支持区域 急诊药房、急诊检验室、急诊放射室独立设置。急诊检验科需 24 h 开放，常规检测三大常规、脑脊液、胸腔积液及各种穿刺液常规，肝肾功能、电解质，能检测各种急危重症相关指标，如心肌损伤标志物、D- 三聚体、血酮体、淀粉酶等；急诊常规检验 ≤ 30 min 出结果，急诊生化、免疫检查 ≤ 2 h 出结果。

11．教学要求 三级甲等医院，尤其是大学附属医院或教学医院需设立急诊医学教研室、急危重症研究所、基础实验室、生物样本库等教学科研单元。

二、急诊科的技术标准

1．急诊科全体医护人员均熟练掌握各种原因心搏骤停的心肺复苏和循环支持，包括但不限于：ACLS、ATLS、休克容量复苏、血管活性药物的使用。

2．急诊科医师应掌握各种高危疾病的快速诊断和应急处理，包括但不限于：致死性胸痛、脑卒中、创伤、致死性心律失常、高危孕产妇等快速诊断和处理。

3．医师、护士（3 年以上）能通过心电图判断心室纤颤、宽 QRS 心动过速、房室传导阻滞、严重的心动过缓（心率 < 60 次 / 分）。

4．急诊医师具有独立处理常见急危重症能力，掌握气道建立与管理、氧气疗法、无创 / 有创呼吸支持及紧急心肺功能替代治疗、血液净化技术、紧急心脑血管溶栓及血管再通治疗（根据医院安排以及是否具备区域胸痛及卒中中心）等辅助技术。

5．主治医师及以上人员掌握床旁超声技术。

6．医护人员掌握床旁快速监测技术——血气分析、心肌损伤标志物、D- 二聚体、心力衰竭标志物、血栓弹力图、降钙素原等。

三、急诊科的工作质量标准

1．急诊患者到院后立即开始抢救。

2．院内急会诊 10 min 内到位。

3．急危重症患者抢救成功率 ≥ 80%。

4．急诊留观患者原则上不超过 72 h。

5．必须严格执行急诊分诊及登记制度。

6．手术"绿色通道"畅通，需紧急手术者 30 min 内做好术前准备。

7．急诊患者优先住院，医院应制定确保患者从急诊转运至住院的制度和流程。

8．确保每一位急诊患者都有完整的急诊病历，尽快建立电子病历，并采用 ICD 字典规范疾病诊断。

9．抢救室、监护室采用科学的管理制度：①抢救设备齐全、完好、适用；②急救药品齐全、无过期，摆放位置固定，由专人保管；③设有"120"急救系统的医院，通讯通畅，急救车出车及时，装备完善。

（陈玉国）

第 1 章第二节电子资源

第三节　急诊医学面临的挑战和发展方向

急诊医学是社会需求的产物，急诊科的成立是现代医学模式转变以适应社会发展需求的结果，是社会医疗服务体系的重要组成部分。急诊科已发展为医院的形象窗口和重要科室，急诊医学的水平在一定程度上综合反映了一所医院甚至一个国家临床医学的总体水平，因此，发展急诊急救意义重大。

由于各地区、各医院的医疗设备、技术力量、人员素质、管理水平和抢救条件等不同，急诊医学的发展面临诸多困难和挑战。社会需求的提高，医学模式的不断变革，又给急诊医学的发展带来了很多机遇。

一、面临的挑战

急危重症患者的特点就是急、重、突发情况多，患者及其家属期望值高、情绪易激动，加上群众医学知识缺乏，医患沟通不畅，因此，容易产生各种冲突和医疗纠纷。近年来，公共卫生事件和社会突发事件增多，人民群众健康需求增高，对急诊急救工作提出了新的挑战。

1．工作环境差，医护人员压力大　急诊工作环境差，具有挑战性。急危重症患者流量是随机的，具有疾病谱广、病情轻重悬殊、疾病表现多样性等特点，且急性心脑血管疾病、中毒、群体伤、公共卫生事件多。会诊医护人员需要面对患者与家属的各种需求，涉及法律的医疗问题多。急诊常年不停的临床工作，无休止的夜班，随时面对急危重症患者，导致医生劳动强度大，精神高度紧张。

2．各级卫生行政部门重视程度亟待加强　急诊抢救是急诊科的主要职能，在实施重大抢救时，特别是在应对突发公共卫生事件或群体灾害事件时，急诊科承担着重要的社会职能。急诊科需要强大的基础设施和配备各种抢救仪器设备。承担院前急救任务的急诊科，还应按规定配备相应的人员、车辆、设备和通讯装置，因此需要卫生行政部门加大政策支持和财政支持力度，不断增强急诊科履行职能的基本条件。

3．社会对急诊急救认识程度有待加强　对于急诊患者来说，早期的干预可以改变预后。要加强急救知识宣传，让如急性心肌梗死、脑卒中及心搏骤停的患者尽快进入急救系统。要加强社区急救能力，早期开始自救互救，目击者尽早实施心肺复苏。目前城市中高层建筑越来越多，配套的电梯不能使用担架车，严重影响对急危重症患者的及时转运抢救。随着社会老龄化的来临，这个问题会越来越突出，需要得到政府和社会的关注和解决。高层建筑应该安装医用电梯，以保障能够将高层患者快速运送到医院。

4．急诊急救任务重、业务范围广，急诊医师对专业发展方向认识不清晰　急诊病种繁杂，涉及各个临床专业，急诊医师需要掌握各种专业知识，熟悉各种抢救技术。急诊科与其他临床科室业务存在交叉重叠，从而构成一定的竞争，对复杂疑难患者容易出现推诿现象，关系有待理顺。急诊科的主要任务是对急危重症患者进行早期救治，抢救生命，并最大程度地保护各个脏器的功能。

5. 急诊科突发事件多 近年来自然灾害、集体中毒事件、公共事件、交通事故频发，突发情况多，以及心脑血管危险因素剧增使心脑血管疾病暴发，给急诊医学带来新的巨大挑战。

6. 社会和经济发展对急诊医学事业的挑战 由于社会进步和经济发展，出现了一些新的问题，如社会人口的老龄化、两极分化造成的心理失衡、工业和交通伤害、卖淫嫖娼和吸毒等相关疾病，急诊医学面临着更艰巨的急危重症救治任务。随着国家的发展，"关于推进分级诊疗制度建设的指导意见""健康中国2030"规划纲要"关于积极推进互联网＋行动的指导意见"等政策的提出，对急诊医学的发展提出了新的要求。

总之，急诊科面临着严峻的困难和挑战，需要加快发展步伐，改善设施，提高技术水平，迎接新挑战。

二、发展方向

急诊医学是一门用最少的信息和最短的时间来挽救生命、减轻病痛的艺术。急诊科要向综合急诊、专科急诊、社会急诊并重的多元方向发展，加强横向联合、纵向分化。既要借鉴国外的成功经验，又要适应中国国情，适合中国不同地区的"地情"，开拓有中国特色的急诊急救发展道路。

1. 急诊科要具备强大的综合处置能力 急救具有很强的时间性，要快接诊、快诊断、快处置。稳定生命体征是抢救的真正含义，医护人员应迅速、准确地判断病情，及时救治。急诊患者发病急骤、基础健康状况不同、病情发展轻重不一、疾病种类复杂，医生接诊时间短，因此急诊科要具备较强的综合处置能力。要求医护人员迅速做出初步诊断并实施有效救治，充分体现"时间就是生命"。急诊科要建立一套完整的诊疗工作制度，配备责任心强、技术水平高、临床经验丰富、有一定组织能力的医护人员，建立抢救工作协调小组，保证24h连续同质化服务。

2. 根据各地区情况急诊急救方向应各有侧重 南方雨水多，泥石流等地质灾害频发，中西部地区地震等自然灾害多发，急诊科要加强应对自然灾害等突发事件的急救能力。北方地区心脑血管疾病、中毒事件多发，急诊科要加强对这些疾病的急诊急救能力。

3. 建立大急诊概念 急诊医学的构成包括院前急救、院内急诊、急诊重症监护病房以及急诊医疗体系管理学等。急诊科是急诊急救的核心，各专业科室都有急诊患者，没有高效能的急诊处理能力，就不可能有有效的专科治疗。急诊医学体系是医疗服务中最大的一个体系，是拯救生命和救治危重患者的前哨，是医院综合救治水平的缩影，反映医院综合协调与处置能力。急诊科应该与院内各个专业科室建立业务联系，形成协调机制，相互支持和配合，不断搭建各种急危重症救治平台，借鉴、融合、共同提高，建立大急诊的理念，各科室共同参与急诊急救工作，全面提升急诊科建设能力，更好地服务于急危重症患者。

4. 加强院前急救队伍建设，保障无缝隙救治 院前急救体现了一个国家对急诊急救的重视程度，影响救治成功率，充分体现了急诊急救的特点，也是心肺复苏成功的首要环节。要加强院前急救人员的培训，提高诊断、鉴别诊断和急救能力。要改变"救护车的任务只是把患者转运到医院"的概念，强调运送过程中应边监护、边抢救、边与急救中心联系，报告患者情况及接受指导。设备完善的加强监护机动车及小型救护飞机或直升机，可有力地提高抢救成功率。

5. 加强急诊绿色通道建设 院前急救、急诊及各专业科室应无缝对接，三个方面紧密配合，构成急诊医疗体系的急救链，为后方科室序贯治疗提供可能性并创造最佳条件。

6. 加强急救知识宣传和急救能力培训　着眼于重大灾害事故、心脏病、交通事故及战争救护等方面，加强基层医护人员及大众的急救基本技术培训，重点为心肺复苏、创伤止血、包扎、骨折固定及转送患者等。

7. 着力于急诊学科建设和人才培养　急诊医学为二级学科，必须明确发展方向，规范执业管理，加强学科建设，突出专业特点。积极开展科学研究，特别是多中心的临床研究，开发各种抢救新技术，制定技术规范，推广急诊临床路径，形成急危重症抢救体系，推动我国急诊医学的发展。人才是学科发展的基础，采取引育并举的原则大力培养人才，特别应注重培养临床、科研并重的学科骨干。

8. 全社会关注急诊医学的发展　急诊医学的发展离不开社会的关注、政府的支持、卫生行政部门和医院领导的重视，以及急诊科医护人员的共同努力。因此，强调全社会共同关注，促进急诊医学的发展。

（陈玉国）

第 1 章第三节电子资源

第四节　急诊临床诊断思维方法

急诊医学不以系统器官，而是以症状、发病急缓以及严重程度等来界定临床工作的范围，是临床对急危重症快速诊断、有效抢救的第一环节。急诊患者具有突发性、随机性和不可预见性，这就要求急诊医师应该具有较强的应急性、快速反应性和组织协调能力。及时接诊、快速诊断、即刻处理是急诊医学的精髓，是常规处理急诊患者的"三部曲"。

急诊患者具有病情危重、病情变化快、临床资料不完整等特点，因此，急诊医生要在很短的时间内快速诊断、积极救治、保护脏器功能、降低死亡率，除了具备丰富的专业知识和临床经验，还必须具备科学的急诊临床诊断思维。

一、整体观

急诊医学以抢救生命、稳定生命体征为首要目标，必须强调整体观。急诊医学的诊治手段几乎囊括了临床各专科急症的诊断、鉴别诊断和紧急处理的所有内容。但与临床各专科不同的是，急诊医学不满足于对局部的处理，而是立足于患者全身情况，以挽救生命和最大限度地减少各种致命性并发症为目标。

急诊医师要在最短的时间内，以最敏捷的逻辑思维判断患者的病情，对危急情况的多种因素进行综合评估，需要摆脱单一医学模式的思维局限，去除先入为主的定势思维，避免主观性、片面性、狭隘性，诊断思路要宽广、全面，坚持整体观。

二、风险观

必须对急诊患者根据病情轻重进行危险分层，决定谁应该最先被接诊。急诊危险分层是指在患者到达急诊科时对其快速分类的过程，分辨出患者的病情轻重，决定患者就诊的顺序，其目标是让患者在合适的时间到合适的区域获得合适的医疗资源。急诊危险分层是急诊医疗服务体系中的重要环节，进行有效的危险分层能快速发现需要紧急干预的患者，对危重患者的及时救治至关重要，并且可以合理科学地分配医疗资源和医疗空间，提高急诊工作效率。

三、降阶梯诊断思维

急诊救治策略是挽救生命第一，其次是保护器官，再次是恢复功能。对急诊患者来说，时间就是生命，时间就是功能。但医学是不确定的科学，一种疾病的临床表现不尽相同，而不同的疾病可存在相似的症状，即"同病异症"和"异病同症"，给急诊快速诊断带来很大困扰。

急诊医师需掌握降阶梯诊断思维，即在临床鉴别诊断中，要从危重疾病到一般疾病，从器质性病变到功能性病变，从进展迅速的疾病到进展缓慢的疾病，逐一降级排除。和一般临床专科重在治病不同，急诊科重在挽救生命，要首先把最危重、最致命的疾病放在首位，以挽救更多的生命（图 1-1）。

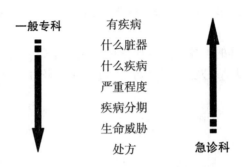

图 1-1 急诊科和一般专科诊断思维的区别

四、动态性

急诊患者病情复杂，往往一时很难明确诊断，或者患者就诊时处于疾病的早期阶段，不确定因素多，病情不断变化，需要治疗性观察，逐步完善诊断。对极危重患者需要立即抢救生命、稳定病情，在做出明确诊断前就要积极干预，有时难免出现误诊、漏诊，需要在治疗过程中不断补充、完善。对于一般危重症患者要在初步处理后观察其治疗反应，进行动态评估、动态危险分层，善于观察与思考，不断分析总结，最终完善诊断。

五、时效性

对各种急危重症患者的救治都有黄金时间，急性心肌梗死溶栓和介入治疗有"时间窗"；严重感染与感染性休克的救治同样存在黄金时间，要在 6 h 内完成早期容量复苏；创伤后数小时内是抢救伤者的黄金时间，可以最大程度地降低死亡率和致残率。没把握住"黄金时间"，会造成严重后果。因此，急诊医师应是"特种兵"，是"快速反应部队"，是抢救生命的"突击队"。

总之，急诊医师在临床工作中，应该时刻牢记上述方法并灵活应用，将患者看成一个整体，考虑到疾病的不断变化，依据病情轻重实施分层救治，突出时间的重要性，最大程度地降低死亡率，保护重要脏器功能，并积极促进康复。

（陈玉国）

第 1 章第四节电子资源

第五节 急诊病情评估的方法学

急诊患者就诊时因为基础疾病、年龄分布等各种差异，导致了就诊情况的异质性和复杂性。急诊需要医护人员迅速收集患者生理指标、实验室数据、症状体征等数据，快速评估患者病情，早期识别病情变化。如何对众多不同性质的患者进行快速、有效的病情评估一直是急诊工作的焦点。好的病情评估体系可以让医护人员在繁忙的工作中轻松获得各项相关指标，然后分层救治急诊患者。急危重症患者及时进入人力、设备集中的抢救室进行救治，病情较轻的患者进入留观区救治。

急诊病情评估系统主要包括早期预警评分（early warning score，EWS）、改良的早期预警评分（modified early warning score，MEWS）、格拉斯哥昏迷评分（Glasgow coma scale，GCS）、CRAMS 创伤评分、创伤的四级检伤分类、五级分诊制度等。这些病情评估系统的有效利用不仅可以减轻医务人员的工作量、降低医疗风险、优化急诊资源，更是各类专业人员临床、科研的学习利器。

MEWS 包括五项指标：收缩压、心率、呼吸频率、体温及意识状态，各项指标分为 0～3分，总分最高为 14 分。＞9 分表明死亡危险性大，需入住 ICU 进行专科治疗；5～9 分说明病情变化风险大，需进行 ICU 治疗或专科治疗；＜5 分表示大多数不需住院治疗。目前各种 MEWS 在世界各地均有应用，是应用最广泛的病情评估系统，详见表 1-1。

表1-1　改良的早期预警评分（MEWS）

项目	评分						
	3	2	1	0	1	2	3
收缩压（mmHg）	≤ 70	71～80	81～100	101～199		≥ 200	
心率（次/分）		≤ 40	41～50	51～100	101～110	111～129	≥ 130
呼吸频率（次/分）		＜ 9		9～14	15～20	21～29	≥ 30
体温（℃）		＜ 35		35～38.4		≥ 38.5	
意识状态				觉醒	对声音有反应	对疼痛有反应	无反应

CRAMS 创伤评分评定的范围包括循环（circulation，C）、呼吸（respiration，R）、腹部（abdomen，A）、活动（motor，M）和语言（speech，S）5 个方面。每个方面 0～2 分，总计0～10 分。最后五项分数相加，9～10 分为轻度创伤，8 分以下为重度创伤。该方法能在现场把严重创伤患者与一般创伤患者区分开来。

GCS 是评定患者神经功能状态的工具，包括睁眼、语言及运动反应，三者相加表示意识障碍程度，最高 15 分，表示意识清醒，9 分以下为重度昏迷，最低 3 分，分数越低表明意识障碍越严重。

近年来，随着人们生活水平的不断提高，患者对急诊医疗服务的需求已经远远超出有限的急诊医疗资源，急诊评估系统及预检分诊直接影响患者的救治效果和患者对医院的满意程度。略微有别于上述病情评估方法，分诊主要被护士用于临床的初步筛选，让患者及时到相应等级的就诊区域接受治疗。迄今为止，有 4 个分诊体系已经被大家认可，分别是澳洲分诊指数（Australasian triage scale，ATS）、曼彻斯特分诊系统（Manchester triage system，MTS）、加拿大分诊及敏感指数（Canadian triage and acuity scale，CTAS）及急症严重性指数（emergency severity index，ESI）。前三者见表 1-2。ESI 是另一项广为应用的 5 级分诊系统，见图 1-2。

知识拓展—CRAMS 创伤评分

知识拓展—格拉斯哥昏迷评分

表1-2 五级分诊制度

分诊系统	使用国家	分级	要求多长时间内医生接诊（min）
ATS	澳大利亚及新西兰	1：复苏	0
		2：急救	10
		3：紧急	30
		4：半紧急	60
		5：不紧急	120
MTS	英格兰及苏格兰	1：立即（红色）	0
		2：非常紧急（橙色）	10
		3：紧急（黄色）	60
		4：常规急诊（绿色）	120
		5：不紧急（蓝色）	240
CTAS	加拿大	1：复苏	0
		2：急救	15
		3：紧急	30
		4：不太紧急	60
		5：不紧急	120

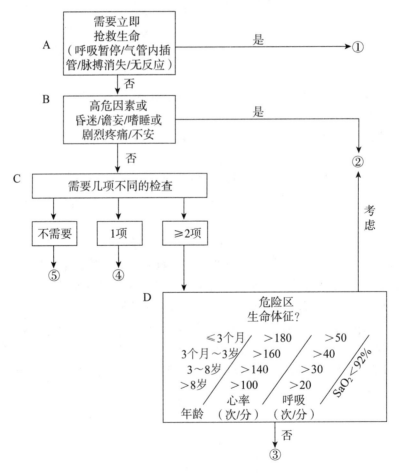

图 1-2 ESI 5 级分诊示意图

对于创伤患者应进行四级检伤分类来评估患者病情及分诊。

一类伤员为立即治疗类，多为重伤员，如开放性气胸、实质脏器破裂、大出血、内脏脱出、重度休克等；以红色腕带标记。

二类伤员为延迟治疗类，一般为中度伤，2 ~ 4 h 内不会有生命危险，如长骨骨折、空腔脏器穿孔、20% 以上的 Ⅱ 度烧伤等；以黄色腕带标记。

三类伤员为简单治疗类，多为轻伤员，如单纯关节脱位、20% 以下的 Ⅱ 度烧伤等；以绿色腕带标记。

四类伤员为死亡患者；以黑色腕带标记。

总之，急诊病情评估系统很多，但是基于无线网络信息技术，以急诊患者病情分级评估标准、MEWS、CRAMS、GCS 等评估工具为框架，构建智能化急诊患者病情评估系统应该是未来急诊人工智能发展的重点之一。实现病情评估、信息记录、收集保存、分析统计等智能化功能，辅助医护人员快速评估病情，值得广泛推广。

第 1 章第五节电子资源

（张静静　王　岗）

第六节　急诊科医患沟通技巧及人文关怀

医患沟通贯穿于医疗活动的整个过程之中，其沟通效果不仅影响到医患关系，对医疗质量、患者满意度、医院声誉及行业社会美誉度也有重要影响。世界医学教育联合会《福冈宣言》就指出，所有医生必须学会交流和处理人际关系的技能。急诊科是急危重症患者最集中、抢救任务最重的科室，也是医患关系敏感的科室，是近些年来医患纠纷的高发地带。因此，良好的医患沟通技巧和真诚的人文关怀是急诊专业从业人员应具备的基本技能及素质。

一、医患沟通的基础

医患沟通需要真诚的人文关怀，即"以患者为中心"，尊重人的生命价值、尊重患者的人格和尊重患者的权利。急诊医务人员要有强烈的责任意识，要主动服务，不推诿患者、不轻易放弃抢救；要具有丰富的理论知识、熟练的抢救技能、清晰的思路和良好的应变能力，为患者提供最佳的救治，争取最好的效果。急诊医务人员不仅要对患者进行疾病的治疗，还需要对患者及家属进行情感上的关注和抚慰，改变"看病不看人"的单纯技术服务理念，使患者及家属在接受治疗过程中感受到对人格的尊重和人性的温暖。急诊医务人员要尊重患者的知情权和同意权，对重要的检查和危重病情都要有所交代，重要的治疗措施都要经过患者或家属的选择和同意，这既是对患者及家属的尊重，更是法律赋予患者的权利，不可侵犯。

二、医患沟通的方法与技巧

急诊医务人员要达到与患者顺畅有效交流和赢得患者理解信任配合的目的，还需要一定的技巧和方法。

首先，要"有沟通"。由于急诊科工作节奏的紧张性和收治患者的不规律性，容易导致医务人员在"抢救患者"和"医患沟通"之间的顾此失彼。而据统计分析，医患纠纷发生原因中，医患沟通不到位占 80%。因此，与患者建立顺畅有效的交流应该引起高度重视。针对急诊科的工作特点，在医患沟通时可以"忙时精说、闲时细说"，但无论再忙，也务必要将患者的病情信息传递到位，以避免患者及家属因不知晓而产生的不理解、不信任、不配合，甚至由此产生纠纷和法律问题。这也是急诊科医患沟通最基本的方法与技巧。

其次，要"会沟通"。急诊医务人员除了以高效有力的救治行为赢得患者理解信任外，沟通时还需要把握以下几个要点：一要尊重对方、平等相待，切忌高高在上、冷漠无情，在人格和情感上将患者"拒之门外"。二是利用深入浅出、通俗易懂的语言解释病情，使患者更易理解和接受。三是善于使用非语言沟通技巧，如亲切的目光、友好的举止，拉近与患者的心理距离。四是留意患者及家属的情绪状态、对病情的认知和期望、对医患沟通的反应，并做出有针对性的交流。五是在患者或家属情绪出现无助、激动、绝望时，主动进行情感上的疏导、帮助、陪伴，避免情绪的进一步失控。

最后，要"留证据"。鉴于社会的复杂性和患者的多样性，急诊医务人员要充分认识到急救中潜在的纠纷和法律风险。除了严格按照各项规章制度进行执业外，还要如实书面记录病情变化和救治经过，重要环节还要有患者或家属的签字；有纠纷隐患的更应翔实记录，包括时间、地点、过程、在场人员等，切不可忽视。这些是处理医患纠纷的重要法律依据，是对医护人员的自我保护，也是对患者及家属权利的保障。

多年的临床实践证明，掌握以上医患沟通的方法与技巧，可以更顺畅有效地与患者交流，赢得患者的理解、信任和配合，也可以避免大多数的因沟通不当造成的医患纠纷。

三、医患沟通的注意事项

我国急诊科建设相对落后，环境条件有待改善，急诊科工作人员的压力大、任务重，急诊患者发病突然、病情变化快、病情危重，这些都对急诊科医患沟通提出了更高的要求。在临床实际工作中，医患沟通还需要注意以下几点：

1. 抓住重点，抓住主要病情或主要矛盾。多个患者到来时，应先与病情重、变化多、可能突发恶化者的家属沟通；患者及家属不理解、不信任、不配合的，应进行重点沟通。

2. 沟通需要找准对象。应该与患者或直系亲属、负责人、知情人沟通，留意其中谁是实际做决定的人。

3. 沟通需要安排合适的时机、地点。应该远离其他患者、家属进行沟通，有时需要与全部家属一起沟通，有时需要先逐个家属沟通，再一起沟通。一般病情可以在病房里沟通，特殊病情或危重病情，可以在医生办公室沟通，并多人参与，以显示严肃性和重视程度。

4. 对危重患者，医生因抢救无法分身的，应简短沟通或委托其他医务人员沟通；与其家属沟通时应该采取"脱敏疗法"，让其家属逐步接受所沟通的内容。

5. 遇到沟通困难时要积极请示、寻求帮助、协调统一。当患者及家属不理解、不信任、不配合时，要积极请示上级医师，请上级医师一起与患者及家属沟通；当患者及家属不理智时，应在保卫处工作人员在场时沟通，注意医护人员自身保护；当有医患纠纷隐患时，应寻求医务处工作人员参与沟通；当遇到复杂疑难疾病时，医-医、医-护之间要协调统一解释，以避免因解释不一致让患者及家属产生不信任和疑虑的心理。

6. 遇到危重患者，家属不能及时到院的，应进行电话沟通，并做好相关记录；对"三无人员"（无生活来源、无劳动能力、无法定抚养义务人或法定抚养义务人丧失劳动能力而无力扶养的），应及时向医务处备案，并按医疗原则进行相关救治。

第1章第六节电子资源

医患沟通是一门学问，需要临床医学、心理学、伦理学、社会学、人类学、行为学和语言学等多方面知识的积累。急诊医务人员在临床工作中应关注如何建立和谐医患关系，掌握医患沟通技巧，注重医患沟通细节，达到医患沟通的最佳效果。要以严谨的工作作风，高超的技术水平，高度的责任心，真诚的爱心，为广大患者提供优质的服务，践行医者神圣的使命。

（马　渝）

第一节　概　述

一、我国院前急救概况

（一）院前急救的概念

院前急救是指由急救中心（站）和承担院前医疗急救任务的网络医院按照统一指挥调度，在患者送达医疗机构救治前，在医疗机构外开展的以现场抢救、转运途中紧急救治以及监护为主的医疗活动。院前急救作为社会保障体系的重要组成部分，是由政府主办的、非营利性的公益事业，是基本医疗服务和公共卫生服务的提供者，在满足人民群众日常医疗急救需求，应对传染病疫情和灾害事故应急救援方面，发挥了不可替代的作用。

随着社会经济发展及公民健康需求的提高，院前急救进入快速发展阶段。院前急救涉及通讯、医疗、运输等多个行业，以挽救生命、稳定病情、减少痛苦、减轻伤残和迅速转运为救治的基本原则。院前急救是急诊医疗服务体系（EMSS）最初和重要的一环。急诊医疗服务体系是一个包括院前急救机构、医院急诊科（室）和急诊重症监护病房或专科病房三个基本机构在内的有机联系起来的完整的现代化医疗系统，这三部分既各具独立职责和任务，又相互紧密联系，构成一个科学、高效、严密的组织和统一指挥的紧急救治网络。

（二）我国院前急救的起源与发展

我国院前急救组织创建于20世纪50年代，当时政府按行政区域设立了城市急救站。但直到20世纪70年代末，绝大多数急救站仍处于低资源、少设备、缺医护人员和组织功能不健全的境况，或仅处于转运患者阶段。

1980年，原卫生部（现卫健委）出台了《关于加强城市急救工作的意见》，北京、重庆、杭州等城市相继建立了城市急救中心。1987年，原卫生部出台了《关于加强急诊抢救和提高应急能力的通知》，使院前急救工作在原来基础上得到相应加强。同年，卫生部、邮电部开通了120急救呼叫专线电话，使院前急救工作得到进一步发展。1995年，《灾害事故医疗救援工作管理办法》的出台，使院前急救对灾害事故医疗救援的职能有了进一步的加强。2014年，《院前医疗急救管理办法》的出台，促进了院前急救向规范化、专业化发展。

1987年成立的中华医学会急诊医学分会院前急救专业学组，对我国院前急救专业发展做了不断的探索与实践。2002年院前急救成立了自己的管理协会——中国医师协会急救中心（站）管理分会。2011年中华医学会灾难医学分会正式成立，标志着我国院前急救的灾难救援专业进入了一个新的发展阶段。

院前急救未来的发展将以大急诊理念为中心，坚持推动急救战线前移，以及院前、院内无缝衔接，重视人才培养和专科协作，加强规范化、专业化、信息化、社会化、国际化等建设，从而实现优质快速的发展。

二、院前急救的发展模式

在我国，院前急救网络目前还没有形成一个统一、完整的组织模式。一些主要的大中城市，初步建立了指挥灵活、行动迅速、救治有效的区域性急救网络系统及院前急救模式。目前国内主要有以下三种组织形式：第一种是独立型院前急救模式，即由当地急救中心直接管辖的分中心或分站组成的完全独立的院前急救网络，以北京、上海为代表。第二种是指挥调度型院前急救模式，是由当地急救中心统一调度，指挥网络内的医院就近出诊的院前急救网络，以广州、成都为代表。第三种是依托型院前急救网络模式，是主要依托一家大型综合性医院、辅以各家网络医院的院前急救网络，以重庆、青海为代表。

三、院前急救的工作特点

（一）社会性及随机性强

院前急救工作反映了一个国家或地区的危机处理能力和医学救援水平，涉及社会各方面，尤其在突发事件及灾难救援时更具有很强的社会性。急救患者的病种多样化，突发事件或灾难的发生更具有随机性。

（二）急救事件的紧迫性

急症患者病情紧急、危重，一旦发出呼救，必须充分体现"时间就是生命"，进行快速出动、紧急处理、及时转运。突发性灾难事故发生后，大规模伤员的救治更加紧迫。因此要求急救人员常备不懈，随时准备出动。

（三）急救病种复杂多样

院前急救涉及的疾病谱广，病情轻重差异大、变化快。这就要求急救人员掌握全科的知识和技能，在较短时间内对患者的病情进行初步筛选、诊断，并对危及生命的病情给予快速、有效的初步处理，尤其是进行心肺脑复苏以及对外伤的止血、包扎、固定和搬运等，使患者得以初步救生。这是院前急救一个十分重要的特点。

（四）急救工作覆盖面广

院前急救一般在本地区域进行，救护地点可以分散在区域内每个角落，有时也需要跨区增援；患者流向可以是区域内的综合性医院，也可能会超越行政区域的范围。

（五）急救现场条件较差

院前急救的现场条件一般在光线暗淡、空间较小的家中，或拥挤的马路上，甚至仍存在出现突发事件的可能性。患者转运时因车辆的震动、颠簸和噪声使急救人员诊疗工作难以进行，这就要求急救人员在急救基本功基础上要有更娴熟的技能。

（六）急救人员素质要求高

因患者病情危急及救护工作劳动强度大，院前急救要求急救人员既要有良好的专业素质，又要有良好的身体和心理素质。

（马　渝）

第 2 章第一节电子资源

第二节　院前急救的主要任务

院前急救有广义和狭义之分。广义的院前急救是伤病员在发病或受伤时，由医护人员或目击者对其进行必要的急救，以维持其基本生命体征和减轻痛苦的医疗行为的总称。狭义的院前急救则是指由通讯、运输和医疗基本要素所构成的专业医疗机构在患者到达医院前所实施的现场救治和途中监护的医疗行为。二者的主要区别在于是否有公众的参与。

一、院前急救的特点

院前急救的特点是"急"，其实质是患者发病急、需求急，医护人员抢救处置急。尤其重视发病后十分钟首诊处理，即"生命白金十分钟"，以及一小时内急救，即"生命黄金一小时"。院前急救的特点：一是病种广泛而复杂，有关资料表明院前急救以心脑血管急症和创伤最多；春季以心脑血管疾病为多，冬季以呼吸道急症为多，交通事故创伤以夜间为多，昏迷为院前急救常见病症。二是院前急救的现场情况复杂多变，可在工厂、机关、学校、山区、农村、家庭等发生。三是院前急救的时间无规律，急危重症的发生无时间规律，故担任院前急救的医护、勤杂人员应是 24 小时坚守岗位并处于待命状态，院前急救因无充足时间和良好的条件作鉴别诊断，要做出明确的医疗诊断非常困难，只能对症治疗为主。

院前急救的原则：一是救命为先，治病为后，这是处理疾病或创伤的急性阶段，而不是治疗疾病的全过程；二是处理成批伤病员或灾害性事故中，首先要做准确的检伤分类，给予相应急救处理。

二、院前急救的四大任务

（一）院前急救医疗和医院间转运

院前急救医疗不是一般的出诊，而是采用先进的现代装备和技术，迅速到达现场，施行综合救治措施。呼救患者一般分两种类型：①短时间内有生命危险的患者，称为危重或急救患者。如心肌梗死、肺动脉栓塞、窒息、休克等患者，此类患者占呼救患者的 10% ～ 15%，其中 5% 以下患者特别危重，必须进行现场心肺复苏抢救。救治目的是挽救患者生命或维持其生命体征。②病情紧急但短时间内尚无生命危险的患者，称为急诊患者。如骨折、急腹症、重症哮喘等，此类患者占呼救患者的 85% ～ 90%，现场处理的目的是稳定病情、减轻患者在运送过程中的痛苦和避免并发症的发生。

在维持患者生命体征基本稳定、患方了解病情的前提下，如病情严重或专科治疗需医院间转运，应尽可能在有效医疗沟通后进行医院间转运。

（二）突发公共卫生事件的指挥、组织和紧急救援

院前急救系统是联络急救中心（站）、医院和上级行政部门的信息枢纽。为了有效地预防、及时地控制和消除未来突发公共卫生事件的危害，保障公众的身体健康与生命安全，维护正常的社会秩序，2003 年 5 月国务院颁布了《突发公共卫生事件应急条例》。

（三）重大活动中预防意外

承担大型集会、重要会议、国际比赛、外国元首来访等救护任务时，需要加强责任心，禁止擅离职守。

（四）承担急诊急救方面的业务培训以及健康教育宣传

院前急救的关键问题是要大力进行急救知识普及以及提高广大群众的初步急救技能，提高自救互救的能力和效果；医护人员也同样具有普及急救知识的任务。专业分科越来越细，过于专业化带来的问题是缺乏对急诊患者有效的急救技能，因此要求医护人员都能掌握全面的急救知识，满足各类急诊患者的需要。尤其是现场急救技术，其特点是基本上徒手进行，很少依赖器械设备；操作简单易行，容易掌握；效果强调确定、可靠，要求程序和操作方法的准确性；不单医护人员，一般群众也能掌握。

三、院前急救的常见急症

（一）呼吸心搏骤停

及时、正确和有效的现场心肺复苏，是复苏成功的关键。快捷、有效的进一步生命支持和

后续救治可提高复苏成功率，减小死亡率和致残率。

（二）休克

对休克患者的早期诊断，尤其是休克病因的早期确定是纠正休克的关键，及时、有效地纠正休克可降低死亡率。

（三）多发创伤

及时发现多发创伤中的致命伤并进行有效的急救处理，可防止发生休克、感染和严重的并发症。

（四）心血管急症

如急性心肌梗死、急性心律失常、急性心功能不全、高血压危象等，若能及时诊断和有效处理，对患者预后的改善十分重要。

（五）呼吸系统急症

如哮喘持续状态、大咯血、急性成人呼吸窘迫综合征、气胸是急救中必须充分认识和正确处理的疾病状态。

（六）神经系统急症

脑血管意外是急救中死亡率最高的危象急症，在急救的早期及时认识脑水肿并给予及时、有效的处理是降低死亡率的关键之一。

（七）消化系统急症

对消化道大出血、急性腹痛，尤其是出血坏死性胰腺炎和以腹痛为主诉的年轻女性异位妊娠破裂出血等的诊断要及时。

（八）内分泌系统急症

除对糖尿病、酮症酸中毒、各种内分泌危象等要及时救治外，尤其须警惕糖尿病患者的低血糖。

（九）昏迷

昏迷是需多科参加鉴别诊断的危象急症，要重视急性中毒、脑血管急症所致的昏迷的快速诊断与救治。

（李力卓）

第三节　现场急救技术

一、现场个人防护

突发公共事件现场存在不确定性危害因素，如病原微生物、化学毒物、放射性尘埃、生物恐怖事件或某一传染病早期的传播以及缺氧等。院前急救人员所面临的正是这一状况，因此必须采取防护措施，即认定患者的血液、体液、分泌物、排泄物、呼出的气体等都具有传染性。做好患者、医护人员的隔离防护工作，既防止疾病从患者传至医护人员，也防止疾病经医护人员传至其他患者。如没有适当的防护，任何救援人员都不应暴露于能够或可能危害健康的环境中，没有正确的个人防护的救援工作只能加大事件的危害和事件处理的复杂性，甚至引起严重的后果。

现场医护人员的个人防护具体措施包括：工作帽，口罩，防护手套，护目镜和防护眼、面罩，呼吸防护面具，隔离衣、防护衣，防护鞋、靴，污物袋。

二、初级心肺复苏术

当发生心搏、呼吸骤停和意识丧失时，应迅速、有效地提供人工呼吸与心脏按压以使呼吸、循环重建，这一系列的抢救过程称为心肺复苏（cardiopulmonary resuscitation，CPR）。常温下心搏骤停 3s 感觉头晕，10 s 后出现晕厥，40 s 左右发生惊厥，45 s 后瞳孔放大，1 min 后延髓受抑制、呼吸停止、二便失禁，4～6 min 后脑细胞发生不可逆性损害，所以心搏骤停必须在 4 min 内实施有效的心肺复苏。复苏措施实施得越早，成功率越高，反之则死亡率越高。当猝死发生时，患者身旁的亲属或群众可以在最短的时间内对患者进行 CPR，同时呼救，为医护人员的到来争取时间，提高生存率。因此，全民普及现场 CPR 是十分必要的，而院前急救医护人员作为最早到达现场的专业人员，进行及时、有效的 CPR 可为后续治疗赢得宝贵时间。具体操作详见第四章第二节。

三、气管内插管术

及时、有效地建立呼吸通道是抢救成功的关键，气管内插管术是院前抢救急危重症患者的措施之一。具体操作及注意事项详见第二十二章第一节。

四、喉罩通气

喉罩具有操作快捷、简单，易掌握，效果可靠，可为进一步抢救赢得时间，且不影响心脏按压的优点，尤其在患者出现深昏迷、舌咽反射和喉反射消失时操作更为方便，且能提高气道管理质量。与面罩通气相比可提高氧饱和度，气道维持更容易，经验不足的医师也容易放置。院前急救中使用插管型喉罩，现场操作时不要求患者的特殊体位，操作者不一定在患者头部上方操作，避免搬动患者而节约时间。喉罩用于不适合气管内插管的患者，能在短时间内实施紧急气道救援。

五、电除颤与电复律术

二者是抢救致命性快速性心律失常最有效的方法。由于心室纤颤后患者的血液循环停止，任何药物都无法迅速到达靶器官，因此电击是治疗心室纤颤的唯一有效的手段，除此之外目前没有任何一种方法能够与之相比。具体操作详见第二十二章第五节。

六、气管异物阻塞清除术

气管异物阻塞是常见的紧急意外，可以导致窒息。海姆利克氏手法（Heimlich Maneuver）是一种简单、有效地解除气道异物阻塞的急救方法。现场抢救操作简单，易于掌握，效果突出，尤其适用于院前急救。

如果喉部被阻塞的患者坐着或站着，施救者应站在患者的后面，将双手交叉握紧放在患者剑突下，然后向上、向内快速冲击上腹部，反复重复这一动作，从而使膈肌升高，直至将阻塞的异物排出气道；如果出事故的人躺在地上不醒，就使其仰卧，将一只手的下端放在剑突下，另一只手放在这只手的上面，很快地向上推，重复这一过程直至阻塞物排出。

七、临时心脏起搏术

临时心脏起搏术主要用于抢救心脏停搏及严重缓慢性心律失常者。一般认为临时心脏起搏术对早期心脏停搏疗效较好，熟练掌握后，整个过程不到 1 min 即可完成，可以提高抢救的成功率，为进一步的治疗赢得时间。具体操作详见第二十二章第六节。

八、胸腔穿刺术

胸腔穿刺术是经皮穿刺进入胸膜腔以诊断和治疗胸部疾病的技术。院前急救中主要用于胸外伤或自发性气胸、血胸、血气胸和其他因素导致的胸腔积液对患者呼吸、循环压迫时的减压抢救治疗。

九、环甲膜穿刺术

环甲膜穿刺术是对无法立即清除上气道阻塞的患者紧急开放气道的临时急救措施之一，而非常规的复苏手段，亦可经环甲膜穿刺达到给药的目的。尤其适用于院前急救。具体操作详见第二十二章第三节。

十、便携式呼吸机

便携式呼吸机可以为呼吸衰竭、急性心肌梗死、呼吸停止或缺氧患者（适于体重大于20kg 的儿童或成人）提供有效、安全的人工呼吸手段。其轻巧、便携、经久耐用，可以替代手捏球囊，在院前急救的各种复杂环境以及 CPR 后的转运过程中发挥极大的作用。

十一、创伤急救四大技术

创伤是致伤因素作用下造成的人体组织损伤和功能障碍，现代创伤以严重创伤、多发伤和同时多人受伤为特点。危重创伤可造成心、脑、肺和脊髓等重要组织功能障碍，以及出血过多而导致休克甚至死亡。创伤现场救护要求快速、正确、有效。正确的现场救护能挽救伤病员生命、防止损伤加重和减轻伤病员痛苦，反之可加重损伤，造成不可挽回的损失，以至危及生命。止血、包扎、固定、搬运是创伤急救的四大技术。具体操作详见第十一章。

（李力卓）

第 2 章第三节电子资源

第四节　院前转运的监护与救治

院前转运是对已经做了初步急救的伤病员在救护人员的监护下运用专业的运输工具转运到医院的过程。确保患者安全是目前院前转运的主要目标，其主要工作是在转运途中监测生命指征，观察病情变化，进行临床救治。急危重症患者如在转运途中得不到良好医疗救护措施保证，再加上运送途中颠簸，可使病情恶化甚至丧失生命。反之，若对患者采用安全转运方法，进行密切地监护和观察，采取必要的救治措施，则可提高患者的生存率，减少伤残率。

一、院前转运过程中的不安全因素

（一）患者本身的不安全因素
1．急危重症患者多有复合伤或多脏器功能不全或衰竭，病情极不稳定。
2．若有特殊的治疗措施，如携带氧气装置、气管内插管、使用呼吸机、留置静脉导管等，在转运过程中如患者不配合，容易出现管道扭曲、滑脱和移位等状况。
（二）转运医疗条件及外界环境限制
1．转运现场光线不明亮时，静脉穿刺等抢救技术操作易失败；车辆噪音等影响听诊等诊断措施的进行。

2．由于担架、推车和急救车的颠簸以及危重患者常常无法配合，可能导致继发伤；同时实施监护措施难度加大，脉搏、血压测不准；救治时抽吸药液或复苏操作困难等直接影响监护治疗效果。

（三）急救、监护、搬运步调不同步、技术不熟练

在转运的过程中，急救人员既忙于急救又忙于搬运，忽视了对患者的监护，有可能失去抢救时机；急救技术不熟练、搬运措施不得当，可直接造成抢救失败和二次创伤。

（四）转运准备工作不完善

1．急救转运物品准备不完善　可使转运途中中断治疗和延迟抢救。

2．转运工具准备不完善　如车辆、设备没有及时维修，功能不良，驾驶技术不娴熟等。

3．接收医院（科室）准备不完善　当患者转到时接收科室的床位、监护设备、吸氧及呼吸支持等装置未能及时、完善地准备好。

4．交接班制度不完善　急救人员和接收科室的医护人员床旁交接不细致，使接收科室的医护人员不能详细了解病情和已进行的医疗措施。

二、安全转运的要素

（一）迅速评估，稳定病情后转运

转运前对患者综合情况的评估是安全转运的基础。急救现场评估时，首先对危及患者生命的具体情况迅速做出判断，如心搏骤停患者，应立即予以持续、高质量的心肺复苏术；原发或继发肺损害和（或）呼吸中枢损害者，应注意保持呼吸道通畅和氧疗，必要时给予呼吸兴奋剂、支气管扩张剂和（或）人工通气；心源性休克患者，应排除并处理致命性心律失常，积极处理低血压；对危重创伤患者，应即刻救治、复苏；待初步抢救成功后，病情许可的情况下再进行全身性评估，如肢体的活动、有无骨折及其性质等，并给予简单有效的固定、包扎，尽量缩短现场急救时间。转运的同时了解病史及发病时间、出血量等，以便为途中的监护救治和后续治疗提供信息，患者病情相对稳定后尽快运送。

（二）转运前充分准备

平时加强随车急救物品及车辆、设备管理，按要求做到用物齐全、定点放置、专人管理、用后及时补充，使其随时处在完好有效状态。同时依据患者所处的急救转运环境增加备用急救物品种类，如急救药品、氧气、气管导管、便携式呼吸机、多用急救包、照明设备等。

院前转运前要认真检查患者携带的各种治疗管道连接是否紧密，静脉用药有无渗漏、途中是否够用，留置气管导管者要标明深度，必要时记录，防止移位。

（三）加强人员搭配，保证急救、监护、搬运同步，且技术熟练

加强人员搭配，促进急救、监护、搬运的密切配合，使转运各环节不断档，每个岗位不错位。加强急救搬运技术培训，通过业务讲座、外出参观学习、模拟人操作示范训练、考核、竞赛等，熟练掌握各项急救及搬运技术，如心肺复苏术、除颤仪的使用、气管插管、静脉留置导管及不同患者的搬运技术、不同病种的转运体位等。如搬运患者时，要求动作准确，并做到轻、稳、快，避免震动；对病情危重或颈腰椎骨折的患者要 3 ~ 4 人同时整体搬运，保持头部与躯干成直线；推车搬运时保持头部在大轮端，可因大轮转速慢、稳而减轻震动，上下坡时头部始终在高处；急救车转运患者时，尽量保持快速而稳速行驶，减少颠簸，不仅有利于实施急救措施，更有利于患者舒适。患者体位依据病情和伤情而定：一般轻伤病员取仰卧位，颅脑损伤者要侧卧或头偏向一侧，以防舌后坠或分泌物阻塞呼吸道；胸部伤者取半坐卧位或伤侧向下的低斜坡位，减轻呼吸困难；腹部伤者取仰卧位，膝下垫高，使腹部松弛；休克患者取仰卧中凹位等。转运过程中医护人员始终守护在患者上身靠近头部位置，便于观察患者的面色、瞳孔、呼吸、神志等的变化。对昏迷躁动的患者要用约束带防止坠伤，酌情盖好被服。如途中发现病情恶化和意外伤要立即进行处理，并及时与接收医院（科室）取得联系，尽早得到更好的救治。

（四）建立交接流程，完善交接班制度

在转运前，医护人员须完整认识转运风险和受益，保证接收方同意接收，同时向患者或家属充分告知转运途中的危险因素并签署转运同意书。合理安排转运人员和设备并备有配套的监护和治疗措施预案。转运时，转运人员将患者运送到目的地后，与接收医院（科室）的医护人员共同安置患者，包括摆体位、固定管道、吸氧等，然后进行详细的床旁交接，包括病历交接，转运前后和途中的病情、生命体征、用药情况、特殊治疗措施、心理状态等，接收方了解交接内容无误后，进行接班记录，最后由双方医护人员签全名，即完成交接流程。

三、转运途中的监护与护理

院前转运的主要工作是监护和救治，所以转运途中最关键的就是运用车载救护和监测设备持续监测、评估和稳定患者的生命体征，积极抗休克和进行持续气道管理等。转运过程中医护人员的预先性处置和护理尤为重要。主动救治就是要适时评估患者可能出现的问题，确定护理的重点，及早采取有效措施，最大限度地减少患者的痛苦。包括及时清理口鼻腔分泌物，保持呼吸道通畅；舌后坠者给予口咽管通气；呼吸肌麻痹或重度呼吸困难而面罩吸氧不能缓解者，及早给予气管内插管、呼吸机辅助呼吸。应对骨折患者的骨折部位充分固定，防止二次损伤。颈椎损伤时及时应用颈托；腰椎损伤时应用脊柱板，保证躯体固定稳妥。及时做好监护和处理记录，尤其对于创伤性急危重症患者，应记录抬患者的方法、体位、监护的内容、途中特殊情况的处理等。并可通过车载通讯系统与接收医院急诊科通报患者病情，使其尽快做好接收准备。使用网络系统及全球卫星定位系统 GPS，急诊医护人员或专家能与负责运送的救护人员随时保持联系，并通过数据和图像传送系统指导治疗，保证危重患者顺利抵达院内。

四、常用的转运方式

由于患者伤情种类各不相同、转运距离长短不一、路况各有差异，转运方式的选择十分复杂。转运方式包括陆路转运、空中转运和水路转运，前两者常用。具体内容详见本章第五节。

（一）陆路转运

区域性急救网络系统仍以救护车为主要转运交通工具。车上应配备完善的抢救设备，并定期检查。在灾害事件发生时，由于大量伤员需要分流和长途转运，火车转运可作为安全、快速的转运方式。

（二）空中转运

对复合伤、危重创伤患者，应以空中转运为首选。空运伤员所用飞行器包括直升机和固定翼飞机两种，两者各有利弊。二者的选择主要根据空运距离而定，距离在 500 km 以内宜用直升机，超过 500 km 宜用固定翼飞机。

（三）水路转运

对于海事及水上活动、作业等出现的海难伤员，可以用快船、渡轮（冲锋舟）、医院船等进行转运。

五、院前转运的进展

院前转运将来的发展将以"快速、安全、协同"为方向。随着我国社会经济的发展，航空医疗救援在各地逐渐成为现实，这将大大提高院前转运的速度和效率，使院前急救达到一个

知识拓展—中国重症
患者转运指南（2010）
（草案）

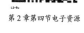

新的高度。随着各种车载医疗设备的完善和应用，如移动 ICU 车、新生儿车、移动 POCT 车、移动 CT/MRI 车、移动手术车等在多家医院的实践，院前转运途中的监测、检查、救治能力将得到进一步的提高。随着信息技术和远程传输技术的发展，已可以通过语音、图像、视频等形式实现现场急救、转运过程中的远程诊疗及救治，院内专科医师更早地直接参与到患者第一时间的诊断、监护、救治，甚至还可以将多学科诊疗（MDT）前移至院前急救的各个环节，使院前与院内的协同能力达到了一个新的水平，推动了急救战线前移和院前、院内的无缝衔接，提升了急诊急救的整体水平，让广大患者更多受益。

（马　渝）

第 2 章第四节电子资源

第五节　立体救援体系的建立及意义

立体救援是指通过陆地、空中、海上等多种方式将患者从现场转送至医院，是院前急救的重要组成部分，是现场急救与院内救治之间的桥梁。不论采取哪种转运方式，都应以最大限度地缩短运送时间、保证转运安全为目标；在转运的同时应根据病情开展救治，以降低死亡率，提高救治成功率。

一、立体救援的方式

（一）陆地救援

陆地救援是目前我国院前转运的主要方式，转运工具包括救护车、卫生列车等，转运过程中应具备全程血流动力学监护设备和有效的生命支持技术，转运人员能及时发现病情变化，及时处理。

（二）空中救援

空中转运具有速度快、机动灵活、舒适安全、便于对患者进行护理等优点，可缩短转运时间，提高转运效率，尤其适用于偏僻山区、岛屿、交通阻塞及道路中断地区等救护车不能完成转运任务的情况，对提高急危重症患者的救治转运成功率、降低病死率有着重要意义。空中救援体系是我国今后院前急救和突发公共事件医疗救援的重要发展方向。

（三）海上救援

用于海上、江湖水域的船只、岛屿发生灾难时，转运工具包括救护艇等，其影响因素多于陆地或空中转运，受水域、水文、气象、地理等自然条件的限制。救护人员站立不稳、物品难以固定、无菌区域难以保证、生命体征难以监测、护理技术操作难以完成等显著影响转运途中的监护和救治，故应严格把握适应证。

（四）山区救援

山区救援是陆地救援的一种特殊形式，需根据山区地理位置特点、道路交通状况、转运医院的距离等因素综合考虑，决定采用陆路转运还是空中转运。

二、立体救援体系建设的意义

随着社会经济的发展，人民生活水平提高，对生命健康和医疗保障提出了更高标准的要求。传统的地面急救服务体系已经越来越不能满足人们对于急救服务日益多元化的需求，同时我国也面临着众多自然因素、人为因素导致的各种突发公共卫生事件，因此建立城市陆地、空中与海上相结合的立体化医疗救援体系，是完善"大急诊急救"医疗体系的必然趋势和要求，也是提高处理突发公共事件医学应急能力的必然趋势和要求。

知识拓展—北京构建
空中救援体系的探索

立体救援体系的建设是一项极其复杂的系统工程，需要急救医疗、陆海空交通、公安、消防等多部门的合作，以建立一个有效、科学的救援体系。各级政府或相应组织统一调度、统一指挥，根据实际情况决定救援与转运方式，并制定相应的标准和流程，逐渐优化救援流程和体系，为科学实施立体救援提供决策依据。

（陈玉国）

第六节　突发公共卫生事件的紧急处理

人类的发展史是一部与疾病抗争的历史，鼠疫、霍乱、流感等传染性疾病时常出现，严重威胁着人类的健康。即使现代文明高速发展，人类社会仍未摆脱重大传染病及中毒事件等公共卫生事件对人类生命安全的危害。对这些突发公共卫生事件进行紧急处理可最大限度地降低其危害性，从而保护人民生命财产安全。

一、突发公共卫生事件的概念

根据国务院颁布的《突发公共卫生事件应急条例》，突发公共卫生事件是指：突然发生、造成或者可能造成社会公众健康严重损害的重大传染病疫情、群体性不明原因疾病、重大食物和职业中毒以及其他影响公众健康的事件。突发公共卫生事件具有突发性和难以预测性、公共性、严重危害性等特点。

二、突发公共卫生事件发生的分类

1. 根据事件的表现形式，突发公共卫生事件分为：①在一定时间、范围、人群中，当病例数累计达到规定预警值时所形成的事件，例如：传染病、中毒、预防接种反应、不明原因疾病以及县以上卫生行政部门认定的其他突发公共卫生事件等。②在一定时间、范围，当环境危害因素达到规定预警值时形成的事件，病例为事后发生，也可能无病例，例如：化学、生物、核辐射事件（发生时可未出现病例）、化学物泄漏、放射源丢失以及其他严重影响公众健康事件等。

2. 根据事件的成因和性质，突发公共卫生事件分为：重大传染病疫情，群体性不明原因疾病，重大食物中毒和职业中毒，新发传染性疾病，群体性预防接种反应和群体性药物反应，重大环境污染事故，核事故和放射事故，生物、化学、核辐射恐怖事件，自然灾害（如水灾、旱灾、地震、火灾、泥石流）导致的人员伤亡和疾病流行，以及其他影响公众健康的事件。

三、突发公共卫生事件发生的分级

根据突发事件损害的性质、危害程度、涉及范围，突发公共卫生事件分为一般（Ⅳ级）、较大（Ⅲ级）、重大（Ⅱ级）和特别重大（Ⅰ级）四级，并分别采用蓝色（Ⅳ级）、黄色（Ⅲ级）、橙色（Ⅱ级）、红色（Ⅰ级）标示预警级别。

四、突发公共卫生事件的应急处理

突发公共卫生事件发生时，卫生行政主管部门组织专家对事件进行综合评估，初步判断事件类型，提出是否启动突发事件应急预案的建议。如有必要及时启动应急预案，并根据事件性质、危害程度、涉及范围等采取行之有效的措施（工作流程见图2-1），使事件得到及时、有效控制，保障人民生命安全，最大限度降低其危害性。具体措施如下：

1．统一的领导和指挥　突发公共卫生事件发生时，可根据事件应急处理工作的实际需要，成立突发公共卫生事件国家和地方（省、自治区、直辖市人民政府）应急指挥部，负责制定科学有效的应急策略，动员和协调社会力量共同参与，优化资源配置，保证政令实施有效畅通。必要时，可对人员进行疏散或者隔离，并可以依法对传染病疫区实行封锁，对食物和水源采取控制措施等。

2．灵敏的信息反应　突发公共卫生事件发生时，要做好信息的监测、预警和发布工作。监测是信息系统的基础，是预警和信息发布的依据；预警是根据监测网络提供的信息，科学预测和判断突发公共卫生事件的发展趋势；信息发布要及时主动、准确透明、实事求是、尊重公众的知情权，注重社会效果。

3．快速的救控体系　突发公共卫生事件的救控体系包括医疗救助机构和疾病预防控制机构。事件发生时，医疗救助机构要快速承担起救治受伤群众和控制疫情扩散的任务，并采取卫生防护措施，防止交叉感染和污染；省级以上卫生行政主管部门或指定的突发事件应急处理专业技术机构，对突发事件进行技术调查、确证、处置、控制和评价等工作。

4．充足的储备支持　突发公共卫生事件发生时，要在信息技术、物资、交通、法律、经费、药品、医疗器械等方面为事件及时、有效的控制提供充足的保障。

5．完善的评估体系　一是评估应急处理工作的实现程度、所取得的成绩和存在的问题，总结经验教训，为下一步的工作提供指导意见；二是评估突发公共卫生事件对社会经济、生活、卫生事业、人民群众心理精神状况等方面带来的影响，并采取相应的解决措施。

6．全方位的知识宣传　深入开展宣传和健康教育工作，宣传突发事件相关知识，如传染病的防治方法，隔离措施，实现自我保护的措施，如何配合针对突发事件采取的应急措施等，消除公众的疑虑、恐慌，增强社会凝聚力。

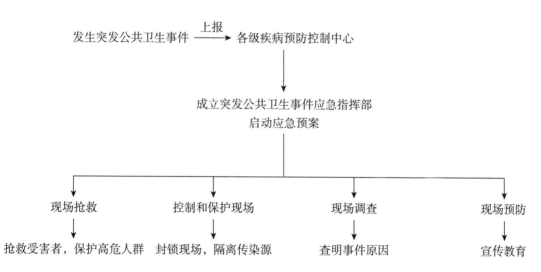

图 2-1　处理突发公共卫生事件工作流程

五、主要公共卫生事件的应急处理

（一）重大传染病暴发流行的控制

在重大传染病控制方面，应注意以下几点：

1．成立传染病应急处理指挥部。

2．对传染病患者尽早进行隔离治疗，实行属地化管理。

3．对重点人群采取预防控制措施，防止疫情扩散。

4．做好传染病的流行病学调查，实验室诊断，查明原因。

5．加强公共场所的消毒卫生工作。

6．做好传染病防治知识的宣传教育。

（二）食物中毒事故的处理

食物中毒事故处理程序：

1．及时按《食物中毒报告制度》的要求向所在地卫生行政部门报告发生食物中毒事故的相关详细资料。

2．开启绿色通道，做好食物中毒患者的救治。

3．疾病预防控制中心做好现场调查及样品检测工作，尽快明确病因，指导后续治疗。

4．填写报告表和技术性总结。疾病预防控制机构在规定时间填写《食物中毒事故个案调查登记表》和《食物中毒事故调查报告表》。

5．监督整改。

（邓　颖）

第2章第六节电子资源

第七节　灾难的紧急医学救援

灾难是超出了发生地承受能力而不得不向外地寻求援助的突发事件，其往往性质恶劣，造成设施破坏、人员伤亡以及严重经济损失。灾难主要分为自然灾难、人为灾难、复合灾难三大类。

灾难的紧急医学救援是指灾难发生后，依靠政府、社会团体等各级各界力量，特别是医护人员和广大民众参与的救灾行动。主要有伤员的就地抢救、分拣、转运等工作，涉及多个部门、多个环节的共同协作。因此，灾难的紧急医学救援是一项复杂的系统工程，需要医疗救护、卫生防疫、运输、通讯、公安、后勤等多个部门的默契合作，实施科学、高效的医学救治工作。而急诊急救是灾难紧急医学救援的基础，灾难紧急医学救援是急诊急救的延伸和特殊形式，两者是统一的整体。急诊急救的操作流程是否规范、平时是否训练有素、资源配置是否得当等，都直接关系到灾难紧急医学救援的效果。

一、灾难紧急医学救援的历史与现状

国际上，灾难紧急医学救援的发展经历了数十年。20 世纪 60 年代，瑞典国家医学防护咨询委员会成立了世界上第一个灾难紧急医学救援组织。20 世纪 70 年代，在德国美茵兹成立了灾难救援医学会，美国也成立了世界灾难与急救医学协会（World Association for Emergency and Disaster Medicine，WAEDM）。1987 年第 42 届联合国大会通过第 169 号决议，号召国际社会开展"国际减灾十年"活动，规定每年 10 月的第二个星期三为"国际减灾日（International Day for Natural Disaster Reduction）"。这些灾难救援组织的建立为各国研究灾难和医学救援提供了机遇，推动了灾难紧急医学救援的发展。

我国是自然灾难频发的国家，地震、洪灾、干旱、台风、泥石流、传染病暴发流行等自然灾害经常发生。除此以外，随着社会经济的发展，日常生产、生活中交通事故、火灾、矿难、群体中毒事件等也时常发生。各种重大灾难都会造成大量人员伤亡和巨大经济损失。然而，我国无论在灾难的预防与公众教育，还是在灾难的救援与处理机制上，都与发达国家存在明显的差距。

2003 年严重急性呼吸综合征（SARS）的爆发，是中国对灾难事件管理的一个转机。国家加大了对灾难紧急医学救援的重视，各级政府相继发布了一系列突发公共事件应急医疗救援预案，使我国灾难紧急医学救援工作逐步展开。2008 年汶川地震发生后，致力于发展中国灾难医学事业的专家学者提出成立我国自己的灾难医学学术组织。经过 3 年的筹备，2011 年 12 月中华医学会灾难医学分会成立，标志着我国灾难医学拥有了自己的学术组织。

二、灾难紧急医学救援需要的技能

灾难紧急医学救援环境与医院急诊科不同，需要在灾难现场或临时医疗场所等院外环境中开展救治，往往伤员众多、卫生条件差、医疗设备与药物短缺，甚至连食物、饮用水都不能供给。因此，参加救援的人员必须掌握一定的技能，满足救援工作的需要。

（一）通用救援技能

1. 搜索与营救技能　救援人员需能够寻找被困者并准确判断其位置，为营救行动提供依据，并能运用起重、支撑、破拆及其他方法使存活者脱离险境。

2. 使用通讯设备　通讯系统是灾难救援工作重要的一环，为全部人员的通讯联络提供保障。参加救援的人员需掌握基本和特殊通讯设备的使用。

3. 野外生存技能　医学救援人员不仅要掌握医学相关知识，还要掌握个人在恶劣条件下生存、生活的基本技能。掌握这项技能有助于提高环境适应能力，保障医学救援人员本身的生命安全，使其顺利开展灾难紧急医学救援工作。

（二）灾难现场医疗救援技能

1. 基本生命支持　首先是保持危重伤员的呼吸道通畅，并对其呼吸、循环功能进行支持。及时、有效的心肺复苏是提高存活率的关键措施。

2. 创伤急救　灾难现场最常见的外伤为出血和骨折。常用的急救技术有通气、止血、包扎、固定、搬运等。

3. 检伤分类　为救治尽可能多的伤病员，合理分配医学救援人员，合理应用仪器、药品、血液制品等医疗资源，需要对灾难现场伤病员的伤情进行判定及分类，这是确定伤病员救治顺序、采取分级救治措施、提高救治效率的前提。

4. 临床专业技能　参与救援的医护人员尚需掌握相关临床专业技能，如内科、外科病情评估和救治等，还需学会常用医疗设备，如心电监护仪、除颤器、呼吸机、便携式超声仪等的使用。

近年来，伴随着智慧医疗的建设与发展，一些新技术正在对灾害救援现场的诊疗发展产生重大影响。如可以连接医生、患者和云端等各方主体的可穿戴设备；通过视频影像对灾害现场的疑难杂症进行诊治的远程医疗技术；在救援现场提供快速、准确、优质的影像诊断等医疗服务的 3/4D 打印技术等。因此，随着智慧医疗的发展，参加救援的人员需掌握更多的现场技能。

三、灾难紧急医学救援的信息化建设

信息是灾难紧急医学救援的要素之一，科学的救援决策源自对态势的即时分析和对资源的实时感知。汶川地震医学救援行动经验显示，实时、准确的灾情信息和指挥信息在救援行动中起着关键作用。应用云计算信息处理技术和现代管理手段，建立和整合各种信息平台，利用现代物联网对灾害全过程处置进行跟踪、指导和处理，建立从灾难相关数据采集、危机判定、决策分析、指令发布、实时沟通，到联动指挥、资源整合、现场救援等功能为一体的大数据平台，通过利用大数据为建立健全应对灾难事件的预警与响应对策提供精确的依据。

四、灾难紧急医学救援知识的宣传与普及

现代的灾难紧急医学救援强调和重视"三分提高，七分普及"，即要以三分的力量关注灾难医学专业学术水平的提高，以七分的努力向广大群众宣传、普及灾难救生知识，让广大民众参与灾难救援和自救。灾难救援时医护人员可与灾难现场民众联合起来，组建有序、协调的救援队伍，充分利用各种资源开展救援工作，最大限度地减少灾难造成的人员伤亡。

宣传、普及灾难救援知识重在行动。医护人员可通过进社区、学校、厂矿等现场形式，逐步开展急救知识、技术的培训，也可利用网络、广播、电视、报刊等平台宣传、普及救援和自救知识。尝试建立多维度、多领域协作的体系和机制，如灾难紧急医学救援专业培训、演练长效机制、长效的公众自救及自防的机制与培训体系，提高民众的急救意识和能力，构建民众广泛参与的灾难急救"绿色生命通道"。

五、灾难紧急医学救援体系的建设

灾难紧急医学救援体系建设是一项复杂的系统工程，也是国家灾难救援体系建设的重要组成部分。

(一) 基本的灾难紧急医学救援体系的框架

应急预案要求国务院和各级卫生行政部门成立医疗卫生救援领导小组，负责领导、组织、协调、部署突发公共事件的医疗卫生救援工作；各级卫生行政部门组建医疗卫生救援专家组，对突发公共事件的医疗卫生救援工作提供咨询建议、技术指导和支持；各级各类医疗机构承担突发公共事件的医疗卫生救援工作；各级卫生行政部门根据实际工作需要在突发公共事件现场设立现场医疗卫生救援指挥部，统一指挥、协调现场医疗卫生救援工作。

(二) 区域化灾难紧急医学救援体系的构建

我国幅员辽阔，各地区的地理环境、易发灾难种类、急救医疗资源力量并不相同，因此，因地制宜地建设区域化灾难紧急医学救援体系十分重要。可建立区域化灾难紧急医学救援基地（中心），灾难发生时承担区域内自然灾害、重大灾难事件与特种灾难事件（如核泄漏、重大化学中毒等）的医疗应急职责，筹建灾难救援"流动医院"，建立区域化灾难紧急医学救援指挥调度系统等。

区域化灾难紧急医学救援体系的构建还处于初期实践阶段，需在实践基础上，分期分批地建立区域化灾难紧急医学救援体系，以成为国家灾难医学救援体系的重要分支。

（陈玉国）

第2章第七节电子资源

急诊常见症状的病情评估及分层救治

第一节　概　述

急诊患者临床表现纷繁复杂，病情轻重不一，急危重症患者的病情来势汹汹、瞬息万变、随时致命；也有部分患者以一般症状起病，而病情迅速进展导致多器官衰竭。急诊医生需要在大量症状轻重混杂的急诊患者中快速识别急危重症患者并进行有效的救治，因此，急诊常见症状的病情评估实际上是如何甄别急危重症的过程。

一、急诊常见症状的特点

1. 紧急起病，病情危重　如呼吸及心搏骤停、休克、急性呼吸衰竭等，这一类患者如不迅速干预、采取有效生命支持等措施，将随时危及生命。

2. 以常见症状起病，病情迅速进展，致多器官、多系统衰竭　患者到急诊就诊时，常常还没有按照病情发展规律充分显示其疾病全貌，在有限的时间和空间对其发展趋势难以把握。如急性重型胰腺炎，早期常以"腹痛、呕吐"等症状起病，在血淀粉酶尚未见升高时容易漏诊，患者有可能迅速出现急性肺损伤、腹腔间隔室综合征、急性肾衰竭等多器官及多系统衰竭。

3. 隐匿和不典型性　急性心肌梗死不一定都表现为胸骨后压榨样疼痛，还可表现为上腹痛、呕吐、咽喉部疼痛或不适、牙痛、下颌角疼痛、面色苍白、倦怠无力、大汗等非典型症状。又如主动脉夹层可以呼吸困难、腰痛、少尿或一侧肢体瘫痪为首发症状，容易漏诊、误诊。

急诊患者症状轻重混杂的特点要求急诊医生必须迅速作出反应，在最短的时间内识别哪些是最危险的患者，哪些次之，哪些是普通患者。这是急诊分层救治的前提。对急诊医生而言，首要的任务是区分病情的严重程度和危险因素，而不是第一时间明确诊断。因为一旦有威胁生命的因素存在，不管原因如何，都要遵循优先救治原则。

二、病情评估和危险分层应遵循的原则

1. 假定重病原则　症状学是医患关系建立的契合点，也是诊断思路确立的来源。对急危重症而言，无论医方还是患方，均如履薄冰，稍有差池，即酿大祸。以常见病、多发病为基础的诊断思维模式不能完全适应急诊的要求，可导致延误诊治，甚至造成严重后果。如面对有冠心病高危因素的人群，突发上腹痛，首先要考虑的是急性心肌梗死、腹部血管性疾病（如腹主动脉瘤渗漏或破裂、急性肠系膜动脉栓塞）等致命性疾病，而非急性胃肠炎；又如没有神经定位体征的突发头痛，首先要考虑高血压脑病、蛛网膜下腔出血等危重症，而不是普通感冒。假定重病原则能时刻提醒医生，将对急危重症的排查提前至接诊初期，有望大大提高急危重症的正确诊断率以及随后的救治成功率。

2. 树立全局观、整体观，透过现象看本质　对于急危重症患者，在诊治过程中应以整体的观念来考量，树立全局观、整体观。如对于以咯血为主要症状就诊的患者，除要考虑肺部疾病（如支气管扩张、肺癌、肺栓塞、肺炎等）外，亦要注意排除重度二尖瓣狭窄及全身出血性

疾病；接诊呼吸困难的患者，除了要考虑心肺疾病以外，还应意识到一些肺外的原因，如重度低钾血症、重症肌无力、动脉瘤压迫气管以及呼吸中枢受损等。总之，要透过现象看本质，避免"盲人摸象""只见树木，不见森林"。

3. 诊治的效率优先原则   对临床上的严重症状的解释，往往繁复耗时，因此，要特别注意诊治中的效率优先原则。针对每一样措施或检查都不能只考虑效果，不考虑时间，要具体情况具体分析，在选择检查或处理方法时，要注重时间性和可操作性。着眼于急危重症的主要矛盾，第一时间解决具有可逆性的致命问题，这是提高急危重症患者生存率的切实有效的方法。

三、根据病情评估结果进行分层救治

有关急诊患者的分层救治，可按照从濒死性、致命性到非致命性的先后顺序，具体可参考国家卫生健康委员会（原卫生部）公布的《急诊患者病情分级试点指导原则（征求意见稿）》。

一级：濒危患者   病情随时可能危及患者生命，需立即采取挽救生命的干预措施，急诊科应合理分配人力和医疗资源进行抢救。临床上出现下列情况要考虑为濒危患者：气管内插管患者，无呼吸 / 无脉搏患者，急性意识障碍患者，以及其他需要采取挽救生命干预措施的患者。这类患者应立即送入急诊抢救室。

二级：危重患者   病情有可能在短时间内进展至一级，或可能导致严重致残者，应尽快安排接诊，并给予患者相应处置及治疗。患者来诊时呼吸、循环状况尚稳定，但其症状的严重性需要很早就引起重视，患者有可能发展为一级，如急性意识模糊 / 定向障碍、复合伤、心绞痛等。严重影响患者自身舒适感的主诉，如严重疼痛（疼痛评分 ≥ 7/10），也属于该级别。急诊科需要立即给这类患者提供平车和必要的监护设备。

三级：急症患者   目前明确没有在短时间内危及生命或严重致残的征象，应在一定的时间段内安排患者就诊。患者病情进展为严重疾病和出现严重并发症的可能性很低，也无严重影响患者舒适性的不适，但需要急诊处理以缓解患者的症状。在留观和候诊过程中出现生命体征异常者，病情分级应考虑上调一级。

四级：非急症患者   患者目前没有急性发病症状，无或很少不适主诉，暂无需特殊处理，以留观、对症治疗为主。

（曾红科）

第二节　急性胸痛

急性胸痛是急诊科常见症状，病因繁多，严重性悬殊极大。胸痛包括非创伤性和创伤性胸痛，本节所讲的主要是非创伤性胸痛。急性非创伤性胸痛既包括任何解剖学胸部范围内的原因所导致的任何不适，也包括躯体其他部位疾患放射至胸部的疼痛。不同病因所致急性胸痛的危重程度差异巨大，疼痛程度常与预后不完全平行，诊治措施的不同可致预后相差甚大。

一、病因

常见致命性病因包括：急性冠状动脉综合征（acute coronary syndrome，ACS）、主动脉夹层、急性肺栓塞、张力性气胸；常见低危性病因包括：稳定型心绞痛、自发性气胸、反流性食管炎、食管裂孔疝、胆结石、胆囊炎、急性肋软骨炎、心脏神经症、胸膜炎、心包炎等。其中，ACS 是致命性非创伤性胸痛的最常见病因，占 90% 以上。具体病因见表 3-1。

表3-1　急性胸痛的病因

分类	病因
心血管系统疾病	急性冠状动脉综合征、稳定型心绞痛、心肌炎、梗阻性肥厚型心肌病、急性心包炎、二尖瓣病变、主动脉瓣狭窄、主动脉夹层、主动脉瘤破裂、主动脉窦瘤破裂、肺栓塞、肺动脉高压、梅毒性心血管病等
非心血管系统疾病　呼吸系统疾病	气胸、胸膜炎、胸膜肿瘤、血胸、血气胸、脓胸、肺炎、急性气管支气管炎、肺癌等
消化系统疾病	反流性食管炎、食管裂孔疝、食管癌、胆结石、胆囊炎、肝癌、肝脓肿等
胸廓疾病	急性肋软骨炎、肋间神经炎、带状疱疹、急性皮炎、蜂窝织炎、肌炎、非化脓性肋软骨炎（Tietze 病）、肋骨骨折、骨质疏松、胸椎疾病、流行性胸痛（Bornholm 病）、胸腹壁血栓性静脉炎（Mondor 病）等
纵隔疾病	纵隔气肿、纵隔炎、纵隔肿瘤等
其他病变	颈椎疾病、膈疝、膈下脓肿、急性白血病、多发性骨髓瘤、肿瘤转移、强直性脊柱炎、脾梗死、心脏神经症等

二、病情评估与危险分层

（一）病情评估

对急性胸痛患者，应立即评估意识、呼吸、脉搏、心率、血压、氧饱和度等基本生命体征，"先挽救生命、再辨别病情"，识别引起胸痛的致命性疾病。

1. 识别危及生命的症状和体征　包括无脉搏、呼吸困难或停止、突发晕厥或抽搐、发绀、大汗淋漓、血压 < 90/60mmHg、氧饱和度 < 90%、咳粉红色泡沫样痰、双肺湿啰音、四肢湿冷等，需立即抢救。

2. 尽快完成第一份心电图。

3. 初步识别 ACS 和非 ACS 疾病　无危及生命的情况或经抢救处理生命体征稳定后，识别胸痛的病因。

提示 ACS 的胸痛特征：胸痛为压迫性、紧缩性、烧灼感或沉重感；无法解释的上腹痛或腹胀；疼痛放射至肩部、背部或左臂或双上臂、颈部、下颌、牙齿、耳；胃灼热（烧心），胸部不适伴恶心和（或）呕吐；伴持续性气短或呼吸困难；伴无力、眩晕、头晕或意识丧失；伴大汗。须注意，女性、糖尿病患者和老年患者有时症状不典型。

提示非 ACS 的胸痛特征：以胸闷、呼吸困难、咯血为主，伴有轻微胸痛；刀割样或撕裂样胸痛，部位随时间延长向上或下逐渐移动；胸痛为锐痛，与呼吸或咳嗽有关；疼痛部位多变、不固定；胸痛与体位或按压身体局部有关；胸痛的持续时间很短（< 15s）。非典型胸痛不能完全除外 ACS。

4. 尽早完成体格检查　主要注意颈静脉有无充盈、胸痛与呼吸的关系、双肺呼吸音是否对称一致、双肺有无啰音、双上肢血压是否一致、心音是否可听到、心脏有无杂音、腹部有无压痛和肌紧张等情况。

5. 了解相关病史　向患者本人或其家属了解病史，包括此次胸痛发作时间，既往胸痛史，既往心脏病、糖尿病和高血压等病史，既往药物治疗史，既往药物过敏史等情况。

6. 尽早完成相关辅助检查　除尽快完成第一份心电图之外，还应尽快完成血气分析、心肌损伤标志物、D- 二聚体、肝肾功能、血常规、血生化等实验室检查；患者身体条件许可情况下，完成床旁胸部 X 线、床旁超声心动图、主动脉增强 CT 或胸部 CT 等检查。

（二）危险分层

评估病情的同时进行危险分层。存在危及生命的症状或体征时应评估为极高危，需立即抢救。经抢救生命体征稳定后，应早期初步诊断，怀疑为 ACS、主动脉夹层、急性肺栓塞、张力性气胸等的患者应评估为高危患者，需迅速检查治疗，避免病情恶化；考虑为其他疾病，如自发性气胸、带状疱疹、急性肋软骨炎等往往不会危及生命，可评估为低危患者，应逐步完善检查，对症处理。

若判断为 ACS，需进一步进行评分以评估危险性，这对于判断 ACS 患者预后有重要意义，并可指导选择合理的临床治疗方案。目前常用的 ACS 危险分层评价方法包括：心肌梗死溶栓治疗（thrombolysis in myocardial infarction，TIMI）评分和全球急性冠状动脉事件注册（global registry of acute coronary events，GRACE）评分。

1. TIMI 评分 TIMI 评分包括 7 项指标：年龄 ≥ 65 岁；至少具有 3 个冠心病危险因素；冠状动脉狭窄 ≥ 50%；心电图 ST 段变化；24 h 内至少有 2 次心绞痛发作；7 天内使用过阿司匹林；心肌损伤标志物水平升高。每项指标计 1 分，相加后得到 TIMI 危险计分（表 3-2）。低危：0 ~ 2 分；中危：3 ~ 4 分；高危：5 ~ 7 分。

表3-2 不同TIMI危险计分患者心血管事件发生率

TIMI危险计分	心血管事件*发生率（%）
0、1	4.7
2	8.3
3	13.2
4	19.9
5	26.2
6、7	40.9

注：* 心血管病事件包括 14d 内的总死亡，新发生或复发的 MI，严重缺血需紧急血运重建

2. GRACE 评分 GRACE 评分系统包括 8 项指标：年龄、心率、动脉收缩压、血肌酐、心电图 ST 段变化、心功能 Killip 分级、入院时心搏骤停、心肌损伤标志物水平升高。GRACE 评分系统虽较为复杂，但其变量容易获得，且评分可通过向相应软件输入变量直接得到。GRACE 评分 > 140 分者考虑为病情危重，需行急诊介入手术。

三、诊断思路与流程

（一）根据病情，判断患者胸痛的病因性质

1. 心血管系统疾病

（1）心脏疾病：如 ACS、肥厚型心肌病、主动脉瓣狭窄、二尖瓣脱垂、二尖瓣狭窄。多在劳累、情绪波动、饱食、排便、输血输液等增加心脏负荷诱因下出现，常表现为心前区或胸骨后压榨样剧痛，持续时间多在 10 ~ 15 min 以内，严重者在 20 min 以上，可伴肩臂、后背、腹部、下颌等放射痛。疼痛可在休息、含服硝酸酯类药物后逐渐缓解。辅助检查：心电图可有 ST-T 段缺血改变，或心肌酶学有动态变化；心脏彩色多普勒超声有助于诊断心肌病、心脏瓣膜病变。

（2）心包炎：咳嗽、体位变化可使疼痛加剧，早期即有心包摩擦音，90% 的急性心包炎患者可发生心电图异常，其主要表现有：aVR 导联 ST 段压低，其余导联 ST 弓背向下的抬高；除 aVR 和 V_1 导联外，其他导联 PR 段普遍下移，aVR 导联 PR 段抬高；窦性心动过速；还可出现 QRS 波低电压及电交替。

（3）主动脉夹层：胸骨后持续性剧痛，疼痛一开始即达高峰，常放射至背、胁肋、腹、腰和下肢，两上肢血压和脉搏可有显著差异，可有主动脉瓣关闭不全的表现，但一般无心肌酶学显著升高，行主动脉增强 CT 和超声检查有助于诊断。

（4）肺栓塞：可发生胸痛、咯血、呼吸困难和休克，但有右心负荷急剧增加的表现如发绀、肺动脉瓣区第二心音亢进、颈静脉充盈、肝大、下肢水肿等，心电图典型表现为 $S_I Q_{III} T_{III}$ 征（即 I 导联 S 波加深，III 导联出现 Q/q 波及 T 波倒置），肺动脉增强 CT 检查有助于鉴别。

2．呼吸系统疾病

（1）胸膜炎和累及胸膜的肺炎：为炎症累及壁胸膜所致，为单侧刀割样锐痛，吸气时加重，行胸部 CT 检查可帮助鉴别。

（2）自发性气胸：多见于瘦高体型男性青壮年，X 线检查可见局部肺纹理消失，行胸部 X 线、CT 检查有助于诊断。

3．消化系统疾病　　可根据病史、诱因、体格检查、心电图、血清生化标志物、CT 和超声、胃镜检查等协助诊断。

4．胸廓疾病

（1）颈、胸椎骨质增生，椎间盘突出，胸脊髓外肿瘤压迫神经后根，疼痛常呈持续性，有神经压迫症状，可行 CT 检查明确诊断。

（2）带状疱疹：可见数个或成簇的水疱沿一侧肋间神经分布并伴剧痛，疱疹不超过体表中线。

5．纵隔疾病　　纵隔气肿常表现为剧烈胸痛，向肩部放射，伴呼吸困难、发绀，可有皮下气肿，常因食管穿孔所致，可行胸部 CT 检查鉴别。

（二）诊断 ACS 者，进一步明确亚型

1．ST 段抬高型心肌梗死（ST-elevation myocardial infarction，STEMI）　　根据症状、心电图 ST 段抬高或新发左束支传导阻滞等典型改变，结合心肌损伤标志物可明确。

2．不稳定型心绞痛（unstable angina pectoris，UA）／非 ST 段抬高型心肌梗死（NSTEMI）　　根据临床表现、心电图改变及心肌损伤标志物可作出诊断。

（三）怀疑 ACS 者，进入 ACS 筛查流程

1．就诊时心电图和肌钙蛋白正常患者，需重复观察 6 h 后心电图或肌钙蛋白变化。若患者持续胸痛，或需应用硝酸甘油缓解，提示高危，建议早期、连续复查心电图和肌钙蛋白。

2．若患者复查心电图示 ST-T 段动态变化或肌钙蛋白升高或血流动力学异常，则提示为 UA 或 NSTEMI，进入 UA/NSTEMI 救治流程。

3．若患者就诊后间隔 6h 或胸痛后 6～12 h 心电图无 ST-T 段动态变化或肌钙蛋白没有升高，提示患者近期发生心肌梗死或死亡的风险为低危或中危，危险分层可用 TIMI 评分或 GRACE 评分。

（四）非 ACS 疾病筛查流程

未确诊 ACS 者，均需结合病史、胸痛特点、体征等，如有必要接受主动脉或肺动脉 CT 检查明确诊断，尽快排除主动脉夹层、肺栓塞或张力性气胸等致命性疾病，进一步完善相关辅助检查以确定病因。

四、救治原则

（一）紧急处理原则

若患者存在生命危险，立即建立静脉通路和吸氧，并给予药物对症处理，以求尽快稳定生命体征，必要时进行心肺复苏。

（二）ACS 的紧急处理

1．STEMI 的紧急处理　　立即进入 STEMI 救治流程，目标是尽可能降低再灌注时间，挽救生命，改善预后。治疗措施包括：进行心肌再灌注治疗（急诊经皮冠状动脉介入术或溶栓治疗），并给予抗血小板、抗凝及优化心肌能量代谢等对症处理。

2．UA 或 NSTEMI 的紧急处理　　治疗关键是准确进行危险分层，早期识别高危患者，根据不同危险分层给予相应介入或药物治疗方案。

3．ACS 筛查流程后提示 UA 或 NSTEMI，按照 UA/NSTEMI 流程处理。

4. ACS 筛查流程复查结果为阴性者，可进行危险分层：低危患者若没有其他引起胸痛的明确病因，可出院后 72h 内行心脏负荷试验或冠状动脉 CT 检查并于门诊就诊；中危患者建议请心内科医生会诊，出院前行上述检查。

（三）非 ACS 疾病治疗原则

1. 怀疑主动脉夹层、肺栓塞或张力性气胸等致命性疾病者，需迅速对症治疗，避免病情恶化，并急请相应专科协助诊治。

2. 怀疑其他低中危疾病者，应对症处理，逐步完善检查，症状缓解后到相关专科门诊进一步诊疗。

五、注意事项

1. 急性胸痛病因繁多、严重性差别大，预后常与疼痛程度不平行，早期诊断、危险分层十分重要。

2. 对急性胸痛患者，应立即评估生命体征，先救命，再辨病。

3. ACS 是致命性非创伤性胸痛最常见的病因，对于急性胸痛患者必须常规做心电图检查。

（徐　峰）

第 3 章第二节电子资源

第三节　急性腹痛

急性腹痛是急诊常见的主诉之一，占全部急诊就诊患者主诉的 10%。其中大于 65 岁的腹痛患者中需要住院处理的可高达 65%。某些引起腹痛的疾病可以迅速危及生命，故首先应对生命体征进行评估。如果存在低血压或血流动力学不稳定，需考虑到威胁生命的病因，需考虑到外科介入的必要。对于腹痛患者需详细进行问诊，注意了解腹痛发生时间、部位、程度、规律、性质（撕裂样痛、绞痛、隐痛）及转移情况，外伤情况等；伴随症状，如食欲缺乏、恶心、呕吐、腹泻、便血、发热、排尿等情况；女性月经及性生活情况；既往病史、服药史、过敏史及家族病史等。

一、病因

首先确定部位，然后分析原因，如出血、缺血、梗阻、穿孔、炎症（表 3-3）。

表3-3　急性腹痛的常见病因

腹痛性质	腹腔内疾病	腹腔外疾病
弥漫性腹痛	腹膜炎、胰腺炎、胃肠炎、主动脉夹层、肠梗阻、肠系膜动脉缺血、阑尾炎、消化道穿孔、实质脏器破裂等	糖尿病酮症酸中毒、急性溶血、重金属（如铅）中毒、腹型过敏性紫癜、系统性红斑狼疮等
右上腹痛	急性胆囊炎、化脓性胆管炎、胆绞痛、急性肝炎、肝破裂、消化道穿孔、胰腺炎、急性阑尾炎等	带状疱疹、急性冠状动脉综合征、右下肺炎、肺栓塞等
右下腹痛	急性阑尾炎、肠炎、憩室炎、异位妊娠、卵巢黄体破裂、卵巢囊肿蒂扭转、盆腔炎、输尿管结石、疝等	腹壁血肿、精囊炎、腰肌损伤等
左上腹痛	胃炎、胰腺炎、脾破裂、脾梗死、腹主动脉瘤等	急性冠状动脉综合征、左下肺炎、肺栓塞、带状疱疹等
左下腹痛	憩室炎、异位妊娠、卵巢黄体破裂、卵巢囊肿蒂扭转、盆腔炎、输尿管结石、疝及肠痉挛等	腰肌损伤等

二、病情评估与危险分层

首先根据生命体征进行评估，如果血流动力学不稳定，则表明病情危重，同时可以根据腹痛的持续时间及程度来判断。持续时间长的剧烈疼痛多表明病情急重，需要考虑到存在腹外疾患或全身系统疾病。对于有心、脑等器官的基础疾病病史的患者，危险程度明显增加，病情随时有恶化的可能，尤其应该引起重视。老年人的症状体征可能反应并不强烈。另外，也需要注意到艾滋病患者腹痛的情况，这些患者可由巨细胞病毒感染所引起的腹泻导致，也可以是卡波西肉瘤导致的肠梗阻，还可以是巨细胞病毒等引起的胆系感染。

三、诊断思路与流程

对于腹痛的诊治按下述流程进行诊断（图 3-1）。

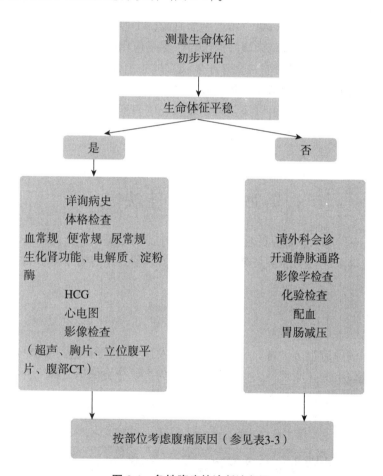

图 3-1　急性腹痛的诊断流程图

在进行上述诊断的过程中，应该注意以下情况。对于上腹痛原因不明的老年人，尤其是具有心脏病危险因素者，应进行心电图及床旁心脏超声检查。诊断盆腔炎或泌尿系感染时，要注意与阑尾炎相鉴别。年龄大于 50 岁的腹痛原因不明者，应该进行腹部超声或强化 CT 检查以除外主动脉夹层。对于不明原因腹痛患者，尤其是血流动力学不稳定的患者，进行床旁超声快速筛查，既可能明确诊断，也可以指导进一步检查的方向。

四、救治原则

首先要对患者的全身情况进行正确评估，稳定患者的生命体征，进行相关的化验检查，必要时动态复查，然后早期诊断；其次，要注意判断是否存在外科疾病、必要时请外科会诊，以决定是否需要手术治疗；再次，若需要进行手术治疗，做好术前准备。

五、注意事项

1．维持生命体征为第一要务。如存在意识障碍则须进行气道保护。未明确诊断前，应禁食水观察，同时根据需要进行静脉补液。

2．在整个诊治过程，一定要注意首先除外危及生命的几个疾病，如腹主动脉夹层、实质性器官（肝、脾）破裂出血、肠系膜动脉缺血、空腔脏器（胃、肠、阑尾）穿孔及心肌梗死等。若的确存在上述情况，注意掌握外科或介入手术时机。

3．腹痛有部分原因是腹腔以外疾病，诊断时需要考虑。尤其是对危及生命的疾病，如急性心肌梗死、肺栓塞的识别。

4．对于有肠梗阻或肠麻痹的患者，给予胃管进行胃肠减压，并进行肛诊。许多临床医生容易将其忽略，但这个简单的检查可以帮助判断直肠、下段结肠的解剖情况，因此可以进行这部分肠梗阻的原因鉴别。对于有感染倾向的患者，尽早应用抗生素。

5．镇痛。是否镇痛、何时镇痛一直存在争议。过去主张不轻易应用药物，以免掩盖病情，影响判断。现在倾向于适当使用镇痛药物，以减轻患者痛苦。以吗啡类为佳，可不掩盖腹部体征。解热镇痛药物有抗炎作用，可以掩盖早期腹膜炎的表现，不建议使用。

（邵　菲）

第3章第三节电子资源

第四节　急性头痛

头痛（headache）是急诊常见的症状，表现多样，病因复杂，分类混乱，常以病程、严重程度及病因进行分类。急性头痛常是神经急危重症的表象，给患者带来极大痛苦，有时甚至威胁患者生命。

一、病因

引起急性头痛的原因很多，常分为3大组：原发性头痛；继发性头痛；脑神经痛、中枢和原发性颜面痛及其他头痛。原发性头痛以临床症状为主要分类依据，继发性头痛以病因为主要依据（表3-4）。

表3-4　急性头痛的病因

原发性头痛	继发性头痛	脑神经痛、中枢原发性颜面痛及其他
偏头痛	缘于头颈部外伤的头痛	脑神经痛和中枢性颜面痛
精神疾病的头痛	缘于头颈部血管病变的头痛	其他类头痛、脑神经痛
中枢紧张型头痛	缘于非血管颅内疾病的头痛	中枢或原发性颜面痛
丛集性头痛	缘于某物质或物质戒断的头痛	
三叉神经性头痛	缘于感染的头痛	
	缘于内环境紊乱的头痛	
	缘于头面部结构病变的头面痛	
	缘于其他原发性头痛	

二、病情评估与危险分层

头痛是一类复杂的症候群，很多疾病都能导致，关键是进行全面的病因分析，明确诊断，并实施有效危险分层评估。对于病情稳定的慢性头痛患者，如无特殊体检发现，一般不推荐辅助检查。

下列情况，应警惕继发性头痛，需进一步的检查以明确诊断：

（1）突然发生的头痛：需考虑蛛网膜下腔出血、脑出血、瘤卒中、脑外伤、颅内占位病变。

（2）逐渐加重的头痛：需排除颅内肿瘤、硬膜下血肿等可能。

（3）伴有系统性病变征象应注意颅内感染、系统性感染、结缔组织疾病、血管炎等。

（4）伴有视盘水肿、神经系统局灶性症状和体征、认知障碍的头痛。

（5）50 岁后的新发头痛：可行神经影像学检查排除颅内占位病变。

（6）妊娠期或产后头痛：需注意皮质静脉及静脉窦血栓形成、垂体卒中的可能。

（7）癌症患者或艾滋病（AIDS）患者出现的新发头痛，应排除转移瘤、机会性感染等。

三、诊断思路与流程

对急性头痛的诊断要全面分析，根据病史、查体及实验室检查的有关资料，结合所掌握的理论知识做全面而辩证的分析，找出其规律性，以利于明确诊断（图 3-2）。

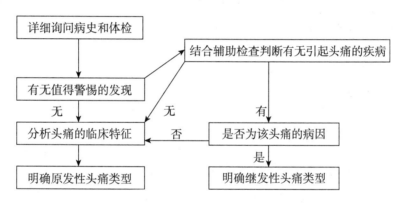

图 3-2　急性头痛的诊断流程

四、救治原则

（一）急诊处理

1．镇痛镇静。疼痛是患者的主观感受，无论任何原因所致头痛，均需给予镇痛处理，根据头痛剧烈程度选择阿片类或非甾体类镇痛药物，如吗啡、曲马多、布洛芬等镇痛。伴有焦虑紧张的患者可给予镇静治疗，常选用异丙嗪与氯丙嗪。

2．疑为颅内压增高者即刻给予降颅内压治疗。

3．对于诊断未明，风险评估困难的患者，在对症治疗的基础上应严密动态观察病情变化，并进行多次评估和及时鉴别诊断。

（二）病因治疗

1．对于原发性头痛如偏头痛给予麦角胺咖啡因、曲普坦类药物等治疗。

2．对于继发性头痛应视其病因予以针对性治疗，外伤、血管病、感染、肿瘤源性头痛在镇痛镇静、控制颅内压基础上应适应证实施手术、介入、微创治疗。

3．对于中枢和原发性颜面痛可实施神经阻滞、理疗、穿刺等治疗方法。同时需获得专科有效治疗。

（侯　明）

第五节　其他急性疼痛

一、急性颈肩痛

（一）病因

急性颈肩痛的病因见表3-5。需要注意的是创伤引起的枕颈交界区域的疼痛如寰枢椎旋转半脱位，因为普通的X线片常不能发现，也常常不被重视、易误诊而造成永久性功能障碍。

表3-5　急性颈肩痛的病因

分类	病因
急性创伤	急性创伤性颈椎间盘破裂、颈椎椎体及附件骨折、枕骨髁骨折、齿突骨折、枢椎椎弓骨折、寰枢椎脱位、寰枢椎旋转半脱位、肌肉韧带损伤
椎间盘源性	非外伤性颈椎间盘突出破裂、颈椎间盘特异性或非特异性感染（结核/化脓性椎体炎）
无菌性炎症	落枕、颈臂丛神经根炎、枕大神经炎

（二）病情评估与危险分层

1. 病情评估　急性创伤引起的颈肩痛，常有明显的外伤史。立即评估神志状态、肢体能否活动、有无半侧肢体或某个区域的感觉障碍，检查肛门括约肌紧张性，生命体征平稳后立即摄X线片，枕颈区域的CT平扫及重建，发现骨折或骨折脱位、椎间盘突出等证据。寰枢椎旋转半脱位主要表现为颈项部疼痛，包括低头和仰头在内的颈部旋转受限，CT轴位图像可见齿突两侧间隙不对称；颈椎的骨折或骨折脱位在X线片中易于辨认。

急性颈椎间盘突出破裂常常表现为颈痛伴剧烈的神经根性疼痛如三角肌区、上臂外侧等疼痛，头颈部屈伸活动受限，不能低头或仰头，同时伴有相应节段的肌力改变如肩外展无力等，部分患者表现为昼夜疼痛不能入睡或健手举着患肢来诊，十分痛苦；椎间盘破裂突出压迫神经根的患者在神经根的节段区域有明显的感觉障碍以及肌力的改变，应摄X线片、椎间盘CT扫描及颈椎MRI，可见破裂的椎间盘突出的节段、方向、有无椎管狭窄、椎间盘的高度和信号改变。必要时可摄颈椎过伸、过屈的动力位片以判断颈椎间盘间隙有无颈椎失稳、颈椎的曲度的改变，特别注意判断有无椎间盘突出的证据，以及突出的节段和方向与症状、体征是否符合。

无菌性炎症引起的急性颈肩痛主要发生在青壮年，性别差异不明显。有晨起重、午后轻的特点，常有夜间睡眠着凉等病史，主要表现为一侧颈项部、肩胛骨周围、斜方肌和锁骨上窝区域的疼痛，也可表现为枕颈或耳廓区域疼痛等，疼痛的性质可为痉挛样疼痛、烧灼样痛、酸胀疼痛或伴肩背胀麻，影响睡眠。查体可见强迫体位，头歪向一侧，患侧横突区、胸锁乳突肌和斜方肌交界区域压痛，或伴有放射至枕部、肩胛区、三角肌区及胸前区的疼痛，上述区域有程度不同的感觉减退或痛觉过敏。

2. 危险分层　急性创伤导致的颈肩痛，如果伴有脊髓损伤，不管全瘫与否，应优先处理。首先应开放气道，保持呼吸道的通畅，需要时可行气管插管，必要时可请专科医生会诊协助。

（三）诊断思路与流程（图3-3）

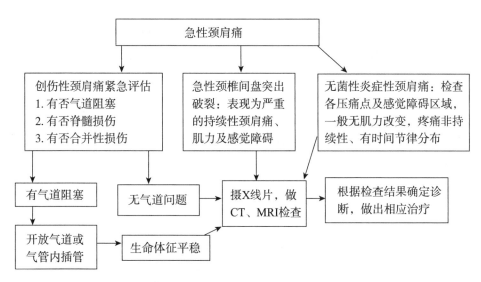

图 3-3　急性颈肩痛的诊断思路与流程

（四）救治原则

创伤引起的颈椎骨折脱位应入院先做颅骨牵引等治疗，合并神经根性疼痛或伴有脊髓损伤时需要尽早行神经减压术或同时做颈椎融合；寰枢椎脱位或旋转半脱位入院后先行颅骨牵引，根据复查结果再做进一步治疗。

急性颈椎间盘突出破裂或无菌性炎症性颈肩痛首先采用保守治疗如颈部制动、局部热疗或膏药贴敷等，可同时口服、肌注或静脉滴注非甾体类药物，疼痛难忍者可给予阿片类制剂如小剂量吗啡或舒芬太尼等，同时服用一些缓解肌肉痉挛、提高痛阈的药物如乙哌立松、加巴喷丁等。药物治疗无效、无明确颈椎间盘突出的证据、有明确压痛点的患者也可行颈部神经根局部封闭治疗；有明确颈椎间盘突出的证据且保守治疗无效者可采用椎间盘部分切除等手术治疗。

（五）注意事项

对于创伤引起的颈椎骨折脱位特别是陈旧性或外院转来的患者要注意检查是否合并压疮、肺炎、泌尿系感染及下肢深静脉血栓（DVT），注意有无电解质紊乱或精神障碍。

二、急性腰痛

（一）病因

急性腰痛的病因包括急性腰椎间盘突出症、急性腰椎小关节紊乱综合征、急性腰扭伤等。

（二）病情评估与危险分层

1. 病情评估　以急性腰痛来诊的患者最多见的是急性腰椎间盘突出或破裂。首先要明确患者的年龄，有否外伤史，有否被诊断为腰椎间盘突出症的病史，腰痛病史的长短，疼痛的时间分布节律是晨起痛、半夜痛醒还是劳作后的傍晚痛。晨起疼痛、活动后减轻是炎症性疼痛的表现，而晨起轻、行走或劳动后重、到下午或晚间最痛往往是机械压迫即椎间盘突出压迫的表现；是突然发作还是渐进性的，哪些因素能影响腰痛的程度比如咳嗽、排便及打喷嚏；腰痛是否涉及腿痛，是一侧还是双侧、大腿还是小腿，是否伴有麻木等感觉障碍。

患者常常是强迫侧卧或跪位被抬入急诊科，对于医生的查体有恐惧感，由于剧烈的疼痛常忽略肢体的麻木；查体会发现：①腰椎侧凸，腰部活动受限，以前屈受限最明显；②腰4、5

棘突及其旁侧的肌肉压痛、叩击痛和叩击放射性一侧下肢痛，伴有骶棘肌痉挛；③直腿抬高试验及加强试验阳性；④感觉障碍，多表现为小腿的外侧，第1、2趾间或足底外侧等区域的皮肤感觉减退，累及马尾神经者，可无明显疼痛而表现为马鞍区感觉减退；⑤相应节段的肌力下降，第5腰神经根受累时趾背伸力下降，第1骶神经根受累时足及趾跖屈力下降；⑥反射改变，第4腰神经根受累时可出现膝腱反射减退，第1骶神经根受累时则跟腱反射减退或引不出。

CT检查对于急性腰痛患者可即刻明确诊断，减少了不必要的搬动与体位改变带来的痛苦，对于明确有椎间盘突出且预计需要手术治疗的患者，在症状缓解后再行X线摄片及MRI检查可明确腰椎的畸形与椎间盘突出和信号的改变，有利于手术计划的制订。

2．危险分层　要特别注意有无合并二便失禁的情况。急性腰椎间盘突出破裂伴有巨大髓核脱出的患者偶尔会有尿失禁，甚至带着尿袋来诊。遇此种情况应即刻行CT或MRI明确诊断，尽早行手术治疗。

（三）诊断思路与流程

腰椎间盘突出症是常见病。鉴别诊断包括急性腰椎小关节紊乱综合征与急性腰扭伤等（图3-4）。要结合详细的病史、主要的临床体征、影像学检查的结果，确保病史、体征、影像学结果相统一，如有不相符的地方应进一步检查确认，必要时请神经内科会诊以排除亚急性联合病变等内科疾病。

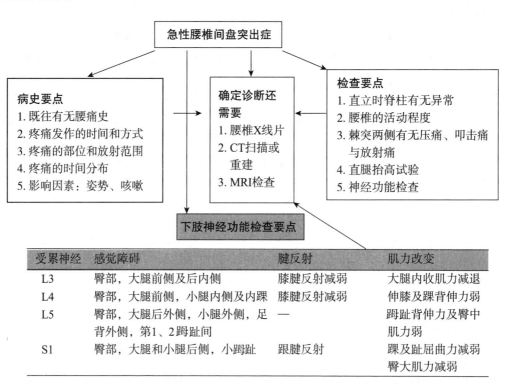

急性腰椎间盘突出症

病史要点	确定诊断还需要	检查要点
1. 既往有无腰痛史 2. 疼痛发作的时间和方式 3. 疼痛的部位和放射范围 4. 疼痛的时间分布 5. 影响因素：姿势、咳嗽	1. 腰椎X线片 2. CT扫描或重建 3. MRI检查	1. 直立时脊柱有无异常 2. 腰椎的活动程度 3. 棘突两侧有无压痛、叩击痛与放射痛 4. 直腿抬高试验 5. 神经功能检查

下肢神经功能检查要点

受累神经	感觉障碍	腱反射	肌力改变
L3	臀部，大腿前侧及后内侧	膝腱反射减弱	大腿内收肌力减退
L4	臀部，大腿前侧，小腿内侧及内踝	膝腱反射减弱	伸膝及踝背伸力弱
L5	臀部，大腿后外侧，小腿外侧，足背外侧，第1、2跖趾间	—	踇趾背伸力及臀中肌力弱
S1	臀部，大腿和小腿后侧，小踇趾	跟腱反射	踝及趾屈曲力减弱臀大肌力减弱

图3-4　急性腰痛的诊断思路与流程

（四）救治原则

急性腰椎间盘突出破裂的治疗以手术治疗为主。作为术前准备和保守治疗的措施，甘露醇、皮质醇类激素、七叶皂苷钠等脱水治疗可减轻神经根水肿，同时给予强力的镇痛药物以缓解症状，主要是非甾体类药物，有时为了让患者配合检查而首先给予甾体类药物。保守治疗无效、腰椎管狭窄或合并明显腰椎不稳定是手术的适应证。手术一般采用单纯髓核摘除术，合并腰椎管狭窄和腰椎不稳定的患者，慎重考虑腰椎内固定植骨融合术；急性腰椎小关节紊乱综合征及急性腰扭伤等主要采用卧床休息、解痉镇痛、理疗康复等保守疗法；药物治疗同急性颈肩痛。

（五）注意事项

要认真检查直腿抬高试验是否为阳性。正常情况下，下肢伸直抬高到 60° ~ 70° 始感腘窝不适，在有突出物压迫神经根的情况下，抬高 60° 以内即可出现放射性下肢痛，称为直腿抬高试验阳性；在直腿抬高试验阳性时，缓慢降低患肢高度待放射痛消失，这时再被动屈曲踝关节，如有放射痛则称为加强试验阳性，该体征是急性腰椎间盘突出症的典型表现之一；合并马尾神经压迫者表现为尿失禁，严重者可出现排便失禁，应尽早手术治疗。对于需要手术的患者，X 线、CT 及 MRI 检查三者缺一不可，不能互相替代。

（桑锡光）

第六节　发　热

中心躯体温度高于体温正常的日波动范围，通常认为口温高于 37.3℃，肛温高于 37.6℃，或一日体温波动超过 1.2℃ 时称为发热。临床按热度高低将发热分为低热（37.3 ~ 38℃）、中度发热（38.1 ~ 39℃）、高热（39.1 ~ 41℃）及超高热（41℃ 以上）。发热是人体对致病因子的一种病理生理反应。热程在 2 周以内的发热称为急性发热。热程大于 3 周以上，经过细致的检查仍然不能确诊的一组疾病称为不明原因发热（fever of unknown origin，FUO）。这组发热的病因庞杂、常缺乏特征性的临床表现及实验室检查，已成为急诊常见的复杂疑难病症之一。

一、病因

依据病史、查体和实验室检查结果的综合分析，作出急性发热病因诊断一般不难。按有无病原体侵入机体分为感染性发热和非感染性发热两大类，以前者多见，占发热病因的 60% ~ 70%。引起感染性发热的病原体有细菌、病毒、支原体、衣原体、立克次体、螺旋体、真菌及寄生虫等。不论急性还是慢性、局灶性还是全身性感染均可引起发热。非感染性发热是由病原体以外的其他病因引起的发热。详见表 3-6。

表3-6　常见的发热病因

类型		病因
感染性发热	病毒感染	流行性感冒及其他病毒性的呼吸道和消化道感染、急慢性病毒性肝炎、流行性出血热、严重急性呼吸系统综合征、病毒性心肌炎、艾滋病、传染性单核细胞增多症、各种病毒性脑炎、脊髓灰质炎等
	细菌感染	急性细菌性上呼吸道感染、细菌性肺炎、支气管扩张并发感染、胸膜炎、结核病（包括肺结核和肺外结核如淋巴结核、结核性脑膜炎、肾结核、肠结核、脊柱结核等）、炭疽、心包炎、感染性心内膜炎、急慢性泌尿系感染、急慢性胆道感染、急慢性腹腔感染（包括急腹症）、局灶性细菌感染如肝脓肿、脾脓肿、肺脓肿、膈下脓肿、肾周脓肿、盆腔脓肿、牙龈脓肿、臀肌脓肿、脑脓肿及浅部化脓性感染（疖、痈、皮下急性蜂窝织炎）、脓毒症、急性细菌性痢疾、伤寒或副伤寒、流行性脑脊髓膜炎等
	支原体、衣原体感染	鹦鹉热、支原体肺炎、衣原体肺炎等
	立克次体感染	斑疹伤寒、恙虫病
	螺旋体感染	钩端螺旋体病、回归热、鼠咬热
	真菌感染	深部真菌感染与真菌性脓毒症（包括隐球菌病、念珠菌病、曲霉菌病）等
	寄生虫感染	疟疾、急性血吸虫病、阿米巴肝脓肿、丝虫病、人旋毛线虫病等

类型		病因
非感染性发热	吸收热	物理和机械性损伤：大面积烧伤、创伤、大手术后、骨折、内脏出血和热射病等 血液系统疾病：白血病、恶性淋巴瘤、恶性组织细胞病、骨髓增生异常综合征、多发性骨髓瘤、急性溶血、血型不合输血等 肿瘤：血液恶性肿瘤之外的各种恶性肿瘤
	变态反应性疾病	药物热、血清病
	结缔组织病	风湿热、系统性红斑狼疮、结节性多动脉炎、皮肌炎、多发性肌炎、成人 Still 病、干燥综合征、硬皮病、原发性血管炎、白塞综合征、血管炎等
	中枢性发热	中暑、颅内出血或颅内肿瘤、间脑综合征、自主神经功能紊乱和感染后低热
	其他病因	甲状腺功能亢进症、甲状腺危象、亚急性甲状腺炎、痛风、严重脱水、输液或输血反应、坏死性肉芽肿及原因未明等

二、病情评估与危险分层

（一）病情评估

引起发热的病因复杂，临床表现各异。有 10% 的发热患者最终病因不明。详细采集病史与全面的体格检查是诊断的主要步骤。

1. 观察体温与热程 是急性还是慢性发热。急性发热病程在 2 周以内，以感染性疾病最为常见。慢性发热指发热持续 3 周以上，发热病因较复杂。

2. 观察热程与伴随症状 热程长短对发热待查诊断有一定参考价值，依据症状与体征特点做出相应的诊断。判断是感染性发热还是非感染性发热，了解引起这两类发热的常见的疾病。

3. 尽快筛查出危及生命的高危发热患者。

4. 仔细追溯病史 仔细询问病史是进行正确诊断的重要环节，尤其对缺乏客观体征的长期发热患者更为重要。注意有无基础病、免疫及营养状况，用药史、职业史、外科手术史、输血史、动物接触史、业余爱好史、旅游史及近期住院史等。

5. 进行全面深入的辅助检查 辅助检查可补充病史与体格检查的不足，尤其对仅以发热为主要症状而缺乏明确反映脏器损害的症状和体征的患者有重要的诊断与鉴别诊断意义。除常规检查外，要做各种体液和传染病的病原学及血清学检查、炎症和肿瘤标志物的血清学检查、结缔组织病相关检查及活体组织检查等。

（二）危险分层

评估病情的同时进行危险分层。危及生命的发热患者需进入重症监护病房，在生命体征监护下进行诊治。对不危及生命的发热患者主要采取病因治疗。对慢性不明原因发热的患者，进行深入全面细致的检查，多学科会诊查找病因。

发热患者具备下列其中一项或以上者应视为高危发热患者：①年龄大于 70 岁；②发热伴不同程度的意识障碍；③发热伴抽搐或精神障碍；④发热伴呼吸窘迫；⑤发热伴血流动力学不稳定；⑥发热伴内环境紊乱；⑦发热伴低氧血症；⑧发热伴免疫缺陷性疾病；⑨发热伴多器官损害；⑩发热伴全身皮疹或出血；⑪发热伴基础病，尤其是患有糖尿病者。

三、诊断步骤与流程

大部分发热患者通过病史、查体和辅助检查可明确诊断。对少数患者，通过各种检查也难以做出病因诊断，需要继续密切观察病情变化或按可能性较大的病因进行经验性诊断治疗。发热诊断的流程见图 3-5。

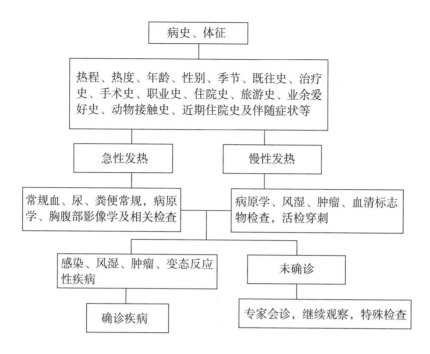

图 3-5　发热诊断的流程

在急诊临床中，以发热为主诉就诊是急诊最常见的急性症状之一，其中以急性发热最常见。引起急性发热的原因很多，大部分为感染性发热，以呼吸道、泌尿道和消化道感染最多见。除需要判断这些系统感染性疾病外，还要鉴别某些急性传染病和其他系统感染性疾病。这些疾病的发热常伴有不同的临床表现和相应系统或部位的症状和体征，不难诊断。其中要重视脓毒症，这是目前急诊常见的一种血液严重感染，常见致病原有：金黄色葡萄球菌、需氧性革兰氏阴性杆菌、表皮葡萄球菌、肠球菌、厌氧菌及真菌等。其次为结核病、伤寒、副伤寒及少见的人感染猪链球菌病、炭疽等。脓毒症、脓毒性休克和中枢神经系统感染强调早期综合救治。

四、救治原则

对发热待查患者按诊断步骤明确诊断后，可针对病因做出相应的处理和治疗。在病因未明时，合理的处理十分重要。对低热和中度发热，在疾病未得到确诊和有效治疗时，不宜采取解热治疗。即使是高热患者，未有依据诊断感染性发热和诊断未明确前，也不要轻易应用抗菌药和解热药。

1．对于高危发热患者。收入监护病房加强医疗护理，建立静脉通路，实施气道管理，必要时予以呼吸支持治疗。立即采集血、痰、尿标本进行病原学及相关辅助检查，可疑感染性发热可进行初始经验性抗菌药治疗，尽快根据病原学检查结果针对致病菌用药。

2．对于轻度的局限性细菌或病毒感染患者，可选择院外口服药物治疗。

3．支持、对症治疗。注意休息、补充水和电解质、清淡饮食，补充营养。高热时可采取物理降温和适当的药物降温。

4．注意纠正和维护重要脏器的功能。

5．稳定内环境和进行免疫调理治疗。

6．防治基础病发作和并发症。

7．诊断性治疗。当病因一时难以查明时，在不影响进一步检查的情况下，可按可能性较大的病因进行诊断性治疗，期待获得疗效而做出临床诊断。

五、注意事项

1. 对复杂发热的患者，涉及多学科疾病，请相关专科会诊，共同诊治。

2. 部分发热的患者具有传染性，注意做好隔离防护。

3. 对发热病因复杂者，要向患者交代病程和诊疗时间长、费用高甚至难以确诊的可能，做好沟通记录。

（王秀杰）

第3章第六节电子资源

第七节　心　悸

一、病因

心悸从病因学角度可分为：心律失常型，结构性心脏病型，心身疾病型，系统性疾病型，药物作用型。其中，心律失常为导致心悸的首要原因。具体见表3-7。

表3-7　心悸的常见病因

心律失常	心身疾病
心动过速：各种原因引起的窦性心动过速、阵发性室上性或室性心动过速等	焦虑、惊恐发作
	抑郁所致躯体疾病
心动过缓：高度房室传导阻滞（二、三度房室传导阻滞）、窦性心动过缓或病态窦房结综合征等	**系统性疾病**
其他：期前收缩、心房扑动或颤动、心脏起搏器和植入式心脏除颤器的功能/程序异常等	甲状腺功能亢进症、低血糖、更年期综合征、发热、贫血、妊娠、低血容量、直立性低血压、体位性心动过速综合征、嗜铬细胞瘤、动静脉瘘
结构性心脏病	**药物作用**
二尖瓣脱垂	拟交感神经药物、血管扩张剂
重度二尖瓣关闭不全	抗胆碱能药物、肼屈嗪
重度主动脉瓣关闭不全	近期停用β受体阻滞剂
分流型先天性心脏病	酒精、咖啡因、海洛因、尼古丁、大麻、减肥药
各种病因的心衰/心脏扩大	
肥厚型心肌病	
机械瓣置换术后	

二、诊断思路与流程

首先应确认患者描述的症状确实为心悸，而非胸痛或其他胸部不适症状并立即评估其生命体征。面对血流动力学不稳定患者时，需迅速而正确地做出诊断。应注意只有排除器质性病变，才能诊断功能性疾病；只有排除病理性原因，才能考虑生理性原因。诊断思路：询问病史，进行体格检查，尽快明确有无心律失常及性质，明确有无器质性心脏病。

1. 询问病史　应详细了解心悸的诱因、发作持续时间、伴发症状、既往史等。

（1）发作诱因：了解患者发病前有无大量饮浓茶及咖啡、过量吸烟及饮酒等；有无服药史；注意有无外伤、精神刺激等。若心悸多在静息时发生，转移注意力（如聊天、适量运动等）后症状可消失，一般为神经功能紊乱。

（2）发作的频率、病程：了解患者心悸发作为阵发性还是持续性，发作和终止是突然的还是渐缓的，以及整体病史的长短。如室上性心动过速所引起的心悸多表现为突发突止，此时还应注意患者是否伴有意识改变及周围循环障碍等，以便及时处理。

（3）伴随症状：①伴心前区疼痛：见于急性冠状动脉综合征、心肌炎、心包炎等，亦可见于心脏神经官能症。②伴发热：见于急性传染病、风湿热、心肌炎、感染性心内膜炎等。③伴晕厥或抽搐：见于高度房室传导阻滞、心室纤颤或室性心动过速、病态窦房结综合征等。④伴呼吸困难：见于急性心肌梗死、心力衰竭、心肌炎、心包积液、肺栓塞、重度贫血等。⑤伴消瘦及出汗：见于甲状腺功能亢进、结核、低血糖发作等。⑥伴贫血：见于多种原因引起的急性失血，同时可伴有出汗、血压下降或休克。慢性贫血所导致的心悸多在劳累后明显。⑦伴失眠、头晕及乏力等神经衰弱表现：多见于心脏神经官能症。

（4）背景资料：询问患者包括心悸的首发年龄，以往发作次数、频率，是否有系统性疾病或心脏病、甲状腺功能亢进或猝死病史。并向家属或目击者询问症状发作时现场的情况及周围环境。

2．体格检查　首先进行生命体征和一般检查，然后按照头、颈、胸、腹、四肢等顺序进行检查。

（1）生命体征：监测体温、血压、心率、呼吸、脉搏、氧饱和度等。

（2）头部：是否存在二尖瓣面容、突眼，睑结膜有无苍白、口唇有无发绀等。

（3）颈部：甲状腺大小、有无震颤、血管杂音、有无颈静脉怒张等。

（4）胸部：有无心界扩大；有无病理性杂音等。

3．尽快完善相关辅助检查

（1）患者心悸时记录的 12 导联心电图是诊断的"金标准"。除此以外，测定血常规、血生化、血糖、甲状腺功能等，以明确病因是否为非心血管疾病。

（2）对于反复发作、不明原因的心悸为动态心电监测技术的 I 类适应证。对严重心脏疾病、心悸合并晕厥者等高危患者，一般优先选择电生理检查。

（3）超声心动图明确有无器质性心脏病并评价心功能。

三、救治原则

明确病因，积极治疗原发病，根据心律失常类型做相应处理，对无心律失常者对症治疗。如属机体对内、外环境突然变化的正常应激反应，无须特别治疗；机体神经功能失调所致心悸，可给予心理治疗；对于病理性原因所致者应积极治疗原发病（图 3-6）。

四、注意事项

1．应仔细询问病史，进行体格检查，以求明确诊断。如果患者在就诊时有心悸发作，应立即描记心电图，而不是进行复杂的病史采集。

2．注意患者的生命体征情况，及时处理。

（陈　彦）

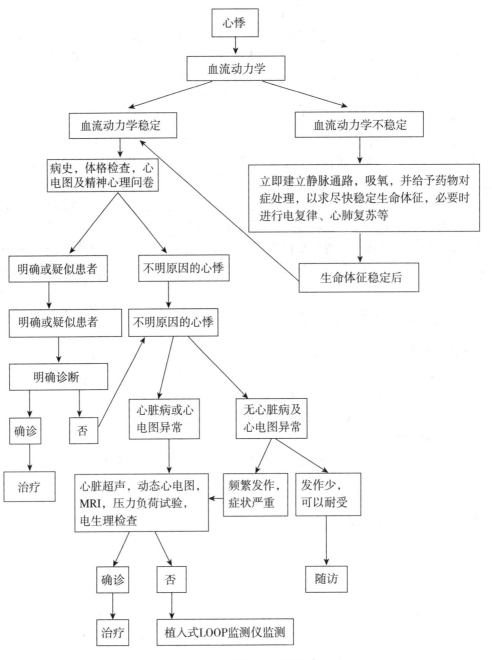

图 3-6 心悸的救治流程

第八节 呼吸困难

呼吸困难（dyspnea）是指患者主观上感到空气不足、气急、呼吸费力等呼吸不适感，客观上表现为呼吸频率、节律和深度的改变，辅助呼吸肌参与呼吸，严重时可出现张口呼吸、鼻翼扇动、端坐呼吸、发绀、三凹征等。

一、病因

呼吸困难的常见病因见表 3-8。临床上以呼吸系统和心血管系统疾病所引发的呼吸困难较多见。

表3-8　呼吸困难的常见病因

类型		病因
呼吸系统疾病	肺部疾病	各型肺炎、肺结核、肺脓肿、肺水肿、肺不张、肺尘埃沉着症、慢性阻塞性肺疾病、肺梗死、肺癌、肺结节病、弥漫性间质纤维化、肺囊性纤维化、传染性非典型肺炎（严重急性呼吸综合征）、急性呼吸窘迫综合征等
	呼吸道梗阻	咽喉、气管、大支气管的炎症、水肿、肿瘤或异物所致的狭窄或阻塞，如急性会厌炎、急性喉炎、咽旁脓肿、喉水肿、喉癌、喉与气管异物、气管肿瘤、气管受压（甲状腺肿大、纵隔肿瘤、纵隔气肿等）、支气管哮喘、支气管肺癌等
	胸壁、胸廓与胸膜疾病	气胸、大量胸腔积液、广泛显著的胸膜粘连增厚、胸廓外伤、严重胸廓及脊柱畸形等
	神经 - 肌肉疾病与药物不良反应	脊髓灰质炎和运动神经元疾病累及颈髓、急性多发性神经根神经炎、重症肌无力、药物（肌松剂、氨基糖苷类抗生素、克林霉素等）导致呼吸肌麻痹等
	横膈疾病与运动受限	重度肠胀气、膈肌麻痹、膈疝、大量腹水、过度肥胖、腹腔巨大肿瘤、胃扩张和妊娠晚期等
心血管系统疾病		心力衰竭、急性冠状动脉综合征、心脏瓣膜病、高血压性心脏病、心肌病、心肌炎、心包积液、心律失常等
中毒性疾病	各种原因引起的酸中毒	急慢性肾衰竭、糖尿病酮症酸中毒、肾小管性酸中毒等
	急性感染与传染病	感染性毒血症等
	药物和化学物质中毒	吗啡类、巴比妥类、苯二氮䓬类药物、有机磷农药或灭鼠剂中毒；化学毒物或毒气如一氧化碳、亚硝酸盐、苯胺、氯气、氨、光气、二氧化硫、氰化物等中毒
血液和内分泌系统疾病		重度贫血、白血病、输血反应、甲状腺危象等
神经精神性疾病	器质性颅脑疾病	颅脑外伤、脑血管疾病、脑炎、脑膜炎、脑脓肿及脑肿瘤等
	精神或心理疾病	癔症、抑郁症等
其他		中暑、高原病、肺出血性钩端螺旋体病等

二、病情评估与危险分层

（一）病情评估

1. 评估与判断　对于呼吸困难患者，应立即评估神志、呼吸、脉搏、心率、血压、氧饱和度等基本生命体征，迅速进行必要的体格检查，判断并识别有无呼吸停止、气道阻塞、严重低氧血症、心律失常、血流动力学障碍、低血压、休克等危及生命的症状和体征，并立即实施抢救。

2. 尽快完善相关的辅助检查　进行血常规、D- 二聚体、电解质、血气分析等血液检验，及胸部 X 线检查、胸部 CT 检查、心电图、超声心动图、肺功能检测、纤维支气管镜、支气管造影、肺部血管造影等检查。

（二）危险分层

早期对呼吸困难患者进行危险分层。出现呼吸弱或不规则、严重发绀、氧饱和度极低等危及生命的体征时应评估为极高危，需立即抢救。经抢救生命体征稳定后，给予初步诊断，怀疑为气道阻塞、急性肺栓塞、急性肺水肿、张力性气胸等的患者应评估为高危，需迅速给予相关的检查以明确诊断和针对紧急的情况进行相应处理；其他如哮喘、肺心病、肺炎、胸膜炎等生命体征平稳者，可评估为低危，应逐步完善相关检查，进行病因治疗。

三、诊断思路与流程

（一）呼吸系统疾病

1. 上呼吸道疾病 常见于喉及气管内异物、喉水肿或肿物。有异物吸入、过敏等相关病史，表现为吸气性呼吸困难、三凹征，可听见喉鸣音，用喉镜或支气管镜进行咽喉部或支气管上段检查时可发现阻塞性病变或异物。

2. 支气管及肺部疾病 如急性支气管炎、肺炎、支气管哮喘、急性肺水肿等。有相关病史，肺部可闻及干湿啰音，胸部 X 线或 CT、血常规检查等可诊断。

3. 肺血管疾病 如急性肺栓塞等。多有长期卧床、手术后、持续性心房颤动等病史，突然出现呼吸困难，伴胸痛、咯血等症状，行 D-二聚体、肺动脉造影等检查可诊断。

4. 其他 如气胸、胸腔积液等，胸部 X 线检查可明确诊断。

（二）心血管系统疾病

1. 急性左心衰竭 常有冠心病、高血压等病史，呼吸困难常于夜间发作，端坐呼吸，咳粉红色泡沫样痰，双肺可闻及干湿啰音，超声心动图、胸部 X 线、心力衰竭标志物检查等可诊断。

2. 急性冠状动脉综合征 常有心前区或胸骨后压榨样剧痛，心电图可有 ST-T 段缺血性动态改变，或心肌酶谱有动态变化。

3. 其他 心肌病、心肌炎、心脏瓣膜病、心律失常等。心电图、心肌酶谱、心脏彩色多普勒超声检查等可诊断。

（三）中毒性疾病

包括一氧化碳、有机磷农药、药物中毒等，常有毒物或药物接触史。

（四）血液和内分泌系统疾病

包括重度贫血、糖尿病酮症酸中毒、甲状腺危象等，有贫血、糖尿病、甲状腺功能亢进等相关病史，血常规、血糖、血酮体、甲状腺功能检查等有助于诊断。

（五）神经精神性疾病

包括严重颅脑病变，如出血、肿瘤、外伤史等，常伴有神经系统症状和体征，颅脑 CT、颅脑 MRI 可协助诊断。精神刺激后出现的呼吸困难常为癔症。

呼吸困难的诊断流程见图 3-7。

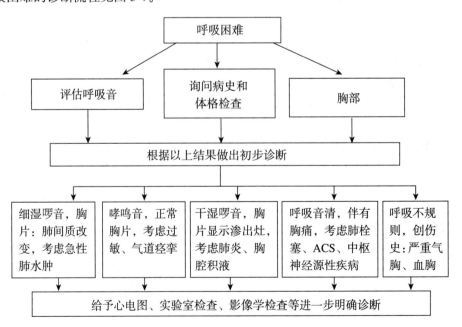

图 3-7 呼吸困难的诊断流程

四、救治原则

呼吸困难的初始评估和处理主要包括：开放气道，听诊呼吸音，观察呼吸频率、节律、深度变化，考虑有无辅助呼吸肌参与，给予心电、血压监护，监测生命体征和氧饱和度，反复评估意识状态，有无心脏、肺部疾病或创伤史。保持充分的通气和氧合，维持血流动力学稳定，及时发现并处理致命性或不稳定性呼吸困难是首要处理原则，继而考虑原发病和相关并发症的处理。呼吸困难的救治流程见图 3-8。

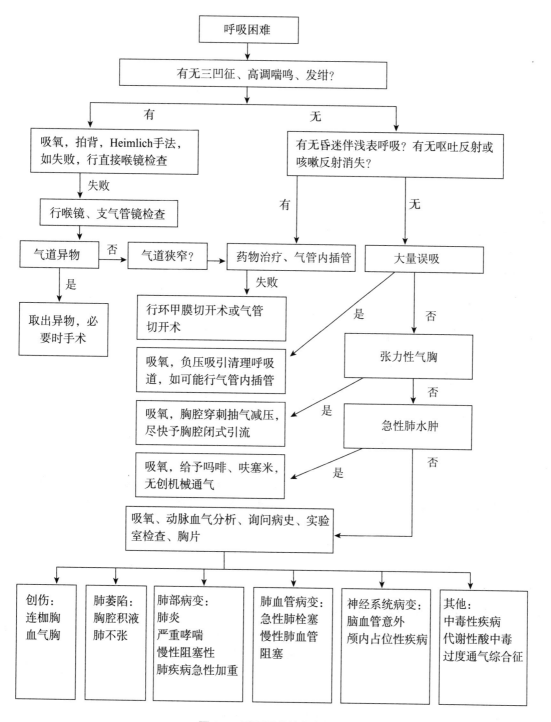

图 3-8　呼吸困难的救治流程

五、注意事项

1. 引起呼吸困难的疾病很多，病因复杂，识别致命性呼吸困难十分重要。
2. 对于呼吸困难患者，注意呼吸的频率、节律以及深度的变化。

（王 彤）

第九节　咯　血

一、概念

声门以下的呼吸道或肺组织出血，经口腔排出称为咯血（hemoptysis）。通常大咯血是指：每次咯血量≥100 ml，或24 h内咯血总量超过500 ml。大咯血时血液从口鼻涌出，常可阻塞呼吸道，造成窒息而死亡。咯血病人常因功能性肺泡内血液聚积，即使给予气管插管和高浓度吸氧亦无法进行有效地气体交换。

二、病因与发病机制

（一）咯血的解剖基础

肺95%的血循环来自肺动脉，向气道和支撑系统供血的是支气管循环。咯血的来源可能是肺循环或支气管循环，通常来自支气管循环，主要来自于毛细血管、小血管（通常为动脉）或大血管。罕见来自肺动脉和动静脉瘘。

1. 支气管循环　大多数慢性肺实质感染性炎症所致的咯血来源于支气管动脉，如肺脓肿、真菌性感染和肺结核等。支气管肺癌、肺转移癌、肺动脉血流减少的先天性心脏病和支气管结石等疾病引起的咯血都来源于支气管动脉。肺静脉也是咯血的来源，例如，风心病伴二尖瓣狭窄。

2. 肺动脉　由肺动脉损伤和破裂引起的咯血相对少见，一般系因为外伤、肉芽肿、钙化的淋巴结、肿瘤破坏了某一肺动脉系统的分支。肺动静脉畸形出血时的血源主要来自肺动脉。肺栓塞或梗死后，咯血来自肺动脉，此时咯血量较少。肺结核患者可因肺动脉瘤破裂而突然死亡，动脉瘤破裂是因炎性空洞使其附近的肺动脉壁因炎症损伤而扩张破裂。

（二）咯血的机制

各种病因导致咯血的机制不同，常见的机制有血管壁通透性增加；血管壁侵蚀、破裂；病变引起血管瘤破裂；肺血管压力增加；止、凝血机制障碍；机械损伤；另外有些咯血机制尚未明了。

（三）病因学

1. 感染　是咯血的常见原因，特别在不发达国家。肺结核、肺脓肿、肺部真菌感染、细菌和病毒感染是大咯血的常见病因。

2. 肿瘤　支气管肺癌患者咯血可达30%～50%。肺癌间断性咯血可达2周以上，其引起大咯血的约占3%。偶有肿瘤浸润入肺血管或主动脉引起咯血，特别是与气道有相连者。其机制可能是癌腐蚀破溃到气道或血管、黏液阻塞，或感染致气道阻塞。

3. 气道炎症　支气管扩张是大咯血的主要原因之一。囊性肺纤维化和支气管炎也是咯血常见原因。

4. 肺血管疾病　常发生在原发性和继发性肺动脉高压，在没有服用抗凝血药或没有凝血异常疾病的情况下，出血量通常较小。在较高的压力和血流量较大情况下患者丛状肺血管可能破裂。慢性肺动脉高压可使肺的大血管或小动脉产生动脉粥样硬化斑块，后者破裂时可导致大咯血。

5．其他血管和心血管疾病。

6．其他疾病　例如，医源性咯血，常见于支气管活组织检查、经皮肺穿刺活检和肺动脉导管气囊损伤。

咯血病因繁多，按解剖部位可分为因支气管、肺部、心血管或全身性疾病引起，按病因可分为感染性疾病、肿瘤、支气管 - 肺和肺血管结构异常、血液病、免疫性疾病、肺损伤和物理因素等。最常见的病因依次为支气管扩张、肺结核、肺癌、肺脓肿等。此外，虽经详细检查，仍有 20% 的咯血病因始终难以明确。

三、病情评估与危险分层

（一）症状

1．询问主诉及现病史　应详细了解咯血发生的急缓、咯血量、性状，初次还是多次，咯血前有无诱因等。

2．伴随症状　有无发热、胸痛、咳嗽、胸闷、出汗、恐惧、呼吸困难、心悸、黄疸、皮肤黏膜出血及与月经的关系等。

3．既往史　特别注意职业、旅游史、吸烟史；胸外伤史；潜在心肺疾患；既往的上呼吸道、鼻窦或上消化道疾病史；最近的感染症状；既往的咯血史；家族咯血史；用药史；单侧或双侧腿肿胀史等（表 3-9 ~ 表 3-13）。

（二）体征

观察咯血的量、性质和颜色；患者的一般状态，特别是血压、脉搏、呼吸、心率和神志；皮肤颜色，有无贫血、皮肤黏膜出血、皮下结节和杵状指（趾），肝脾淋巴结大小；注意有无肺部湿啰音、肺内呼吸音变化，心脏杂音、心律，肝脾大小，有无下肢水肿及体重减轻等。

表3-9　咯血量与提示意义

出血量	提示意义
24h 咯血 < 100ml	小量咯血
24h 咯血 100 ~ 500ml	中量咯血
24h 咯血 > 500ml 或一次咯血 > 100 或发生失血性休克	大量咯血

表3-10　出血或血痰颜色和性状与提示意义

痰颜色和性状	提示意义
鲜红色	肺结核、支气管扩张肺脓肿和出血性疾病
铁锈色血痰	肺炎球菌肺炎、肺吸虫病和肺泡出血
砖红色胶冻样痰	肺炎克雷伯菌肺炎
暗红色	二尖瓣狭窄
浆液性粉红色泡沫痰	左心衰竭
黏稠暗红色血痰	肺梗死

表3-11 伴随症状与提示意义

伴随症状	提示意义
发热	肺结核、肺炎、肺脓肿、肺出血型钩端螺旋体病、支气管肺癌等
发热、咳痰	上呼吸道感染、急性鼻窦炎、急性支气管炎肺炎和肺脓肿
脓痰	支气管扩张症、肺脓肿、空洞型肺结核继发细菌感染
胸痛	肺炎球菌肺炎、肺结核、肺梗死、支气管肺癌
呛咳	支气管肺癌、支原体肺炎
皮肤黏膜出血	血液病、风湿病、肺出血型钩端螺旋体病和流行性出血热
劳力性呼吸困难、乏力、端坐呼吸、夜间阵发性呼吸困难、粉红色泡沫痰	充血性心力衰竭、二尖瓣狭窄

表3-12 病史与提示意义

病史特点	提示意义
年龄	青壮年常见于肺结核、支气管扩张症、风湿性心脏病二尖瓣狭窄；40岁以上注意肺癌
年轻女性反复咯血	支气管内膜结核、支气管腺瘤
儿童慢性咳嗽伴少量咯血与低色素贫血	特发性含铁血黄素沉着
使用抗凝药	凝血功能紊乱
月经期发病	子宫内膜肺内异位和雌激素周期性浓度增高
慢性肺部疾病史、反复呼吸道感染、咳大量泡沫脓痰	支气管扩张症、肺脓肿
艾滋病、免疫功能低下	肿瘤、结核和Kaposi肉瘤
吸烟史	急性支气管炎、慢性支气管炎、肺癌、肺炎
旅游史	结核、寄生虫或生物因素
消瘦	肺气肿、肺癌、结核、支气管扩张肺脓肿和艾滋病

表3-13 咯血的思维要点：体征与提示意义

体征特点	提示意义
恶病质、杵状指（趾）、喘鸣、库欣综合征、蕈样肉芽肿、Horner综合征	支气管来源的癌肿、小细胞肺癌及其他原发性肺癌
杵状指（趾）	原发性肺癌、支气管扩张、肺脓肿、严重慢性阻塞性肺疾病、肺转移癌
肺实变体征、发热、单侧湿啰音	肺炎
面部压痛、发热、黏性鼻涕和鼻后流涕	急性支气管炎、急性鼻窦炎
发热、呼吸急促、低氧血症、呼吸辅助肌肥大、桶状胸、肋间隙增宽、拢唇呼气、干啰音、喘息、叩诊呈鼓音、心音遥远	慢性阻塞性肺疾病急性加重期、原发性肺癌和肺炎
牙龈增生、牙龈暗红色、鞍状鼻、鼻中隔穿孔	韦格纳肉芽肿
心脏杂音、漏斗胸	二尖瓣狭窄
淋巴结肿大、恶病质和皮肤紫色肉瘤	继发于艾滋病的Kaposi肉瘤
面部和黏膜毛细血管扩张、鼻出血、心动过速、呼吸急促、低氧血症、颈静脉充盈、第三心音奔马律、呼吸音降低、双侧肺部啰音、双下肺叩诊呈浊音	由左心室功能不良引发的充血性心力衰竭或严重的二尖瓣狭窄
呼吸困难、低氧血症、心动过速、第二心音固定分裂、胸膜摩擦音、单侧腿疼痛和水肿	肺血栓性疾病
肺尖部叩诊鼓音、恶病质	结核

四、诊断思路与流程

1．明确是否为咯血　根据咯血的表现和特点，排除口腔、鼻咽及齿龈等部位出血和消化系统疾病所致的呕血。

2．明确病变性质

（1）发热伴咳嗽、多痰、外周白细胞和（或）中性粒细胞增高，见于肺部感染性疾病。

（2）低热、盗汗、乏力、结核菌素试验阳性、痰涂片抗酸杆菌阳性或痰培养示结核分枝杆菌、胸部 X 线片有肺部特征性异常表现，见于肺结核。

（3）长期吸烟史、慢性病程、乏力、少量咯血、消瘦、胸部 X 线片提示有占位性病变等，见于肺部肿瘤。

（4）急性发病伴流行病学史，多见于传染病。

（5）伴心血管症状和体征，见于心血管疾病。

（6）伴有肺外症状或其他脏器功能损害，见于胶原病、免疫性疾病或血液病。

3．判断严重程度　咯血的严重程度决定于咯血量、速度和持续时间。咯血量的估计存在一定的困难，因有时混入痰液、唾液，以及有时吞入胃内。此外，应注意咯血的严重程度还与患者的年龄、基础状态和基础疾病有关。

五、救治原则

1．制止出血，包括药物止血、纤维支气管镜止血、手术止血等手段。

2．保持呼吸道通畅，防止窒息。绝对卧床休息；患侧侧卧位或头低脚高位；鼓励患者尽量将血轻轻咯出。

3．同时进行病因治疗及防治并发症。

4．维持患者的生命体征。

（宋振举）

第 3 章第九节电子资源

第十节　呕血与便血

呕血（hematemesis）是指上消化道（指屈氏韧带以上的消化器官，包括食管、胃、十二指肠、肝、胆、胰）疾病或全身性疾病所致的急性上消化道出血，血液经口呕出。便血（hematochezia）是指消化道出血，血液由肛门排出。少量出血不造成粪便颜色改变，须经隐血试验才能确定者，称为隐血（occult blood）。

一、病因

呕血与便血常见的病因见表 3-14。临床上呕血最常见的病因是消化性溃疡、食管胃底静脉曲张破裂、急性糜烂出血性胃炎和胃癌。食管贲门黏膜撕裂综合征引起的呕血亦不少见。

表3-14　呕血与便血的主要病因

呕血	食管疾病	食管静脉曲张破裂、食管炎、食管癌、食管异物、食管外伤、Mallory-Weiss综合征等
	胃、十二指肠疾病	消化性溃疡、急性胃黏膜病变、急慢性胃炎、胃癌、胃黏膜脱垂症等
	肝、胆、胰疾病	肝硬化引起的食管胃底静脉曲张破裂出血、肝癌、肝脓肿或肝动脉瘤破裂出血、急性出血性胆管炎、胆囊癌、胆系结石、胰腺癌破裂等，大量血液流入十二指肠、反流入胃引起呕血
	血液疾病	血小板减少性紫癜、白血病、血友病、再生障碍性贫血及弥散性血管内凝血等
	急性传染病	流行性出血热、钩端螺旋体病、急性重型肝炎等
	其他	尿毒症、血管瘤、结节性多动脉炎等
便血	小肠疾病	肠结核、肠伤寒、急性出血性坏死性肠炎、钩虫病、克罗恩病、小肠肿瘤、小肠血管瘤、空肠憩室炎或溃疡、梅克尔憩室炎或溃疡、肠套叠等
	结肠疾病	急性细菌性痢疾、阿米巴痢疾、血吸虫病、溃疡性结肠炎、结肠憩室炎、结肠癌、结肠息肉、缺血性结肠炎等
	直肠肛管疾病	直肠肛管损伤、非特异性直肠炎、放射性直肠炎、直肠息肉、直肠癌、痔、肛裂、肛瘘等
	血管病变	血管瘤、毛细血管扩张症、血管畸形、血管退行性病变、缺血性肠炎、静脉曲张等

二、病情评估与危险分层

(一) 病情评估

1. 紧急评估　①以典型呕血、黑便或血便等表现就诊的患者，容易做出急性上消化道出血的诊断。②以头晕、乏力、晕厥等不典型症状就诊的患者，急诊医师应保持高度警惕，特别是伴有血流动力学状态不稳定、面色苍白及有无法解释的急性血红蛋白降低的患者，应积极明确或排除上消化道出血的可能性。③对意识丧失、呼吸停止及大动脉搏动不能触及的患者，应立即开始心肺复苏。

(1) 意识判断：首先判断患者的意识状况。意识障碍既是急性失血严重程度的重要表现之一，也是患者呕吐误吸导致窒息死亡和坠积性肺炎的重要原因。

(2) 气道评估：评估患者气道是否通畅，如存在任何原因的气道阻塞时，应当采取必要的措施，保持其开放。

(3) 呼吸评估：评估患者的呼吸频率、节律是否正常，是否有呼吸窘迫的表现（如三凹征），是否有氧合不良（发绀或血氧饱和度下降）等。

(4) 血流动力学状态：对疑有上消化道出血的患者应当及时测量脉搏、血压、毛细血管再充盈时间，借以估计失血量，判断患者的血流动力学状态是否稳定。出现下述表现表明患者血流动力学状态不稳定，应立即收入抢救室开始液体复苏：心率 > 100 次/分，收缩压 < 90 mmHg（或在未使用降压药物的情况下收缩压较基线水平下降超过 30 mmHg），四肢厥冷，出现晕厥、少尿或其他休克的表现，以及持续的呕血或便血。

2. 二次评估　消化道大出血患者在解除危及生命的情况、液体复苏和初始经验性治疗，或初次评估病情较轻、生命体征稳定时，开始二次评估，即全面评估。二次评估的内容主要包括：病史、全面查体和实验室检查等。通过此次评估对患者病情严重程度、可能的疾病诊断、有无活动性出血及出血预后作出判断。

3．治疗后再次评估　经积极治疗后再次评估患者出血是否得到有效控制。

（二）危险分层

在病情评估的同时进行危险分层，常用的有消化道出血严重程度分级和急性上消化道出血 Rockall 再出血和死亡危险性评分，后者用于预后分析。严重消化道出血收入重症监护病房者需进行急性生理学和慢性健康评估以及序贯性器官衰竭评估。

三、诊断思路与流程

（一）判断是否为呕血

呕血首先需要与鼻腔、口腔、咽喉等部位的出血或咯血相鉴别。

（二）估计出血量

根据患者的红细胞计数、血红蛋白及血细胞比容测定，也可估计失血程度。在连续测定中，三者迅速下降，表示继续出血，血红蛋白每下降 10g/L 提示出血量约 400ml。

（三）实验室及其他检查

1．血、尿、粪便常规检查。

2．其他血液学检查　肝功能、肾功能、淀粉酶等检查对病因诊断有一定帮助。

3．内镜检查　是呕血病因诊断的重要手段。

4．X 线钡餐检查　可显示病变部位、大小等。

5．选择性动脉造影　对内镜及钡餐检查均无阳性发现的呕血患者，可考虑选择性腹腔动脉造影，必要时还可经动脉导管局部注入止血药或栓塞剂。

知识拓展—出血量的估计

（四）判断出血是否停止

下列征象提示有继续出血或再出血，需及时处理：①经内科积极治疗不能止血而仍有呕血，或呕血转为鲜红色，黑便次数增多，粪质稀薄且色暗红，伴肠鸣音亢进。②周围循环衰竭的表现经积极补充血容量后未见明显改善，或好转后再度恶化，或中心静脉压正常后又下降。③红细胞计数、血红蛋白与血细胞比容持续下降。④胃管内抽出新鲜血。⑤补液与尿量足够的情况下，血尿素氮持续或再次增高。

四、救治原则

1．一般急救治疗　①卧床休息，保持呼吸道通畅，防止呕血时引起窒息。②对烦躁不安者可酌情应用地西泮类药物。③必要时行中心静脉压及心电、血压、血氧饱和度监护。④呕血时患者应暂禁饮食，消化性溃疡所致呕血主张在出血停止后早进饮食，一般呕血停止 12 ～ 24 h 即可进流质饮食，早进饮食可中和胃酸，维持营养及水、电解质平衡，并促进胃肠蠕动。食管静脉曲张破裂出血应在出血停止 48 ～ 72 h 后进食。

2．容量复苏　常用的复苏液体包括生理盐水、平衡液、人工胶体和血液制品。通常主张先输入晶体液；合并感染的患者应禁用或慎用人工胶体；在没有控制消化道出血情况下，应早期使用血液制品。

3．输血　①输血对于短期内大出血，尤其有循环衰竭的患者是首选治疗。②当血红蛋白＜ 70 g/L，收缩压＜ 90 mmHg 或较基础收缩压下降＞ 30 mmHg 时应立即输入足量的全血或浓缩红细胞。③肝硬化者应输新鲜血，输血量应小于出血量，以避免门静脉压力增高导致再出血的危险。④输血、补液的同时注意补充电解质，维持酸碱平衡并注意补充凝血因子。

4．止血　可使用抑酸剂、垂体后叶素、生长抑素及其类似物、全身止血药物如云南白药及维生素 K 等，进行局部止血、三腔二囊管压迫止血和内镜下止血。

5．介入治疗　进行选择性血管造影及栓塞治疗，适用于内科保守治疗无效以及内镜下止血失败者。

6. 手术治疗　经积极内科治疗未能有效止血或反复出血者，以及介入治疗无法进行或介入治疗失败者，应及早考虑行紧急外科手术治疗。

五、注意事项

1. 急性呕血与便血应注意首先稳定患者的生命体征，然后查找病因。

2. 大量输入红细胞时应同时输注适量新鲜血浆和血小板，对于老年心血管病患者应注意控制输血速度。

3. 对药物难以控制的出血应果断考虑介入栓塞或外科手术治疗。

（张静静　王　岗）

第3章第十节电子资源

第十一节　黄　疸

黄疸（jaundice）是由于血液中胆红素浓度增高，使巩膜、皮肤、黏膜以及其他组织和体液发生黄染的临床征象，是高胆红素血症的临床表现。正常血中胆红素浓度为 5 ~ 17 μmol/L（0.3 ~ 1.0 mg/dl），血清总胆红素超过 34.2 μmol/L（2.0 mg/dl）时，肉眼可观察到组织黄染的称为显性黄疸。血清总胆红素在 17.1 ~ 34.2 μmol/L（1.0 ~ 2.0 mg/dl）时，肉眼通常难以观察到组织黄染，称为隐性黄疸。在摄食较多富含胡萝卜素的水果、蔬菜或服用某些药物时，可出现巩膜或皮肤发黄，但血清总胆红素不高，称为假性黄疸。

一、病因

黄疸的常见病因列于表 3-15。

表3-15　黄疸的常见原因

黄疸类型		病因
溶血性黄疸		先天性溶血性贫血、后天获得性溶血性贫血如自身免疫性溶血性贫血、药物及中毒引发的溶血、阵发性睡眠性血红蛋白尿等
肝细胞性黄疸		各型急慢性病毒性肝炎、肝硬化、肝癌、钩端螺旋体病、四氯化碳中毒、药物性肝炎、严重脓毒症、中毒等
胆汁淤积性黄疸	肝外阻塞	胆管内因素：如结石、蛔虫、血凝块阻塞等 胆管壁因素：如胆管狭窄、胆管癌、壶腹癌、胆管炎等 胆管外因素：如胰腺癌、胰腺炎、肝门区淋巴结转移癌的压迫等
	肝内阻塞	肝内泥沙样结石，原发性肝癌侵犯肝内胆管或形成癌栓，华支睾吸虫病等
	肝内胆汁淤积	病毒性肝炎、药物性肝病、中毒、严重脓毒症、原发性胆汁性肝硬化、妊娠期胆汁淤积等
先天性非溶血性黄疸		Gilbert 综合征、Crigler-Najiar 综合征等

二、病情评估与危险分层

黄疸可表现为慢性渐进性过程，也可表现为急性进展过程，所反映的疾病可以是相对良性的，也可以为预后凶险。近期病情评估与危险分层主要考虑伴随症状或体征以及重要脏器的功能情况。

当合并以下情况时应视为高危情况：①意识障碍；②血流动力学紊乱，出现低血压和末梢组织灌注不足；③严重感染；④急性溶血；⑤黄疸迅速加深，总胆红素水平显著升高，超过正常值 5 倍以上，并合并有肝功能异常，血清白蛋白水平明显降低；⑥严重凝血功能障碍，有出血倾向，凝血酶原时间延长；⑦合并低氧血症或呼吸衰竭。

三、诊断思路与流程

黄疸的诊断包括病因以及分类诊断。临床上黄疸的诊断步骤一般包括：是否存在黄疸、属何种类型的黄疸、黄疸的病因。黄疸的识别要在充分的自然光线下进行，首先应仔细观察巩膜和皮肤黄疸的色泽，并先排除黄染或假性黄疸。黄疸的诊断和鉴别诊断应结合病史、症状、体征、实验室及其他辅助检查结果，进行综合分析和判断，才能得到正确的诊断。面对一位黄疸患者，应详细询问其症状及病史，了解尿、粪的颜色；并作全面仔细的体格检查，认真观察有无贫血貌，注意肝、脾的质地和大小、有无压痛，有无腹胀、腹水和包块等；然后选择一些重要的化验如网织红细胞计数、血清结合胆红素、总胆红素、血清胆酸、尿三胆，常规肝功能试验，腹部 B 超、CT 和 MR 检查等。一般而言，根据临床和化验可明确 80% 的黄疸病因，结合影像学和病理结果可明确 95% 的黄疸病因，少部分病例需进行开腹或病理解剖才能明确诊断。

（一）根据黄疸的起病方式、进展情况以及伴随症状和体征进行诊断

1. 发热　病毒性肝炎、胆道系统感染、恶性组织细胞病、癌性黄疸尤其是肝癌合并感染及组织坏死；发生溶血时，多先有寒战、高热，而后出现黄疸。

2. 腹痛　胆石症患者常先有腹痛，可为剧痛，伴寒战、发热，并放射至右肩，继之出现黄疸；胆道蛔虫症常先有急性上腹绞痛，后出现黄疸；病毒性肝炎可有肝区隐痛或胀痛；溶血性黄疸出现溶血危象时可伴有上腹及腰背酸痛；肝癌、肝脓肿侵犯肝包膜时可出现肝区剧烈疼痛；肝外伤或肝癌引起肝破裂造成血腹时，可引起腹部剧烈疼痛。

3. 皮肤、黏膜改变　急性溶血性黄疸时巩膜呈浅柠檬色，皮肤色较深，无瘙痒；肝细胞性黄疸时皮肤和巩膜呈浅黄色至金黄色，皮肤有时瘙痒；胆汁淤积性黄疸时皮肤初期呈金黄色，以后可呈暗黄、黄绿或绿褐色，以足底瘙痒最甚，且有早轻夜重的特点，持续时间较长，这与血清胆盐浓度的高低、胆盐的肝 - 肠循环改变、皮肤内游离胆汁酸及脱氧胆酸比例增高而刺激皮肤神经末梢有关。皮肤、黏膜瘀点、瘀斑及口鼻出血可见于肝细胞性黄疸及严重脓毒症或休克。

4. 肝大　急性肝炎或中毒性肝炎时有轻度至中度肝大，质软而有触痛。肝损害严重时，黄疸进行性加深，无肝大，甚至出现肝缩小。慢性肝大可呈硬度增加，边缘变钝。肝脓肿接近肝表面时，局部皮肤出现红肿、压痛等炎症征象。慢性右心衰竭时，下腔静脉回流受阻形成肝淤血，肝可肿大并有压痛。

5. 尿、粪颜色的改变　先天性非溶血性黄疸尿色正常；急性溶血性黄疸时尿常呈酱油色，为溶血所致的血红蛋白尿，粪便颜色加深；肝细胞性黄疸时尿色加深，粪便浅黄，严重的肝细胞性黄疸偶也见短暂的陶土色粪便；而胆汁淤积性黄疸时，尿色深黄、近橘色或浓茶样色，粪便颜色变浅灰或陶土色。陶土色粪便是胆汁淤积性黄疸的特征之一。

6. 腹水　多见于肝硬化失代偿期、肝癌、急慢性肝炎，多为漏出液，并发腹膜炎时可有腹痛，腹水为渗出液或脓性。血性腹水多见于肝癌。

（二）根据血中胆红素不同升高水平进行诊断

1. 以非结合胆红素增高为主　多见于溶血性黄疸。此时结合胆红素亦有相应增高，尿中尿胆原增加而胆红素阴性。急性溶血发作时，常伴有发热、寒战、腰背酸痛、贫血，尿呈酱油

色，为血红蛋白尿。由输血引发的溶血性黄疸，有明确的输血史。

2．以结合胆红素增高为主　多见于胆汁淤积性黄疸。此时尿中胆红素阳性，尿胆原减少或消失，粪中尿胆原减少或消失。

3．非结合和结合胆红素均增高　多见于肝细胞性黄疸。肝细胞对胆红素的摄取、结合和排泄功能发生障碍，导致血液中非结合胆红素潴留、增高，同时又因肝细胞受损及肝小叶结构破坏，致使结合胆红素不能正常地排入细小胆管而经肝细胞反流入血，最终导致血中非结合和结合胆红素均增高，其中以结合胆红素增高为主。

四、救治原则

（一）对高危患者，救治重点应为纠正脏器功能不全或衰竭

1．对合并呼吸衰竭者应保持呼吸道通畅，纠正低氧血症，必要时采用机械通气支持呼吸。

2．对合并休克者应给予补液、血管活性药物保证基本血压。同时积极纠正电解质平衡紊乱和酸碱失衡、低蛋白血症。

3．对凝血时间显著延长者可酌情静脉输注凝血因子和新鲜血浆，补充维生素 K，纠正凝血功能障碍。

（二）积极寻找引发黄疸的病因并去除

1．应根据溶血性贫血的病因进行积极治疗，去除病因，如对药物诱发的溶血性黄疸，应立即停用该药物；糖皮质激素可用于自身免疫性溶血性黄疸和阵发性睡眠性血红蛋白尿。

2．对于肝细胞性黄疸应针对不同的肝损害病因做相应的抗微生物治疗，并给予抗氧化、保肝、降酶治疗。

3．对肝衰竭者可考虑血液净化或人工肝支持。

4．对于肝外阻塞和肝内阻塞导致的胆汁淤积性黄疸，应对症治疗以减轻黄疸和瘙痒，对明确病因者同时也予以对因治疗。

5．对于由严重脓毒症、休克引发的肝内胆汁淤积性黄疸，应加强感染控制、抗炎症反应及抗休克治疗。

五、注意事项

1．黄疸的病因较多，发病机制复杂，多个发病机制可以并存，如严重脓毒症可导致肝细胞损伤和肝内胆汁淤积性黄疸。

2．合并全身表现的黄疸，尤其是有感染中毒表现者，应多学科联合救治。

（郭树彬）

第 3 章第十一节电子资源

第十二节　呕吐与急性腹泻

一、呕吐

呕吐（vomiting）是指将胃或部分小肠的内容物经食管、口腔排出体外的现象。多伴有恶心的先兆，并常有头晕、流涎、心悸等表现。

（一）病因与发病机制

呕吐的病因见表 3-16。

表3-16　呕吐的常见病因

发生机制	常见病因
反射性	消化系统疾病：急性消化道感染性疾病、胃十二指肠溃疡、幽门梗阻、幽门痉挛、胃黏膜脱垂症、上消化道肿瘤、胃内肉芽肿、功能性消化不良、肠系膜上动脉综合征、胃切除术后空肠输出祥功能性梗阻、急性肝炎、肝硬化 腹腔脏器疾病：腹腔脏器急性炎症、神经病变所致假性肠梗阻综合征 呼吸道感染疾病：急性肺炎、剧烈咳嗽 循环系统急症：高血压脑病、急性心肌梗死、主动脉夹层动脉瘤破裂、低血压 泌尿生殖系疾病：急性肾盂肾炎、肾结石、急性附件炎、急性盆腔炎、异位妊娠破裂、卵巢囊肿蒂扭转 其他：闭角型青光眼、屈光不正
中枢性	中枢神经系统疾病：脑血管病变（脑出血、Wallenberg 综合征、椎基底动脉供血不足）和中枢神经系统感染（乙型脑炎、病毒性脑膜炎/脑炎、脊髓灰质炎、流行性脑脊髓膜炎、结核性脑膜炎、真菌性脑膜炎、脑脓肿等）、脑外伤、脑肿瘤、脑积水、癫痫、偏头痛 药物不良作用：阿片类药物、洋地黄类药物、依米丁、硫酸铜、甲睾酮、化疗药物（如环磷酰胺、氟尿嘧啶、丝裂霉素） 急性中毒 代谢障碍：体内毒素的刺激、电解质紊乱（低钠血症）、尿毒症、糖尿病酮症酸中毒、内分泌危象（甲状腺危象、甲状旁腺危象、肾上腺危象）、妊娠呕吐、急性全身性感染、放射性损害 前庭功能障碍：迷路炎、梅尼埃病、晕动病 神经症：功能性呕吐、神经性厌食症

（二）病情评估与危险分层

呕吐一般预后良好。但并发以下情况时应引起高度注意：

1. 频繁呕吐　可导致水、电解质平衡紊乱（如低钠、低钾等）和酸碱平衡失调，营养障碍。

2. 剧烈呕吐　可发生食管贲门黏膜撕裂，致上消化道大出血。

3. 呕吐伴意识障碍　有并发气道梗阻、呼吸衰竭的风险。

4. 呕吐伴急性腹膜炎　可出现感染性休克及多器官功能衰竭。

5. 呕吐伴心血管疾病　可诱发心律失常，甚至增加猝死的风险。

（三）诊断思路

1. 询问病史

（1）先兆表现。

（2）呕吐的时间：育龄妇女晨起呕吐见于早期妊娠，亦可见于尿毒症、慢性酒精中毒及功能性消化不良；晚上或夜间呕吐见于幽门梗阻、小肠和结肠梗阻等。

（3）和食物、药物、体位、精神因素的关系。

（4）呕吐物的性状与量，呕吐的伴随症状。

（5）毒物、化学物质接触史。

（6）酗酒史、既往发作史、腹部疾病或腹部手术史、颅脑疾病或外伤史。

（7）慢性疾病如高血压、心脏病、肾病、糖尿病等疾病病史。

2. 临床表现　了解不同疾病呕吐的临床特点有助于诊断。呕吐的特点和常见疾病见表3-17。

表3-17　不同疾病呕吐的特点

呕吐的特点	常见疾病
进食不洁食物、宿食时或伴腹痛、腹泻	急性胃肠炎、急性细菌性食物中毒
有毒物接触史	急性中毒
呕吐为喷射性，伴剧烈头痛或意识障碍	急性脑出血、高血压脑病、青光眼
伴头痛、发热和（或）脑膜刺激征	中枢神经系统感染
呕吐为喷射性，伴头痛，不伴恶心，与饮食无关，吐后头痛可缓解	颅内肿瘤
呕吐频繁、严重，呕吐量大	幽门梗阻合并胃扩张与潴留
呕吐物中混有胆汁，口中有苦感	高位小肠梗阻、胆系疾病、妊娠及晕动病
有脑外伤史	颅内出血
呕吐伴眩晕、耳鸣、眼球震颤	前庭功能障碍性呕吐
反复呕吐而无导致呕吐的病理性因素或有明显心理因素时	功能性呕吐
全身性疾病导致的呕吐	原发病的表现：如尿毒症者血肌酐增高，病毒性肝炎者肝酶异常，糖尿病酮症酸中毒者血糖增高、尿酮体阳性、电解质紊乱、内分泌危象及全身感染等
伴胸闷、憋气、心前区不适或上腹痛	急性心肌梗死
伴发热、咳嗽、咳痰	急性呼吸系统疾病

（四）辅助检查

1．血、尿、粪便常规、生化及内分泌等检查，明确有无相应的全身疾病所致呕吐。

2．心电图、超声心动图、心肌标志物检查，明确有无急性心肌梗死等疾病。

3．CT 和 MRI 检查，明确有无中枢神经系统疾病。

4．X 线检查。立位腹平片明确有无肠梗阻。

5．腹部超声、胃镜及肠镜检查，明确有无腹腔脏器疾病引起呕吐。

6．育龄妇女应行妇科检查。

7．若有相关病史应行毒物分析。

（五）救治原则

1．通过病史、体征，结合辅助检查，尽快判明引发呕吐的原因，并进行病因治疗。

2．出现误吸引发的气道梗阻时，首先清理气道，保持呼吸道通畅。紧急情况下行经口气管内插管、呼吸机支持治疗。

3．对低血压或休克者，应积极补液，增加有效循环血容量。

4．纠正水、电解质平衡紊乱和酸碱失衡。

5．对呕吐剧烈或频繁者可酌情使用具有中枢性镇吐作用的药物和抗组胺药物。急性食物中毒或急性中毒，以及病因未明时，不宜盲目使用镇吐药物。

二、急性腹泻

腹泻是指排便次数增多（＞3 次／日），粪便量增加（每日＞200 g），粪质稀薄（含水量＞85%）。腹泻分为急性和慢性两类，病史短于 3 周者为急性腹泻，超过 3 周或长期反复发作者为慢性腹泻。

（一）病因与发病机制

导致急性腹泻的常见疾病见表3-18。

表3-18　急性腹泻常见病因分类

类型	病因
急性细菌性食物中毒	沙门菌属、金黄色葡萄球菌、变形杆菌、嗜盐菌、肉毒杆菌、副溶血弧菌、致病性大肠埃希菌等所致的中毒
急性肠道感染	病毒感染：如轮状病毒、肠腺病毒、Norwalk 病毒等感染
	细菌感染：如痢疾志贺菌（志贺菌属）、产毒性大肠埃希菌、沙门菌属、霍乱弧菌、弯曲杆菌属、厌氧的产气荚膜梭菌感染
	寄生虫感染：梨形鞭毛虫、隐孢子虫、溶组织阿米巴原虫、血吸虫感染
	真菌感染：白色念珠菌感染
急性中毒	植物类：发芽马铃薯、白果、火麻仁（大麻仁）
	动物类：河豚、动物肝脏、鱼胆
	毒蕈
药物	泻药、高渗性药物（甘露醇）、拟胆碱能药物（新斯的明）、抗生素、抗肿瘤化疗药和某些降压药（利血平、胍乙啶）
全身性疾病	急性全身性感染：如脓毒症、流行性感冒、脊髓灰质炎、急性病毒性肝炎、麻疹、肺炎、钩端螺旋体病、回归热、伤寒和副伤寒
	过敏性紫癜
	变态反应性胃肠病
	尿毒症
	甲状腺危象、肾上腺皮质功能减退危象
	其他：急性放射性肠炎、急性溃疡性结肠炎、缺血性肠病
旅行者腹泻	旅途中或旅行后发生，多数为细菌感染所致

（二）病情评估与危险分层

对患者病情演变与预后的评估应注意伴随表现、病因，尤其是感染性腹泻病原菌的致病力以及原发疾病情况。

1．起病急骤、早期出现明显全身感染中毒表现、严重电解质平衡紊乱及脏器功能损害、凝血功能障碍甚至休克者，提示预后不良。如中毒性细菌性痢疾、急性出血性坏死性肠炎、急性中毒等。

2．粪便性状为严重脓血便、次数频繁、粪便量明显增多者更易出现全身并发症如脓毒症、严重脱水、电解质平衡紊乱和酸碱失衡。

3．药物引发的急性腹泻，一般很少有并发症，停药后消失，预后良好，应注意老年人抗生素相关腹泻，预后较差。

4．全身性疾病导致的腹泻的病程及疾病转归和原发病病情程度相关。

（三）诊断思路

急性腹泻的诊断首先是病因诊断，同时要注重并发症的诊断。病因诊断主要依靠病史、症状、体征，并结合辅助检查，尤其是粪便检查结果。急性腹泻最常见的原因是急性细菌性食物中毒与肠道感染。急性腹泻在诊断与鉴别诊断方面需注意以下情况：

1．起病情况与病程

（1）急性细菌性食物中毒：发病前 2 ～ 24 h 有进食不洁食物史和（或）进食有毒食物（如毒鱼、毒蕈）史，应注意采集流行病学调查资料，明确是否有集体或家人在短时间内发病且有相类似表现。

（2）肠道感染：发热、脓血便、血白细胞增高。

（3）食物过敏：通常在食后几小时突觉脐周剧烈疼痛，水样泻2～4次后自行缓解。

（4）抗生素相关性腹泻及伪膜性肠炎：长期应用广谱抗生素，突然发生腹泻，一般在停用可能的药物后，腹泻可缓解。

（5）急性放射性肠炎：在放疗期间发生腹泻或伴有血便。

（6）急性中毒所致腹泻：有明确的毒物接触史。

2．应区分感染性腹泻和非感染性腹泻。

（四）辅助检查

1．血、尿、粪便常规检查，尤其粪便培养，必要时特殊菌培养及寄生虫、真菌培养及病毒检测。

2．毒物分析。

3．肝功能、肾功能、电解质、甲状腺功能、肾上腺皮质功能等检测。

4．酌情腹部CT或内镜检查。

（五）救治原则

1．根据不同病因采取不同的治疗手段，如感染所致，则抗菌治疗为主；如中毒所致，脱离中毒源以及给予相应的解毒治疗；由全身疾病引起的腹泻，以治疗原发病为主。

2．急性腹泻患者因丢失大量体液易发生周围循环衰竭，迅速补充液体是当务之急。

3．在病因未明的情况下，应慎重使用止泻药和镇痛药，以免造成误诊和漏诊。

（陈　兵）

第3章第十二节电子资源

第十三节　排尿困难

排尿困难（dysuria）是指排尿不畅、排尿费力，排尿时须增加腹压才能排出。有时甚至需要屏气用力，乃至用手压迫下腹部才能将尿排出。

一、病因

排尿困难的常见病因见表3-19。

表3-19　排尿困难的常见病因

类型	病因
梗阻性	前尿道病变：见于前尿道狭窄、肿瘤、结石、异物、先天畸形，阴茎包皮嵌顿，阴茎异常勃起等
	后尿道病变：见于后尿道炎症、水肿、肿瘤、结石、异物，或前列腺肥大、前列腺癌、前列腺炎症、出血、积脓、纤维化等原因而压迫后尿道
	膀胱颈病变：见于膀胱颈部炎性狭窄、纤维化、挛缩、肿瘤、结石、异物，或见于妊娠子宫、盆腔肿瘤、卵巢囊肿压迫膀胱颈
功能性	神经系统或肌肉本身的功能障碍：如脊髓损伤、糖尿病神经源性膀胱
	手术后排尿困难：如会阴区手术或产伤可反射性引起尿道括约肌痉挛
	精神心理障碍：如神经症患者在公共厕所可能出现排尿困难
	药物导致的排尿困难：各种松弛平滑肌的药物如阿托品、溴丙胺太林、山莨菪碱，使用麻醉药物，长期使用利尿剂等

二、病情评估与危险分层

国际前列腺症状评分（international prostate symptom score，IPSS）列出前列腺增生症主要的 7 种排尿症状（排尿不尽、排尿间隔小于 2h、间断性排尿、憋尿困难、尿线变细、排尿费力、夜尿次数增多）。这 7 种排尿症状可作为排尿困难的症状表现（不一定单指前列腺增生一种因素所致的排尿困难，也适用于其他病因导致的排尿困难），每个症状根据发生频率分成 6 个评分段（无，发生率少于 1/5、少于 1/2、约 1/2、多于 1/2、几乎总是），分数分别为 0 ～ 5 分。总的评分由每个症状的评分叠加，分数的范围是 0 ～ 35 分。0 分代表没有症状，而 35 分代表症状最为严重。根据不同的评分，可以将症状程度分为轻、中、重度：0 ～ 7 分为轻度症状，一般不需要治疗，等待观察，对生活质量几乎不会造成明显影响；8 ～ 18 分为中度症状，患者的临床症状比较明显，已经影响到生活质量，应该给予药物治疗，必要时行导尿术；19 ～ 35 分为重度症状，需要药物治疗，如果药物治疗效果不理想，可以考虑导尿术、膀胱穿刺术、手术治疗。IPSS 应作为排尿困难病情评估的重要依据。

除了根据排尿症状对排尿困难进行病情评估，还要结合排尿困难导致靶器官损伤的危险因素，对排尿困难进行危险分层。排尿困难导致靶器官损伤的危险因素包括：男性 > 55 岁，女性 > 65 岁；合并严重尿潴留；合并血尿、蛋白尿；合并脓尿；合并反复泌尿系统感染；直肠指诊表明前列腺肥大达正常腺体 2 倍以上，中间沟不明显或消失，表面平滑；超声显示前列腺增大；膀胱结石或肾、输尿管积水；膀胱残余尿量 ≥ 39ml；血尿素氮、肌酐水平升高；血清前列腺特异抗原（prostatic specific antigen，PSA）水平升高。

根据 IPSS 及导致靶器官损伤危险因素情况，将排尿困难进行如下危险分层：

（一）低危　IPSS ≤ 7 分，无导致靶器官损伤危险因素者。

（二）中危　8 分 ≤ IPSS ≤ 18 分，无导致靶器官损伤危险因素者；或 IPSS ≤ 7 分，伴有 1 ～ 2 个靶器官损伤危险因素者。

（三）高危　IPSS ≥ 19 分，暂无靶器官损伤危险因素者；或 IPSS ≤ 18 分，同时合并 3 种或更多靶器官损伤危险因素者。

（四）超高危　IPSS ≥ 19 分，同时合并 1 ～ 2 种靶器官损伤危险因素者；或 IPSS ≤ 18 分，同时合并 3 种或更多靶器官损伤危险因素者。

三、诊断思路与流程

首先要仔细询问病史，如有无排尿困难病史，有无腰腹或会阴区绞痛史，是如何缓解的，每次发作后有无到医院检查、诊断、治疗、用药等情况；有无外伤史及手术史，如有无头部、脊柱、骨盆、盆腔脏器、会阴部的外伤史或手术史；有无泌尿系结石、尿路感染、血尿、糖尿病病史，有无插入导尿管史、行尿道镜史等。患者的年龄、性别对诊断也有一定意义。如老年男性以前列腺增生症和前列腺癌多见，成年男性以尿道狭窄、前列腺炎、神经性膀胱功能障碍多见，婴幼儿以包茎、尿道外口狭窄、尿道结石、先天性后尿道瓣膜多见；女性患者应注意妊娠子宫、卵巢囊肿、盆腔肿瘤等膀胱外病变压迫或神经性膀胱功能障碍的可能性。排尿困难的程度与病情相关。轻者表现为排尿延迟、射程短；重者表现为尿线变细、尿流淋漓且不成线；更严重的排尿困难为膀胱内有尿而不能排出，称尿潴留。当尿液因不能排出而在膀胱内迅速积聚产生急性尿潴留时，患者膀胱迅速膨胀、壁变薄，由于膀胱逼尿肌高频率收缩，虽有强烈尿意却不能排出尿液，患者常出现下腹部难以忍受的胀痛，常将手置于下腹，痛苦不已，有时从尿道口溢出少许尿液，但不能减轻下腹疼痛。长时间的排尿困难可导致慢性尿潴留，多表现为排尿不畅、尿频、尿后淋漓不尽，有时出现尿失禁现象，可出现尿逆流及肾损害，往往有明显上尿路扩张、肾积水，甚至出现尿毒症症状。

四、辅助检查

如合并尿潴留，在体格检查时可见：耻骨上区半球形膨胀的膀胱，用手按压有明显尿意，叩诊呈浊音。直肠指诊可确定前列腺的大小、质地、表面光滑度、触痛以及肿瘤等。

（一）B超

B超检查对诊断前列腺疾病、泌尿系结石、膀胱内尿潴留情况有帮助；B超能清楚显示肾实质、肾盂及输尿管扩张的状态，同时辨明尿道管腔、海绵体组织及尿道周围的层次，明确诊断尿道狭窄的长度、程度及尿道狭窄周围瘢痕组织厚度。

（二）X线检查

X线检查有助于发现隐性脊柱裂和脊柱损伤。

（三）前列腺液检查

前列腺液常规检查对诊断前列腺炎导致的排尿困难有一定意义。

（四）尿动力学检查

尿动力学检查是最有效、精确的手段之一，通过尿动力学分析仪检测尿路各部压力、流率及生物电活动，从而了解排尿的功能、机制和引起排尿功能障碍的病理生理学变化，从而明确排尿困难的确切病因。

（五）膀胱镜检查

膀胱镜检查对膀胱颈部狭窄、结石、肿瘤的诊断有帮助，前列腺增生时还可有后尿道延长，膀胱底部下陷，尿道镜检查可直接观察尿道的情况。

五、救治原则

（一）紧急处理

排尿困难的救治原则是解除病因，恢复排尿。如病因不明或梗阻一时难以解除，应先做尿液引流解除痛苦，然后进一步检查以明确病因并进行治疗。针对排尿困难常用的辅助治疗如下：①局部热敷法：热敷下腹部，并配合温水坐浴；②针灸刺穴法：针灸关元、中极、三阴交等穴位；③加压按摩法：在排尿时按摩下腹部，并逐渐加压，可促进排尿；④呼吸调息法：吸两次气，呼一次气，反复进行，直到排尿为止；⑤通下排便法：用开塞露一支，注入肛门，有便意时排便，一般尿液会随粪便排出；⑥条件反射法：拧开水管或用水杯倒水，让流水声刺激排尿中枢，诱导排尿。

针对合并急性尿潴留的患者，应尽快排空膀胱，减轻患者痛苦。导尿术是解除尿潴留最常用、最简便的方法，导尿时要注意无菌操作。尿潴留在短时间不能解除者，应留置导尿管做持续引流，1周左右再拔除。急性尿潴留患者在无法插入导尿管时，可采用耻骨上膀胱穿刺术或耻骨上膀胱穿刺造瘘术，持续引流尿液。如梗阻原因不能解除，可永久性引流尿液。

针对合并慢性尿潴留的患者：若为机械性梗阻病变引起，有上尿路扩张、肾积水、肾功能损害，应先行膀胱尿液引流，待肾积水缓解、肾功能改善后，针对病因择期手术或采取其他方法治疗，以解除梗阻；若为动力性梗阻引起，多数患者需自行间歇性清洁导尿，自行导尿困难或上尿路积水严重者，可做耻骨上膀胱穿刺造瘘术或其他尿流改道术。

（二）并发症处理

急性尿潴留常见并发症包括感染、出血和阻塞后多尿症，可导致严重的水、电解质紊乱，应给予相应的处理。

六、注意事项

急性尿潴留引流尿液时，应间断地、缓慢地放出尿液，以避免因快速排空膀胱、膀胱内压突然降低而引起大出血。

（张　华）

第十四节　水　肿

水肿（edema）是指血管外的组织间隙有过多的体液潴留。急诊常见于急性左心衰竭、急性肺水肿、急性脑水肿、黏液性水肿昏迷等，还常见于肾炎、肺心病、肝硬化、营养障碍及内分泌失调等疾病。

一、病因

根据水肿的类型，水肿的常见病因见表 3-20。

表3-20　水肿的常见病因

类型		病因
局限性水肿		静脉梗阻性水肿：如下肢静脉曲张、肿瘤压迫等
		淋巴梗阻性水肿：常见于丝虫病的淋巴水肿等
		炎症性水肿：常见于丹毒所致的局部水肿
		变态反应性水肿：常见于血管神经性水肿等
全身性水肿	心源性水肿	各种原因引起的充血性心力衰竭、缩窄性心包炎、心包积液、心肌硬化等
	肺水肿	肺微血管静水压升高性肺水肿常见于心肌梗死、高血压和主动脉等疾患引起的左心衰竭；二尖瓣狭窄及肺静脉闭塞性疾病引起肺静脉压升高时，肺微血管静水压升高；微血管和肺泡壁通透性增加性肺水肿，弥漫性肺部感染；吸入有毒气体；肺淋巴回流障碍；高原肺水肿易发生在 3000 米以上高原，过量运动或劳动为诱发因素
	脑水肿	各类颅脑损伤；颅内占位性病变；颅内炎症（脑炎、脑膜炎、脑室炎、脑脓肿及败血症所致颅内弥漫性炎症）；脑血管病变；外源性或内源性中毒；脑代谢障碍；脑的放射性损害等
	肝源性水肿	肝硬化、肝坏死、肝癌、急性肝炎等
	营养不良性水肿	原发性食物摄入不足
		继发性营养不良性水肿，见于多种病理情况（如胃肠疾患、妊娠呕吐、精神神经疾患、口腔疾患等）、消化吸收障碍（如消化液不足等）、排泄或丢失过多（如大面积烧伤和渗出、急性或慢性失血、蛋白尿等）
	肾源性水肿	急性肾小球肾炎、慢性肾小球肾炎、肾病综合征、肾盂肾炎、肾衰竭期、肾小管病变等
	内分泌性水肿	血管升压素分泌异常综合征、肾上腺皮质功能亢进、甲状腺功能低下或亢进等
	结缔组织病所致的水肿	常见于红斑狼疮、硬皮病及皮肌炎等
	特发性水肿	原因未明，多见于妇女，与月经周期有关

二、病情评估与危险分层

临床上根据水肿程度可分为轻、中、重三度。

1. 轻度水肿　水肿仅发生于眼睑、眶下软组织、胫骨前、踝部皮下组织，指压后可出现组织轻度凹陷，平复较快。有时早期水肿仅有体重迅速增加而无水肿征象出现。

2．中度水肿　全身蜂窝组织均有可见性水肿，指压后可出现明显的或较深的组织凹陷，平复缓慢。

3．重度水肿　全身组织严重水肿，身体低垂部皮肤紧张、发亮，甚至可有液体渗出，有时可伴有胸腔、鞘膜腔积液及腹水。

三、诊断思路与流程

主要识别水肿可导致的相应器官功能障碍。如肺水肿可引起呼吸功能障碍；心包积液可影响心脏泵血功能；喉头水肿可致气道阻塞甚至窒息；脑水肿可致颅内压升高，甚至形成脑疝，危及生命。生命重要器官急速发生的水肿危害较大。早期诊断、早期处理有利于稳定生命体征，只有这样才有可能有效救治急危重症。

（一）急性左心衰竭的诊断要点

根据有引起急性左心衰竭的病因、突然出现的呼吸困难、咳大量白色或粉红色泡沫样痰、两肺布满湿啰音及哮鸣音等临床表现，诊断并不困难。一些特殊检查如心电图及胸部 X 线摄片等对了解心力衰竭的病因或血流动力学改变的程度有帮助。急性左心衰竭应与下列伴有呼吸困难的疾病相鉴别：

1．急性肺栓塞　常有突然出现的呼吸困难、烦躁、发绀、休克，与急性左心衰竭相似。但急性肺栓塞一般有典型的三联征：呼吸困难、胸痛、咯血。

2．自发性气胸　多发生于原来健康的青壮年或有肺气肿、肺大疱、肺结核等病史者；发作时胸痛剧烈，刺激性干咳；患侧胸廓膨胀，肋间隙增宽，叩诊为过清音，听诊呼吸音减低或消失而无干湿啰音及哮鸣音；胸部 X 线检查可确诊。

3．支气管哮喘　多发生于青少年，常有反复发作的病史，且发作多在冬春季，也可有家族史，常突然发作、突然停止，胸部 X 线片示心脏正常、肺野透亮度增加。而心源性哮喘多见于中年以上，多发生于高血压、冠心病、二尖瓣狭窄的患者，常在夜间熟睡后突然发作，多有相应的心脏体征，若一时难以鉴别，可先注射氨茶碱缓解症状后进一步检查，但不能应用吗啡和肾上腺素。

4．成人呼吸窘迫综合征　常由创伤、感染、休克、误吸、氧中毒等因素引起，喜平卧而不愿端坐，肺动脉楔压 ≤ 18 mmHg，X 线片示双肺弥漫性间质浸润等，可与急性左心衰竭鉴别。

5．其他原因引起的肺水肿　如农药中毒、海洛因中毒及高原性肺水肿等。

（二）急性肺水肿的诊断要点

1．临床表现　①有引起急性肺水肿的原发病相应症状。②患者有严重呼吸困难，强迫体位，呼吸浅速，焦躁不安，发绀，大汗，咳嗽，咳白色或粉红色泡沫样痰，有时伴有哮喘样发作。③肺水肿早期肺部可闻及哮鸣音，之后布满水泡音，心源性者有心脏体征。

2．辅助检查　①胸部 X 线检查有助于与高压性和渗透性肺水肿鉴别。②血气分析：多表现为低氧血症、呼吸性碱中毒、血 pH 正常到轻微偏碱性。许多肺水肿患者动脉血气分析还能明确提示是呼吸性酸中毒还是代谢性酸中毒，两者常可同时存在。

3．鉴别诊断　①心源性肺水肿与支气管哮喘需要鉴别，参见第十三章第二节中的鉴别诊断。②心源性与渗透性肺水肿的鉴别：了解原发病或发作诱因；心源性肺水肿患者呼吸困难症状更加明显，多为端坐呼吸，卧位时明显加重；胸部 X 线检查有助于鉴别，详见表3-21。

表3-21　心源性与渗透性肺水肿X线检查的鉴别

项目	心源性肺水肿	渗透性肺水肿
心脏大小	扩大	正常
上叶血管	扩张	正常
Kerley B 线	存在	无
肺阴影	中央模糊	周围斑片
支气管充气征	不常见	常见

（三）急性脑水肿的诊断要点

急性脑水肿所致颅内压增高，根据头痛、呕吐、视盘水肿三个主要症状，诊断不难，应该注意颅内压增高时婴幼儿视盘水肿不一定出现，儿童的头痛主诉有时不明显，呕吐可能是唯一主征。颅内压增高明确诊断后，应进一步寻找病因。行急诊颅脑 X 线摄片、CT 扫描及 MRI、腰椎穿刺等辅助检查有助于诊断。

（四）变态反应与微血管壁通透性增高所致水肿的诊断要点

变态反应性水肿常见于血管神经性水肿、接触性皮炎等，出现呼吸困难。关注是否有呼吸困难、口唇发绀青紫的急性喉头水肿表现；微血管壁通透性增高所致水肿常见于炎症、缺氧、酸中毒等。

四、救治原则

（一）急性左心衰竭的救治原则

急性左心衰竭的救治原则以增强心肌收缩力和减轻心脏负荷为主。防止左心衰竭发展到急性肺水肿阶段是降低死亡率的关键。对于急性左心衰竭的初发阶段及时采取下列措施，往往可使病情很快得到控制：

1. 保持适当体位　使患者采取坐位或半坐卧位，两腿下垂，以减少静脉回流。必要时加止血带轮流结扎四肢。

2. 吸氧　对昏迷者：小心平放，头偏向一侧，清除口鼻污物，保持呼吸道通畅。

3. 应用吗啡　特别适用于间质性肺水肿及早期肺泡内水肿期，有镇静、抑制过度兴奋的呼吸中枢、扩张小动脉及静脉、增加内脏循环血量等作用。但对肺水肿晚期、休克及呼吸衰竭者，则禁用吗啡及哌替啶，以免加重对呼吸的抑制。

4. 应用血管扩张剂　对于血压高而急需降压者应用硝普钠，同时需进行血压和心电监护，二尖瓣狭窄及主动脉瓣狭窄者忌用血管扩张剂。

5. 快速利尿　利尿剂可迅速降低心脏负荷，迅速缓解症状，为抢救成功争取宝贵时间，但已有心源性休克者不用。

6. 应用强心剂　①最常用的是强心苷类，适用于以心肌收缩功能异常为特征的心力衰竭及室上性因素所致的心室率过快，对心房颤动或室上性心动过速诱发的心力衰竭尤为适宜。②磷酸二酯酶抑制剂：如系单纯二尖瓣狭窄引起的肺水肿，则不宜用强心剂，以免因右心排血量增加而加重肺淤血。此时宜利尿或用扩血管药，但伴心房颤动、心室率快时可使用洋地黄。

7. 应用氨茶碱　在难以判断心源性哮喘或支气管哮喘时，使用该药较为安全。

8. 应用消泡剂及机械通气辅助呼吸　在肺泡性水肿阶段，应尽早使用消泡剂以改善通气。对极严重的肺水肿，有神志不清、休克而痰液较多时，宜做气管内吸痰、气管内插管配合机械辅助呼吸，对血容量低、气胸、肺大疱及急性心肌梗死患者，应用机械辅助呼吸应慎重。

9. 应用肾上腺皮质激素。

10．纠正酸中毒。

（二）急性肺水肿的救治原则

对于急性肺水肿应尽快去除病因，进行氧疗和镇静，控制输液，加快利尿，增加心肌收缩力，减轻心脏负荷，使用血管扩张剂和肾上腺皮质激素。对严重者尽早使用机械通气辅助呼吸，以改善缺氧。

（三）急性脑水肿的救治原则

应降低颅内压，尤其是即将发生或已经发生脑疝时，脱水剂与利尿剂联合应用是急救的主要措施；应用血清白蛋白和浓缩血浆；手术治疗的目的在于去除病灶，清除急性脑水肿的病因；减小脑体积和扩大颅内容积，从而降低颅内压，此乃治疗脑疝的最终方法。

五、注意事项

1．注意交代病情，如高血压性肺水肿病情发展极快，死亡率高，而渗透性肺水肿患者的预后相对较好。应将病情向患者的家属交代清楚，让其有充分的思想准备。

2．动态观察病情变化，及时处理危急症状。

（王　彤）

第3章第十四节电子资源

第十五节　眩　晕

眩晕（vertigo）是患者主观的一种运动错觉，空间关系的定向障碍和平衡感觉障碍导致感到周围物体或自身在旋转，是视觉、本体觉、前庭功能障碍所致的一组症状。多由前庭系统及小脑功能障碍所致。常伴眼震。与头晕不同。

一、病因

按病变所在部位分为周围性眩晕和中枢性眩晕两类，前者多为前庭周围病变引起。后者由脑干内前庭核以上中枢传导通路损害引起。其特点见表 3-22。

表3-22　周围性和中枢性眩晕的特点

特点	周围性眩晕	中枢性眩晕
起病	突然	渐起
持续时间	短，几秒到几小时、几天	久，几天到几个月
头位	多有关	多无关
听力下降	多有	不明显
耳鸣	多有	不明显
恶心、出汗	频繁	少见
中枢神经系统症状	无	有
程度	严重	不定或轻
频度	发作性	持续性
眼震	旋转、水平	垂直、多变

周围性眩晕中，良性阵发性位置性眩晕（benign paroxysmal positional vertigo，BPPV）、前

庭神经元炎（vestibular neuronitis）和梅尼埃病（Meniere disease）是主要病因（表 3-23）。

表3-23　眩晕的病因类型

眩晕类型及发病率	疾病	特点
周围性眩晕（70%）	BPPV	头部处在一定位置时出现。时间短，症状重，病情轻
	前庭神经元炎	上呼吸道感染史。无耳鸣、耳聋。不易复发
	梅尼埃病	听力下降伴耳鸣、耳内闷胀感，反复发作
	迷路炎	多合并化脓性中耳炎
	晕动病	乘船、乘车诱发
	突发耳聋	一侧突然耳聋、耳鸣
	内耳药物中毒	耳毒药物史，听力下降
中枢性眩晕（30%）	颅内血管性疾病：脑后循环缺血、高血压脑病、小脑出血	症状轻，病情重，平衡失调，共济失调，一侧脑神经与另一侧运动感觉损害
	颅内肿瘤：听神经瘤、小脑肿瘤等	原发病表现
	颅内感染：颅后窝蛛网膜炎、小脑脓肿	神经系统症状
	颅脑外伤	外伤史
	颅内脱髓鞘疾病：多发性硬化、延髓空洞症	伴有脑干症状

二、病情评估与危险分层

1. 对眩晕的患者进行病史采集、体格检查及相关辅助检查来区分中枢性眩晕和周围性眩晕。前庭核与脑干血管运动中枢、迷走神经核连接，损害时伴有恶心呕吐，面色苍白，出汗及血压、呼吸、脉搏改变。周围性眩晕自主神经症状明显，多为水平性眼震。中枢性眩晕自主神经症状轻或不明显，多有脑干、小脑或顶颞叶损害症状。

2. 眩晕的症状、起病的快慢和前庭代偿功能有关。如起病急，自身前庭代偿功能尚未建立，患者眩晕重，视物旋转感明显；前庭功能代偿后，患者眩晕逐渐消失，多数前庭周围性眩晕呈短暂发作性病程。慢性化脓性中耳炎者，感染向颅内扩散时可波及迷路，发生浆液性或化脓性迷路炎。

3. 中枢性眩晕症状轻但病情严重。警惕脑后循环缺血（posterior circulation ischemia，PCI），栓塞是 PCI 的最常见病因。常见栓塞部位是椎动脉颅内段和基底动脉远端。PCI 包括脑后循环的短暂性脑缺血发作（transient ischemic attack，TIA）和脑梗死。常以多发症状出现。对疑为 PCI 的患者应进行神经 MRI 检查。磁共振弥散加权成像（diffusion weighted imaging，DWI）用于超早期脑缺血的诊断，对急性病变最有诊断价值。

知识拓展—眩晕的辅助检查

三、诊断思路与流程

眩晕的诊断思路和流程见图 3-9。其中，Dix-Hallpike 试验是诊断后半规管 BPPV 的金标准。

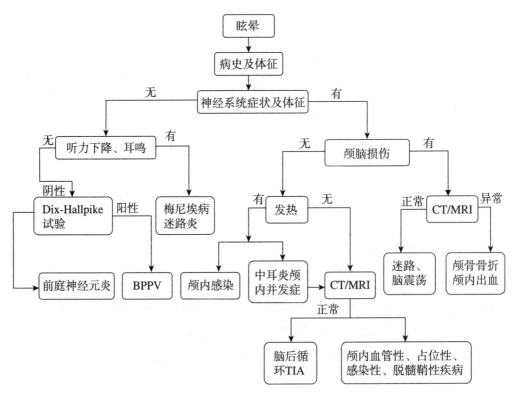

图 3-9　眩晕的诊断思路和流程

四、救治原则

（一）病因治疗

1. 积极进行病因治疗　对危重患者要监测生命体征。避免搬动患者。急性发作期安静闭眼卧床休息。耳性眩晕时，健侧耳向下侧卧。对于焦虑紧张的患者，应给予适当的病情解释与安慰，以解除顾虑。

2. 对 PCI 的急性期处置与脑前循环缺血性卒中相同。积极开展脑卒中单元的组织化治疗模式。对起病 3 ~ 4.5 h 内的合适患者可开展静脉阿替普酶（rt-PA）溶栓治疗。有条件者可进行动脉溶栓治疗，治疗时间窗可适当放宽。对不适合溶栓治疗且无禁忌证者，予以阿司匹林每天 150 ~ 300 mg 治疗。

3. 体位疗法　是 BPPV 的首选。

（二）药物治疗

1. 镇静药　抑制前庭反应，减轻眩晕引发的呕吐。常用药物为地西泮、茶苯海明等。急性期的症状控制后应及时停药，否则会抑制中枢代偿机制的建立。

2. 血管扩张剂　改善内耳和脑部血液循环，较重者配合使用镇静止晕药。

3. 抗胆碱能药物　扩张微血管，抑制前庭系统活性。常用阿托品、氢溴酸东莨菪碱及胞磷胆碱等。

4. 利尿剂　改善膜迷路积水。

（三）手术治疗

症状严重、药物治疗无效者可考虑手术破坏迷路或切断前庭神经。

（四）康复锻炼

前庭神经炎急性期后，需要鼓励患者尽早活动，促进中枢代偿。对于各种原因造成的前庭功能低下的慢性眩晕 / 头晕患者，前庭康复训练均可能使其受益。

五、注意事项

1. 要区别眩晕与头晕　后者无平衡障碍，无外界环境或自身旋转的运动幻觉。眩晕有明显的自身或他物旋转感；呈阵发性，伴有眼震、平衡失调及自主神经症状。头晕常为头重脚轻、眼花等，由心血管系统疾病、全身中毒、代谢性疾病、眼病、贫血等疾患引起。

2. 了解中枢性眩晕中各种血管性疾病的危险因素　注重对脑神经和共济运动（眼球运动、面部感觉、听觉、前庭功能）的检查，对以头晕、眩晕为主诉者，要进行 Dix-Hallpike 试验以排除 BPPV。

第 3 章第十五节电子资源

（刘　志）

第十六节　晕　厥

晕厥（syncope）是意识短暂丧失的常见原因，又称为昏厥，为大脑半球或脑干短暂的灌注降低而导致的突发的一过性意识丧失，伴姿势性张力不能维持的临床综合征。晕厥在普通人群中常见，女性发病率多于男性，直立位、坐位及仰卧位均可发病，一般为突然发作，历时数秒至数分钟，很快恢复，很少留有后遗症，临床上以快速发作、持续时间短及自限性为特点。晕厥可因血管迷走神经反射、直立性低血压、心排血量减少引起全脑灌注降低或脑后循环缺血，导致脑干选择性低灌注所致。

一、病因

任何原因导致全脑或脑干血流灌注不足均可产生晕厥，引起晕厥的病因见表 3-24。

表3-24　晕厥的病因

反射性晕厥	心源性晕厥	脑源性晕厥	其他
血管迷走反射性晕厥	冠心病	高血压性脑病	过度换气综合征
直立性低血压性晕厥	心律失常	缺血性脑血管病	低血糖性晕厥
情景相关性晕厥（咳嗽、排尿等）	心瓣膜病	主动脉弓综合征	癔症性晕厥
颈动脉窦性晕厥	原发性心肌病	基底动脉型偏头痛	
舌咽神经痛性晕厥	先天性心脏病		
	心包填塞		
	左房黏液瘤及巨大血栓形成		
	肺动脉高压		

反射性晕厥是因血压调节异常、心率反射弧障碍及自主神经功能不全导致血压急剧下降、心排血量突然减少，从而使全脑或脑干的血流灌注降低所致；心源性晕厥是各种原因导致心排血量急剧减少所致；脑源性晕厥乃短暂性全脑或脑干供血不足所致，患者突发意识障碍，但面色无明显变化，血压正常。

二、病情评估与危险分层

重点检查心血管及神经系统，临床检查可提示 45% 晕厥的病因，心电图阳性率总体上较低。

大多数晕厥患者需进行病情评估。伴胸痛、不能解释的气短、充血性心力衰竭病史或瓣膜性疾病的患者需要住院。心电图有室性心律失常、缺血、QT 间期显著延长或新发束支传导阻滞等表现的患者也需要住院。对下述患者需持续监测：年龄大于 45 岁、心血管或充血性心脏病史、家族猝死史、有严重并发症如糖尿病或劳累后晕厥。

晕厥的急诊评估常不能得出确切结论。通过病史采集、体格检查、12 导联心电图检查仍有多达 50% 的患者不能明确诊断。45 岁以下，无明显症状、体征及心电图变化的患者危险性较低，可门诊治疗。

晕厥的短期死亡风险与结构性心脏疾患、心力衰竭、心律失常相关，因此强调危险分层。冠状动脉或脑血管疾病、糖尿病、高血压等慢性疾病史可增加晕厥后死亡风险。既往用药史对危险分层有重要意义。严重心脑血管疾病反复晕厥发作，属于高危，随时有死亡的风险，应特别重视。

三、诊断思路与流程

诊断晕厥应详细询问病史并进行体格检查。体检多无阳性发现，但详细的病史询问可提供重要的信息，诊断流程见图 3-10。病史和查体有所发现时，根据病情做心电图、心脏超声、颅脑 CT、电解质、血糖、血常规、妊娠试验、粪便隐血等检查。

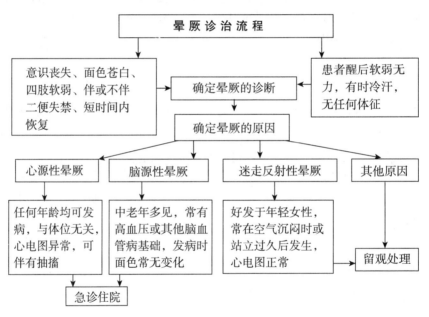

图 3-10 晕厥的诊治流程图

四、救治原则

对晕厥患者应紧急处置，争取尽快明确诊断，对因治疗。

1. 发作现场应避免跌倒以致外伤。

2. 病情危重时可行现场心肺复苏。

3. 立即送医院进行处理 ①吸氧，保持呼吸道通畅。②病情危重者持续进行心电、血压监护。③对症支持治疗，完善相关检查。对反射性晕厥，应避免发生晕厥的诱因；对严重的心源性晕厥、脑源性晕厥应积极治疗原发疾病。④对病因复杂诊断不明确者应定期随诊。

（刘　志）

第十七节　意识障碍

一、概念

意识障碍（disturbance of consciousness）是指对周围环境以及自身状态的识别和觉察能力出现障碍，为急诊科一类常见的临床综合征，病因复杂。在临床实践中，一种是以兴奋性降低为特点，可表现为嗜睡、昏睡、昏迷，同时还存在一种以兴奋性增高为特点的特殊的意识障碍如谵妄。判断意识障碍的程度，尽早、正确分析其病因，合理诊断，及时救治，有着非常重要的临床意义。

二、病因与发病机制

意识障碍的常见病因分为颅内病变和全身性疾病，见表 3-25。

表3-25　意识障碍的常见病因

颅内病变	全身性疾病
脑血管病：	重症急性感染性疾病：
脑出血	败血症
脑梗死	肺炎
短暂性脑缺血发作	中毒性菌痢等
蛛网膜下腔出血	内分泌与代谢性疾病：
高血压脑病	糖尿病性昏迷
颅脑外伤：	低血糖
脑震荡	尿毒症
脑挫裂伤	肝性脑病
外伤性颅内血肿等	甲状腺危象
颅内占位性病变：	甲状腺功能减退
原发性或转移性颅内肿瘤	库欣综合征
脑肉芽肿	水、电解质平衡紊乱
脑寄生虫囊肿	心血管疾病：
颅内感染性疾病：	休克
脑炎	严重心律失常
脑膜炎	物理性损害：
脑型疟疾	热射病
癫痫	电击伤
颅高压综合征和脑疝形成	溺水
	高山病
	外源性中毒

人的意识需要完整而正常的中枢神经系统来维持。当脑干网状上行激活系统抑制或双侧大脑皮质广泛性损害时，觉醒状态减弱，意识内容减少或改变，即可造成意识障碍。

三、临床表现

患者除原发病的临床表现外，根据意识障碍程度不同表现为：

1. 嗜睡　是最轻的意识障碍，是一种病理性疲倦，患者处于持续的睡眠状态，刺激可唤醒，醒后能正确回答和做出各种反应，但当刺激停止后很快再入睡。

2．意识模糊　是意识水平轻度下降、较嗜睡深的一种意识障碍。患者能保持较简单的精神活动，但对时间、地点、人物的定向力发生障碍。

3．昏睡　是接近昏迷的一种意识障碍，觉醒功能严重受损，处于熟睡状态，不易唤醒，在较强刺激下（如压眶上神经）可被唤醒，醒后语言含糊、答非所问，各种反射活动存在，但当刺激停止后很快再入睡。

4．昏迷　是最严重的意识障碍，觉醒状态、意识内容及随意运动完全丧失，任何刺激均不能唤醒。按其程度可分为：

（1）轻度昏迷：对外界刺激无反应，自主活动、语言活动及随意活动消失，对疼痛刺激有痛苦反应或肢体退缩等防御反应，各种生理反射（吞咽、咳嗽、角膜、瞳孔对光反射等）存在或迟钝，生命体征无改变。

（2）中度昏迷：随意活动消失，对疼痛刺激无反应，剧烈刺激可出现防御反射，角膜反射消失，瞳孔对光反射迟钝，眼球无转动，生命体征轻度改变，可出现呼吸节律紊乱和中枢性过度换气。

（3）深度昏迷：全身肌肉松弛，所有反射（生理反射、浅反射、深反射及病理反射）消失，生命体征不平稳，呼吸可不规则。

5．谵妄　是一种特殊类型的意识障碍。在意识模糊的同时，伴有明显的精神运动兴奋，有定向力丧失、感觉错乱、躁动不安、言语杂乱症状，见于感染中毒性脑病、颅脑外伤、药物中毒、代谢障碍等。有些可康复，有的发展为昏迷。

四、辅助检查

1．实验室检查　血常规、尿常规、血糖、肝肾功能、心肌酶、血氨、动脉血气分析、电解质、脑脊液检查、毒物检测或筛查等。疑为 CO 中毒者做血中 COHb 检测、疑为急性有机磷中毒者做血液胆碱酯酶检测等。

2．相关检查　CT 检查、MRI 检查、X 线检查、脑血管造影、心电图、脑电图等。

五、病情评估、危险分层与诊断

（一）病情评估

1．判断是不是有意识障碍　根据病史及临床检查结果进行判断。

2．判断意识障碍的程度　对有意识障碍者根据其临床表现判断意识障碍的性质及其程度。意识障碍程度的评估方法很多，以 Glasgow 昏迷量表法较常用，见表 3-26。

表3-26　Glasgow昏迷量表

睁眼动作	评分	言语反应	评分	运动反应	评分
自动睁眼	4	正常回答	5	可按指令动作	6
呼唤睁眼	3	回答错误	4	能确定疼痛部位	5
刺痛睁眼	2	语无伦次	3	对疼痛有肢体退缩反应	4
无反应	1	只有发音	2	肢体异常屈曲	3
		无反应	1	肢体直伸	2
				肢体无反应	1

说明：总分 15 分，最低 3 分。根据得分多少，评估其意识障碍程度。12～14 分为轻度意识障碍，9～11 分为中度意识障碍，3～8 分为重度意识障碍（多呈昏迷状态），3 分以下者多不能生存。

3．认识急危重症　根据简单询问病史和症状（发病急缓、外伤史、服毒或毒物接触史，伴随症状及既往史），有无生命体征（体温、脉搏、呼吸、血压）异常，其他体格检查（瞳孔、脑膜刺激征、病理反射及其他各种反射等），危及生命的异常辅助检查结果：重度贫血、凝血功能异常、重度酸中毒、胆碱酯酶活性低下，高血糖、低血糖、尿素氮增高等；颅脑 CT 可发现脑出血、颅骨骨折、心电图检查发现严重心律失常、心肌梗死等。及时发现危及生命的急危重症，积极组织抢救，以提高抢救成功率。

（二）危险分层

意识障碍是危险系数大、涉及危及生命的疾病广而多的一类临床综合征，可按意识障碍的程度进行分层，但它们相互之间可能出现转化或进展，所以都不能忽视。特别对于昏迷者，可能存在威胁患者生命的状况，如生命体征不平稳、颅内高压等，需要立即抢救处理，并尽早进行病因诊断。

（三）诊断思路与流程

1．判断是否为意识障碍　根据人的意识状态及对各种刺激的反应，判断是否为意识障碍，并注意与下列病症相鉴别：

（1）木僵：常见于精神分裂症患者。表现为对外界刺激均无反应，不言不动，甚至不吃不喝，面部表情固定，二便潴留。但夜深人静时可稍有活动或自进饮食，询问时可低声回答，常伴有自主神经紊乱，如流涎、低体温等。

（2）精神抑制状态：见于癔症或受严重的精神打击。源于精神因素，起病突然，对外界刺激无反应，呼吸急促或屏住呼吸，僵卧不动，急速轻眨眼，翻开双眼睑可见眼球活动，神经系统检查正常。

（3）闭锁综合征：只有眼睑及眼球垂直运动。头面及四肢运动功能丧失，不能言语，实际上意识清楚，其思维表达方式可以通过眼睑及眼球运动回答。见于脑桥肿瘤、血管病及脱髓鞘疾病等。

（4）晕厥：是意识突然、短暂丧失，但很快恢复的一类临床综合征。多由于大脑一过性血液灌注不足引起，包括心源性晕厥、神经源性晕厥、反射性晕厥等。

2．评估意识障碍的程度及危险分层。

3．确定意识障碍的病因诊断　根据病史、体征、相关实验室及辅助检查结果，分析判断病因。下列表现有助于意识障碍的病因诊断：

（1）伴发热：先发热然后有意识障碍可见于重症感染性疾病；先有意识障碍然后有发热，见于脑出血、蛛网膜下腔出血、巴比妥类药物中毒等。

（2）伴呼吸缓慢：是呼吸中枢受抑制的表现，可见于吗啡、巴比妥类、有机磷农药等中毒、银环蛇咬伤等。

（3）伴瞳孔改变：①瞳孔散大：可见于颠茄类、酒精、氰化物等中毒以及癫痫、低血糖状态等；②伴瞳孔缩小：可见于吗啡类、巴比妥类、有机磷农药等中毒；③双侧瞳孔不等大：可能有颅内高压、脑疝、脑出血、大面积脑梗死等。

（4）昏迷前伴有剧烈头痛、呕吐，可能有颅内高压，应考虑脑肿瘤、脑脓肿、脑出血、脑膜炎等。

（5）伴脑膜刺激征：见于脑膜炎、蛛网膜下腔出血等。

（6）伴心动过缓：可见于颅内高压，房室传导阻滞以及吗啡类、毒蕈等中毒。

（7）伴高血压：可见于高血压脑病、脑血管意外、肾炎、尿毒症等。

（8）伴低血压：可见于各种原因的休克。

（9）伴皮肤黏膜改变：出血点、瘀斑和紫癜等可见于严重感染和出血性疾病；口唇呈樱桃红色提示一氧化碳中毒。

（10）伴呼出气体或呕吐物有特殊大蒜味，提示可能为有机磷农药中毒。

六、救治原则

对于意识障碍患者立即明确其意识障碍程度，评估生命体征的危急程度，并给予及时、有效的处置。具体过程如图3-11。

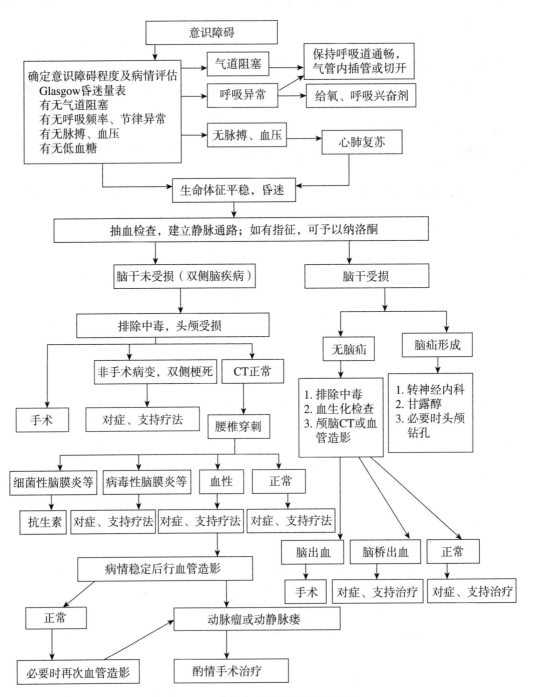

图3-11　意识障碍的诊断和治疗流程

（一）急救处理原则（危重症）

1. 确保呼吸道通畅，给氧，必要时使用呼吸中枢兴奋剂、行气管切开或气管内插管辅以人工呼吸。

2．维持有效的循环功能，给予强心、升压药物，纠正休克。

3．急诊查血常规、尿常规、血糖、电解质、肝肾功能、凝血功能、血气分析等。

4．对颅内压增高者给予甘露醇、呋塞米、甘油、皮质醇激素等脱水、降颅内压药物。必要时行侧脑室穿刺引流减压。

5．预防及控制感染治疗。

6．控制过高血压和过高体温。

7．控制抽搐发作。

8．纠正水、电解质平衡紊乱，补充营养。

9．给予脑代谢促进剂及脑促醒药物。

10．注意口腔、呼吸道、泌尿道及皮肤的护理，病情稳定后转入 ICU 进一步诊治。

（二）病因治疗

对于昏迷的患者要求尽早明确病因诊断，及时针对病因治疗。

（三）其他治疗

其他治疗主要包括预防感染、止血、抑酸、保护脑细胞、营养支持等。

（何辉红）

第 3 章第十七节电子资源

第十八节　抽　搐

抽搐（tic）是指全身或局部成群骨骼肌非自主的抽动或强烈收缩，常可引起关节运动和强直，包括痫性发作和非痫性发作。而当肌群收缩表现为强直性和阵挛性发作时称为惊厥，常具有全身性、对称性、多伴有意识丧失的特点。

一、病因

病因可分为特发性和症状性，见表 3-27。

表3-27　抽搐的常见病因

类型		病因
特发性病因		先天性脑部不稳定状态及部分小儿惊厥
症状性病因	脑部疾病	颅内感染、脑外伤、肿瘤、血管疾病、脑寄生虫病、先天性脑发育不全及原因未明的大脑变性等
	全身性疾病	感染、内源性或外源性中毒、心血管疾病、代谢障碍、风湿病及药物戒断反应等
		淹溺、窒息、触电、热射病等
	神经症	癔症性抽搐及惊厥

二、病情评估

由于异常放电神经元的部位不同，临床上可出现短暂的运动、感觉、意识、行为及自主神经等单独或组合出现的功能障碍，通常可分为全身性和局限性抽搐两种。

1．全身性抽搐　以全身骨骼肌痉挛为主要表现，典型者为癫痫大发作，先表现为强直性即持续性收缩，后为阵挛性即断续性收缩，多伴有意识丧失、大小便失禁，发作停止后不久意识恢复，若癫痫发作持续半小时以上或频繁发作，间歇期神志无恢复，称为癫痫持续状态，易造成脑损害或生命危险，需要及时给予终止。而癔症性抽搐多有诱因，表现形式多样，一般无大小便失禁，常无生命危险。

2. 局限性抽搐　以身体某一局部连续性肌肉收缩为主要表现，多见于口角、眼睑、手、足等，部分患者自一处开始，依大脑皮质运动区的排列形式逐渐扩展。手足搐搦症主要表现为双侧强直性痉挛，上肢明显，可表现为"助产士手"，但神志清楚。

三、诊断思路与流程

1. 病史采集

（1）一般情况：年龄、职业等。婴幼儿常见先天性疾病所致的抽搐；青壮年以外伤、原发性癫痫、急性感染为多见；中、老年人以颅脑肿瘤或外伤、脑血管意外以及心血管疾病等为主；患者的职业环境可能导致中毒性抽搐。

（2）家族史、既往史和服药中毒史：家族中有无相关病史；有无服用抗癫痫药，精神疾病和类似发作史。既往有无颅脑外伤或手术、脑血管意外或肿瘤及感染病史。同时询问有无大量服药中毒史。

（3）发病情况：包括抽搐时间、程度、范围（全身性还是局部性），发病间隔时间（持续性还是间歇性）以及伴随症状。伴有发热者，多见于小儿的急性感染，也见于脑炎、脑膜炎等；伴有剧烈头痛者，常见于脑出血、蛛网膜下腔出血等；伴有舌咬伤、二便失禁者，常见于癫痫大发作。

2. 体格检查　包括神经系统检查及一般内科检查。

3. 辅助检查

（1）考虑颅内疾病（神经系统疾病）的患者可行颅脑 CT 或 MRI 检查；如考虑中枢神经系统感染可能需加做脑脊液检查；脑电图检查在抽搐的诊断中有重要价值，有利于鉴别真性抽搐与假性抽搐。

（2）考虑颅外疾病相应检查：血尿粪常规、电解质、肝肾功能、心肌酶谱、内分泌功能、血气分析、心电图、X 线检查、毒物分析等。

知识拓展—癫痫大发作与癔症性抽搐的鉴别

四、救治原则

评估患者的生命状态，包括检查生命体征和神志、瞳孔。倘若出现呼吸或心搏停止，则马上进行心肺脑复苏。抽搐的诊断及救治流程如图 3-12。

1. 一般处理　心电监护，卧床静息，保持头侧位，防止误吸。

（1）保持呼吸道通畅，吸氧。

（2）快速评估并稳定生命体征，判断神志、瞳孔。

2. 控制抽搐发作　通常选择速效抗惊厥药，如地西泮 10 mg 静脉推注，若控制不佳，可再次给予 10～20 mg。其他常用药物包括如苯妥英钠、苯巴比妥钠、丙戊酸钠、水合氯醛或副醛、硫酸镁等。

3. 病因治疗

（1）发热、惊厥：以降温为主，使体温降至 38℃ 以下。

（2）手足搐搦：补钙及维生素 D。

（3）脑源性抽搐：相应地控制颅内引起抽搐的原因，脱水降颅内压，必要时施行外科手术治疗。

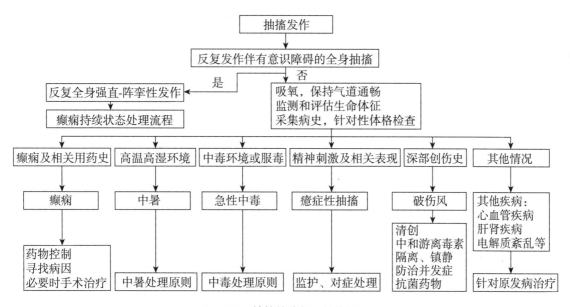

图 3-12　抽搐的诊断及救治流程

（4）心源性抽搐：尽快建立有效循环，提高心排血量，恢复心脏功能，治疗原发病。

（5）肝肾衰竭：改善并恢复其功能至关重要。

（6）中毒性抽搐：尽快彻底清除毒物，给予解毒剂及快速排除毒素的治疗。

（7）破伤风：彻底清创、破伤风免疫球蛋白中和游离毒素等。

（8）特发性癫痫：主要是抗癫痫治疗。

4．防治并发症　长时间的抽搐易引起缺氧脑水肿，应给予地塞米松、甘露醇、甘油果糖等脱水治疗；严重抽搐易引起横纹肌溶解、乳酸酸中毒等，要及时给予补液、维持水电解质平衡等治疗；脑损害明显者给予高压氧治疗。

五、注意事项

1．抽搐的患者均应快速评估生命体征，维持呼吸道的通畅至关重要，必要时给予气管插管、机械通气等抢救措施。口内塞毛巾、牙垫等可能阻塞气道、引起窒息。

2．癫痫发作持续 30 分钟以上可能引起严重脑损伤，而癫痫超过 5 分钟以上自行停止的概率明显下降，需要及时药物终止发作。

3．抽搐的伴随症状对病因诊断往往有着重要的提示作用，原因不明的抽搐要考虑服药中毒或环境中毒的可能。

（张劲松）

第 3 章第十八节电子资源

第十九节　急性瘫痪

瘫痪（paralysis）是指随意肌收缩功能障碍。急性不完全的随意肌收缩功能障碍形成肌力减退，为不完全瘫痪（肌力 1～4 级）；收缩功能完全丧失，即为完全瘫痪（肌力 0 级）。

一、病因

可从急性瘫痪的临床表现推测其类型。根据瘫痪类型的不同，病因总结如表 3-28。

表3-28　急性瘫痪的常见病因

类型	病因
肌源性瘫痪	肌营养不良症、强直性肌病、重症肌无力与肌无力综合征、炎症性肌病、周期性瘫痪、代谢性肌病以及其他肌病（如横纹肌溶解症、肌红蛋白尿症、中毒性肌病等）
下运动神经元性瘫痪（弛缓性瘫痪、软瘫）	脊髓前角细胞病变、前根病变、神经丛病变、周围神经病变。主要疾病有：急性脊髓灰质炎、急性感染性多发性神经炎（脱髓鞘病变）、臂丛神经炎、多发性神经炎、神经麻痹等
上运动神经元性瘫痪（痉挛性瘫痪、硬瘫）	红核脊髓束、网状脊髓束与前庭脊髓束等所发生的病变

二、病情评估

（一）肌力判定

临床上大都使用 Lovett 肌力分级法即 0 ~ 5 级法来判断肌力的大小，以评估瘫痪的程度。具体如表 3-29。

表3-29　Lovett肌力分级标准表

级别	名称	标准	正常肌力的%
0	零（Zero，0）	无可测知的肌肉收缩	0
1	微缩（Trace，T）	有轻微收缩，但不能引起关节运动	10
2	差（Poor，P）	在减重状态下能作关节全范围运动	25
3	可（Fair，F）	能抗重力作关节全范围运动，但不能抗阻力	50
4	良好（Good，G）	能抗重力、一定阻力运动	75
5	正常（Normal，N）	能抗重力、充分阻力运动	100

（二）肌源性瘫痪

1. **瘫痪分布**　大多对称，以肢体近端为重，不符合神经支配规律。
2. **肌束震颤**　通常没有。
3. **肌肉萎缩**　随病程进展，出现病肌萎缩，但不见于疾病的急性期。
4. **牵张反射**　由于运动效应器病损，而致紧张性牵张反射（表现为肌张力）与位相性牵张反射（表现为腱反射）均降低。
5. **病理反射**　病理反射是上运动神经元性瘫痪的特征，不见于肌源性瘫痪。
6. **实验室检查**　多见血肌酶如肌酸磷酸激酶等升高。肌电图呈肌病性改变。肌肉活检证实各种肌肉疾病的特征性变。

（三）下运动神经元性瘫痪

1. **瘫痪分布**　主要是小组肌肉或单块肌肉的瘫痪，其分布符合脊髓节段或周围神经支配的规律。
2. **肌束震颤**　肌束震颤是下运动神经元性瘫痪的特征之一，但很少见于急性病期。确认肌束震颤与下运动神经元病变有关时，必须除外良性肌束震颤与可能表现为肌束震颤的其他疾病如甲状腺毒性肌病、抗胆碱酯酶药物过量与电解质紊乱等，后者无其他神经系统症状。
3. **肌肉萎缩**　肌肉萎缩通常始见于失神经支配后 1 ~ 2 周，是蛋白代谢呈负平衡的结果。
4. **牵张反射**　由于反射通路受阻而致肌张力、腱反射均减退。睡眠、昏迷或小脑病变时，也见牵张反射减退，诊断时应注意识别。

5．病理反射　病理反射是上运动神经元疾病症状，不见于下运动神经元性瘫痪。

6．实验室检查　血肌酶大多正常，有的急性疾病如急性感染性脱髓鞘性多发性神经病，或见肌酸磷酸激酶轻度增高。肌电图呈去神经性变。肌肉活检证实去神经性表现。

（四）上运动神经元性瘫痪

1．瘫痪分布　瘫痪分布符合神经解剖的规律，通常是肌群或肢体的瘫痪。涉及皮质运动区的病损引起对侧相应部位的瘫痪；内囊处即使病灶较小，也造成包括翼肌、下半面部与颏舌肌在内的对侧偏瘫；一侧脑干病变引起交叉性瘫痪。颈膨大以上的高位颈髓病变，危及双侧皮质脊髓束时，引起四肢上运动神经元性瘫痪；颈膨大病损累及双侧前角与皮质脊髓束，导致双上肢的下运动神经元性瘫痪与双下肢的上运动神经元性瘫痪；或伴呼吸困难；胸髓病损及双侧皮质脊髓束时引起上运动神经元性截瘫。

2．肌束震颤　瘫痪肌不呈现肌束震颤。

3．肌肉萎缩　上运动神经元病变通常不影响下运动神经元对肌肉的营养作用，故瘫痪肌常无萎缩。但久瘫后可见瘫痪肌失用性萎缩，因此不见于急性病期。

4．牵张反射　上运动神经元病损时，瘫痪肌牵张反射增强，表现为张力增高、反射亢进。但是，在病损急性期，因参与瘫痪肌牵张反射的下运动神经元突然失去上级运动神经元的调控而进入阻抑状态，牵张反射因之消失，瘫痪肌张力降低，腱反射难以引出，属脊髓休克状态。

5．病理反射　锥体系病损时，屈曲回缩反射失去抑制，上肢可能出现 Hoffmann 征，下肢可能出现 Babinski 征。

6．实验室检查　血肌酶、肌电图与肌肉活检的诊断价值不大。

三、诊断思路与流程

神经系统疾病的诊断主要解决两个问题：①病变部位，即定位诊断；②病变性质，即定性诊断。两者结合可作出疾病诊断。急性瘫痪的诊断思维宜从两个方面入手：

1．确认是否为真性瘫痪　为确认真性瘫痪，要与失用、骨关节病引起的随意肌运动障碍以及癔症性瘫痪相鉴别。

小脑病损时，可能合并病肌肌力减退，但总以小脑共济失调征为主。震颤麻痹时，病肢可能无力，但总无明显瘫痪，且病肌张力呈齿轮状增高，尚伴震颤、运动迟缓、表情呆滞与瞬眼动作减少等，易于识别。严重的舞蹈症可能引起轻瘫，是为麻痹性舞蹈病，病肢舞蹈动作减弱，甚至消失，结合舞蹈症病史与瘫肢肌张力降低可资鉴别。

骨、关节病变时，随意肌运动可能受限，但不属真性瘫痪。依骨、关节病史，保护体位，局部关节肿胀、按痛，被动活动受限、致痛，可做出识别。

癔症性瘫痪好发于青年女性。发病快，但病前常有心理因素，瘫痪分布不一，以单瘫、截瘫较为常见。瘫痪程度不定，可能时轻时重，除可能测得瘫痪肢体在被动活动时阻力有所增加外，不见其他神经系统体征。病征具暗示性，或含富于感情色彩的精神症状。患者的癔症性格与类似发作史有助于诊断。但确诊癔症必须小心，排除器质性病因后才能考虑。

2．识别急性瘫痪类型　参考前述各类瘫痪的临床特征，可以决定瘫痪的类型。必须注意：①患者是否处于脊髓休克状态。脊髓休克时，其急性瘫痪的根本原因是有关的上运动神经元的急性病变，但其临床表现却属下运动神经元性瘫痪的特征，即瘫痪肌张力降低，反射消失，没有病理反射。②在下运动神经元性瘫痪的急性期，瘫痪肌通常不显示肌束震颤与肌肉萎缩。③肌源性瘫痪的急性期，同样没有肌肉萎缩。因此，遇急性瘫痪时，多从瘫痪肌的分布、必要的实验室检查与病史资料入手决定急性瘫痪的类型。

四、救治原则

1. 病因治疗　积极治疗原发病。

2. 对症治疗　①眼肌瘫痪有复视者，可遮蔽病眼，或用三棱镜暂时校正。②面肌瘫痪眼睑不能闭合者，可用眼罩保护暴露的角膜、结膜并加用眼部用药滴、涂；对瘫痪面肌进行按摩、理疗以防止挛缩与被健侧面肌牵引。③吞咽困难者，及时鼻饲，按需静脉滴注，补给热量。④呼吸困难者，及时行气管切开，保持呼吸道通畅，按需考虑人工辅助呼吸。⑤肢体瘫痪者，加强被动活动，鼓励主动活动，并给予瘫痪肌按摩；静息时，可将瘫痪肌安放至功能位，为日后康复治疗创造条件。

3. 防止并发症　加强瘫痪护理，防止发生压疮、肺炎、尿路感染、便秘、烫伤与肢体挛缩。

（李　欣）

第3章第十九节电子资源

第二十节　精神异常

一、病因

精神异常的常见综合征及其病因见表3-30。

表3-30　精神异常的常见病因

常见综合征	病因
谵妄	颅脑病变：癫痫、脑外伤、颅内感染及出血或其他脑血管病、颅内肿瘤等 成瘾性药物或物质戒断 内分泌功能失调 内脏疾病 代谢性疾病伴发热 过敏性疾病 物理因素致病 药物
痴呆	中枢神经系统变性疾病（阿尔茨海默病、亨廷顿病、帕金森病等） 颅内占位性病变及感染、脑外伤等 代谢障碍和内分泌障碍（桥本氏脑病等） 血管性痴呆 中毒、缺氧（酒精、重金属、一氧化碳、药物、缺氧性脑病等）
遗忘综合征	下丘脑后部和近中线结构的大脑损伤。酒精滥用导致维生素 B_1 缺乏是最常见的病因。其他如心脏停搏所致的缺氧、一氧化碳中毒、脑血管疾病、脑炎、第三脑室肿瘤等
幻觉、妄想状态	以功能性精神病多见，如精神分裂症妄想型、反应性精神病等，但器质性精神障碍也可出现，较常见的有中毒性神经病，如阿托品类、异烟肼中毒，癫痫性谵妄状态，某些血液系统疾病（白血病和缺铁性贫血、恶性贫血），各种内分泌疾患（甲状腺功能亢进或减退、肢端肥大症、肾上腺皮质功能亢进）等
抑郁	内分泌疾患，尤其是内分泌腺体功能减退的一组疾患，如甲状腺功能减退、肾上腺皮质功能减退和腺垂体功能减退等，常有自杀企图。代谢性脑病，如慢性尿毒症、肺性脑病

二、病情评估

1．全面、详细地询问病史　向患者家属、同事、亲友甚至护送者详细询问异常情况十分重要。病史中应尽可能包括有无类似发作史、躯体疾患史、服药史、住院史、阳性家族史、既往性格和秉性、精神创伤史等内容。

2．仔细观察病情和进行体格检查　体格检查和神经系统检查应全面而有重点地完成，只重视精神状态而忽视体格检查往往会出现差错，应绝对避免。患者的外貌衣着、言谈举止、情绪变化以及行为活动都是精神症状的观察内容。通常要注意有无感知觉障碍，如错觉、幻觉等；注意力是否集中；记忆力有无缺损；思想内容有无异常，特别要注意有无妄想等。智能方面可用最简单的计算来考查，如 "100 减 7 等于几"。对于意向行为要观察意志减退或增强；本能活动如食欲和性欲的减退或增强；有无冲动伤人或自伤行为；有无怪异动作或行为。

3．进行必要的实验室检查　对有精神异常的患者应检查白细胞计数和分类、血红蛋白、尿糖、尿常规、血糖、肝功能、肾功能、电解质、胸部 X 线摄片、心电图等。如怀疑由脑部器质性病变引起精神异常，则脑电图、颅脑 CT 和脑脊液检查是必需的，如有条件应考虑行颅脑 MRI 检查。

三、诊断思路与流程

在综合医院遇到精神异常的患者，首诊的急诊医师至少应确定下列基本情况：

1．躯体疾患还是精神障碍。

2．精神障碍是器质性的还是功能性的。

3．轻性还是重性精神障碍，有无精神病性症状，意识和自知力是否受到损害。

4．心理社会因素在发病中的作用。

5．判断出主要症状和综合征，一时难以做出疾病诊断者，可先行处理，继续观察，待以后诊断。

6．确定急诊患者是否需要精神科的处理，及时请精神科会诊，进行药物治疗、非药物治疗等。

7．优先处理躯体疾病。

四、救治原则

1．对任何以精神症状为主要临床表现的患者，诊断上均应首先排除神经系统或其他躯体疾病。器质性精神障碍患者的原发疾病处于急性期，或病情危重，或处于症状恶化阶段者，应以原发躯体疾病的治疗为主。

2．精神药物的使用应充分考虑患者对药物的耐受能力，以短期、速效、小量为原则。器质性精神障碍的处理是在积极治疗原发病的基础上给予相应的对症支持治疗，对于有明显精神症状的患者，则给予相应的小剂量精神药物。除给予药物处理外，部分患者需要给予心理治疗。

（徐广润）

第 3 章第二十节电子
资源

第4章

心肺脑复苏

第一节　心搏骤停与心肺复苏概述

一、心搏骤停

（一）概念

心搏骤停（sudden cardiac arrest，SCA）是指心脏泵血功能突然停止，患者对刺激无反应，无脉搏，无自主呼吸或呈濒死叹息样呼吸。心搏骤停一旦发生，脑血流突然中断，10 s 左右患者即可出现意识丧失，经及时救治可存活，否则将发生生物学死亡。

猝死（sudden death）是指外表健康或非预期死亡的人在外因或无外因的作用下突然和意外发生的非暴力性死亡。心脏性猝死（sudden cardiac death，SCD）是指急性症状发作后 1h 内发生的以意识骤然丧失为特征的、由心脏原因引起的自然死亡。心搏骤停是 SCD 的直接原因和最常见的形式。在发达国家，冠状动脉粥样硬化已成为成人 SCD 最主要的病因。心肌梗死、心肌缺血、左室功能受损、室性心动过速患者是 SCD 的高危人群，男性、高龄人群中猝死发生率较高。随着冠心病发生率的增加，我国 SCD 的发生率有增加的趋势。

（二）病因

心搏骤停的病因包括心脏病变与非心脏病变（表 4-1），可总结为 6 个 "H" 和 5 个 "T"（表 4-2）。

表4-1　心搏骤停的病因

心脏病变	非心脏病变
冠状动脉血栓形成	大面积肺栓塞
心肌梗死	张力性气胸
心肌炎	毒素
心肌病	麻醉意外
恶性心律失常	手术中神经牵拉导致的迷走神经反射、创伤后的失血性休克和循环衰竭
心力衰竭	严重胸外伤后的纵隔摆动
心脏压塞	严重酸碱失衡和电解质紊乱
风湿性心脏病及各种心脏瓣膜病	高温下的剧烈运动
先天性心脏病	体温过低
细菌性心内膜炎	癫痫大发作或持续发作等
Brugada 综合征	
长 QT 间期综合征	
心脏肿瘤等	

表4-2　6 "H" 和5 "T"

6 "H"	5 "T"
低血容量（hypovolemia）	心脏压塞（cardiac tamponade）
低氧血症（hypoxia）	张力性气胸（tension pneumothorax）
氢离子 / 酸中毒（hydrogenion /acidosis）	冠状动脉血栓形成或肺栓塞（thrombosis of the coronary/pulmonary vasculature）
高钾 / 低钾血症（hyper/hypokalemia）	创伤（trauma）
低体温（hypothermia）	毒素（toxins）
低血糖（hypoglycemia）	

（三）心电图分型

心搏骤停时心脏丧失了泵血功能，心电图包括心室纤颤、无脉性室性心动过速、心室停搏、电 - 机械分离四种类型，其中心室纤颤和无脉性室性心动过速是可除颤心律，而心室停搏和电 - 机械分离属于不可除颤心律。

心室纤颤时心肌发生不协调、快速而紊乱的连续颤动。心电图上 QRS 波群以及 ST 段与 T 波的波形、振幅与频率极不规则，无法辨认。在心搏骤停的早期最常见，复苏成功率最高。抢救成功的关键在于实施高质量的心肺复苏和及早电除颤。

无脉性室性心动过速是指出现致命性室性心动过速，但不能启动心脏机械收缩。

心室停搏是心室完全丧失收缩活动，呈静止状态，心电图呈直线。复苏效果差。

电 - 机械分离是指心脏有持续的电活动，但无有效的机械收缩，心电图呈间断出现的、宽大畸形、振幅较低的 QRS 波群，频率小于 20 ～ 30 次 / 分。

（四）临床表现

心搏骤停的临床表现为意识突然丧失，或伴有短暂全身性抽搐、心音及大动脉搏动消失、呼吸断续、叹息样呼吸或呼吸停止。绝大多数患者无先兆症状，少数在发病前数分钟至数十分钟有乏力、头晕、心悸、胸闷等非特异性症状。心脏停搏 5 ～ 10s 即出现意识丧失，停搏 10 ～ 15s 可发生阿 - 斯综合征，伴有全身性抽搐及二便失禁，停搏 20 ～ 30s 出现呼吸停止、面色发绀，停搏后 30 ～ 60s 出现瞳孔散大，此期如能进行及时恰当的抢救，患者有复苏的可能。如果停搏超过 4 ～ 6min，因中枢神经系统缺氧过久而造成不可逆的损害。所以及早复苏是提高复苏成功率的关键。

二、心肺复苏概述

心肺复苏（cardiopulmonary resuscitation，CPR）是指针对心搏、呼吸骤停采取的抢救措施，即用心脏按压或其他方法形成暂时的人工循环并恢复心脏自主搏动和血液循环，用人工呼吸代替自主呼吸并恢复自主呼吸，达到恢复苏醒和挽救生命的目的。随着技术的进步，恢复患者自主呼吸和循环的可能性较以往有了很大的提高，但是长时间心搏骤停后导致缺血缺氧性脑病，成为影响预后的严重障碍。故提出心肺脑复苏（cardio-pulmonary-cerebral resuscitation，CPCR）的概念，旨在强调脑保护和脑复苏的重要性。本章所述的心肺复苏主要针对成人，针对儿童和幼儿的心肺复苏见第 18 章。

心肺复苏的基本框架始于 20 世纪 60 年代。1960 年马里兰医学会将胸外心脏按压与人工呼吸结合起来。1966 年美国召开了第一届全美 CPR 会议。1974 年美国心脏协会（American Heart Association，AHA）制定了第一个 CPR 指南。2000 年国际复苏联合委员会（International Liaison Committee on Resuscitation，ILCOR）和 AHA 制定并发表了《2000 国际心肺复苏和心血管急救指南》，2010 年 ILCOR 和 AHA 对上述指南进行了更新。2015 年 ILCOR 和 AHA 制定并发表了《2015 国际心肺复苏和心血管急救指南》，该指南强调如何做到快速行动、合理培训、使用现代科技及团队协作来增加心搏骤停患者的生存概率。2016 年中国研究型医院学会心肺复苏学专业委员会根据国外指南以及中国实际情况制定了《2016 年中国心肺复苏专家共识》。2017 年 AHA 在其官网和 *Circulation* 杂志刊登了 3 篇关于 CPR 和心血管急救指南更新文件，分别为《2017 AHA 心肺复苏和心血管急救指南更新：成人基础生命支持和心肺复苏质量》《2017 AHA 心肺复苏和心血管急救指南更新：儿童基础生命支持和心肺复苏质量》和《2017 ILCOR 心肺复苏和心血管急救治疗推荐要点》。现代心肺复苏包括基础生命支持、高级心血管生命支持和心搏骤停后的管理三部分。

（陈玉国）

第 4 章第一节电子资源

第二节　基础生命支持

基础生命支持（basic life support，BLS）是维持人体生命体征最基础的救生方法和手段。目的是在尽可能短的时间里，用简单易行的措施建立人工呼吸和循环支持，包括采用心脏按压维持患者的循环状态、人工呼吸给患者供氧和电除颤纠正紊乱的心室节律，为心脑提供最低限度的血流灌注和氧供，以争取对患者采取进一步的救治。

BLS 是 SCA 后挽救生命的基础，基本内容包括心搏骤停的识别、呼叫急救系统、尽早开始 CPR、迅速使用除颤器／自动体外除颤器（automatic external defibrillator，AED）。成人 BLS 的简化流程见图 4-1。针对成年 SCA 患者的医务人员 BLS 流程见图 4-2。

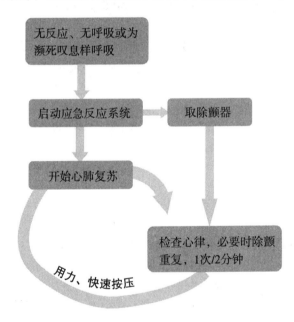

图 4-1　成人 BLS 简化流程图

一、心搏骤停的识别

急救者首先要评估环境，在确认现场安全的情况下，迅速识别心搏骤停。施救者轻拍患者的肩膀，并大声呼唤"你还好吗？"判断患者有无反应。判断有无呼吸，一旦发现成人无呼吸或呼吸不正常（例如仅喘息），立即采取复苏措施。判断时间不超过 10s。

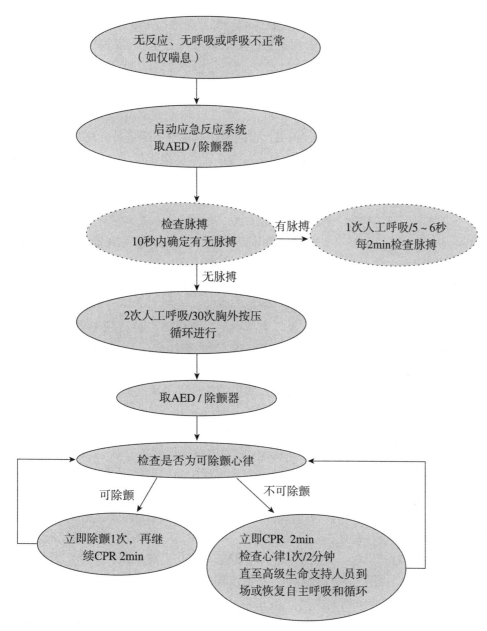

图 4-2 针对成年 SCA 患者的医务人员 BLS 流程
注：虚线框中内容仅由医务人员完成

二、启动应急反应系统并获取 AED

1. 判断患者无反应、无呼吸或呼吸不正常，启动应急反应系统，取来 AED，实施 CPR，需要时立即除颤。

2. 若多名急救者在场，其中一人按步骤进行 CPR，另一人启动应急反应系统，取来 AED。

3. 如果患者为淹溺或窒息性心搏骤停，急救者应在启动应急反应系统前先期实施 5 个周期（2 min）的 CPR。

三、检查脉搏

触诊颈动脉搏动判断有无心搏，用示指和中指触摸到甲状软骨，向外侧下方滑动 2 ~

3 cm，至胸锁乳突肌凹陷处，检查有无动脉搏动。检查脉搏不超过 10s。若未扪及脉搏，立即进行 CPR，开始胸外心脏按压，按压 / 通气比率为 30∶2，直至获得高级心血管生命支持或其人员到达。

四、胸外心脏按压

胸外心脏按压（cardiac compression，C）指的是在胸骨中下部进行的有力而有节奏的按压。通过按压增加胸内压及直接压迫心脏产生血流，为心肌和脑组织提供一定水平的血流灌注。有效的心脏按压可以使心排血量达到正常时的 25% ～ 33%，维持生命的最基本要求。

确保患者仰卧于硬板床等平坦、坚实的表面或在其肩背下加垫板，注意不要因为放置垫板而延迟 CPR。如图 4-3，成人按压部位为患者胸部的中央，相当于双乳头连线水平与胸骨相交处。按压时手掌根部与胸骨长轴平行，将右手的掌根放置于左手背上，十指交错，手指翘起，上半身前倾，双肘伸直，肩、肘、腕呈一直线，凭借上半身的重量和肩背部肌肉的力量，有节奏地垂直下压。按压频率至少 100 次 / 分，不超过 120 次 / 分，按压深度至少 5 cm，不超过 6 cm。按压间歇应确保胸廓完全回弹。按压时间与放松时间大致相当，放松时掌根部不离开胸壁，以免按压点移位。如双人或多人施救，应每 2 min 或 5 个周期 CPR（每个周期包括 30 次心脏按压和 2 次人工呼吸）更换按压者，并在 5 s 内完成按压职责的交换，以防止按压者疲劳以及胸外心脏按压的质量变差和速率变慢。由于每次按压中断后需要很长时间才能重新建立足够的主动脉和冠状动脉灌注压，故过多中断会使冠状动脉和脑血流中断，复苏成功率明显降低，因此应尽量避免按压过程的中断。按压部位不当或用力过猛易引起胸骨骨折、气胸、血胸、肾裂伤、大动脉撕裂等严重并发症，故需特别注意。心脏按压有效的指征为昏迷变浅，有眼球活动，出现睫毛反射及对光反射，甚至手脚抽动，肌张力增加；瞳孔由大变小；面色发绀明显减轻，转为红润；按压时可触及大动脉搏动；呼吸改善或出现自主呼吸。

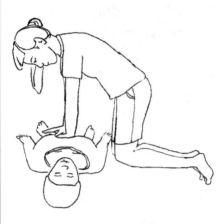

图 4-3　胸外心脏按压

知识拓展—CPR

五、开放气道

心搏骤停的患者舌根、软腭及会厌等口咽软组织后坠，必然导致上呼吸道梗阻。在开放气道（open airway，A）的同时应该清除其口中异物（义齿、分泌物等）。解除上呼吸道梗阻的基本手法有：

1. 仰头抬颏法　施救者一手掌根置于患者的前额，用手掌推动，使头后仰；另一手的示指、中指并拢置于颏骨下，提起下颏，使下颌尖、耳垂连线与地面垂直。向上抬动下颏时，避免用力压迫下颌部软组织，避免人为造成气道阻塞。对于创伤和非创伤的患者，均推荐使用仰头抬颏法开放气道，但不适合疑有颈椎骨折的患者。

2. 托颌法　施救者位于患者头侧，两手拇指置于患者口角旁，余四指托住患者下颌部位，在保证头部和颈部固定的前提下，用力将患者下颌向上和向前抬起，并利用拇指轻轻向前推动颏部使口张开。因为此法可以减少颈部和脊椎的移动，当高度怀疑患者颈椎受伤时适用。

3. 仰头抬颈法　施救者一手置于患者前额向后、向下压，使其头部尽量后仰，另一手将患者颈部向前上抬起，使舌根不压迫咽后壁。对于颈椎骨折者，不适合应用此方法。

六、人工呼吸

人工呼吸（artificial breathing，B）是指通过徒手或机械装置使气体被动吹入肺泡，以达到维持肺泡通气和氧合的作用，再利用胸廓和肺组织的弹性回缩力使进入肺内的气体呼出，从而减轻组织缺氧和二氧化碳潴留。如此周而复始以代替自主呼吸。

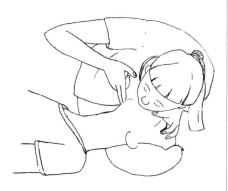

图 4-4　口对口人工呼吸

口对口人工呼吸的方法如图 4-4。施救者托住患者颈部，使头后仰开放气道，清洁其口鼻腔，清除气道异物，以拇指和示指捏紧患者的鼻孔，用自己的双唇把患者的口部完全包绕，然后吹气 1 s 以上，使其胸廓扩张；吹气毕，应立即与患者口部脱离，松开捏鼻孔的手，让患者的胸廓及肺依靠其弹性自主回缩以呼气。

口对鼻人工呼吸是面部受伤或其他原因致患者口腔不能打开时进行的人工通气。施救者首先开放患者气道，将嘴封住患者的鼻子，同时抬高患者的下颏并封闭口唇，用力向患者鼻孔内深吹一口气，移开施救者的嘴并张开患者口唇，让患者呼气。在建立了高级气道后，每 6 ~ 8 s 进行一次通气，即呼吸频率为 8 ~ 10 次 / 分。在通气时不需要停止胸外心脏按压。

球囊 - 面罩装置可以在没有高级气道时产生正压而通气。方法是开放气道，清除患者口腔异物，从鼻部向下，将面罩紧密置于面部，贴紧皮肤。采用"EC 形"手法固定面罩，一手拇指和示指成 C 形置于面罩边缘，将面罩加压于患者面部，中指、环指、小指成 E 形托住患者下颌。用另一只手均匀用力挤压气囊，挤压气囊的 1/3 ~ 2/3 为宜，用力不可时大时小，以免损伤肺组织，避免过多气体挤压到胃部。

无论是口对口、口对鼻、球囊 - 面罩还是球囊对高级气道人工通气，均应该持续吹气 1 s 以上，保证有足够量的气体进入肺内，潮气量以 500 ~ 600 ml（6 ~ 7 ml/kg）为宜，避免过度通气。用 1 L 容量的球囊时要挤压球囊的 2/3，用 2 L 容量的球囊时要挤压约 1/3。过度通气可使脑血管收缩和颅内压升高，脑血流量减少；同时可致胸腔内压升高，回心血量减少，心排血量减少。通气不足会引起组织缺氧和二氧化碳潴留。吹气量过大、吹气时间过快，可造成咽部压力过大，使气体进入食管和胃，引起胃胀气，胀气严重时可使横膈抬高，肺扩张障碍，容量减少，影响肺通气。

七、电除颤

心搏骤停时最常见的心律失常是心室纤颤，而终止心室纤颤的最有效的方法是早期电除颤。如果能在心搏骤停发生后 3 ~ 5 min 内行电除颤，则复苏成功率可高达 50% 以上。每延迟 1 min 除颤，复苏成功率下降 7% ~ 10%。因此，一旦心电监测显示为无脉性室性心动过速或心室纤颤，应立即进行电除颤。

当心搏骤停发生在院外时，在准备除颤器的同时应先开始 CPR，任何时刻除颤仪到达现场，都应该即刻进行心律检查，如果是可除颤心律，应当立即除颤。对于院外心搏骤停建议采用自动除颤仪，以推广非专业人员使用，并减少按压中断时间。对院内心搏骤停患者，从出现心室纤颤到除颤的时间应少于 3 min。有 2 位施救者时，一人施行 CPR，另一人启动应急反应系统并准备除颤器。

（陈玉国）

第 4 章第二节电子资源

第三节　高级心血管生命支持

高级心血管生命支持（advanced cardiovascular life support，ACLS）是建立在基础生命支持（BLS）的基础之上，由专业急救、医护人员应用急救器材和药品实施的一系列复苏措施。主要包括人工气道的建立、机械通气、循环辅助仪器、药物和液体应用、电除颤、病情和疗效评估、复苏后脏器功能的维持等，良好的 BLS 是 ACLS 的基础。

一、呼吸管理

在高级心血管生命支持阶段，常用于开放气道的辅助器械包括基础气道设备和高级气道设备两种。

（一）基础气道设备

1. 口咽通气管　可以防止舌阻塞气道，使球囊 - 面罩通气时有充足的通气量。口咽通气管插入不当会导致舌移动到喉咽部，引起气道阻塞。为便于球囊 - 面罩通气，口咽通气管可用于没有咳嗽或呕吐反射的无意识（无反应）的患者，而且仅由受过培训的人员操作。

2. 鼻咽通气管　对气道阻塞或有气道阻塞风险的患者特别是牙关紧闭妨碍放置口咽通气管者很有用。对非深度意识障碍的患者，鼻咽通气管比口咽通气管更容易耐受。严重颅面部损伤的患者应慎用鼻咽通气管。

（二）高级气道设备

1. 声门上气道装置是气管内插管的合适的替代方法，能在不中断胸外心脏按压时成功实施。

2. 食管 - 气管导管隔离气道、降低误吸的风险、提供更为可靠的通气。用食管 - 气管导管时，如果其末端在食管或气管的位置识别错误，可能会出现致命并发症。因此确认位置很有必要。使用食管 - 气管导管的其他可能的并发症是食管损伤，包括穿孔、擦伤和皮下气肿。

3. 喉管的优点与食管 - 气管导管一样，但是喉管更简单，更容易插入（与食管 - 气管导管不同，喉管仅能进入气管）。对受过培训的专业医务人员，在心搏骤停进行气道管理时，可以考虑喉管替代球囊 - 面罩通气或气管内插管。

4. 喉罩提供比面罩更安全和可靠的通气方法。

5. 气管内插管为保证气道专用，可以吸除气道内分泌物，输入高浓度的氧气，可作为一些药物的备用给药途径，便于调节潮气量，使用气囊保护以防止误吸。

紧急气管内插管的指征：①无意识的患者，不能用球囊和面罩提供充足的通气量；②气道保护消失的患者，包括手术前插管、无法自主咳痰等情况。因为心搏骤停期间心排血量比正常时低，所以通气的需求也降低。高级气道建立后，通气者应每 6 ～ 8s 给予一次通气（8 ～ 10 次 / 分），不需暂停胸外心脏按压（除非按压不中断时通气不足）。潮气量需 500 ～ 600 ml。气道建立后的短期内可以给予 100% 氧气。呼吸兴奋剂的应用并不重要。气管内插管后，抢救人员应立即全面评估导管位置，不需要中断胸外心脏按压。物理检查评估包括：观察两侧胸廓起伏，在上腹部（应听不见呼吸音）和两侧肺野听诊（呼吸音应对称和足够）。也应使用呼气 CO_2 检测仪、食管探测仪等确认气管导管位置是否正确。如果怀疑导管不在位，用喉镜观察导管是否通过声带。如果仍有怀疑，应拔出导管给予球囊 - 面罩通气，直到重新插管。插入和确认气管内插管的正确位置后，抢救人员应该在门牙处标记导管的深度并予以固定保护。患者抬头和低头时或从一个位置搬移到另一个位置时，气管导管很可能移位。推荐用二氧化碳波形图持续监测气管导管的位置。气管导管应用带子或商业仪器安全固定。使用带子和仪器时避免压住颈部前面和侧面，否则会降低大脑的静脉回流。

二、电除颤

心搏骤停由四种心律失常引起：心室纤颤（室颤）、无脉性室性心动过速（无脉性室速）、无脉性电活动和心室停搏。高质量的 CPR 和最初几分钟内成功除颤是 ACLS 成功的基础。其原因如下：①目击下的心搏骤停最常见的初始心律为心室纤颤；②电除颤是治疗心室纤颤的有效手段；③除颤成功的可能性随时间延长迅速降低；④如果不能及时纠正心室纤颤，可能迅速转为心室停搏等难以纠正的心律失常。心搏骤停的 ACLS 处理流程见图 4-5。

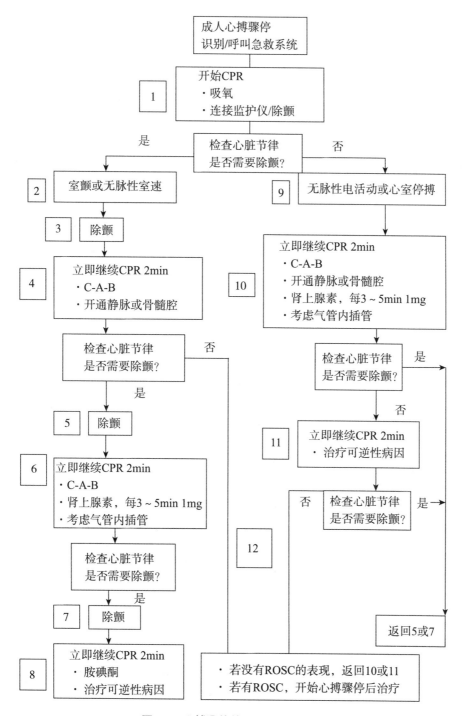

图 4-5　心搏骤停的 ACLS 处理流程

ROSC：restoration of spontaneous circulation，自发性循环恢复

三、建立给药途径

抢救心搏骤停期间主要的给药途径包括：外周静脉、中心静脉、骨髓腔和气管内给药。

四、应用抗心搏骤停药物

心搏骤停期间药物治疗的主要目的是促进自主心律的恢复和维持。应用复苏药物应在不中断 CPR 的基础上进行，主要药物包括：

1．肾上腺素 在成人心搏骤停期间，每 3 ~ 5 min 使用 1 mg 肾上腺素是合理的，高剂量可用于特殊情况，如 β 受体阻滞剂或钙通道阻滞剂过量。如果静脉通路 / 骨髓腔通路延误或无法建立，肾上腺素可气管内给药，每次 2 ~ 2.5 mg。

2．胺碘酮 可以考虑用于对除颤、CPR 和血管加压药无反应的室颤或无脉性室速患者的治疗。首剂为 300 mg，用 5% 葡萄糖液稀释到 20 ml，静脉或骨髓腔内注射，随后可接着用 150 mg，如果需要可以重复 6 ~ 8 次。

3．利多卡因 利多卡因与其他可能使用的抗心律失常药相比，即刻的不良反应更少，是一种相对安全的抗心律失常药。然而，利多卡因对心搏骤停没有证实的短期或长期效果。如果没有胺碘酮，可考虑利多卡因。初始剂量为 1 ~ 1.5 mg/kg 静脉注射。如果室颤或无脉性室速，每隔 5 ~ 10 min 后可重复用 0.5 ~ 0.75 mg/kg 静脉注射，直到最大量 3 mg/kg。

4．硫酸镁 镁离子缺乏时补充镁是有益的，但是心搏骤停时常规使用镁剂的价值没有得到肯定。有研究表明，静脉注射硫酸镁有助于终止尖端扭转型室速（TdP）与长 QT 间期相关的不规则 / 多形性室速。硫酸镁对正常 QT 间期的不规则 / 多形性室速患者无效。当室颤、无脉性室速型心搏骤停与 TdP 相关时，抢救者可以给予硫酸镁 1 ~ 2 g，用 5% 葡萄糖液 10 ml 稀释后静脉或骨髓腔内给药，10 ~ 15 min 后可以酌情重复。

5．阿托品 其应用指征为：血流动力学不稳定的窦性、房性或交界性心动过缓。1 mg 静脉或骨髓腔内注射，可以重复给予直至总量为 3 mg。

6．碳酸氢钠 心搏骤停期间血流中断和 CPR 期间低血流导致组织酸中毒和酸血症，酸中毒的程度受心搏骤停的时间、血流水平、CPR 期间动脉血氧含量的影响。碳酸氢钠可降低全身血管阻力、引起细胞外碱中毒、产生高钠血症、加重中心静脉的酸中毒，同时抑制儿茶酚胺的活性。因此，心搏骤停患者不推荐常规使用碳酸氢钠。在一些特殊复苏情况下可使用碳酸氢钠：①复苏后动脉血气分析显示 pH < 7.1；②存在危及生命的高钾血症或高钾血症引起的心搏骤停；③三环类抗抑郁药过量。常规起始剂量为 1 mmol/kg。只要有可能，应根据碳酸氢根浓度、血气分析或实验室检查提供的碱缺失来指导碳酸氢钠治疗。

7．钙剂 注射钙剂后导致的高血钙对缺血心肌和受损脑细胞的恢复可能有害。仅在一些特殊情况下需要及时应用钙剂：①高钾血症；②低钙血症；③钙通道阻滞剂中毒。

8．溶栓药物 在心搏骤停期间以溶栓药物治疗可能使冠状动脉近端完全闭塞的冠状动脉血栓和大块致命性肺栓塞。正在进行的 CPR 不是溶栓的绝对禁忌，但是有增加颅内出血的风险。

五、静脉补液

如果心搏骤停与大量血容量减少有关，应怀疑低血容量性心搏骤停。这些患者在心搏骤停前有循环休克的征象。这种情况下应迅速恢复血容量。复苏期间建立静脉通路的主要目的是用药。除非有明确存在的低血糖，一般避免输入含葡萄糖液体，以免引起高血糖，从而加重停搏后神经系统功能障碍。

六、目标体温管理（targeted temperature management，TTM）

TTM 是可改善心搏骤停患者短期和长期预后的治疗手段。对于 ROSC 患者，如果仍处于昏迷状态，应尽快使用多种体温控制方法将患者的核心体温控制在 32 ~ 36℃，并至少维持24 h。临床常用的控制低温方法包括冰袋、冰生理盐水输注、降温毯、鼻咽部降温仪和血管内低温仪等。随机对照临床试验证实，在院前阶段快速输注冰冻生理盐水降温，可增加并发症，不能改善预后，因此不推荐通过这种方法在院前实施 TTM。TTM 温度监测应该选择核心体温，比如食管、膀胱或肺动脉等处，不建议把肛温和腋温等同于体核温度。在 TTM 治疗过程中，应严密监测和及时处理并发症，患者常出现的并发症有寒战、心律失常、水和电解质代谢紊乱、凝血功能障碍和感染等，其中最应该引起重视的并发症是感染的增加。TTM 实施需要有详细的实施方案和专业的团队，建议医疗单位制订 TTM 治疗预案并进行专业团队培训，以提高治疗效果和减少并发症。

七、体外心肺复苏（extracorporeal cardiopulmonary resuscitation，ECPR）

目前体外膜式氧合（extracorporeal membrane oxygenation，ECMO）技术已经是非常成熟。ECPR 是对已进行传统心肺复苏但无法达到 ROSC 或者反复心搏骤停而不能维持 ROSC 的患者快速实施静动脉体外膜式氧合，以提供暂时的循环及氧合支持，从而提高心肺复苏成功率的手段。目前 ECPR 缺乏大规模的临床试验证据，其成功与多种因素相关，尤其是心搏骤停到 ECMO 开始转机时间。ECPR 的核心在于选择正确的患者，在正确的时间给予 ECMO 技术支持。ECPR 给医患双方均带来严重挑战，如何正确选择患者，对于医生和患者家属而言，都可能存在严重的伦理冲突。面对需要终止 ECPR 治疗的患者，医患双方将面临更加严重的伦理冲突，甚至无法找到答案。鉴于该项复苏技术的复杂性以及昂贵的使用成本，ECPR 不能作为一种常规复苏选择，只有在可能对患者很有利的情况下才考虑使用，例如存在可逆的病因（急性冠脉闭塞、大面积肺栓塞、深低温、心脏损伤、重度心肌炎、心肌病、充血性心衰和药物中毒），或等待心脏移植。整个 ECPR 团队技术水平是 ECPR 成功的重要保证，选择合适的撤机时机或者终止 ECPR 治疗对于整个 ECPR 团队又是严峻的考验。

（陈玉国）

第 4 章第三节电子资源

第四节 脑 复 苏

在心肺复苏后有相当比例的存活者并发神经系统功能损害，研究表明约 80% 复苏成功的患者昏迷时间超过 1 h，其中 40% 的患者进入了持续性植物状态，神经功能转归良好率仅为11% ~ 18%。这种心肺复苏成功后继发的脑损害称为"复苏后缺血缺氧脑病"。因此，脑复苏是 CPR 成败的关键。自 1961 年国际复苏研究委员会将"心肺复苏"（CPR）的概念扩展到"心肺脑复苏"（CPCR）以来，脑复苏日益受到医疗界重视，目前已成为复苏有效的评估指标。

一、复苏后缺血缺氧脑病的发病机制

脑组织的代谢率高、氧耗量大，但能量储备很有限。脑血流一旦停止 10 ~ 15 s，脑的氧储备即完全消耗，患者出现意识丧失，4 ~ 6 min 后神经细胞发生不可逆性损伤。循环恢复早期由于脑微循环改变和脑灌注压低等原因，可出现无复流现象。继而由于脑血管的麻痹出现数十分钟的反应性充血期，然后为延迟性多灶性低灌注期，此期可持续 2 ~ 12 h，是脑缺血缺氧损害的最重要阶段。缺血再灌注时，自由基的脂质过氧化作用和钙质沉积导致线粒体结构破坏和功能异常，使神经细胞发生继发性能量代谢障碍。

二、复苏后缺血缺氧脑病的临床表现

复苏后意识未恢复的患者，多数持续昏迷 1 周左右，2 ～ 3 周内进入植物状态。有害刺激可引起较长时间延迟的肢体屈曲回缩，但动作缓慢，张力失调，缺乏正常的急速运动反应。瞳孔对光反射大多正常，少数有两侧不对称。多存在吞咽反射，但没有咀嚼运动，多数患者保留有呕吐、咳嗽、吸吮反射。可出现中枢性发热、多汗、水及电解质平衡紊乱等。

三、复苏后缺血缺氧脑病的诊断

意识障碍程度的判定是脑复苏后临床观察的重点，可分为意识模糊、嗜睡、昏睡、昏迷，严重者进入植物状态，甚至发生脑死亡。

植物状态的诊断要点在于此类患者下丘脑及脑干的功能基本保存，因此多能保持自主呼吸和血压；但患者认知功能丧失，无意识活动，不能理解和表达语言，不能执行指令；患者能自动睁眼或在刺激下睁眼，可有无目的性的眼球跟踪运动；有睡眠 - 觉醒周期。与植物状态不同，昏迷的特征是无反应状态，患者在刺激下不能产生觉醒和睁眼。植物状态持续 1 个月以上者称为持续性植物状态。

脑死亡是全脑功能不可逆性的丧失。诊断依据为：①昏迷原因明确，并排除各种原因的可逆性昏迷；②同时具备深昏迷、脑干反射全部消失、自主呼吸丧失；③脑电图平直、经颅多普勒超声呈脑死亡图形、躯体感觉诱发电位 p14 以上波形消失，此三项中至少一项阳性；④首次判定 12h 后复查，结果仍符合脑死亡判定标准者，方可最终确认为脑死亡。

四、脑复苏治疗

（一）脑复苏的时机

估计心肺复苏不够及时（大于 4 min），且已呈明显的脑缺氧体征时，应立即进行脑复苏。如果脑损伤的程度已使患者的肌张力完全丧失（即软瘫），病情往往已接近"脑死亡"的程度，目前的脑复苏措施还不能使其恢复。

（二）脑复苏的措施

脑复苏的主要任务是防治脑水肿和颅内压增高，以减轻或避免脑组织灌注损伤，保护神经细胞功能。脑复苏是一个综合治疗的过程，脱水、亚低温治疗和肾上腺皮质激素是现今较为行之有效的防治急性脑水肿的措施。

1. 尽快恢复自主循环　胸外心脏按压可至少产生正常心排血量 20% ～ 30% 的血供，可维持一定的冠状动脉灌注压及脑血流量，提高自主循环恢复的机会，延缓脑缺血性损伤的进程。脑复苏时应采取头部抬高 15° ～ 30° 的体位，以利于静脉回流，增加脑血供，减轻脑水肿。

2. 脱水　对于昏迷患者应维持正常或稍高的平均动脉压，降低颅内高压，保证最适的脑灌注压。脱水应以增加排出量来完成，不应使入量低于代谢需要，否则得不偿失。渗透性利尿剂由于其作用相对缓和且持久，可作为脱水治疗的主要药物，临床常用的有 20% 甘露醇。如单用渗透性利尿剂治疗效果欠佳，可联合应用呋塞米，并与渗透性利尿剂间隔给药。蛋白及血浆制剂的利尿作用缓和、持久，且有利于血浆胶体渗透压和血容量，常用制剂有白蛋白、血浆等。由于脑水肿一般在第 3 ～ 4 天达到高峰，因此脱水治疗应持续 5 ～ 7 天。

3. 亚低温治疗　低温可使神经细胞的需氧量降低，从而维持脑氧供平衡，起到脑保护作用。国际上将低温分为轻度（体温 33 ～ 35℃）、中度（体温 28 ～ 32℃）、深度（体温 17 ～ 27℃）和超深度（体温 ≤16℃）。轻中度低温（体温 28 ～ 35℃）都具有良好的脑保护作用，而且无明显副作用，故统称亚低温。可予全身冰毯或用冰袋置于颈、腋、腹股沟等大

知识拓展—亚低温治疗

血管经过的部位，头部可用冰帽重点降温，力争在 3 ～ 6 h 内使鼻咽部、食管或直肠温度降至 32 ～ 35℃。降温前应使用吩噻嗪类、苯二氮䓬类、巴比妥类药物，以避免全身降温所引起的寒战反应。当患者神智开始恢复或好转时可终止亚低温治疗。

4. 肾上腺皮质激素　早期大量应用可抑制血管内凝血，降低毛细血管通透性，维持血脑屏障完整性，并有稳定溶酶体膜作用。对于神经组织水肿的预防作用较明显，因此宜尽早用药。一般使用 3 ～ 5 天即可停药，以免引起并发症。常用地塞米松，20 ～ 30 mg/d。其应用原则是速用速停。

5. 高压氧疗　高压氧疗可明显提高脑复苏的成功率；高压氧疗越早，则脑功能的恢复越好。心肺脑复苏患者自主循环恢复后，只要心率 > 60 次 / 分，血压用升压药能维持，血流动力学相对稳定，应及时进行高压氧疗。在 24h 内实施治疗效果更佳。对于重症患者也不应轻易放弃治疗，可试用长疗程高压氧疗，使一些去皮质状态患者获得生机。

6. 神经促代谢剂　应用神经代谢剂可减轻神经细胞损害，促进其功能恢复。常用药物有维生素 B 类如吡硫醇（脑复新）、吡拉西坦（脑复康）、胞磷胆碱、脑蛋白水解物（脑活素）、神经细胞生长因子、单唾液酸四己糖神经节苷脂（GM-1）等。

7. 其他治疗手段

（1）机械通气：可以实施机械通气进行脑复苏，其目的不仅在于保持患者氧合良好，还在于借助轻度的过度通气（$PaCO_2$ 25 ～ 35 mmHg）造成呼吸性碱中毒，引起脑血管收缩以减轻脑水肿的发展。

（2）钙通道阻滞剂：用于脑复苏的有硝苯地平、尼莫地平、维拉帕米等。

（3）巴比妥类药物：巴比妥类药物主要抑制再灌注后儿茶酚胺引起的大脑高代谢，降低氧耗及颅内压，改善脑血流分布及脑缺血区能量代谢；并有清除氧自由基、降温及膜稳定等作用。在有效循环恢复后，可考虑选用超短效巴比妥类药物如硫喷妥钠。

五、脑复苏后脑功能的评估及监测

（一）临床评估

脑复苏后床旁神经功能检查仍然是预测脑功能结局常用的指标。心搏骤停 72h 后没有瞳孔对光反射或角膜反射预示神经功能预后极差。心搏骤停后 24h 尚没有神经体征预示结局不良。GCS 判断预后的临床应用价值尚不明确。

（二）神经功能监测

1. 脑电图（electroencephalogram，EEG）　EEG 反映的是大脑自发的电活动，能提供脑功能的情况。CPR 后 24 ～ 48 h 床旁动态脑电图有助于判断预后，并可动态观察 EEG 变化以判断病情。一些恶性的病例 EEG 波形与较差功能结局相关，最可靠的是泛化抑制到 < 20 μV、出现了爆发抑制的广泛癫痫样电活动和平台背景上的广泛周期性复合波。

2. 躯体感觉诱发电位（somatosensory evoked potential，SEP）　SEP 中的正中神经刺激产生的 N_2O（代表原发的皮质反应）在预测研究中是被研究最深入的诱发电位波形。在心搏骤停存活者中，心肺复苏后 24 h 至 1 周内缺乏正中神经刺激诱发的双侧 N_2O 波形预示神经功能结局差。推荐认为 N_2O 的缺失较床旁神经功能检查对较差结局的预测更具价值。

3. 生化标志物　脑脊液中肌酸磷酸激酶和外周血神经元特异性烯醇酶、S100β 蛋白已被应用于心搏骤停后功能结局的预测。检测的结果数值越大，预后越差。

4. 神经影像　神经影像被应用于明确心搏骤停后的结构性脑损伤。最被广泛应用和研究的是颅脑 CT，颅脑 CT 能显示出心搏骤停后脑水肿的典型特征。早期颅脑 CT 显示脑水肿的表现则提示脑损伤严重，患者预后差。颅脑 MRI 因设备的限制较少而应用于危重病患者。

（潘曙明）

第五节　复苏后综合征

一、概念

复苏后综合征（post-resuscitation syndrome，PRS）是指心搏骤停复苏成功即机体自主循环恢复（ROSC）后出现的严重的全身多器官功能障碍或衰竭，又称复苏后多器官功能障碍综合征（post-resuscitation multiple organ dysfunction syndrome，PRMODS），包括脑损伤、心肌损伤等，主要病理原因是心搏骤停导致的全身缺血再灌注损伤等。因此，心搏骤停患者在经历了成功的心肺复苏并建立自主循环后，还需要度过 PRS 这一关才可。这一综合征由 Vladimir Negovsky 于 20 世纪 70 年代提出。这一过程的长短、严重程度直接决定了患者的恢复情况及生活质量。

二、发病机制

1.脑损伤　导致脑损伤的机制比较复杂，包括神经兴奋性毒性、钙稳态失衡、氧自由基形成等；脑血管自身调控受损；脑水肿；缺血后神经退行性变。这些因素导致脑水肿、颅内压升高而引起脑损伤。

2.心肌损伤　不同于脑损伤，心肌损伤对于治疗的反应较好，而且能够逆转。心率、血压变化很大，可能与心脏局部及血液循环中儿茶酚胺浓度升高有关。

3.多器官功能障碍　ROSC 后心肌细胞受损、血流动力学不稳定、微血栓形成及微循环衰竭，导致组织器官发生缺血再灌注损伤，表现为程度不一的多器官功能不全，如血容量减少，血管调节功能受损；凝血功能激活，机体高凝状态；肾上腺皮质功能不全；以及抗感染能力下降等。

三、临床表现

PRS 临床上主要分为四期，临床表现概括为表 4-3。需注意的是各期临床表现无明显分界点。

表4-3　PRS的临床分期及表现

临床分期	时间	临床表现
第 1 期（极早期）	20min 内	不同程度的意识障碍及心脏功能减低
第 2 期（早期）	20min 至 6 ~ 12h	同第 1 期
第 3 期（中期）	6 ~ 12h 至 72h	同第 1 期，持续高热、高血糖、MODS
第 4 期（恢复期）	3 天以后	同第 3 期，感染

MODS：multiple organ dysfunction syndrome，多器官功能障碍综合征

四、辅助检查

基本监测包括有创动脉血压、血氧饱和度、心电图、深部体温（肛温或膀胱温）、尿量、动脉血气分析、乳酸、血糖、电解质、血常规、肝肾功能、胸部 X 线检查等。对心脏功能的监测包括心脏超声、心导管或脉搏指示剂连续心排血量测定、中心静脉压测定。对脑功能的监测有脑电图、持续颅内压监测等。

五、病情评估、危险分层及诊断

依据患者心搏骤停的病史、ROSC 后出现的器官功能障碍的不同程度即可做出 PRS 的诊断，应进一步对累及的器官及其损伤程度进行评估。

病情严重程度的评估需要在心搏骤停前、中、后三个过程分别进行分析。心搏骤停前的疾病对病情有影响，高龄、糖尿病、全身性感染、肿瘤晚期、肾功能不全、脑卒中等因素可以加重患者的病情。心搏骤停中的救治情况直接影响患者的预后，如进行心肺复苏的水平、ROSC 时间的长短等。心搏骤停后的评估则以各种反射的情况，有无中枢性、持续性高热等进行，并需要对患者的神经功能、心脏功能进行及时再评估。

六、救治措施

总体治疗原则是立即将患者送入重症监护病房进行加强医疗，依据具体的病情进行个体化治疗；掌握治疗的黄金时间。救治要点见表 4-4。

表4-4 PRS的治疗要点

循环支持：早期目标化治疗
氧合维持：维持正常的二氧化碳水平，保证正常的氧分压
亚低温治疗：心搏骤停后 12 ～ 24h 内使体温达到 32 ～ 34℃，至少维持 24h
心脏病等原发病治疗
镇静肌松、抗抽搐、控制血糖、控制感染等治疗

1. 循环支持 由于 PRS 时脑血管丧失了压力调节功能，因此脑灌注取决于平均动脉压与颅内压的差值，维持血压乃至循环的稳定至关重要。PRS 后组织缺血再灌注损伤、心肌损伤与全身性感染的发病机制有许多的共性，所以全身性感染时的早期目标化治疗原则同样适用于 PRS 循环支持。治疗的关键是在数小时内使血流动力学达标，也就是 6 h 内达到以下要求：中心静脉压 8 ～ 12 mmHg，颅内压 65 ～ 90 mmHg，中心静脉血氧饱和度（$ScvO_2$）＞ 70%，血细胞比容达 30% 以上或血红蛋白达 80 g/L 以上，血乳酸水平小于 2 mmol/L，每小时尿量大于 0.5 ml/kg 等。血管活性药物则应该根据心肌收缩力、血管张力等进行选择及调整。上述指标可以通过心脏超声、心导管等获得。若经过上述治疗血压仍不能维持，则要考虑应用机械性辅助循环手段如主动脉内球囊反搏（IABP）、体外膜式氧合（ECMO）等来维持循环稳定。

2. 氧合维持 尽管现有指南强调心肺复苏时需应用纯氧，但是 PRS 时，应该避免过度氧化导致氧自由基的产生，加重各器官组织的损伤。因此，维持血氧饱和度在 94% ～ 96% 即可。机械通气的患者要注意避免高碳酸血症或过度通气导致颅内压升高、酸中毒等情况，因此应使 PRS 患者保持二氧化碳在正常水平。

3. 亚低温治疗 亚低温治疗是一项被承认有效的治疗 PRS 手段，对于脑保护极为重要。亚低温的治疗目标是使患者在 12 ～ 24 h 内体温在 32 ～ 34℃，持续至少 24 h。实际操作可以分成三个步骤进行，即诱导期、维持期及复温期。

亚低温治疗的过程中应注意酸碱平衡、电解质水平、循环情况等。常见的并发症是诱导期的肌束颤动。轻度低温可以增加全身血管阻力，从而使心排血量下降；还可诱发各种心律失常，以心动过缓常见，导致利尿而使血流动力学不稳定及内环境紊乱；使胰岛素分泌下降、敏感性下降，从而导致高血糖；抑制血小板等凝血因子，导致出血可能性增加；还可以损害免疫系统而诱发感染。由于硫酸镁可以降低肌束颤动的阈值，并可抗心律失常，因此亚低温治疗过程中可同时应用硫酸镁。

若由于各种原因不能进行亚低温治疗，那么至少应该在 72h 内防止高体温的发生。PRS 后 48h 内极易发生高体温，随体温的升高脑功能恢复的可能性下降，内环境紊乱进一步加重，预后不良率递增。

4．原发病的治疗　治疗导致心搏骤停的原发病很关键。例如，对急性心肌梗死患者尽早进行再灌注治疗。对于心律失常的治疗包括：维持正常的电解质平衡、使用抗心律失常药物、植入起搏器等。对于其他的原发病例如脑卒中、肺栓塞、中毒、创伤等也应该尽早祛除病因，防止导致心搏骤停因素的持续存在或再发。

5．镇静肌松、抗抽搐、控制血糖、控制感染等治疗　对 PRS 患者应该积极进行镇静、肌松，原因有：① ROSC 后 5 ～ 10 min 内患者不能苏醒，则应该进行气管内插管、机械通气，因此镇静肌松是有必要的。②降低氧耗。③在亚低温时可以防止肌束颤动的发生，从而更早地达到低温的目标。镇静肌松期间应该进行持续的脑电图监测。

对于持续的抽搐，应该积极应用各种药物如苯二氮䓬类、丙泊酚、丙戊酸、巴比妥类、苯妥英钠等进行控制。否则可以导致体温升高、亚低温治疗失败、内环境紊乱、横纹肌溶解等。

PRS 期间高血糖常见。因此应该注意血糖的控制。尽管可能发生肾上腺皮质功能不全，但因为没有足够的证据，因此不建议使用激素类药物。有感染迹象时，注意及时使用抗生素类药物。

（王甲莉）

第 4 章第五节电子资源

心血管系统急症

第一节 概 述

心脏和血管病变的急性发作称为心血管系统急症，包括急性冠状动脉综合征、恶性心律失常、急性心力衰竭、高血压急症、急性主动脉综合征等疾病，其中以急性冠状动脉综合征最为常见。不论是在发达国家还是发展中国家，心血管疾病引起的死亡在死亡病因构成比中均占首位。

心血管系统急症的临床症状具有多样性，如胸痛、憋喘、心慌、呼吸困难、水肿、晕厥等，其他症状还包括咳嗽、头晕或眩晕、上腹痛、恶心、呕吐等。多数症状也见于其他系统的急症，需注意仔细鉴别。

一、诊断

心血管系统急症的诊断应根据病史、临床症状和体征、实验室和辅助检查等资料进行综合分析。

（一）病史与症状

详细询问患者的主诉，包括症状出现的诱因、部位、性质、严重程度、持续时间、加重与缓解的因素、与活动和呼吸的关系等；同时询问患者的一般情况、饮食习惯、烟酒嗜好及家族史等信息。

女性、糖尿病及老年患者有时临床症状并不典型，急诊医生面对这些患者时需格外小心，尽量摒弃病史与症状信息导致的"先入为主"的观念，需要结合体格检查、辅助检查等资料进行综合判断。

（二）体格检查

体格检查对急性心力衰竭、恶性心律失常等疾病具有特异性，但是急性冠状动脉综合征、急诊高血压、急性主动脉综合征的体格检查一般并无阳性发现，如出现阳性体征，需警惕并发症的发生。

1. 视诊 主要观察患者的一般情况、呼吸状况（有无端坐呼吸等），是否存在颈静脉怒张、水肿等。

2. 触诊 主要观察是否存在心尖异常搏动、静脉充盈或异常搏动、肝脾大、下肢水肿等。

3. 叩诊 主要观察是否存在心界增大等。

4. 听诊 主要观察是否存在心音的异常变化、额外心音、心脏杂音和心包摩擦音、心律失常、肺部啰音等。听诊在心血管系统急症的诊断中具有重要价值，急诊医生需要重点掌握心肺听诊。

（三）实验室检查

实验室检查包括血、尿常规和多种生化检查，如心肌损伤标志物（肌酸激酶、心肌肌钙蛋白）、脑钠尿肽等，对诊断具有重要意义。肌酸激酶和心肌肌钙蛋白 I （cTnI）对诊断急性心肌梗死具有高度特异性，脑钠尿肽有助于评估心力衰竭的程度。

（四）辅助检查

1．血压测定 左、右上肢或上、下肢的血压测量有助于急性主动脉综合征的诊断，高血压急症静脉应用降压药物时需密切监测血压，避免过快降压。

2．心电图检查 分析心率、节律、波形、振幅及形态等内容，对诊断各种心律失常、心肌缺血/梗死特异性高，亦有助于提示电解质平衡紊乱，如低血钾或高血钾等。

3．心脏超声检查 心脏超声具有良好的空间方位性，直观且能显示心脏的结构和运动状态，是评价心脏大小、形状以及功能的主要定量手段。

4．CT、MRI检查 冠状动脉CT检查可提供动脉粥样硬化斑块的形状、部位、性质等信息，已成为诊断急性冠状动脉综合征的重要无创手段；心脏MRI检查可用于识别急性心肌梗死冠状动脉再灌注后的微血管阻塞以及心肌存活状态。

5．选择性冠状动脉造影 冠状动脉造影是一种有创性技术，可判断冠状动脉狭窄程度及部位、斑块性质等情况，是目前评价冠状动脉病变的主要方法。

二、治疗原则

1．药物治疗 是心血管系统急症首选的治疗方法之一。常用药物包括抗心肌缺血药物、抗血小板药物、抗凝药物、降压药物、抗心律失常药物等。选择药物时需注意药物的起效时间、适应证、禁忌证、毒副作用等，同时个体化治疗也是药物治疗成功的关键。

2．介入治疗 随着技术的不断完善，介入治疗已经成为心血管系统急症最为重要的治疗手段，极大地改善了患者的预后和生活质量。心血管系统急症常用的介入治疗手段有经皮冠状动脉介入术（percutaneous coronary intervention，PCI）、临时心脏起搏术、植入式心脏复律除颤器（implantable cardioverter defibrillator，ICD）等。

3．外科治疗 外科手术如冠状动脉旁路移植术（coronary artery bypass grafting，CABG）等已较少用于心血管系统急症的救治。

（陈玉国）

第二节 急性冠状动脉综合征

一、概念

急性冠状动脉综合征（acute coronary syndrome，ACS）是一组由急性心肌缺血导致的临床综合征，有多种临床分类（图5-1）。根据发病早期心电图ST段变化，ACS可分为非ST段抬高型ACS和ST段抬高型ACS两大类。前者包括不稳定型心绞痛（unstable angina，UA）和非ST段抬高型心肌梗死（non-ST elevated myocardial infarction，NSTEMI），后者主要是ST段抬高型心肌梗死（ST elevated myocardial infarction，STEMI）。

现代命名涵盖了以往的UA、无Q波心肌梗死和Q波心肌梗死。由于Q波形成于心肌缺血后数小时，无助于早期诊断和治疗方案的选择，因此为了指导早期治疗策略的制订，目前临床上常用ST段抬高型ACS和非ST段抬高型ACS的分类。

二、病因与发病机制

尽管ACS的临床表现不同，却具有共同的病理生理基础，即在冠状动脉粥样硬化的基础上，发生斑块破裂或糜烂，继发完全或不完全闭塞性的血栓形成。

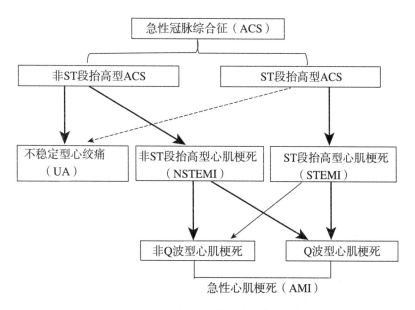

图 5-1　ACS 的临床分类
箭头粗、细分别代表发展的可能性大、小，虚线表示可能性极小

1．动脉粥样硬化斑块形成　动脉粥样硬化病变是一种多细胞、多因子共同参与的慢性炎症反应性疾病。现代细胞和分子生物学技术显示动脉粥样硬化病变具有巨噬细胞游移，平滑肌细胞增生，T 淋巴细胞活化，大量胶原纤维、弹性纤维和蛋白多糖等结缔组织基质形成，以及细胞内、外脂质聚集的特点。

2．斑块易损性　斑块破裂是内在结构和外部作用力相互作用的结果。前者使斑块易于破裂，而后者促进破裂的发生。

（1）内部因素：斑块脂质核大小、纤维帽厚度、基质胶原成分、巨噬细胞和 T 淋巴细胞等炎症细胞含量等。

（2）外部因素：剪切力、冠状动脉间歇性痉挛等。

3．血小板聚集和血栓形成　斑块破裂后血管内皮下基质暴露，迅速导致血小板聚集，在破裂处形成血小板血栓，随后血栓不断增大，导致管腔接近或完全闭塞，或由于纤溶系统激活而自行溶解，导致 ACS 的不同临床类型。

4．发生机制主要包括三个方向　炎症、斑块侵蚀、痉挛或微血管病变。分为四种类型：炎症斑块破裂型；无炎症斑块破裂型；斑块侵蚀型；痉挛和微血管病变型。

三、临床表现

（一）病史与症状

1．胸痛是 ACS 的典型症状，多在劳累、情绪激动时发作，常位于胸骨后、心前区或前胸部两侧，可向颈部、下颌、左肩部等放射。

2．心绞痛常呈阵发性胸痛，每次持续 5 ～ 15 min，休息或服用硝酸甘油可缓解。

3．心肌梗死表现为更加持久、严重的胸痛，含服硝酸甘油疼痛缓解不明显。

4．ACS 也可表现为非典型症状，如胸闷不适、呼吸困难、气短、腹痛、消化不良等，这些症状可与胸痛同时存在，也可单独存在。

5．女性、糖尿病及老年患者有时临床症状并不典型，急诊医生应提高警惕。

（二）体征

ACS 的阳性体征并不多见。如出现阳性体征，注意有无并发症。

1. **肺检查**　肺部出现干湿啰音，提示左心功能不全。

2. **心脏检查**　注意心律失常、心音的异常变化、新出现的心脏杂音、心包摩擦音等。

四、辅助检查

1. **心电图**　心电图的作用在于协助诊断，并对 ACS 进行临床分类和危险分层，观察病情变化和治疗效果。应动态观察，并和既往心电图进行比较。

（1）UA/NSTEMI 的心电图：主要表现为 ST 段不同程度的压低、T 波低平、T 波倒置等改变。单凭心电图不能区分 UA 和 NSTEMI，二者的区分主要依据心肌损伤标志物的检测。

（2）STEMI 的心电图：至少两个相邻导联 J 点后有 ST 段弓背向上抬高，V_2、V_3 导联 ≥ 0.25 mV（< 40 岁男性）、≥ 0.2 mV（≥ 40 岁男性）或 ≥ 0.15 mV（女性），其他导联 ≥ 0.1 mV，伴或不伴有病理性 Q 波、R 波减低；新发的左束支阻滞；超急性期 T 波改变。

2. **心肌损伤标志物**　包括肌红蛋白（MYO）、肌酸激酶（CK）、肌酸激酶同工酶（CK-MB）、心肌肌钙蛋白 I(cTnI) 或超敏肌钙蛋白（hs-cTn）等，是鉴别心绞痛和心肌梗死的重要标志物。UA 发作时心肌损伤标志物一般不升高，而在心肌梗死急性期可检测到心肌损伤标志物升高（表 5-1）。推荐首选 hs-cTn 检测，若结果未见增高（阴性），应间隔 1 ~ 2h 复查，若结果增高超过 30%，应考虑急性心肌损伤，如两次检验仍不能明确诊断而临床提示 ACS 可能，则在 3 ~ 6h 后复查。

表5-1　急性心肌梗死时血清心肌损伤标志物的出现时间及动态变化

心肌损伤标志物	开始升高时间（h）	达峰值时间（h）	持续时间（d）
MYO	1 ~ 2	4 ~ 8	0.5 ~ 1.0
CK	6	24	3 ~ 4
CK-MB	3 ~ 4	10 ~ 24	2 ~ 4
cTnI	2 ~ 6	10 ~ 24	5 ~ 10

3. **影像学检查**

（1）超声心动图有助于了解心室壁的运动情况及左心室功能，同时可发现并发症如心脏破裂、室壁瘤、乳头肌功能失调等。

（2）冠状动脉 CT 和心脏 MRI 作为新的诊断方法已逐渐应用于临床，是目前重要的无创检查手段。

五、病情评估、危险分层及诊断

ACS 的危险性评估应遵循以下原则：首先是明确诊断，然后进行临床分类和危险分层，最后确定治疗方案。

1. **ACS 的诊断**　根据典型的缺血性胸痛症状、心电图、心肌损伤标志物及其他辅助检查结果，ACS 的诊断不难建立。

（1）UA：阵发性胸痛发作，心电图 ST-T 改变，但血清心肌损伤标志物阴性。

（2）NSTEMI：胸痛症状，心电图 ST 段不同程度的压低、T 波低平、T 波倒置等，血清心肌损伤标志物升高。

（3）STEMI：严重、持久的胸痛，心电图 ST 段弓背向上抬高，血清心肌损伤标志物升高。

2. **STEMI 的危险性评估**　STEMI 本身属于高危 ACS。STEMI 如合并以下几点则危险性进一步增加：①年龄 > 70 岁；②前壁心肌梗死；③两个或以上部位的心肌梗死；④伴血流动力学不稳定；⑤伴发左、右束支传导阻滞；⑥既往心肌梗死病史；⑦合并糖尿病或未控制的高血压。

3．非 ST 段抬高型 ACS 的风险评分　GRACE 评分能够对患者的缺血风险进行较为准确的评估，而 CRUSADE 评分可用于评估出血风险。

六、救治措施

（一）救治流程

及早实施再灌注治疗是对高危 ACS 最为关键的治疗手段，可挽救濒临坏死的心肌，缩小心肌梗死范围。

影响再灌注治疗效果的主要因素是发病至开始治疗的时间，因此，院前急救系统和医疗机构应优化救治流程，尽量缩短患者获得再灌注治疗的等待时间。ACS 的救治流程见图 5-2。

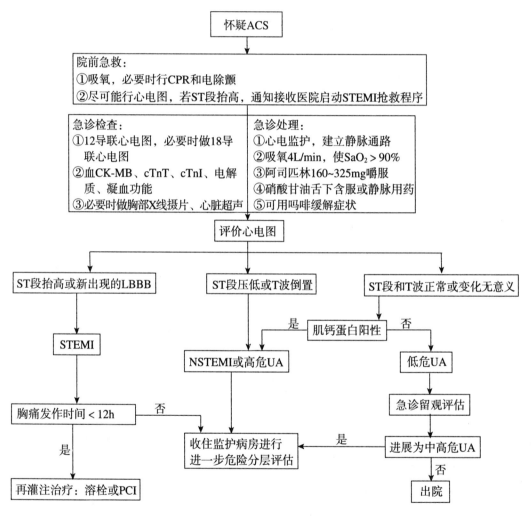

图 5-2　ACS 的救治流程图

（二）救治方案

1．STEMI 患者的再灌注治疗

开通闭塞冠状动脉、恢复心肌再灌注是 STEMI 的主要治疗策略。再灌注治疗手段包括溶栓治疗、经皮冠状动脉介入治疗（PCI）、冠状动脉旁路移植术（CABG）。

（1）溶栓治疗：

1）溶栓适应证：发病 12 h 内；发病 12～24 h 仍有进行性缺血性胸痛和至少 2 个胸前导联或肢体导联 ST 段抬高 > 0.1 mV；或血流动力学不稳定的患者，若无直接 PCI 条件。发病

3h 内溶栓治疗的即刻效果与直接 PCI 相似。

2）溶栓禁忌证：①既往发生过出血性脑卒中，6 个月内发生过缺血性脑卒中或脑血管事件；②颅内肿瘤或畸形；③近期（2～4 周）有活动性内脏出血；④可疑主动脉夹层；⑤严重且未控制的高血压（> 180/110 mmHg）或慢性严重高血压病史；⑥目前正在使用治疗剂量的抗凝药或已知有出血倾向；⑦近期（2～4 周）有创伤史，或外科大手术史，或进行过较长时间（> 10 min）的心肺复苏；⑧近期（< 2 周）曾有在不能压迫部位的大血管穿刺术史。

3）目前国内较常用的溶栓剂包括尿激酶（Urokinase，UK）、链激酶（Streptokinase，SK）和阿替普酶（重组组织型纤溶酶原激活剂，rt-PA）。

（2）急诊 PCI：是目前首选的安全有效地恢复心肌再灌注的治疗手段，对梗死相关血管的再通率高于溶栓治疗，且对溶栓有禁忌者也可以做 PCI。急诊 PCI 的缺点在于需要有导管室条件的医疗中心和有相当手术经验的医务人员。

（3）急诊 CABG：已较少用于 STEMI 患者。对介入治疗失败或溶栓治疗无效且有手术指征者，争取尽快施行急诊 CABG，但死亡率明显高于择期 CABG。

2．NSTE-ACS 的再灌注策略

（1）NSTE-ACS 患者不推荐溶栓治疗。

（2）NSTE-ACS 的 PCI 的治疗：危险分层，识别高危患者，对于极高危或高危患者，可进行早期介入治疗。对于中危患者建议介入治疗，对于低危患者建议先行非侵入性检查（无创负荷试验、心脏彩超等），寻找缺血证据，再决定是否采用介入策略。

1）极高危缺血患者：血流动力学不稳定或心源性休克；危及生命的心律失常或心搏骤停；心肌梗死机械并发症；急性心力衰竭伴难治性心绞痛和 ST 段改变；再发 ST-T 改变，尤其是伴有间接性 ST 段抬高。

2）高危患者：cTn 动态改变；ST 段或 T 波动态演变（伴或不伴有症状）；GRACE 评分大于 140 分。

3）中危患者：糖尿病；肾功能不全，eGFR < 60 ml/（min·1.73m^2）；LVEF < 40% 或充血性心力衰竭；早期心肌梗死后心绞痛；近期行 PCI 治疗；既往行 CABG 治疗；109 分 > GRACE 评分 < 140 分；无创检查时反复出现缺血症状。

（3）抗血小板、抗凝治疗：对于高危 ACS 患者应给予抗血小板、抗凝治疗，以降低血液高凝状态；对于急诊 PCI 患者，术前应给予负荷量的双重抗血小板药物，防止支架内血栓形成。

1）抗血小板药物：抑制血小板聚集。该类药物主要有环氧化酶抑制剂（阿司匹林）、P2Y12 受体拮抗剂（氯吡格雷、替格瑞洛）、血小板膜糖蛋白Ⅱb/Ⅲa 受体阻滞剂（阿昔单抗）和环核苷酸类（双嘧达莫）四类药物。双联抗血小板药物治疗（阿司匹林 +P2Y12 受体拮抗剂）是治疗急性冠脉综合征的基石，不仅可以降低支架内血栓的风险，也可以降低之后心肌梗死的风险。PRECISE-DAPT 评分可预测 PCI 术后患者院外出血的风险，并指导医生确定双联抗血小板药物治疗的疗程。

2）抗凝药物：可抑制凝血酶。主要有普通肝素、低分子量肝素、磺达肝癸钠、比伐芦定等，无论是否进行再灌注治疗，均应给予抗凝治疗。

（4）他汀类药物：他汀类药物除调脂作用外，还具有抗炎、改善内皮功能及抑制血小板聚集的多效性。有研究显示在他汀类药物的基础上，PCSK9 抑制剂 alirocumab 将 LDL 水平降至极低水平，可降低患者的主要不良心血管事件和全因死亡。

（5）其他药物治疗：硝酸酯类药物、β 受体阻滞剂、钙通道阻滞剂、血管紧张素转化酶抑制剂 / 血管紧张素受体阻滞剂等药物既可用于 ACS 患者的急性期，亦可用于二级预防。

（陈玉国）

第三节　恶性心律失常

一、概念

心律失常（arrhythmia）是指心脏冲动的频率、节律、起源部位、传导速度或激动次序的异常。心律失常的分类方法繁多，临床上按心律失常时血流动力学是否稳定、循环障碍的严重程度和预后，将心律失常分为良性心律失常和恶性心律失常两大类。

恶性心律失常（malignant arrhythmia）是指在短时间内引起严重血流动力学障碍，导致患者晕厥甚至猝死的心律失常。它是根据心律失常的程度及性质分类的一类严重心律失常，也是一类需要紧急处理的心律失常。

常见的恶性心律失常有：持续性室性心动过速（室速）、心室纤颤（室颤）；QT 间期延长综合征伴发的多形性室性心动过速；QT 间期正常伴极短联律间期的多形性室速；特发性室颤；Brugada 综合征等。可根据恶性心律失常心室率的快慢，将之分为缓慢型恶性心律失常和快速型恶性心律失常。

1. 缓慢型恶性心律失常　严重的病态窦房结综合征、高度或三度房室传导阻滞。

2. 快速型恶性心律失常　心室扑动（室扑）、室颤、部分不能维持血流动力学稳定和易蜕变为室扑及室颤的室速（例如多形性室速、尖端扭转型室速和双向性室速等）、预激综合征合并心房颤动。

二、病因与发病机制

1. 病因　恶性心律失常的病因主要包括基础性心脏疾病和电生理学机制异常。导致恶性心律失常的高危因素和诱发因素见表 5-2。

表5-2　导致恶性心律失常的常见因素

高危因素	诱发因素
冠心病	抗心律失常药物
心肌病	洋地黄毒性反应
心脏瓣膜病	三环类抗抑郁药物
原发性 QT 间期延长综合征	低血钾或低血镁等
Brugada 综合征	
过早复极综合征	

2. 发病机制　目前多数人认为快速型恶性心律失常中室速的主要发病机制为折返，其折返环多位于心室，束支折返少见。而心室扑动的主要机制亦为心室肌产生环形激动；其需满足心肌受损、缺氧或代谢失常和异位激动落在易颤期三个条件。心室扑动不能持续长久，不及时转复则极易转为心室纤颤。缓慢型恶性心律失常的发病机制多为心脏传导系统受损。

三、临床表现

恶性心律失常为一类短时间内引起血流动力学严重障碍的心律失常，发作时患者的症状与心律失常所导致的血流动力学障碍程度密切相关，而后者又受患者的年龄、有无器质性心脏病、基础心功能状态、心室率等因素影响。

1．症状　患者可有心悸、胸闷、气短、胸痛、头晕、黑矇；严重者可有晕厥、休克、阿-斯综合征发作，甚至猝死。

2．体征　患者可出现精神紧张、神情淡漠，甚至昏迷；血压下降或测不出、脉搏不易扪及，可出现脉搏短绌、交替脉；第一心音强弱不等，偶可闻及大炮音；心律多不齐，心室率多大于 130 次 / 分或小于 40 次 / 分，偶在肺底部闻及哮鸣音、湿啰音等。

四、辅助检查与分类

恶性心律失常主要依据的辅助检查为心电图，常见恶性心律失常的心电图特征和分类如下：

（一）心室扑动

1．无正常的 QRS-T 波群，代之以连续快速而相对规则的大正弦波，呈单形性。

2．扑动波的频率达到 150 ～ 300 次 / 分，大多数为 200 次 / 分。

（二）心室纤颤

1．QRS-T 波群完全消失，出现不规则、形态振幅不等的锯齿样低小波。

2．频率超过 300 次 / 分。

（三）多形性室速

1．QRS 波呈室性波形，增宽变形，QRS 波时限 > 0.12 s，心室频率为 140 ～ 200 次 / 分。

2．QRS 波形态多变，一般认为连续 5 个或 5 个以上 QRS 波形态不稳定且无明显的等位线和在多个同步记录的导联上 QRS 波不同步，RR 间期相对不整（图 5-3）。

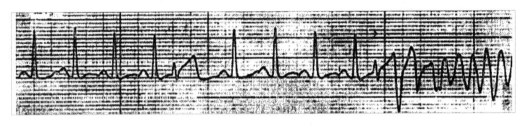

图 5-3　多形性室速

（四）尖端扭转型室速

1．心电图呈室性心动过速特征。

2．增宽变形的 QRS 波围绕基线不断扭转，主波方向呈正负双向，每 3 ～ 10 个不同类型的 QRS 波之后就会发生扭转。

3．多伴有 QT 间期的延长（图 5-4）。

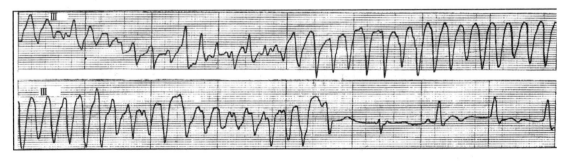

图 5-4　尖端扭转型室速

（五）双向性室速

1．心电图呈室性心动过速特征。

2. 增宽的 QRS 波主波方向呈正负交替出现。常见于洋地黄中毒或临终状态（图 5-5）。

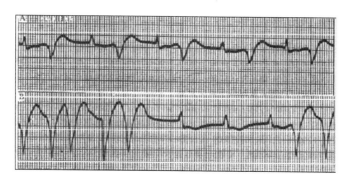

图 5-5　双向性室速

（六）病态窦房结综合征

1. 非药物引起的显著而持续的窦性心动过缓（心率＜ 50 次 / 分）。

2. 窦性停搏和窦房传导阻滞。

3. 窦房传导阻滞与房室传导阻滞同时存在。

4. 心动过缓 - 心动过速综合征。

（七）三度房室传导阻滞

1. P 波与 QRS 波无关，各自有固定的频率，P 波可位于 QRS 波的前、中、后任何部位。

2. 心房率大于心室率，心室率 40 ～ 60 次 / 分。

（八）预激综合征合并心房颤动

1. 基础心律为心房颤动，存在 RR 间期绝对不等。

2. QRS 波时限＞ 0.12 s，QRS 波前 40 ms 可见预激波，QRS 波形态相对一致。

此外，临床上可出现室性心动过速 / 心室颤动风暴，即 2 ～ 4 h 内室性心动过速 / 心室颤动反复发作 3 次或 3 次以上，需抗心动过速起搏或电复律 / 除颤治疗的临床综合征。患者往往存在严重的血流动力学障碍，如不及时治疗，死亡率极高。器质性心脏病是室性心动过速 / 心室颤动风暴最常见的病因，电解质紊乱、颅脑损伤、躯体或精神应激及代谢紊乱等诱因也可引起。

五、病情评估、危险分层及诊断

恶性心律失常主要通过患者的心电图和临床表现进行诊断。

1. 缓慢型恶性心律失常即为伴有一过性黑矇、晕厥或发作性阿 - 斯综合征的严重的病态窦房结综合征、高度或三度房室传导阻滞。

2. 快速型恶性心律失常中的室扑、室颤、尖端扭转型室速、双向性室速及预激综合征合并心房颤动单凭心电图表现即可诊断为恶性心律失常。而对于频发室性期前收缩、单行性室速、非特异性的多形性室速则需要结合患者的症状、体征、血流动力学状况、是否伴发基础心脏病及超声心动图等进行评估和危险分层。一些合并心电不稳定标志的心电图信息的室性心动过速，也可以认为属恶性范畴。例如：Q 波、缺血性改变、QRS 波增宽或为碎裂 QRS 波、QT 间期延长或缩短、异常 J 波（Brugada 波，缺血性 J 波，巨大 J 波）、异常 T 波（T 波电交替，持续性幼年性 T 波，巨大倒置 T 波，Niagara 瀑布样 T 波）、Epsilon 波、等位性 Q 波等。

3. 鉴别诊断　快速型恶性室性心律失常由于快心室率且 QRS 波宽，临床上常需要与室上性心动过速合并束支传导阻滞或差异性传导所致的宽 QRS 波心动过速进行鉴别诊断。

六、救治措施

（一）终止心律失常

救治的主要目的在于终止心律失常，稳定患者的生命体征，尤其在造成血流动力学不稳定时。

1. 血流动力学稳定时　可首先应用抗心律失常药物。对于缓慢型恶性心律失常，可应用提高心室率药物，例如静脉应用异丙肾上腺素和阿托品。对于快速型恶性心律失常，可首选静脉应用胺碘酮，利多卡因只在胺碘酮不适用或无效时，或合并心肌缺血时作为次选药；但对于QT间期延长的多形性室性心动过速，不宜选用胺碘酮，先天性者首选β受体阻滞剂或利多卡因，获得性者的处理主要在于去除诱因和应用硫酸镁，积极补钾，血流动力学不稳定时行临时起搏置入，无心脏起搏条件者，可考虑应用异丙肾上腺素。美托洛尔适用于与交感神经张力增高相关的恶性心律失常。应用时应注意抗心律失常药物的致心律失常和负性变力性作用，一般不联合应用两种抗心律失常药物；若药物无效，应改用电复律。

2. 血流动力学不稳定时　血流动力学不稳定状态包括进行性低血压、休克、急性心力衰竭、进行性缺血性胸痛、晕厥、意识障碍等。对于缓慢型恶性心律失常患者，应立即行临时起搏置入提高心室率，保证心脏射血。而对于快速型恶性心律失常患者，如为室颤和无脉性室速，应进行心肺复苏，并应尽快对其实施电除颤，在院外最好在发作 8 min 内电除颤，院内应该 3 min 内进行，如用单相波除颤器，应选用 360 J 能量行紧急电除颤，如果用双相波除颤器，起始推荐能量为 150 ～ 200 J，第二次以上电击可予以同样能量或加大能量。对于不能转复或者无法维持稳定灌注节律的患者，在持续按压的基础上，通过应用呼吸辅助设备改善通气、应用药物肾上腺素等措施后，再进行一次除颤，如仍未成功可用抗心律失常药物改善电除颤的效果，首选胺碘酮。

（二）综合处理

心律失常的发生多在一定基础疾病或诱因下出现，综合处理的主要目标为预防恶性心律失常的再次发作，并预防由此而引起的猝死。其具体治疗原则包括：治疗原发疾病和去除诱因、抗心律失常的药物治疗、非药物治疗措施等。

1. 治疗原发疾病和去除诱因　基础疾病和心功能状态与心律失常，尤其是室性心律失常的发生关系密切。对于伴有基础心脏病的患者，应积极强调针对基础疾病进行药物或手术治疗，如急性心肌梗死患者反复发生室性心动过速伴有血流动力学障碍，应积极开通梗死相关动脉，恢复冠状动脉血流，方能终止室性心动过速的发生。某些诱因也可以导致恶性心律失常，例如低血钾、药物所导致的尖端扭转型室速或心动过缓，应迅速纠正低钾、补镁，停用相关药物。

2. 抗心律失常药物治疗　此项治疗是当前应用最为广泛的治疗方法之一。常用胺碘酮、利多卡因、普罗帕酮、美西律、β受体阻滞剂等药物治疗快速性室性心律失常。循证医学资料表明，Ⅰ、Ⅲ、Ⅳ类抗心律失常药物不能有效预防心脏性猝死。β受体阻滞剂具有一定的预防心脏性猝死的作用，尤其在缺血性心脏病患者。对于缓慢性心律失常，目前无有效的药物治疗方法，部分中成药可能具有一定提升心率作用，临床可考虑应用。因副作用问题，口服氨茶碱或麻黄碱不作为推荐。

3. 非药物治疗　对于出现非可逆原因导致的快速室性心律失常相关的心搏骤停，或者血流动力学不稳定的室性心动过速的心肌病患者，以及部分符合条件的肥厚型心肌病、遗传性心律失常患者，ICD 为指南推荐的治疗恶性室性心律失常的首选方法，其同时具备抗心动过缓起搏、抗心动过速起搏、电复律和电除颤功能，对快速室性心律失常具有良好的治疗效果。对部分药物控制不佳、ICD 后反复放电的患者，亦可考虑导管射频消融治疗，具有一定的疗效。

（范西真）

第四节　急诊高血压

一、概念

《中国急诊高血压诊疗专家共识》（2017）把急诊高血压分为高血压急症和高血压亚急症。

高血压急症（hypertensive emergency）是一种血压严重升高（通常血压＞180/120 mmHg）并伴随靶器官急性或进行性功能损害的一种临床危急状态。常见的靶器官受损包括：高血压脑病、颅内出血、急性心肌梗死、不稳定型心绞痛、出现肺水肿的急性左心衰竭、主动脉夹层以及先兆子痫或子痫等。血压高低不是高血压急症的危重指标，靶器官损害才是高血压急症诊断的重点。

高血压亚急症（hypertensive urgencies）是指血压明显升高，无急性或进行性靶器官损害，允许在 24 h 内将血压降至安全范围。通常不需住院，但应立即使用口服降压药治疗，并确定导致血压升高的可能原因，治疗基础疾病，去除诱因。

二、病因与发病机制

1. 病因　高血压急症患者通常有明确的既往高血压病史，多发生在高血压控制不良的患者。既往血压控制良好的患者在遇到应激等情况时，也可出现血压的急剧上升。高血压急症的病因如图 5-6 所示。

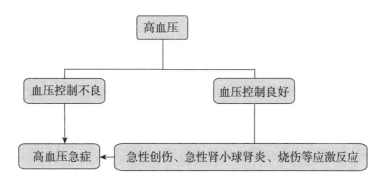

图 5-6　高血压急症的常见病因

2. 发病机制　人体对血压的调节精细而复杂，有多种神经、体液及内分泌因素参与。当人体正常的自身调节功能出现障碍时，如各种应激因素导致交感神经兴奋和缩血管活性物质大量释放入血，导致全身血管阻力突然升高和血压升高。进一步导致血管内皮损伤和小动脉纤维蛋白样坏死，引起缺血和诱发血管活性物质进一步释放，形成恶性循环，最终导致心、脑、肾等器官出现缺血低灌注，造成靶器官损害。

三、临床表现与病情判断

1. 症状　高血压急症的症状与受损靶器官直接相关。如高血压脑病（脑水肿和颅内高压的症状）、急性主动脉夹层（可有剧烈胸痛和休克表现）、急性心肌梗死（不能缓解的心绞痛）、子痫（妊娠妇女出现头晕、头痛，伴发抽搐和昏迷）等。在判断病情时，血压升高的幅度比其绝对值更有意义。

2. 体格检查　除了测量血压以外，应仔细检查心血管系统、眼底和神经系统，关键在于了解靶器官损害程度，同时评估有无继发性高血压的可能。

（1）卧、立位血压：测量平卧及站立两种姿势的血压以评估有无容量不足。

（2）测量双侧上臂血压：双上臂血压明显不同应警惕主动脉夹层可能。

（3）心血管系统检查：应侧重于有无心力衰竭的存在，如颈静脉怒张、双肺湿啰音、病理性第三心音或奔马律等。

（4）神经系统检查：评估意识状态、脑膜刺激征、视野改变及病理征等。

（5）眼底检查：有新发出血、渗出、视盘水肿等情况则提示高血压急症。

四、辅助检查

1. 实验室检查　血常规、尿常规、电解质、血气分析、肝肾功能和心肌酶谱等检查有助于发现相关的危险因素及靶器官损伤，并有助于判断患者的原发疾病。

2. 影像学检查

（1）胸部 X 线检查：可以观察有无肺水肿及心力衰竭表现，注意主动脉的形态。

（2）CT 检查：血压升高伴严重头痛和神志改变，是行颅脑 CT 检查的指征。高度怀疑 24 小时内新发脑梗死的患者若 CT 检查为阴性则可考虑行头颅 MRI 检查。而对于怀疑主动脉夹层的患者，应立即行 CT 以及必要时 CTA 检查以明确诊断。

3. 其他

（1）心电图：应作为常规检查，寻找心肌缺血、心肌梗死的表现，注意动态观察并结合心肌酶谱的变化。

（2）超声检查：心脏超声可以评估患者的心功能；并可以安全地用于孕妇，评估胎儿情况。

五、诊断标准

1. 血压急性升高，通常收缩压 > 180 mmHg 和（或）舒张压 > 120 mmHg；并伴随靶器官进行性损害。血压升高的程度不作为高血压急症的主要标志。

2. 若舒张压 > 140 mmHg 和（或）收缩压 > 220 mmHg，无论有无症状和靶器官损害，均应视为高血压急症。

3. 妊娠期妇女或某些急性肾小球肾炎患者，特别是儿童，虽然血压升高不显著，但对脏器损害极大，也应视为高血压急症。

4. 患者既往血压升高，已经造成相应靶器官损害，就诊时收缩压 < 180 mmHg 和（或）舒张压 < 120 mmHg，但检查明确提示已经并发主动脉夹层、急性肺水肿、心肌梗死或脑血管意外，即使血压仅为中度升高，也应视为高血压急症。

六、救治措施

1. 治疗原则　急诊高血压治疗的原则是迅速评估患者病情，区分高血压急症和高血压亚急症，根据病情评估进行针对性治疗，具体诊治流程见图 5-7。

2. 一般措施　给予患者吸氧及持续心电、血压监护。床头一般抬高 40° 左右，有脑出血或伴有意识障碍的患者头偏向一侧，防止误吸。计算单位时间的出入量。降压过程中应严密观察靶器官功能状况，如神经系统的症状和体征，胸痛是否加重等。

3. 降压控制目标（表 5-3）

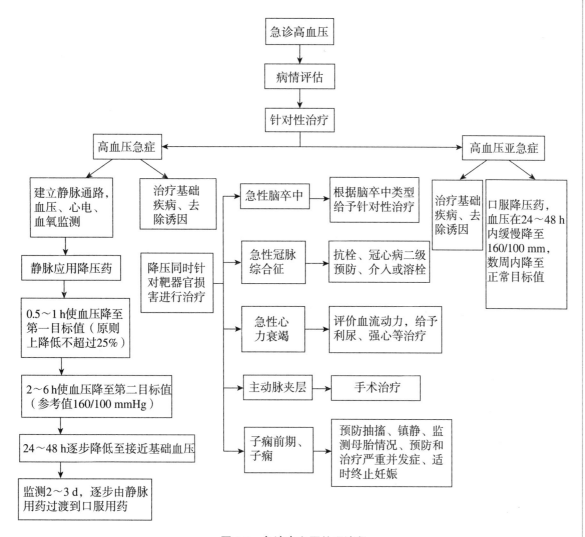

图 5-7　急诊高血压处理流程

表5-3　高血压急症的降压控制目标

	降压节奏	降压原则
第一目标	0.5 ~ 1 h	将血压迅速降到安全水平，但不超过降压前的 25%（主动脉夹层和急性脑血管患者除外）
第二目标	2 ~ 6 h	当达到第一目标后，应该减慢静脉用药的速度以减慢降压的速度，加用口服降压药，将血压降至约 160/100 mmHg
第三目标	24 ~ 48 h	逐渐降低血压以达到正常水平

4. 药物选择　理想的降压药应该降压强力、短效，可以在不降低重要器官灌注量的情况下降低血压，不增加机体的氧耗，无其他特殊不良反应，适用于各类人群。推荐的常用降压药物的使用详见表 5-4。

表5-4　高血压急症常用的降压药物

常用药物	剂量	适应证	禁忌证
硝酸甘油	5～100μg/min，静脉注射	合并急性冠状动脉综合征	青光眼和颅内高压患者禁用
硝普钠	0.25～10μg/（kg·min），静脉注射	适合绝大多数高血压急症	高血压脑病、脑出血、蛛网膜下腔出血、甲状腺功能减退和妊娠妇女慎用或禁用。长期使用有氰化物中毒风险
尼卡地平	5～15mg/h，静脉注射	适用于绝大多数高血压急症，尤其适合急性高血压伴基底动脉供血不足	急性心肌梗死、急性心肌炎、颅内高压等患者禁用或慎用
地尔硫䓬	10mg 或 5～15μg/（kg·min），静脉注射	适用于高血压、冠心病并发哮喘	禁用于病态窦房结综合征，二或三度房室传导阻滞（植入起搏器除外）
拉贝洛尔	开始2mg/min，静脉注射	适用于除急性心力衰竭外的大多数高血压急症，伴肾功能减退	急性心力衰竭、支气管哮喘、心脏传导阻滞患者慎用或禁用
乌拉地尔	10～50mg，静脉注射	适用于大多数高血压急症，尤其伴高血压脑病、急性左心衰竭、主动脉夹层	主动脉狭窄或动静脉分流者禁用
呋塞米	每次0.2～0.4g，静脉注射	适用于大多数高血压急症，尤其适合伴有肾功能不全	哺乳期和妊娠妇女禁用。无尿或严重肾功能损害，有痛风病史，严重肝功能损害，急性心肌梗死过度利尿可促发休克

5. 不同类型高血压急症的救治　高血压急症的相关疾病较多，表5-5是结合共识总结的治疗要点，可结合相应章节深入了解。

表5-5　高血压急症相关疾病的降压治疗

高血压急症类型	降压原则	推荐治疗方案
高血压脑病	避免使用影响脑血流的药物，在保证脑灌注血流的情况下尽量把血压降到指南推荐的目标值（1 h内收缩压下降20%～25%，舒张压一般不小于110 mmHg）	ACEI/ARB 和二氢吡啶类钙通道阻滞剂，高血压脑病合并有冠心病的患者，推荐使用硝酸甘油
急性冠状动脉综合征	在不影响冠状动脉灌注压的前提下降低血压到目标值（使收缩压下降10%～15%），同时减少心肌氧耗	硝酸甘油是首选。伴ST段抬高的AMI患者，推荐β受体阻滞剂和ACEI。静脉用尼卡地平能发挥降压和保护心肌的双重效果
急性缺血性脑卒中	一般不予降压治疗。当收缩压＞220 mmHg或舒张压＞120 mmHg，或伴有心肌缺血、心力衰竭、肾功能不全及主动脉夹层等，或准备溶栓治疗时，适当降压	以利尿剂为基础，静脉用拉贝洛尔和尼卡地平、乌拉地尔等治疗，使血压略高于发病前
急性出血性脑卒中	急性期严禁使用加重脑水肿的扩血管药物。在降低颅内压的同时慎重进行平稳降压治疗，使血压维持在略高于发病前水平	蛛网膜下腔出血的首期降压目标是使MAP下降25%，推荐使用尼莫地平和尼卡地平
主动脉夹层	保证脏器血流灌注量的前提下，迅速将血压降低并维持在尽可能低的水平。一般要求在30 min内尽快将血压维持在120/80 mmHg以下	血管扩张剂（首选硝普钠）加β受体阻滞剂是标准的治疗方案

续表

高血压急症类型	降压原则	推荐治疗方案
急性左心衰竭	联合使用 2 种或 3 种降压药物，将血压维持在 < 130/80mmHg（包括高血压伴左心室肥厚，或左心室功能障碍但无心力衰竭症状和体征）	首选利尿剂加 β 受体阻滞剂加 ACEI 或 ARB
先兆子痫 / 子痫	轻度妊娠高血压患者，限盐补钾。重度妊娠高血压时最大限度地降低妊娠妇女的患病率和病死率	建议和妇产科医生共同诊治，明确降压目标、药物的选择和终止妊娠的时机。建议静脉用硫酸镁

注：ACEI, angiotensin-converting enzyme inhibition，血管紧张素转化酶抑制剂；ARB, angiotensin receptor blocker，血管紧张素受体阻滞剂

（赵鹏程　陈　彦）

第 5 章第四节电子资源

第五节　急性主动脉综合征

一、概念

急性主动脉综合征（acute aortic syndrome，AAS）包括主动脉夹层、壁内血肿（intramural haematoma，IMH）和穿透性主动脉溃疡（penetrating ulcer，PAU）三种严重威胁生命的主动脉疾病，这三种疾病均以动脉中层破坏为特征，其中主动脉夹层最为常见（62% ~ 88%），其次为壁内血肿（10% ~ 30%）（图 5-8）。该组疾病的分类、临床症状及治疗相似，故本章主要以主动脉夹层为例进行描述。主动脉夹层是指主动脉腔内血液从主动脉内膜撕裂处进入主动脉中层并使中层分离，沿主动脉长轴方向扩展形成主动脉壁的二层分离，又称主动脉夹层动脉瘤或主动脉壁间动脉瘤。

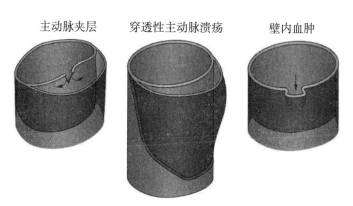

主动脉夹层　　　穿透性主动脉溃疡　　　壁内血肿

图 5-8　主动脉综合征的三种类型示意图

二、病因与发病机制

1. 病因　具体病因未明。高血压是 AAS 最为常见的危险因素，80% 以上患者有高血压病史，其他危险因素包括动脉粥样硬化、心脏外科手术史、主动脉瘤和 AAS 家族史等。

2. 发病机制　基本病理特点为囊性中层坏死。主动脉夹层常发生于升主动脉，此处经受血流冲击力最大，而主动脉弓远端病变轻且少。夹层起源于升主动脉的占 65%，主动脉弓占 10%，降主动脉占 20%，更远端占 5%。初始内膜撕裂，真腔的血流进入主动脉的中膜或外膜，形成假腔，真假腔间由一内膜片分割。夹层可向近端（逆行）或远端（顺行）扩展，导致主

表5-6　主动脉夹层的分型

DeBakey分型
Ⅰ型：夹层起源于升主动脉，扩展超过主动脉弓到降主动脉，甚至腹主动脉
Ⅱ型：夹层起源并局限于升主动脉
Ⅲa型：夹层局限于胸降主动脉
Ⅲb型：夹层起源于降主动脉并扩展至远端
Standford分型
A型：累及升主动脉（包括DeBakeyⅠ型和Ⅱ型主动脉夹层）
B型：不累及升主动脉（包括DeBakeyⅢ型主动脉夹层）

动脉的分支狭窄或堵塞。根据夹层起源和主动脉受累部位，可将主动脉夹层按 DeBakey 系统分为三型或按 Stanford 系统分为两型，这两种分型系统有助于制订治疗策略。见表 5-6。

三、临床表现

1. 疼痛　突发剧痛是主动脉夹层最为重要的症状，疼痛部位和相关症状往往反映初始内膜破裂的位置，疼痛可因夹层沿着主动脉撕裂或累及其他动脉或器官而发生转移。疼痛放射至颈部、咽部和（或）下颌提示累及升主动脉，而背部或腹部疼痛提示降主动脉夹层。A 型多为前胸痛，B 型多在后背部、腹部疼痛。少数起病缓慢者疼痛可不显著。无痛性夹层仅占 15%。疼痛消失后复发时要考虑主动脉将要破裂。

2. 高血压　初诊时 B 型患者 70% 有高血压。患者因剧痛而有休克外貌，焦虑不安、大汗淋漓、面色苍白、心率加快，但血压往往不低，反而升高。如外膜破裂出血则血压降低，不少患者原有高血压，起病后剧痛使血压更高。且有 38% 的患者左、右上肢的血压和脉搏不同。

3. 心血管系统症状　夹层血肿累及主动脉瓣的瓣环或者影响瓣叶的支撑时发生主动脉瓣关闭不全，可在主动脉瓣区出现舒张期吹风样杂音，脉压增大，急性主动脉瓣反流可引起心力衰竭。脉搏改变，一般见于颈、肱或股动脉，一侧脉搏减弱或消失，反映主动脉的分支受压迫或内膜片堵塞其起源。胸锁关节处出现波动或在胸骨上窝可触及搏动性肿块。可有心包摩擦音，夹层破裂入心包腔、胸膜腔可引起心脏压塞及胸腔积液。

4. 神经系统症状　15%～20% 的主动脉夹层患者出现神经功能受损。由于夹层分离延伸至主动脉分支颈动脉或肋间动脉，可造成脑或脊髓缺血，引起偏瘫、昏迷、神志障碍、截瘫、肢体麻木、反射异常、视物与二便障碍。2%～7% 的患者可有晕厥，但未必有其他神经症状。

5. 其他症状　主动脉夹层分离压迫腹腔动脉、肠系膜动脉可引起恶心、呕吐、腹胀、腹泻、黑便等；压迫颈交感神经节引起霍纳综合征；压迫喉返神经致声嘶；压迫上腔静脉致上腔静脉综合征；累及肾动脉可有血尿、无尿及肾缺血后血压升高。

四、辅助检查

1. 化验检查　血、尿常规可有白细胞计数轻中度增高，C 反应蛋白升高，胆红素和乳酸脱氢酶轻度升高，可出现溶血性贫血和黄疸。尿中可有红细胞或肉眼血尿。平滑肌的肌球蛋白重链浓度增加可作为诊断主动脉夹层的生化指标。D- 二聚体水平升高，血浆 D- 二聚体 < 0.5μg/ml 排除 AAS 准确性达 93%～98%，但是 D- 二聚体升高诊断 AAS 特异性不高。肌钙蛋白升高不排除主动脉病变的可能性。

2. 心电图　非特异性。病变累及冠状动脉时，可出现急性心肌缺血甚至急性心肌梗死改变，但 1/3 患者的心电图是正常的。心包积血时可出现类似急性心包炎的心电图改变。

3. X 线检查　胸部 X 线片见上纵隔或主动脉弓影增大，主动脉外形不规则，有局部隆起。如见主动脉内膜钙化影，可准确测量主动脉壁的厚度。正常为 2～3 mm，如增至 10 mm 则提示主动脉夹层的可能性大，若超过 10 mm 可确定为本病。

4. CT 检查　是目前最常用于诊断主动脉夹层的标准诊断工具，其中以多层螺旋增强 CT

效果最好。可显示病变主动脉扩张；发现主动脉内膜钙化，如钙化内膜向中央移位则提示主动脉夹层，向外移位提示单纯性动脉瘤；还可显示主动脉内膜撕裂所致的内膜片。CT 对诊断位于降主动脉的夹层的准确性高于其他部位，但难以判断主动脉瓣关闭不全的存在。总体来讲，该方法的敏感性为 93% ~ 100%，特异性为 87% ~ 100%。有条件者可行胸痛三联 CT 检查，可用于区分 AAS、急性冠脉综合征（acute coronary syndrome，ACS）和肺栓塞。

5. 超声心动图　经胸超声心动图诊断升主动脉夹层很有价值，且能识别心包积血、主动脉瓣关闭不全和胸腔积血的并发症。但诊断降主动脉夹层的敏感性低。近年应用经食管超声心动描记术（transesophageal echocardiography，TEE）结合实时彩色血流显像技术诊断升主动脉和降主动脉夹层，判断主动脉瓣关闭不全和心包积液都有高的特异性及敏感性，判断内膜撕裂、假腔内血栓的敏感性较高。由于其无创，并能在床旁很快完成，可在血流动力学不稳定的患者中进行，敏感性达到 98%，特异性为 63% ~ 96%。

6. MRI 检查　是检测主动脉夹层最为清楚的显像方法，敏感性和特异性均高达 98% ~ 100%，因而被认为是诊断该病的"金标准"。常被用于血流动力学稳定的患者或慢性患者随访。但检测耗时较长，需要 30 ~ 60 min，对急诊和血流动力学不稳定患者不够安全，在植入起搏器和带有人工关节、钢针等金属物的患者中禁忌使用，临床应用受限。

7. 主动脉造影术　选择性地造影主动脉曾被作为常规检查方法。对 B 型主动脉夹层的诊断较准确，但对 A 型病变诊断价值小。该技术为侵入性操作，具有风险性，临床现已少用。

8. 血管内超声（intravascular ultrasound，IVUS）　IVUS 直接从主动脉腔内观察管壁结构，能准确识别其病理变化。对主动脉夹层诊断的敏感性和特异性接近 100%。但和主动脉造影同为侵入性的检查，具有一定危险性，不常用于早期诊断。

五、诊断及鉴别诊断

1. 诊断　结合临床表现与相关辅助检查可作出诊断。如胸痛位于前胸、有主动脉瓣区舒张期杂音或心包摩擦音、右肩血压低、脉搏弱、右颈动脉搏动弱、心电图示心肌缺血或梗死，则提示夹层分离位于主动脉近端；疼痛位于双肩胛骨间、血压高、左侧胸腔积液提示夹层位于主动脉远端。超声心动图、X 线、MRI 检查对确立主动脉夹层的诊断很有帮助，对拟做手术者可考虑主动脉造影或 IVUS 检查。

2. 鉴别诊断　需要鉴别的疾病有 ACS、肺栓塞、气胸、无夹层分离的主动脉瘤、无夹层分离的主动脉瓣关闭不全、肌肉骨骼痛、心包炎、纵隔肿瘤、胸膜炎、胆囊炎、脑卒中等。其中与 ACS 的鉴别诊断最为重要。但 ACS 开始发病时疼痛不剧烈，逐渐加重，或减轻后再加剧，很少向胸部以下放射，伴心电图特征性表现，可有休克外貌但血压低，也不引起两侧血压不等，平素多有反复心绞痛发作史，以上可资鉴别。

知识拓展—主动脉夹层的风险评分

六、救治措施

对任何确诊或可疑该病的患者，应立即住院进入监护室治疗。治疗分紧急治疗和后续治疗两个阶段。

（一）紧急治疗

1. 一般治疗　镇静、制动休息、保持二便通畅、避免情绪激动等。疼痛严重者可给予吗啡类药物镇痛，密切注意神经系统、肢体脉搏、心音等的变化，监测生命体征、心电图、尿量等，采用鼻导管吸氧，避免输入过多液体，以免升高血压及引起肺水肿等并发症。

2. 控制血压及降低心率　血压和心率均参与施加于主动脉壁的剪切力，是主动脉夹层发展的主要因素。联合应用 β 受体阻滞剂和血管扩张剂，以降低血管阻力、血管壁张力和心室收缩力，减低左室收缩期主动脉内压力的变化速率（dp/dt），控制血压在 100 ~ 120 mmHg，心率在 60 ～ 75 次 / 分。对于血压正常或偏低患者，应首先排除出血进入心包、胸腔、假腔中的可能。血压下降后疼痛明显减轻或消失是主动脉夹层停止分离扩展的标志。

3. 对严重血流动力学不稳定患者应立即行气管内插管，补充血容量。有出血入心包、胸腔、主动脉破裂者给予输血。为排除由于主动脉弓分支阻塞导致的假性低血压，监测两侧上肢血压非常重要。一旦发现心脏压塞，应立即进行胸骨切开外科探查术。在手术前施行心包穿刺引流术可能有害，因心包内压降低后可引起再出血。

（二）后续治疗

病情稳定后可改用口服降压药控制血压，及时做 CT、TEE 等检查以决定下一步是行外科手术还是介入治疗。

对于主动脉夹层存活患者，β 受体阻滞剂和严格控制血压为治疗的基石。无论最初的处理方案如何，应每 6 ～ 12 个月复查 MRI 或 CT，检测主动脉内径、撕裂的程度及修复的状态。

七、预后

A 型主动脉夹层若不及时外科修复和药物治疗，死亡率较高：1 天死亡率近 24%，2 天 29%，7 天 44%，2 周后 50%。未治疗近端主动脉夹层 1 年存活率小于 10%，10 年内几乎全部死亡。急性降主动脉夹层死亡率较小，非复杂型 B 型主动脉夹层 5 年生存率可达 80%，主要死因为主动脉破裂。假腔持续开放可能导致动脉瘤形成，而完全性血栓形成是假腔稳定的独立预测因素。但是，假腔部分血栓形成强烈预示出院后死亡。主动脉脏器分支部分或完全起源于假腔，多处撕裂以及腹主动脉假腔直径均大小是不完全血栓形成的危险因素。另外，难治性疼痛或高血压，年龄大于 70 岁等均与院内死亡率独立相关。

（燕宪亮）

第 5 章第五节电子资源

第六节　常见周围血管急症

一、周围血管急症概述

（一）概念

周围血管急症（peripheral vascular emergencies）是指周围动、静脉突然发生病变，导致疼痛、肿胀、皮肤色泽和感觉改变的急性疾病。突出的特点是起病突然，临床症状明显，多容易诊断。如经快速有效处理，则预后较好。但若处理不当或延误处理则可致残，甚至威胁生命。

（二）共同表现特征

周围血管急症病因不同，临床症状有差异，但其表现有共同特征。

1. 肢体疼痛　是最常见的症状，主要由动脉供血不足或静脉淤血引起。表现为突然发生的肢体急骤而严重的持续性疼痛，或持续性胀痛。动脉性病变时抬高患肢会加重疼痛，静脉性病变时抬高患肢可减轻疼痛。

2. 肢体肿胀　静脉性病变时的肿胀明显于动脉性病变，由深静脉淤血高压所致。肿胀的部位可反映病变部位。

3. 皮肤温度变化　动脉性病变导致的皮肤温度变化较静脉性病变明显。如急性动脉栓塞时，皮温降低、冰冷，可有明显的变温带。而静脉性病变时皮温可高于正常。

4. 感觉异常　肢体感觉减退、麻木，严重时感觉丧失。急性动脉性病变表现明显。

（三）辅助检查

辅助检查对周围血管急症的病因、病情诊断极为重要，但不可代替详细的病史询问和严格的体格检查。

1. 超声检查 血管彩色多普勒超声检查可探测血管壁的完整性、血管腔的阻塞及异常结构。

2. 多层螺旋 CT 血管造影（multi-slices spiral CT angiography，MSCTA）和磁共振血管造影（magnetic resonance angiography，MRA） 主要用于动脉性疾病的诊断。MSCTA 是利用 CT 采集的血管影像资料，通过后处理重建技术获得血管的三维影像，对于血管的结构、走行、有无狭窄阻塞等有清晰的显示。CT 检查对人体有一定的辐射损伤，不适于反复检查。MRA 虽然成像原理不同，得到的图像结果和 CTA 相仿，对患者无辐射损伤，但身体内有金属物品时不能检查。

3. 血管造影 血管造影分动脉造影和静脉造影。

（1）动脉造影：现多使用数字减影动脉造影术（digital subtraction arteriography，DSA），主要针对动脉性疾病的诊断。对造影剂过敏者，有严重心、肝、肾衰竭，凝血功能障碍和妊娠者不适用。通过 DSA，可发现动脉血管的形态异常，如狭窄、血管充盈中断、血管畸形和血流方向异常等。

（2）静脉造影：分顺行性造影和逆行性造影。顺行性造影是由远端体表浅静脉注入造影剂，然后分段摄片，了解静脉回流血管通畅情况及侧支循环形成情况；逆行性造影是对需诊断的静脉的起始部穿刺后注入造影剂，主要用于观察静脉的瓣膜功能。

二、周围血管损伤

（一）概念

周围血管损伤（peripheral vascular trauma）是指由于外力因素导致血管壁挫伤或断裂，出现疼痛、出血、组织血供或血液回流障碍，严重者威胁生命。

（二）病因与发病机制

1. 病因 周围血管损伤的病因是直接与间接的外力侵袭血管（表5-7）。

表5-7 周围血管损伤的病因

直接损伤	间接损伤
锐性损伤（枪弹伤、刺伤）	动脉痉挛
医源性：注射、介入治疗中损伤	过度伸展性撕裂伤
钝性损伤（挤压伤、挫伤）	损伤后血管继发性病变（血栓形成、血管瘤、动静脉瘘）

2. 发病机制 由于直接或间接暴力导致血管的连续性或完整性受到损害，导致血液外溢、血液供应或回流障碍，形成组织缺血或淤血，导致组织细胞坏死等一系列病理生理改变，引起临床症状。

（三）临床表现

根据损伤的部位和程度不同，临床表现不尽相同。

1. 出血或伴休克 损伤部位出血。搏动性鲜红色出血为动脉出血；持续性暗红色出血是静脉出血。出血量大加之创伤引起疼痛时可出现失血性休克。

2. 血肿 出血到组织间隙可引起损伤部位周边组织的血肿。闭合性损伤可不出现出血，仅以张力高、边界不清的血肿为局部表现。有动脉损伤时，血肿有膨胀性和搏动性。

3. 损伤血管远端组织表现 动脉损伤时损伤血管远端组织出现缺血性表现，如疼痛、麻木甚至皮肤苍白、皮温降低。主干静脉损伤时，出现组织肿胀，浅静脉明显充盈。

4. 合并伤的表现 出现骨折、神经损伤的相应症状和体征。

（四）病情评估、危险分层及诊断

1. 病情评估与危险分层

（1）出血量：通过详细的病史询问了解出血量；根据局部血肿大小判断出血量。出血量为 500 ～ 800 ml，尤其是在快速出血情况下，会出现失血性休克的临床表现。

（2）生命体征：监测心率、脉搏、血压、尿量，测定血红蛋白浓度。心率及脉搏快、血压低、血红蛋白浓度低的患者，有出血性休克表现，提示病情严重。

（3）局部病损表现：单纯的锐性血管损伤范围小，损伤单一，易于处理，病情多不严重；合并损伤甚至局部有毁损时，血管损伤范围大，处理困难，提示病情严重。

（4）损伤时间及损伤血管远端组织表现：就诊时距离血管损伤时间长、损伤血管远端组织缺血严重、远端动脉搏动完全消失或肿胀淤血严重，提示病情严重。

（5）术中探查：术中发现血管损伤长度较大，或毁损严重，或钝性挫伤中损伤的动脉血管壁色泽暗淡、失去弹性，或伴有血管壁血肿，外膜出现瘀斑时，即使血管搏动存在，均提示病情严重。

2. 诊断　有明确的受伤病史；有搏动性出血，或进行性扩大血肿；出现损伤部位远端组织缺血或淤血的临床表现；多普勒超声、血管造影、MSCTA、MRA 中的一项或多项检查发现血管壁完整性破坏，即可诊断为周围血管损伤。

血管造影由于其敏感性和特异性高，被认为是诊断周围血管损伤的"金标准"。

在实际工作中，有典型临床表现者，特别是在出血性休克患者中，不能过于依赖辅助检查，否则可能延误治疗时机，而应果断行手术探查。

值得注意的是诊断周围血管损伤时，同时要判断有无合并伤，如局部骨折、神经损伤，以及远离损伤部位的其他多发伤。

（五）救治措施

1. 迅速建立静脉通路。

2. 紧急止血

（1）加压包扎：创口垫以纱布或现场可选择的布类物品并加压包扎。

（2）创伤近端以止血带充气止血或现场可选择的绳带压迫止血，注意压迫位置，记录压迫时间。止血带压迫止血应该每 1 h 放松一次，每次 2 ～ 3 min，在放松时伤口局部应加压压迫，减少松带时的出血量。

3. 手术治疗

（1）止血清创：钳夹结扎出血血管，清除伤口异物、组织碎片和坏死组织。清创时应最大程度地保护损伤血管。

（2）处理损伤血管：对不影响肢体血液供应或回流的损伤血管仅行结扎、缝扎止血即可。对主干动、静脉损伤应行血管重建。血管重建的方法有 4 种，根据损伤情况、血管口径、损伤部位而定。①侧壁缝合术，适用于创伤整齐的血管裂伤；②补片修补术，适用于直接缝合导致血管腔狭窄者；③端端吻合术，适用于血管缺损距离在 2 cm 以内者；④血管移植术，可行人造血管或自体静脉间置移植、旁路移植术等。

4. 术后观察　术后密切观察损伤肢体的血运、温度、色泽、感觉、运动恢复及肢体肿胀消退情况。对疑有血栓形成或栓塞者必要时需再行手术；对肢体肿胀明显、可能形成骨筋膜间室综合征者应及时切开深筋膜减压。

三、急性动脉栓塞

（一）概念

急性动脉栓塞（acute arterial embolism）是因动脉腔内被突然进入的栓子堵塞，造成所堵

知识拓展—四肢动脉
损伤的急诊治疗

塞血管供血区域急性缺血。

（二）病因与发病机制

1．病因　急性动脉栓塞的病因根据栓子的来源分为心源性、血管源性和医源性。其中80% ～ 90% 来源于心脏病。见表5-8。

表5-8　急性动脉栓塞的病因

心源性	血管源性	医源性
器质性心脏病（风湿性心脏病、冠心病、细菌性心内膜炎）	动脉瘤 动脉粥样硬化	动脉穿刺插管 导管折断成异物
急性心肌梗死	血管损伤	内膜撕裂继发综合征，　血栓脱落
心律失常（病态窦房结综合征、房室传导阻滞）	深静脉血栓（反常性动脉栓塞）	
人工心脏瓣膜置换术后		
左心房黏液瘤		

2．发病机制　肢体因动脉栓塞发生急性缺血后，栓子远端动脉血液灌注急剧减少，血流变缓甚至停止；所供组织缺血导致肌肉组织水肿；小血管的细胞缺血肿胀进一步加重微循环障碍，最后导致组织细胞不可逆性坏死。

（三）临床表现

急性动脉栓塞典型的临床表现为"5P 征"：即疼痛（pain）、苍白（pallor）、脉搏消失（pulselessness）、麻痹（paralysis）和感觉异常（paresthesia）。

1．疼痛　往往是最早出现的症状。特点是突然发生的剧烈和持续性疼痛，活动会加剧疼痛。疼痛起于阻塞平面处，以后延及远侧。疼痛部位视动脉栓塞部位而定。周围血管动脉栓塞下肢多于上肢。下肢按发生率从大到小依次为股总动脉、髂总动脉、腘动脉；上肢依次为肱动脉、腋动脉和锁骨下动脉。

2．肢体皮肤色泽变化　栓塞动脉远端的肢体皮肤苍白，且在疼痛发生后即刻出现。随着缺血时间延长，皮肤出现蓝色花斑或水疱。

3．肢体皮肤温度变化　肢体皮肤温度降低甚至厥冷，是动脉栓塞的一个特征性表现，并且根据皮肤温度变化的平面（也称变温带）可大致推测出动脉栓塞的部位，即变温带常在栓塞部位的以下一手宽，具有定位诊断意义。

4．血管搏动减弱或消失　栓塞远端的体表动脉搏动减弱或消失，如下肢的腘动脉、足背或胫后动脉，上肢的桡动脉。

5．感觉异常和麻痹　栓塞早期出现浅感觉异常，然后出现深感觉异常。运动障碍发生较晚。

6．动脉栓塞的全身影响　栓塞动脉管腔越大，全身反应越重。有导致栓塞的原发疾病，如冠心病、风湿性心脏病的临床表现。栓塞发生后，受累肢体可发生组织缺血坏死，引起严重的代谢障碍，表现为高钾血症、肌红蛋白尿和代谢性酸中毒，最终导致肾衰竭。

（四）病情评估、危险分层及诊断

1．病情评估及危险分层

（1）发病持续时间：肢体缺血后，组织因缺血时间延长而发生不可逆性改变，发病到采取治疗措施的时间对预后影响很大。一般骨骼肌能耐受 1 ～ 3 h 的缺血，超过 6 h 肌纤维发生自溶，6 ～ 12 h 可以发生坏死，肌肉神经功能丧失。自发病到采取治疗措施的时间越长，对恢复越不利。

（2）栓塞部位高低对病情的影响：栓塞部位的高低可通过变温带的特征、体表定位血管的搏动减弱或消失的部位、辅助检查中栓子所在位置进行判断。肢体远端小血管栓塞时，有较多的侧支循环，预后较好；供应肢体大血管根部栓塞时，侧支循环难以在短时期内有效建立，所形成缺血区域面积大，病情也更严重。

（3）对治疗的反应：取栓治疗后，远端肢体血供恢复快，血管搏动恢复，皮温正常，皮肤色泽红润，疼痛减轻，提示预后良好。

2. 诊断　出现典型的"5P征"，彩色多普勒超声检查、MSCTA、MRA、动脉造影检查发现血管内栓子可作出诊断。需注意的是对原发疾病的诊断。

（五）救治措施

救治措施包括取栓（导管或手术）、溶栓或旁路移植手术。选择外科血栓清除术还是溶栓治疗取决于缺血的严重程度、血栓形成的程度或部位及患者的一般情况。

1. 手术取栓　可切开动脉直接取栓和利用 Fogarty 球囊导管取栓，后者操作简单，创伤小。除全身情况极差或肢体已经坏死外，都要尽早实施。

2. 截肢　对于肢体已发生严重缺血坏死者，如病情允许应紧急截肢。

3. 溶栓治疗　使用方法有经周围静脉、栓塞动脉近端穿刺注射以及经动脉内导管利用输液泵持续给药（置管溶栓）三种。溶栓（纤溶）药物，特别是当经局部导管滴注给药时，对 < 2 周并且肢体运动和感觉功能完整的急性动脉栓塞最有效。组织纤溶酶原激活剂和尿激酶最常被应用。导管被送到阻塞区域，根据患者的体重和血栓形成的范围用恰当的滴速给予溶栓剂。治疗通常持续 4 ~ 24 小时，取决于缺血的严重度和溶栓的征象。

四、深静脉血栓形成

（一）概念

深静脉血栓形成（deep venous thrombosis，DVT）是指血液在深静脉内不正常凝集，从而阻塞静脉回流，引发临床症状。深静脉血栓形成多发于下肢静脉，上肢深静脉血栓形成发生率约为下肢的 1/10。

（二）病因与发病机制

1. 病因　深静脉血栓形成的三大病因是：血管损伤、血流缓慢和血液高凝状态。三大因素都与血栓形成密切相关，但单一因素往往不足以引起血栓（表 5-9）。

表5-9　深静脉血栓形成的病因

血管损伤	血流缓慢	血液高凝状态
感染（静脉炎）	手术后卧床不动	妊娠
创伤（穿刺、骨关节外伤）	肢体制动	产后或术后
血管手术	久病卧床	长期服避孕药
		晚期肿瘤
		止血药物
		原发性血液高凝综合征

2. 发病机制　由于血管内膜损伤，启动内源性凝血系统，导致血小板聚集黏附；在血流缓慢情况下，易在瓣膜窦内形成涡流；在高凝状态下，三种因素综合导致静脉血栓。

（三）临床表现

1. 疼痛　是最早出现的症状，多为痉挛性疼痛或胀痛，抬高患肢或休息可好转。疼痛可逐渐加重。

2．肿胀　是主要的临床体征，肿胀程度因静脉栓塞后闭塞的程度和范围而定。

3．浅静脉扩张　因深静脉阻塞后静脉回流压力增加而产生浅静脉充盈、扩张。

发生在上肢或下肢的深静脉血栓的临床表现主要是部位上的差异。上肢深静脉血栓形成时，患侧上臂、前臂、手部疼痛肿胀；栓塞部位在腋 - 锁骨下静脉时，肩部前胸壁浅静脉扩张；下肢深静脉血栓形成时，患侧下肢疼痛，根据阻塞部位不同，分为股静脉和小腿深静脉血栓形成的周围型、髂股静脉血栓形成部位的中央型，以及全下肢深静脉血栓形成的混合型。

当静脉血栓累及整个下肢深静脉，肢体严重肿胀伴有下肢张力增高，可同时引起强烈的动脉痉挛，整个下肢出现肿胀、发凉、发绀，甚至皮肤出现水疱，称为股青肿。

（四）病情评估、危险分层及诊断

1．病情评估及危险分层　一般深静脉血栓形成不会造成严重后果，肢体肿胀在治疗后大多数可缓解。出现以下情况提示病情严重：

（1）股青肿：有时可出现休克等危急状态。

（2）致病因素严重：如因病长期卧床、恶性肿瘤晚期出现的深静脉血栓。

（3）出现深静脉血栓的并发症：如深静脉血栓脱落入肺动脉引起肺栓塞。

2．诊断

（1）一侧肢体突然发生肿胀、疼痛，浅静脉扩张。

（2）超声检查：超声检查可直接了解静脉管腔有无堵塞，或用多普勒血流检查受损的静脉血流来确定血栓。此检查对股静脉和腘静脉血栓形成的敏感性＞ 90%，特异性＞ 95%。

（3）D- 二聚体：D- 二聚体是纤维蛋白溶解产物，其水平升高提示新近有血栓形成。D- 二聚体结果正常则可安全地除外急性 DVT。

（4）静脉造影：对比剂静脉造影能准确诊断 DVT，但目前基本被超声检查所替代，因为后者无创伤、便捷并且在鉴别 DVT 方面基本同样准确。当超声检查的结果正常但临床高度怀疑有 DVT 形成，可做静脉造影检查。

（五）救治措施

1．手术治疗　采用吸栓、置管溶栓和取栓术，静脉切开取栓由于复发率高，目前不常使用。手术指征是髂股静脉血栓形成不超过 5 天和出现股青肿；介入术或静脉感染导致的脓毒性深静脉血栓。术后继续抗凝治疗 6 个月（持续时间）以上，防止复发。随着发病时间延长，血栓与静脉内腔粘连加重，吸栓、置管溶栓及取栓时间越早越好。

下腔静脉滤器（inferior vena cava filter，IVCF）有助于对下肢 DVT 患者和对抗凝禁忌者或尽管充分抗凝仍有复发性 DVT（或栓塞）患者预防肺栓塞。IVCF 可减少急性或亚急性血栓并发症的危险。

2．非手术治疗

（1）抬高患肢适当休息：抬高患肢使之高于心脏平面，包括用镇痛剂控制疼痛。

（2）抗凝溶栓治疗：普通肝素或低分子量肝素经静脉或皮下注射，达到低凝状态后，用华法林、利伐沙班等口服维持 6 个月以上（持续时间）。溶栓应及早应用，发病 1 周内效果较好。药物多用纤溶酶和尿激酶（药物选择），后者使用较多，包括经周围静脉灌注和经溶栓导管直接灌注两种方法。

（3）抗血小板聚集药物治疗：如阿司匹林、盐酸氯吡格雷、低分子量右旋糖酐、复方丹参片等作为辅助治疗。

（钟　武　田　野）

知识拓展—深静脉血栓形成（DVT）的预防

第 5 章第六节电子资源

第6章 呼吸系统急症

第一节 概 述

呼吸系统急症包括呼吸道（鼻、咽、喉、气管、支气管）急症和肺部急症，由于其解剖结构特点，呼吸系统易受疾病侵袭，在急诊科疾病构成中，位居首位。大咯血、气胸、重症哮喘、急性肺栓塞（acute pulmonary embolism，APE）、急性呼吸窘迫综合征（acute respiratory distress syndrome，ARDS）、重症肺炎等均是常见的呼吸系统急症。

呼吸系统急症的临床表现主要包括咳嗽、咳痰、呼吸困难、咯血、胸痛等，但也有例外，比如部分肺栓塞患者可因晕厥就诊，并且晕厥可为其唯一的症状；而其他系统急症有时也具有呼吸系统的表现，如急性左心衰竭也可出现呼吸困难、咳嗽，甚至出现咳粉红色泡沫痰；而引起胸痛的疾病中，除呼吸系统疾病外，还可见于心源性因素、食管疾患、胸壁疾病、大血管疾病以及纵隔疾病等。

一、诊断

呼吸系统急症的诊断应结合病史、临床症状、体格检查以及实验室检查、影像学检查等进行综合分析，从而得出正确的诊断。

（一）病史与症状

应了解有无与肺部疾病患者的密切接触史、个人史、用药史、家族史等，对咳嗽、咳痰、咯血、气促、喘鸣和胸痛等临床症状的特点进行详细的询问。

（二）体格检查

在进行体格检查时，除对肺部进行仔细的视、触、叩、听外，还应重视肺部疾病的肺外征象，如杵状指、肺性骨关节病、异位性促肾上腺皮质激素增高综合征，以及肺部病变可能作为全身疾病肺部表现所具有的系统性改变。

1. 听诊 确定呼吸音的性质，是否存在异常的呼吸音或附加音及胸膜摩擦音。

2. 视诊 观察患者的呼吸频率、幅度和用力程度，可帮助诊断并了解疾病的严重程度。

3. 触诊 触诊出现胸膜摩擦感有助于胸膜炎的诊断；语颤增强可见于肺炎。

4. 叩诊 气胸时可出现叩诊鼓音，而大量胸腔积液往往为浊音或实音。

（三）辅助检查

1. 实验室检查

（1）血液检查：包括形态学检查和血清免疫学检查。血清免疫学检查有助于确定病原体，并同免疫系统疾病相鉴别。

（2）痰液检查：痰涂片染色可初步判定是否存在细菌感染，如为感染性疾病，则可初步判定是革兰氏阳性菌还是阴性菌，有助于短期内选择有效的经验治疗方案。而痰培养可进一步确定致病菌，并可进行细菌药物敏感试验，指导临床合理选用抗菌药。

2. 内镜检查 内镜检查在呼吸系统急症的诊断和治疗中具有重要意义，可直接观察病变表面特征，进行组织、细胞学或细菌学检查，达到明确病因、指导治疗的目的；还可应用内镜进行治疗，包括高频电刀、激光、微波等方法。现阶段应用于临床的内镜包括支气管镜、纵隔镜和胸腔镜等。

3．影像学检查

（1）X 线检查：胸部正侧位片结合胸部透视是胸部疾病最常用和重要的检查方法，通过动态观察、比较，可在一定程度上判断病情的轻重、疾病的发展过程及其性质。

（2）CT 和 MRI 检查：胸部 CT 可发现和确定病灶的部位、大小、形状、范围、密度，尤其是高分辨率 CT，可显示肺组织的细微结构，对间质性肺病和支气管扩张有较大的诊断价值；CT 结合肺动脉造影可用于确诊肺血栓栓塞症。MRI 对纵隔疾病的诊断有优势，对肺血栓栓塞症也有价值。

4．放射性核素扫描　放射性核素的肺通气 / 灌注扫描在诊断亚段以及远端肺栓塞中具有特殊意义。

5．呼吸功能测定　通过对呼吸功能的测定可了解呼吸系统疾病对肺功能造成损害的性质及程度，指导治疗。

二、治疗原则

呼吸系统急症的治疗原则是保持呼吸道通畅，纠正缺氧和（或）二氧化碳潴留，纠正酸碱失衡，治疗原发病及去除诱因。

（一）一般治疗

1．建立静脉通路。

2．吸氧　可经鼻导管或面罩给氧，必要时给予机械通气。

3．保持气道通畅　清除气道内分泌物及异物，必要时快速建立人工气道。

4．支持治疗　纠正酸碱平衡失调及电解质平衡紊乱。

（二）原发病治疗

针对原发病的不同病因采取相应的治疗措施，对重症肺炎进行积极的抗感染治疗；去除引起急性呼吸窘迫综合征的肺内、肺外因素。

（三）去除诱因

对支气管哮喘患者应尽量避免接触变应原；手术后患者应尽早下地活动或进行腿部运动，防止下肢深静脉血栓形成，引起肺血栓栓塞症。

（张国强）

第二节　重症肺炎

一、概念

重症肺炎是指患者在一般肺炎的基础上，还出现了呼吸衰竭和（或）其他器官系统明显受累的表现，需要呼吸循环支持和加强监护治疗的一类危重症。

二、病因与危险因素

多种病因可导致重症肺炎，包括病原微生物感染、免疫损伤、理化因素以及过敏和药物等，其中尤以细菌性肺炎最为常见。

重症肺炎发病的危险因素包括老年、合并慢性疾病、恶性肿瘤、免疫抑制、意识障碍等因素。

三、临床表现

重症肺炎患者除了具有一般肺炎常有的症状体征，如发热、咳嗽、咳痰、咯血、胸痛、肺实变、胸腔积液等之外，通常还合并急性呼吸衰竭、休克、多器官功能不全等重症表现，临床死亡率超过50%。

四、辅助检查

1. 白细胞计数显著升高或降低，伴或不伴细胞核左移。
2. 血生化检查可出现肝、肾功能异常，如合并休克则乳酸水平显著升高。
3. 血气分析提示呼吸衰竭，伴或不伴二氧化碳潴留。
4. 胸部X线或CT检查显示双侧或多肺叶受累，或入院48 h内病变扩大≥50%，伴或不伴胸腔积液。
5. 细菌性肺炎患者血清降钙素原（procalcitonin，PCT）水平往往明显升高，提示严重感染。

五、病情评估、危险分层及诊断标准

（一）病情评估与危险分层

美国胸科学会和美国感染性疾病学会提出的肺炎严重程度指数（pneumonia severity index，PSI，表6-1）以及英国胸科协会提出的CURB-65评分（表6-2）等工具也常用于评估肺炎患者的严重程度并进行危险分层，指导临床治疗。

表6-1　肺炎严重程度指数（PSI）

患者特征	得分
男性	岁数（年）
女性	岁数（年）−10
养老院居民	+10
肿瘤	+30
肝病	+20
充血性心力衰竭	+10
脑血管疾病	+10
肾疾病	+10
意识改变	+20
呼吸频率≥30次/分	+20
收缩压＜90 mmHg	+20
体温＜35°或≥40°	+15
脉搏≥125次/分	+10
血气pH＜7.35	+30
血尿素氮≥30 mg/dl	+20
血钠＜130 mmol/L	+20
血糖≥250 mg/dl	+10
血细胞比容＜30%	+10
PaO_2＜60 mmHg	+10
胸腔积液	+10

说明：根据总得分将患者的死亡风险分为：Ⅰ级：年龄＜50岁，无基础疾病；Ⅱ级：得分≤70分；Ⅲ级：71分≤得分≤90分；Ⅳ级：91分≤得分≤130分；Ⅴ级：＞130分。Ⅰ级和Ⅱ级患者可考虑门诊治疗，Ⅲ级患者应留观或短期住院治疗，Ⅳ级和Ⅴ级患者应住院治疗。

表6-2　CURB-65评分

指标	描述	得分
C：意识状况	意识障碍	1
U：肾功能	尿素氮＞7 mmol/L	1
R：呼吸状况	呼吸频率≥30 次 / 分	1
B：血压	收缩压＜90 mmHg 或舒张压≤60 mmHg	1
年龄	≥65 岁	1

说明：总得分为 0 ~ 1 分的患者可考虑门诊治疗；2 分患者应住院治疗；≥3 分患者通常需要收入重症监护病房治疗。0 ~ 5 分对应的 30 天死亡率分别为 0.7%、2.1%、9.2%、14.5%、40%、57%。

（二）诊断标准

肺炎的严重性主要取决于局部炎症的程度、肺部炎症播散和全身炎症反应的程度。虽然当前国际上对于重症肺炎还没有公认的统一诊断标准，但均重视肺部病变的范围、器官灌注和氧合状态。

我国重症肺炎诊断标准包括：

主要标准：①有创机械通气；②脓毒性休克需要血管加压素。

次要标准：①呼吸频率≥30 次 / 分；② $PaO_2/FiO_2 ≤ 250$；③多肺叶浸润；④意识模糊、定向力障碍；⑤高尿素血症（尿素氮≥20 mg/dl）；⑥感染致白细胞减少（周围血白细胞＜ $4×10^9$/L）；⑦血小板减少（血小板计数＜ $100×10^9$/L）；⑧低体温（肛温＜36℃）；⑨低血压（收缩压＜90 mmHg）需要积极的液体复苏。

诊断必须符合 1 项主要标准或 3 项次要标准。

六、救治措施

重症肺炎患者病死率较高，需尽早积极处理，要点如下：

1. 氧疗　积极纠正低氧血症，可考虑无创正压通气。对合并意识障碍的患者应注意保护气道，避免误吸，必要时给予气管内插管以行有创机械通气。

2. 防治休克　对已发生休克的患者应及时处理，进行早期目标导向性治疗，稳定血流动力学，改善重要脏器血流灌注。

3. 抗感染治疗　尽早给予经验性的抗感染治疗，早期应选择广谱、强效的抗菌药物以覆盖可能的病原菌，强调足量、联合用药，而后根据治疗情况和病原学结果进行调整。另外还应结合本地区的肺炎流行病学资料、患者的年龄、有无基础疾病、有无误吸、前期用药情况等因素来决定抗菌药的品种、给药方式和疗程。

4. 全身支持疗法　保护重要脏器的功能，如对合并心力衰竭者予以强心药、利尿药；合并肝衰竭者予以保肝、人工肝等处理；出现肾衰竭、高钾血症者给予透析治疗，同时避免使用肾毒性药物。病情相对稳定后早期进行营养支持。

5. 其他治疗　如气道雾化、促进呼吸道分泌物引流、物理治疗等。

初始治疗后 48 ~ 72h 应对患者病情进行再次评估。有效治疗的反应主要有体温下降、呼吸道症状改善、白细胞计数恢复正常，而胸部病灶的吸收一般出现得较迟。凡症状明显改善者，不一定考虑病原学检查结果，仍可维持原先治疗。症状显著改善后，胃肠外给药者可改用同类或抗菌谱相近或对病原菌敏感的制剂口服给药，采用序贯疗法。

初始治疗 72h 后症状无改善或一度改善又恶化，应视为治疗无效。其常见原因和处理如下：

1. 药物未能覆盖耐药的细菌，应结合实验室痰 / 血培养和药物敏感试验结果调整抗感染药物，并重复病原学检查。

2．对于特殊病原体感染，如分枝杆菌、肺孢子菌、冠状病毒、人禽流感病毒或地方性感染性病原体等，应重新对患者的相关资料进行分析，采取相应检查，必要时采用侵袭性检查技术，明确病原学诊断并调整治疗方案。

3．出现并发症如脓胸、迁徙性病灶或存在影响疗效的宿主因素（如免疫损害），应进一步检查和确认，给予相应处理。

4．诊断错误时应重新考虑肺炎的诊断，明确是否为非感染性疾病。

（张　蜀　曹　钰）

第 6 章第二节电子资源

第三节　重症哮喘

一、概念

支气管哮喘是以慢性气道炎症为特征的异质性疾病，气道炎症的异质性主要体现于重症哮喘，除了嗜酸粒细胞性哮喘外，中性粒细胞性哮喘也表现为重症哮喘。重症哮喘是指哮喘严重急性发作，经常规治疗症状不能改善并继续恶化或伴发严重并发症者，是哮喘致残、致死的主要原因。

二、病因与发病机制

重症哮喘的发生与遗传因素、年龄、病程、急性加重频次、鼻窦疾病等有关。重症哮喘男女患病无差异，老年患者较多，吸烟是重症哮喘的危险因素之一。通常具有哮喘发病晚、年龄偏大、体重指数偏高、$FEV_1\%$ 偏低、阿司匹林高反应性，以及非过敏体质等特征，常伴有鼻窦炎、反流性食管炎、鼻息肉等合并症。

（一）高危因素

1．曾有严重哮喘发作或伴发严重并发症史。

2．肥胖、高龄及遗传因素。

3．对标准治疗反应差、依从性差等。

4．吸烟会导致哮喘患者罹患慢性阻塞性肺疾病，二者重叠可导致重症哮喘发病。

（二）诱发因素

1．呼吸道病毒感染。

2．短期接触大量过敏原。

3．糖皮质激素、NSAIDs、β 受体阻滞剂、ACEI 等药物应用不当。

4．剧烈体力活动或其他原因致脱水，痰液黏稠形成痰栓，广泛阻塞气道。

5．焦虑、郁闷和愤恨等消极心情可促进组胺等物质释放，导致哮喘加重。

三、临床表现

重症哮喘患者可出现讲话能力受限，干咳或咳大量白色泡沫痰，患者被迫坐位或端坐呼吸，呼吸浅快，奇脉，心率增快以及血压波动；甚至出现发绀、意识障碍等。

《重症哮喘诊断和处理中国专家共识》提出重症哮喘 5 种临床表型：①早发过敏性哮喘；②晚发持续嗜酸粒细胞炎症性哮喘；③频繁急性发作性哮喘；④持续气流受限性哮喘；⑤肥胖相关性哮喘（表 6-3）。

表6-3　重症哮喘表型的临床特征及治疗反应性

表型	临床特征	治疗反应性
早发过敏性哮喘	儿童、早发起病 过敏性疾病病史及家族史 皮肤点刺试验阳性 肺部感染病史 Th2 炎症因子、诱导痰嗜酸粒细胞、FeNO、血清 　总 IgE 及骨膜蛋白水平升高 炎症的特异性靶向治疗可能获益	糖皮质激素治疗敏感
晚发持续性嗜酸粒细胞炎症性哮喘	成人晚发起病 起病时往往病情较严重 鼻窦炎、鼻息肉病史 IL-5、IL-13、FeNO 等可有升高	糖皮质激素反应性不佳
频繁急性发作性哮喘	吸烟 更差的哮喘控制水平、更低生活质量 高 FeNO、痰嗜酸粒细胞水平 更快的肺功能减退	更多激素使用
持续气流受限性哮喘	成年起病、男性 吸烟、职业接触等环境暴露 FEV_1 基线水平低 慢性黏膜高分泌状态 持续的血、痰嗜酸粒细胞炎症 频发急性加重而缺乏 ICS 治疗	更多激素使用，包括口服糖皮质激素
肥胖相关性哮喘	FVC 下降 更容易合并湿疹、胃食管反流 少有鼻息肉病史 血清总 IgE 下降	全身激素、日需短效 β_2 受体激动剂依赖

注：Th：辅助 T 细胞；FeNO：呼出气一氧化氮（过敏患者的 FeNO 水平升高，已被 GINA 2017 指南添加至哮喘发作的独立预测因子列表中）；IL：白细胞介素；FEV_1：第一秒用力呼气容积；ICS：吸入糖皮质激素。

四、辅助检查

（一）肺功能和动脉血气分析

对于动脉血氧饱和度 < 90% 和伴有严重气道阻塞表现的哮喘患者均应行血气分析。肺功能测定则有助于了解哮喘的严重程度和评估疗效：重症哮喘的肺活量通常 < 50% 预计值，第一秒用力呼气容积（forced expiratory volume in first second，FEV_1）< 30% 预计值。

（二）肺部影像学检查

早期哮喘患者胸部 X 线检查可无异常或呈充气过度征；CT 检查对重度哮喘气道重建进行定性、定量的评价，尤其有助于对重度哮喘患者的分型与治疗应答性进行评价。

五、病情评估、危险分层及诊断标准

（一）病情评估

《全球哮喘防治创议》（Global Initiative for Asthma，GINA）提出的哮喘严重度分级见表6-4。需要强调的是，患者属于任何一级严重度，甚至间歇发作的哮喘，都可能发生严重甚至是致命的哮喘发作。

表6-4　哮喘严重度分级

	症状/日间	症状/夜间	PEF或FEV$_1$/PEF变异率
间歇发作（第1级）	<1次/周；发作间歇无症状，PEF正常	≤2次/月	≥80%/<20%
轻度持续（第2级）	>1次/周，但<1次/天；发作时可能影响活动	≤2次/月	≥80%/20%～30%
中度持续（第3级）	每天有症状；发作时影响活动	>1次/周	60%～80%/>30%
重度持续（第4级）	连续有症状；体力活动受限	频繁	≤60%/>30%

注：只要符合某一严重程度的某些指标，而不需满足全部指标，即可提示为该级别的急性发作。PEF：呼气流量峰值。

（二）危险分层

1. 严重哮喘发作患者，经过治疗4h后FEV$_1$或PEF仍<40%预计值者，应予住院治疗。其他需住院治疗的指标包括：①经支气管扩张剂治疗4h效果不佳；②近期内因哮喘发作于急诊就诊或有多次因哮喘发作的急诊就诊史；③近1年内有哮喘住院史；④因重症哮喘行气管插管史；⑤就诊前症状持续时间长；⑥医疗随访条件不良；⑦伴有干扰医疗依从性的精神因素。

2. GINA提出当患者已经处于规范化分级治疗期间，仍应根据治疗后反应进行病情再评估，以调整治疗方案，见表6-5。

表6-5　治疗期间哮喘病情严重度分级

目前患者的症状和肺功能	原设定的治疗级别		
	间歇发作（第1级）	轻度持续（第2级）	中度持续（第3级）
	严重度分级		
间歇发作（第1级）症状<1次/周；短暂发作；夜间哮喘症状≤2次/月；发作期间肺功能正常	间歇发作	轻度持续	中度持续
轻度持续（第2级）症状≥1次/周，但<1次/天；夜间哮喘症状>2次/月，但<1次/周；发作期间肺功能正常	轻度持续	中度持续	重度持续
中度持续（第3级）每天有症状；发作影响活动和睡眠；夜间哮喘症状≥1次/周；FEV$_1$ 60%～79%预计值；或PEF 60%～79%个人最佳值	中度持续	重度持续	重度持续
重度持续（第4级）每天有症状；频繁发作；经常出现夜间哮喘；FEV$_1$<60%预计值或PEF<60%个人最佳值	重度持续	重度持续	重度持续

（三）诊断标准

1. **哮喘诊断标准**　①反复发作喘息、气急、胸闷或咳嗽，多与接触变应原、冷空气、物理及化学性刺激以及病毒性上呼吸道感染、运动等有关；②发作时听诊双肺可闻及散在或弥漫性的以呼气相为主的哮鸣音，呼气相延长；③上述症状和体征可经治疗缓解或自行缓解；④除外其他疾病所引起的喘息、气急、胸闷和咳嗽。

2. **临床表现不典型者，应至少具备以下1项试验阳性**　①支气管激发试验或运动激发试验阳性；②支气管舒张试验阳性，FEV$_1$增加≥12%，且FEV$_1$增加绝对值≥200ml；③PEFR

日内（或 2 周）变异率 ≥ 20%。

3．重症哮喘诊断标准见表 6-6。

表6-6 重症哮喘的诊断

症状	体征	实验室检查
①休息时出现气短 ②端坐呼吸 ③常有焦虑、烦躁 / 嗜睡、意识模糊 ④表达单字或不能讲话 ⑤大汗淋漓	①呼吸频率 > 30 次 / 分 ②哮鸣音响亮、弥漫 / 减弱直至消失 ③辅助呼吸肌呈"三凹征"或胸腹矛盾运动 ④心率 > 120 次 / 分	① $PaO_2 < 60$ mmHg ② $PaCO_2 > 45$ mmHg ③ 使用 β_2 受体激动剂后，PEFR 增加 100L/min 或增幅 < 50% 预计值

六、救治措施

1．雾化疗法 雾化吸入药物可改善重症哮喘患者的气道顺应性，使黏液溶解易于排出。雾化吸入的药物有：β_2 受体激动剂如沙丁胺醇等；糖皮质激素如布地奈德雾化混悬液；抗胆碱能药如异丙托溴铵；祛痰剂如溴己新、氨溴索等。雾化吸入 β_2 受体激动剂常作为治疗急性重症哮喘发作的一线药物。

2．药物疗法

（1）糖皮质激素：是重症哮喘治疗的首选。为了尽早取得血清有效药物浓度，多数主张采用静脉途径给药。病情稳定后可序贯改为口服激素治疗，直至 FEV_1 或 PEFR 达 60% ~ 70% 预计值。

（2）茶碱：主要用于重症哮喘患者，或经 β_2 受体激动剂、糖皮质激素和抗胆碱能药联合应用仍无效的患者。使用过程中监测血药浓度有助于减少毒副作用的发生。

（3）靶向治疗药物：哮喘的慢性气道炎症主要是由 Th_2 免疫反应过度增强所驱动。因此，针对 Th_2 反应驱动的重症哮喘，生物靶向治疗药物带来了新的希望。这些药物包括抗 IgE 单抗、抗 IL-5 单抗等。

3．机械通气 无创机械通气在重症哮喘伴急性呼吸衰竭中的应用渐趋增多，能够减少气管插管率。应用有创机械通气治疗重症哮喘的效果十分理想，可有效地改善患者的各项血气指标，缓解其临床症状。严重低氧血症和精神状态急剧恶化为气管插管机械通气的绝对指征。需注意的是气管插管可加重气道痉挛，正压通气有增加气压伤和循环衰竭的危险，在应用过程中应严密观察患者病情，根据具体情况及时调整呼吸机通气模式与参数。

4．支气管热成形术 是一项新的在支气管镜下进行的非药物治疗技术，此技术能够减少气道平滑肌的数量和体积、降低其收缩力、改善哮喘控制水平、提高患者生活质量，并减少药物的使用，其长期有效性和安全性也得到了初步证实。

5．治疗后再评估 动态监测生命体征和经皮氧饱和度；行 X 线检查，必要时行肺部 CT 检查；进行动脉血气分析等。

（郭 伟）

知识拓展—机械通气术治疗重症哮喘注意事项

第 6 章第三节电子资源

第四节　急性肺栓塞

一、概念

急性肺栓塞（acute pulmonary embolism，APE）是内源性或外源性栓子阻塞肺动脉引起急性肺循环功能障碍的临床和病理生理综合征，包括肺血栓栓塞症（pulmonary thromboembolism，PTE）、脂肪栓塞综合征、羊水栓塞、空气栓塞、肿瘤栓塞和细菌栓塞等。其中最常见的肺栓塞类型是 PTE。

急性肺血栓栓塞症（acute pulmonary thromboembolism，APTE）是常见的心血管系统疾病，也是常见的三大致死性心血管疾病之一。静脉血栓栓塞症（venous thromboembolism，VTE）包括深静脉血栓形成（deep venous thrombosis，DVT）和 APTE，其年发病率为 100 ～ 200/10 万人。

二、病因与发病机制

（一）病因

PTE 的危险因素包括患者自身因素宿主的易栓倾向（多为永久性因素）和获得性危险因素（多为暂时性因素），根据 OR 值（odds ratio，比值比）的不同，可分为高危、中危、低危因素（表 6-7）。

表6-7　PTE的危险因素

高危因素（OR > 10）	中危因素（OR 2 ~ 8）	低危因素（OR < 2）
下肢骨折	膝关节镜手术	卧床休息 > 3 天
3 个月内因心力衰竭、心房颤动或心房扑动入院	自身免疫疾病	糖尿病
	输血	高血压
髋关节或膝关节置换术		
严重创伤	中心静脉置管	长时间坐位（例如：长时间的汽车或飞机旅行）
既往 VTE	化疗	年龄增长
脊髓损伤	充血性心力衰竭或呼吸衰竭	腹腔镜手术
	促红细胞生成素	肥胖
	激素替代治疗	妊娠
	体外受精	静脉曲张
	感染（特别是呼吸系统、泌尿系统感染或 HIV 感染）	
	炎症性肠道疾病	
	癌症（高危转移性疾病）	
	口服避孕药	
	卒中瘫痪	
	产后	
	浅静脉血栓	
	血栓形成倾向	

（二）发病机制

PTE 所致病理生理改变及其严重程度受多种因素影响，包括栓子的大小和数量、多次栓塞的间隔时间、是否同时存在其他心肺疾病、个体反应的差异及血栓溶解的快慢等。其病理生理改变主要包括：

1. 血流动力学改变　PTE 可导致肺循环阻力增加，肺动脉压升高。肺血管床面积减少 25%～30% 时肺动脉平均压轻度升高；肺血管床面积减少 30%～40% 时肺动脉压可达 30 mmHg 以上，右心室平均压可升高；肺血管床面积减少 40%～50% 时肺动脉平均压可达 40 mmHg，右心室充盈压升高，心脏指数下降；肺血管床面积减少 50%～70% 时可出现持续性肺动脉高压；肺血管床面积减少 > 85% 时可导致猝死。

2. 右心功能改变　肺血管阻力突然增加导致右心室压力和容量增加、右心室扩张，使室壁张力增加、肌纤维拉伸，通过 Frank-Starling 机制影响右心室收缩性，使右心室收缩时间延长。神经体液激活引起右心室变力和变时效应。上述代偿机制与体循环血管收缩共同增加了肺动脉压力，以维持阻塞肺血管床的血流，暂时稳定体循环血压。但这种即刻的代偿程度有限，未预适应的薄壁右心室无法产生 40 mmHg 以上的压力以抵抗增高的肺动脉阻力，最终可发生右心功能不全。右心室壁张力增加使右冠状动脉相对供血不足，同时右心室心肌氧耗增多，可导致心肌缺血，进一步加重右心功能不全。

3. 心室间相互作用　右心室收缩时间延长，室间隔在左心室舒张早期突向左侧，右束支传导阻滞可加重心室间不同步，致左心室舒张早期充盈受损，加之右心功能不全导致左心回心血量减少，使心输出量降低，造成体循环低血压和血流动力学不稳定。

4. 呼吸功能改变　APE 时呼吸衰竭主要为血流动力学紊乱的结果。心输出量降低引起混合静脉血氧饱和度降低。此外，阻塞血管和非阻塞血管毛细血管床的通气／血流比例失调，导致低氧血症。由于右心房和左心房之间压差逆转，约 1/3 的患者超声可检测到经卵圆孔的右向左分流，引起严重的低氧血症，并增加反常栓塞和卒中的风险。

三、临床表现

APE 缺乏特异性的临床症状和体征，其病情轻重取决于栓子的大小、数量、栓塞的部位及患者是否存在心、肺等器官的基础疾病。轻者基本无临床表现，重者可发生休克，甚至猝死。常见的临床表现包括呼吸困难、胸痛（胸膜炎性胸痛或心绞痛样胸痛）、咳嗽、咯血、晕厥、烦躁不安、惊恐甚至濒死感等。若同时出现呼吸困难、胸痛及咯血，则称为"肺梗死三联征"。

体检发现呼吸频率增加（> 20 次／分）、心率加快（> 90 次／分）、发绀、肺部哮鸣音和（或）湿啰音、肺动脉瓣区第二心音（P_2）亢进或分裂、右室抬举性搏动以及胸膜摩擦音、颈静脉充盈或异常搏动等，严重者可出现肝大、肝颈静脉反流征和下肢水肿等右心衰竭体征。下肢静脉检查发现一侧大腿或小腿周径较对侧增加超过 1cm，或下肢静脉曲张。

四、辅助检查

1. 动脉血气分析　是诊断 APE 的筛选性指标。可表现为低氧血症、低碳酸血症、肺泡-动脉血氧分压差 [P (A-a) O_2] 增大及呼吸性碱中毒。

2. 血浆 D- 二聚体（D-dimer）　其检测的阴性预测价值很高，临床上主要用作排除性诊断的指标，水平正常可基本排除 APTE 和 DVT。酶联免疫吸附法（ELISA）是较为可靠的检测方法。

3. 心电图　典型病例可出现 $S_I Q_{III} T_{III}$（即 I 导联 S 波加深、III 导联出现 Q/q 波及 T 波倒置），其他的心电图改变包括完全或不完全右束支传导阻滞、肺性 P 波、电轴右偏、顺时针转位等。

4．胸部 X 线检查 常见的异常表现包括局部肺缺血征象如肺纹理稀疏、纤细或消失，肺野透亮度增加；肺动脉高压表现如肺动脉段突出或瘤样扩张，右下肺动脉干增宽或呈截断征，右心（房室）扩大。如果发生肺梗死，可出现肺野局部浸润阴影、尖端指向肺门的楔形阴影、盘状肺不张、患侧膈肌抬高、少量胸腔积液；还可见气管和纵隔向患侧移位。

5．超声心动图 可提供 PTE 的直接和间接征象。直接征象为发现肺动脉近端或右心腔血栓，阳性率低。间接征象多为右心负荷增重的表现，如右心室壁局部运动幅度下降、右心室和（或）右心房扩大、三尖瓣反流速度增快以及室间隔左移、肺动脉干增宽等。

6．CT 肺动脉造影（computed tomographic pulmonary arteriography，CTPA） 对段及段以上的 PTE 具有确诊价值。直接征象为肺动脉内低密度充盈缺损、轨道征、完全梗阻等；间接征象包括肺野楔形密度增高影、条带状的高密度区或盘状肺不张、中心肺动脉扩张及远端血管分布减少或消失、胸腔积液等。对亚段及亚段以下肺动脉内血栓的敏感性较差。

7．放射性核素肺通气 / 灌注扫描 典型征象是肺段灌注扫描缺损与通气显像不匹配。其诊断 PTE 不受肺动脉直径的影响，尤其在诊断亚段以下 PTE 中具有特殊意义。

8．磁共振肺动脉造影 能够直接显示肺动脉内栓子及 APTE 所致的低灌注区，且能够评价患者的右心功能，适用于对碘造影剂过敏的患者。其敏感性有待进一步证实。

9．肺动脉造影 是诊断 PTE 的"金标准"。直接征象包括肺动脉内造影剂充盈缺损，伴或不伴轨道征的血流阻断；间接征象包括肺动脉造影剂流动缓慢，局部低灌注，静脉回流延迟等。一般在介入治疗时进行。

10．下肢深静脉检查 由于 PTE 和 DVT 关系密切，所以对所有怀疑或诊断 PTE 的患者均应进行深静脉血栓检查。

五、病情评估、危险分层与诊断

（一）病情评估

APE 发生的严重程度的临床分级是根据 PE 患者院内发生的早期死亡风险或者 30 天死亡率。这个分层是根据患者临床表现来划分，存在休克或者动脉低压的情况均属于高危 APE（图 6-1）。

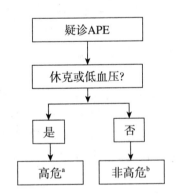

图 6-1 APE 的临床分期和初始危险分层

a．排除新发心律失常、血容量下降、脓毒血症后，收缩压＜ 90 mmHg，或收缩压下降 ≥ 40 mmHg 以上并持续 15 分钟以上；

b．基于因 APE 而入院或 30d 内死亡率

（二）危险分层

1．尽管 PTE 的症状、临床表现和常规检查缺乏敏感性和特异性，但综合临床判断和预测评分两个方面可以帮助我们区分 PTE 的疑似患者。可应用 Wells 量表对疑似 PTE 患者进行个体化预测（表 6-8）。

表6-8　肺栓塞Wells评分表

临床情况	临床判断评分点
既往 PE 或 DVT 病史	1
心率 100 次 / 分	1
过去 4 周内有手术或制动史	1
咯血	1
癌症活动期	1
DVT 临床表现	1
其他诊断的可能性低于 PE	1

注：0 ~ 1 分则 PE 不太可能，2 分则可能为 PE

2. 对 APE 患者进行危险分层，可以为制订相应的治疗策略提供重要依据。危险分层主要根据临床评价、血清心肌损伤标志物 [脑钠肽（brain natriuretic peptide，BNP）、N 末端脑钠肽前体（NT-proBNP）、肌钙蛋白]、右心室大小和功能三项指标进行评价（表 6-9）。临床上偏向用 PESI 或 sPESI 评分来鉴别中危和低危 APE 患者（表 6-10）。

表6-9　急性肺血栓栓塞症（APTE）患者早期死亡风险分层

早期死亡风险	休克或低血压	PESI分级 Ⅲ ~ Ⅳ或 sPESI > 1	影像学（右室功能不全）[a]	实验室指标（心肌受损）
高	+	+	+	+
中中 - 高	－	+		两者均阳性
中 - 低	－	+		两者之一阳性或均阴性
低	－	－		选择性检查；若检查，均阴性

a. 右室功能不全指标：超声心动图：右室扩大和（或）右室 / 左室内径比值升高；右室游离壁运动减弱；三尖瓣反流速度增快；三尖瓣环收缩期位移降低，或联合以上指标。CT 肺动脉造影：右室 - 左室舒张末期直径比值增高。b. 心肌受损指标：血浆肌钙蛋白 I 或 T 浓度升高，或血浆脑钠肽升高

表6-10　原始和简化版肺栓塞严重指数（PESI）对照表

指标	PESI评分	简化PESI评分（sPESI）
年龄	以年龄为分数	1 分（若年龄 > 80）
男性	+10 分	－
癌症	+30 分	1 分
慢性心力衰竭	+10 分	1 分
慢性肺部疾病	+10 分	
脉搏 ≥ 110 次 / 分	+20 分	1 分
收缩压 < 100mmHg	+30 分	1 分
呼吸频率 > 30 次 / 分	+20 分	－
体温 < 36℃	+20 分	－
精神状态改变	+60 分	－
动脉血氧饱和度 < 90%	+20 分	1 分

危险分层　Ⅰ级：≤ 65 分，30 天死亡率极低（0 ~ 1.6%）；0 分 =30d 死亡率 1.0%（95%CI 为 0 ~ 2.1%）；
　　　　　Ⅱ级：66 ~ 85 分，低死亡率（1.7% ~ 3.5）；> 1 分 =30d 死亡率 10.9%（95%CI 为 8.5% ~ 13.2%）
　　　　　Ⅲ级：86 ~ 105 分，中等死亡率（3.2% ~ 7.1%）
　　　　　Ⅳ级：106 ~ 125 分，高死亡率（4.0% ~ 11.4%）
　　　　　Ⅴ级：> 125 分，极高死亡率（10% ~ 24.5%）

（三）诊断

对存在危险因素，特别是高危因素或并存多个危险因素的病例出现不明原因的呼吸困难、胸痛、晕厥或休克、难以解释的低氧血症等临床表现患者，尤其是伴有单侧或双侧不对称性下肢肿胀、疼痛等症状者，应进行心电图、胸部 X 线、动脉血气分析、心脏超声和下肢静脉超声检查。对经上述检查后仍怀疑 PTE 的患者，应尽快行确诊检查，包括 CTPA、放射性核素通气 / 灌注扫描、磁共振显像、肺动脉造影。只要其中任何一项阳性，结合临床表现，即可确诊。伴有或不伴有休克或低血压症状疑似高危 PE 的诊断流程见图 6-2、图 6-3。

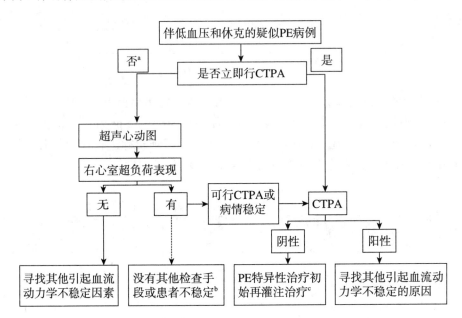

图 6-2　伴有休克或低血压症状疑似高危 PE 的诊断流程

a. 包括病情不稳定只能行床旁检查的患者；b. 除了可明确右室功能不全，床旁超声心动图通过观察右室腔内血栓直接诊断 PE；c. 溶栓、取栓术、导管介入治疗

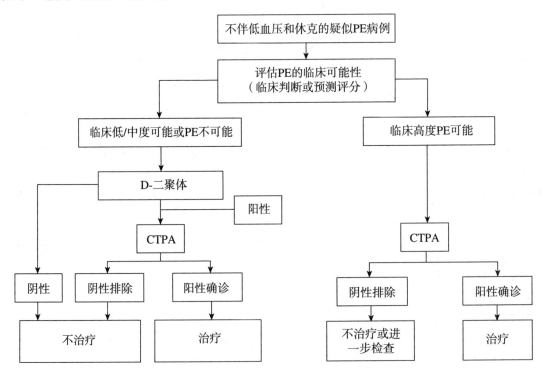

图 6-3　不伴有休克或低血压症状疑似高危 PE 的诊断流程

六、救治措施

APTE 的治疗应基于危险分层制订治疗策略（图 6-4）

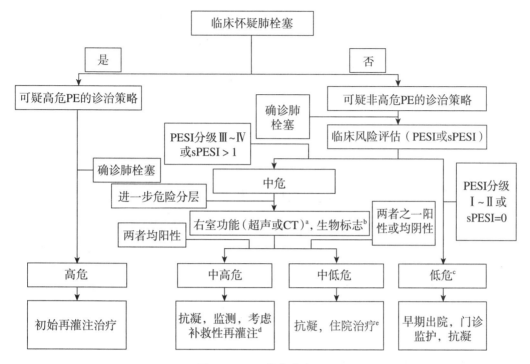

图 6-4　APE 推荐治疗流程

a. 超声心动图已诊断为肺栓塞，且有右心功能障碍，或 CT 表现为右心室扩大 RV/LV ≥ 0.9，应对不能立即行再灌注治疗的患者检测肌钙蛋白；b. 诊断过程中已行心肌损伤标志物检测，且结果阳性，需行超声心动图评估右心室功能及 CT 评估右心室大小；c. 不适合家庭治疗；d. 有血流动力学障碍表现，尤其高出血风险时，考虑手术取栓术或经皮导管溶栓术代替系统性溶栓治疗；e. 确诊有肺栓塞或肌钙蛋白升高的患者，即使超声心动或 CT 未发现右心功能不全也应严密监测。

（一）一般治疗

包括密切监测患者的生命体征，动态监测心电图，进行动脉血气分析，吸氧、镇静、镇痛等治疗。若出现血流动力学不稳定，可予以升压药物。

（二）溶栓治疗

对于心源性休克和（或）持续低血压的高危肺栓塞患者，如无绝对禁忌证，应进行溶栓治疗；而对于中高危患者，当存在血流动力学障碍临床表现时，在全面考虑出血风险后可给予溶栓治疗。溶栓治疗的时间窗一般定在 14 天以内，而症状出现 48 h 内启动溶栓治疗获益最大。

APTE 溶栓治疗的绝对禁忌证包括活动性内出血和近期自发性颅内出血，但对于致命性的高危 APTE，其绝对禁忌证应被视为相对禁忌证。其他的相对禁忌证包括：2 周内的大手术、分娩、器官活检或不能压迫止血部位的血管穿刺；2 个月内的缺血性脑卒中；10 天内的胃肠道出血；15 天内的严重创伤；1 个月内的神经外科或眼科手术；难以控制的重度高血压（收缩压 > 180 mmHg，舒张压 > 110 mmHg）；近期曾行心肺复苏术；血小板 < 100×10^9/L；妊娠；细菌性心内膜炎；严重肝、肾功能不全；糖尿病出血性视网膜病变；出血性疾病；动脉瘤；左心房血栓；年龄 > 75 岁。

临床常用的溶栓药物包括尿激酶、链激酶、阿替普酶（重组组织型纤溶酶原激活剂，rt-PA），其中目前临床常用 rt-PA。rt-PA 用法：50 ～ 100 mg 持续静脉滴注 2 h。

（三）抗凝治疗

APE 患者抗凝治疗的目的是预防早期死亡和复发或致命性 VTE。对高度疑诊或确诊 APTE 的患者应立即予以抗凝治疗，标准的抗凝疗程至少为 3 个月。常用药物包括普通肝素、低分子量肝素、维生素 K 拮抗剂（华法林）以及其他新型口服抗凝药物，如选择性 X a 因子拮抗剂、凝血酶抑制剂等。目前的临床研究证实，应用新型口服抗凝药物治疗 VTE 的临床疗效非劣效于肝素 / 维生素 K 拮抗剂，就严重出血事件来讲，可能比后者更安全。

（四）其他

APTE 的其他治疗方法包括肺血栓切除术、使用介入技术经肺动脉导管碎解和抽吸血栓、放置腔静脉滤器等。

（张国强）

第 6 章第四节电子资源

第五节　气　胸

一、概念

气胸（pneumothorax）是指潜在的胸膜腔内存在气体，改变了正常的胸膜腔内负压状态。气胸是急诊常见的病症，通常分为三大类：自发性气胸、创伤性气胸和医源性气胸。本节主要介绍自发性气胸和医源性气胸（第十一章胸部创伤中介绍创伤性气胸）。

二、病因与发病机制

（一）自发性气胸

1. 原发性自发性气胸　多见于瘦高体型的男性青壮年。病理可见胸膜下肺大疱，多在肺尖部，与吸烟和小气道炎症有关，也可能与非特异性炎症瘢痕或弹性纤维先天发育不良有关，有研究发现有家族性发作史。肺尖部的囊泡或胸膜下肺大疱破裂造成气胸，未行手术情况下常有复发，首次发作后 2 年内复发率约为 25%，6 年内复发率为 50%。

2. 继发性自发性气胸　多见于有基础肺部病变者，由于病变引起细小支气管不完全阻塞，形成肺大疱，如肺结核、慢性阻塞性肺疾病、肺癌、尘肺、肺间质性疾病、先天性黏液稠厚症等。发病时肺部疾病引发肺泡压力骤然增高，如剧烈咳嗽等导致肺大疱破裂而引发气胸。

3. 其他　包括月经性气胸，仅在月经来潮前 24 ~ 72 h 内发生，气胸一般可自行吸收，病理机制可能与胸膜上有异位子宫内膜破裂有关。

（二）医源性气胸

医源性气胸主要由诊断性或治疗性操作引起，如胸腔穿刺、胸部组织活检、锁骨下深静脉穿刺等，机械通气特别是呼气末正压通气（positive end expiratory pressure，PEEP）偶可引发气胸。

三、临床表现

自发性气胸有两个典型的临床症状：胸痛及呼吸困难。常伴有不同程度的咳嗽，有撕裂样胸痛，呼吸困难可因气胸量的多少而轻重不同。查体表现为患侧呼吸动度减弱、语音震颤减弱、叩诊鼓音、听诊发现呼吸音减弱。呼吸困难严重者还可并发心动过速、烦躁不安及发绀，严重者可引发急性呼吸衰竭（张力性气胸），伴有低血压甚或休克表现者要警惕自发性血气胸的存在。

机械通气造成的气胸表现为人工通气状态下氧饱和度突发降低并呈进行性下降，提高吸氧浓度无改善，气道压力增高，甚或合并血流动力学不稳定，也可并发皮下气肿或纵隔气肿，此时叩诊和听诊的体征常不典型。

四、辅助检查

怀疑自发性气胸时，胸部 X 线片常是诊断不可缺少的检查，吸气相直立位正位胸片更为清楚，胸片可见肺上野或外侧野无纹理而肺有压缩（图 6-5A）。有条件应同时行肺部 CT 检查以明确诊断，治疗过程中复查 CT 有助于观察肺复张的情况，对于指导拔出胸腔闭式引流管有很好的帮助（图 6-5B）。

对于胸腔内气体所占的体积应做评估。肺压缩若占一侧肺野的 1/3，则有 50% 的肺组织萎陷；肺压缩若占全肺野的 1/2，则有 75% 的肺组织萎陷（图 6-5）。

医源性气胸由于麻醉或不能脱机的原因往往不能做 CT 扫描，主要通过人工监测氧饱和度和气道压力增高来判断，条件允许时可摄床旁 X 线片辅助诊断。

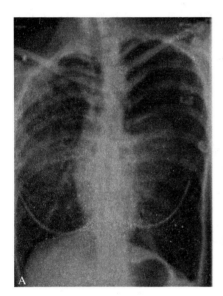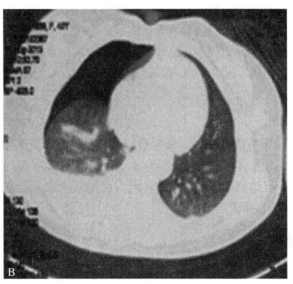

图 6-5　气胸
A. 胸部正位片显示左肺压缩超过 50%。B. 胸部 CT 显示右侧气胸

五、救治措施

吸氧、抗感染及镇痛是气胸发生后的基本治疗。小于 30% 的气胸可暂时留院观察，自发性气胸积气量少的患者，一般不需特殊处理，胸腔内积气一般可在 1 ~ 2 周内自行吸收；大于30% 的气胸需行胸腔穿刺或胸腔闭式引流术；自发性气胸复发的患者可考虑胸腔镜下行胸膜修补术或胸膜粘连术。

发现机械通气造成的气胸后应立即调整机械通气模式，减少或取消呼气末正压或改用无创通气，同时积极做胸腔闭式引流。

（桑锡光）

消化系统急症

第一节 概 述

消化系统急症包括食管、胃、肠、肝、胆、胰以及腹膜、肠系膜、网膜等脏器的急症，在急诊科疾病构成中，发生率仅次于呼吸系统急症和心血管系统急症，居第三位。消化道出血、急性胰腺炎、急性肝衰竭、胃肠穿孔致急性腹膜炎、急性肠系膜动脉血栓形成等均是常见的消化系统急症。

消化系统急症的临床表现有恶心、呕吐、呕血、黑便、腹痛、腹泻等，但也有例外，比如自发性食管破裂常有胸骨后疼痛，急性胆囊炎常合并背痛，急性胰腺炎合并胰性脑病产生的精神症状等；而许多其他器官疾病常有消化系统的表现，如急性下壁心肌梗死常合并恶心、呕吐、上腹痛，腹主动脉瘤破裂、急性铅中毒常合并腹痛等，须注意鉴别。

一、诊断

尽管实验室检查、影像学检查在消化系统急症的诊断中起到了关键性的作用，但是，病史、症状、体征仍十分重要，在全面分析这些资料的基础上，才能有针对性地选择恰当的辅助检查，以达到既能准确早期诊断，又能减少检查给患者带来的负担的目的。

（一）病史与症状

病史采集务求细致，要尽可能了解症状出现的诱因、起病情况、发病经过、部位、性质、程度、持续时间、加重和缓解的因素，以及伴随症状、既往有无类似发作、是否就医、平时是否吃药、家人是否有类似症状。同时，患者的一般情况、饮食习惯、烟酒嗜好、接触史及家族史等具有一定的参考价值。

（二）体格检查

1. 主要重视腹部体格检查，也要结合全身情况。

2. 触诊 强调触诊在消化系统急症诊断中的重要地位。

3. 视诊 突出皮肤黏膜改变对消化系统急症诊断的意义，如蜘蛛痣、肝掌提示肝疾病。

4. 听诊 肠鸣音有助于判断肠梗阻、肠麻痹。

5. 叩诊 对消化系统急症诊断价值相对较小。

（三）辅助检查

1. 实验室检查

（1）粪便常规检查：为消化系统急症的诊断提供重要线索，必要时可考虑做粪便培养和药物敏感试验。

（2）血液检查：血常规、凝血功能、肝肾功能、血生化、血糖、血淀粉酶、红细胞沉降率、乙肝五项。

（3）心梗三项、育龄期妇女人绒毛膜促性腺激素检查：对于诊断和鉴别诊断具有重要意义。

（4）其他：尿淀粉酶、腹水检查，脱落细胞学、胆碱酯酶等。

2．内镜检查　内镜检查在消化系统急症的诊断与治疗中具有重要意义。通过内镜检查可以直接观察消化道腔内的各类病变，并可取活检，对于上消化道出血的患者也可以行急诊胃镜下止血。

3．影像学检查

（1）超声检查：腹部超声对腹部疾病的诊断具有重要价值，对于急性阑尾炎、妇科疾病等也有鉴别诊断价值，缺点是胃肠道容易积气，有一定的局限性。

（2）X 线检查：立位腹部 X 线摄片是诊断胃肠穿孔的有效手段。

（3）CT 和 MRI 检查：腹部 CT 平扫以及增强扫描是目前诊断难以确诊的腹痛的必要检查，可以直观地发现腹部微小病灶，在急诊中对于肝疾病、胰腺疾病分期、胆系病变、血管性病变及空腔脏器变化有确切的价值，MRI 适用于微小病变的观察及病变定性诊断，急诊应用有限。

二、治疗原则

消化系统急症涵盖疾病众多，且其病因、发病机制及病理生理过程各有不同，治疗各异，但亦有一定共同点。其治疗主要有一般治疗、药物治疗、侵入性治疗等。

（一）一般治疗

1．建立静脉通路。

2．禁食　消化道出血、急性胰腺炎等疾病应暂禁饮食。

3．胃肠减压　胃肠穿孔及急性胰腺炎伴腹胀应行胃肠减压。

4．液体复苏　维持水、电解质及酸碱平衡。

（二）药物治疗

1．对症治疗　纠正贫血、低蛋白血症，改善凝血功能。

2．对因治疗　如对急性胃肠道炎症、胆系炎症应用抗菌药；对消化道出血应用止血药、抑酸剂、生长抑素等。

（三）侵入性治疗

1．内镜下止血。

2．介入栓塞术　对于消化道大出血，如果药物保守治疗效果差，可考虑行介入栓塞术。

3．外科手术　急性重症胰腺炎合并腹腔高压可选择开腹减压术，对急腹症患者应视病因适时开腹探查。持续大出血经内科积极保守治疗仍出血不止危及生命的，介入栓塞术失败的，是紧急手术的指征。

（吕瑞娟　边　圆）

第二节　消化道出血

一、概念

消化道出血是由多种原因引起的临床综合征。根据出血部位分为上消化道出血和下消化道出血。上消化道出血（upper gastrointestinal bleeding）指屈氏韧带以上的消化道包括食管、胃、十二指肠、胰和胆等部位的出血，胃空肠吻合术后吻合口附近疾患出血亦属此范围。下消化道出血（lower gastrointestinal bleeding）指出血部位在屈氏韧带以下的空肠、回肠、结肠及直肠。根据失血量与速度可分为慢性隐性出血、慢性显性出血和急性出血，其中在短时间内失血量超过 1000ml 或循环血容量减少 20% 以上的出血称为急性大出血，其死亡率约为 10%，需要及时抢救。

二、病因与发病机制

消化道出血的病因包括消化道溃疡、炎症、肿瘤、机械性损伤等，也可因邻近器官病变以及全身性疾病累及消化道所致。消化道出血的病因见表 7-1。

表7-1　消化道出血的病因

上消化道出血的病因	下消化道出血的病因
食管疾病	小肠疾病
胃、十二指肠疾病	结肠疾病
胃空肠吻合术后的空肠溃疡和吻合口溃疡	直肠疾病
门静脉高压、食管胃底静脉曲张破裂出血	肛管疾病
上消化道邻近器官或组织疾病	全身性疾病
全身性疾病	

三、临床表现

消化道出血的临床表现与出血病变的部位、性质、出血速度及失血量、患者年龄、有无重要伴发病等全身情况相关。

1. 呕血、黑便和便血　出血病变部位在上消化道时，常表现为呕血，如出血速度快且出血量多时，呕血的颜色为鲜红色。如出血后血液在胃内潴留时间长，呕吐物呈咖啡色。黑便或柏油样便常提示上消化道出血。如出血病变部位在十二指肠且出血速度过快时，粪便颜色可呈紫红色。左半结肠及直肠出血时，粪便为鲜红色。空肠、回肠及右半结肠病变引起小量渗血时，可表现为黑便。

2. 失血性周围循环衰竭　周围循环障碍的临床表现取决于出血速度和出血量，出血量小于 400 ml 时可无临床症状；超过 400 ml 时，可出现头晕、心悸、乏力、口渴等症状；出血量超过 700 ml 时，可合并出现黑矇或晕厥、皮肤苍白、血压下降等；出血量大于 1000 ml，可出现精神萎靡、烦躁不安，甚至反应迟钝、意识模糊、皮肤湿冷、脉搏细速、少尿等休克症状。老年人如合并其他慢性疾病，即使出血量不大，也可引起多器官衰竭，增加死亡风险。

3. 贫血　急性大量失血后均有失血性贫血，为正细胞正色素性贫血。在出血的早期，血红蛋白浓度、红细胞计数与红细胞比容可无变化，多在 3 ~ 4 h 后才出现贫血。失血会刺激造血系统，血细胞增殖活跃，外周血网织红细胞增多。

4. 发热　大量出血后，多数患者出现低热，持续数日到 1 周后降至正常，其原因可能和周围循环衰竭导致体温调节中枢的功能障碍等因素有关。

5. 氮质血症　可分为肠源性、肾前性和肾性三种。肠源性氮质血症是指上消化道大量出血后，血红蛋白的分解产物在肠道被吸收，以致血中氮质水平升高，一般于出血后 24 ~ 48 h 达到高峰，3 ~ 4 天内降至正常。肾前性氮质血症是指由于失血性周围循环衰竭而造成肾血流量暂时性减少，肾小球滤过率和肾排泄功能降低，以致氮质潴留，在纠正低血压、休克后，血中氮质水平可迅速降至正常。肾性氮质血症是指在原有肾损害的基础上，失血加重肾衰竭，临床上表现为少尿或无尿。

6. 低蛋白血症　失血量大时常合并大量血浆蛋白丢失，如不及时补充血浆蛋白，或过多补充水分及晶体液，临床上表现为低蛋白血症。

四、辅助检查

1. 血、尿、粪便检查 血常规检测指标包括血红蛋白、平均红细胞体积、血小板计数等，急性失血后血红蛋白含量变化与出血量、出血速度、补液量有密切关系。尿常规：消化道出血并尿隐血阳性提示全身疾病，尿蛋白增多提示出血热等感染性疾病，尿胆原增加提示溶血性疾病或有肝疾病。

2. X 线检查 包括口服钡剂消化道造影和钡剂灌肠造影。

3. 体外超声检查 对消化道出血部位的诊断价值不大，但对腹部血管病变导致的出血和门静脉高压有意义。

4. 急诊消化道内镜检查 能够早期发现病变，早期止血。

5. CT、MRI 和放射性核素扫描 其中放射性核素扫描对确定胃肠道出血相当敏感，但定位的精确性有限，因此常作为选择性腹腔内脏动脉造影前的筛选手段。

6. 介入性血管造影 对于急诊手术前定位诊断很有意义，也可以经动脉导管注入药物或者置入弹簧圈等控制出血。

五、病情评估、危险分层及诊断

在患者出现消化道出血症状时需立即对患者进行初步评估，包括进行病史询问、体格检查及相关实验室检查以评估患者出血的严重程度，对出血部位和诱因进行预估等。

1. 消化道出血的识别 一般情况下，呕血和黑便常提示消化道出血，但应该排除其他疾病导致的上述症状，如鼻出血，拔牙出血咽下所致，肺结核、支气管扩张咯血等，服用铋剂、某些中药或动物血液也可出现黑便。

2. 出血严重程度估计和周围循环状态的判断 临床上精确估计出血量比较困难，一般认为每日出血量 > 5 ~ 10 ml 时，粪便隐血试验呈阳性反应；每日出血量 > 50 ~ 100 ml 时，可表现为黑便；一次出血量少于 400 ml 一般无全身症状；出血量大于 500 ml 且速度快时，患者可有头晕、乏力、心动过速和低血压表现（表 7-2）。

表7-2　失血量与症状的关系

失血量（ml）	收缩压（mmHg）	脉率（次/分）	症状
< 500	正常	正常	头晕、乏力
800 ~ 1000	< 100	> 100	头晕、面色苍白、口渴、冷汗
> 1500	< 80	> 120	四肢厥冷、神志恍惚或昏迷

3. 出血是否停止的判断 有以下临床表现者考虑有继续出血或再出血，需及时处理：①反复呕血，甚至呕血转为鲜红色，黑便次数增多，排出暗红或鲜红色血便，伴有肠鸣音亢进；②周围循环衰竭的表现经治疗未见明显改善，或虽有好转而又恶化，经积极补液中心静脉压仍不稳定；③红细胞计数、血红蛋白含量与血细胞比容持续下降，网织红细胞计数持续增高；④补液与尿量足够的情况下，血尿素氮持续或再次升高。

4. 消化道出血严重程度分级 根据患者的一般情况和出血量大小，将消化道出血分为轻、中、重度三级（表 7-3）。

表7-3 消化道出血的严重程度分级

分级	年龄（岁）	伴发病	失血量（ml）	血压（mmHg）	脉率（次/分）	血红蛋白（g/L）	症状
轻度	< 60	无	< 500	基本正常	正常	无变化	头晕
中度	< 60	无	500 ~ 1000	下降	> 100	70 ~ 100	晕厥、口渴、少尿
重度	> 60	有	> 1500	收缩压< 80	> 120	< 70	肢冷、少尿、意识模糊

5. 对出血预后的判断 根据患者的年龄、临床表现、病变的具体情况、有无伴发病等情况，判断患者消化道出血的预后。凡是年龄超过60岁、伴发重要器官疾病、休克、血红蛋白浓度低、需要输血者，再出血风险增高；无肝、肾疾病患者的血尿素氮或血清转氨酶升高者，死亡率增高。Rockall评分系统（表7-4）将上消化道出血分为高危、中危和低危，计分 ≥ 5 分者为高危；3 ~ 4 分者为中危；0 ~ 2 分者为低危。

表7-4 急性上消化道出血的再出血和死亡危险性Rockall评分

变量	评分			
	0	1	2	3
年龄（岁）	< 60	60 ~ 79	≥ 80	
休克	无[a]	心动过速[b]	低血压[c]	
伴发病	无		心力衰竭、缺血性心脏病和其他重要伴发病	肝衰竭、肾衰竭和癌肿播散
内镜诊断	无病变，马洛里-魏斯（Mallory-Weiss）综合征	溃疡等其他病变	上消化道恶性疾病	
内镜下出血征象	无或有黑斑		上消化道血液潴留，黏附血凝块，血管显露或喷血	

注：a：收缩压 > 100mmHg，心率 < 100 次 / 分；b：收缩压 > 100mmHg，心率 > 100 次 / 分；c：收缩压 < 100mmHg，心率 > 100 次 / 分

六、救治措施

（一）一般治疗

卧床休息；严密监测患者生命体征；活动性出血患者需插胃管，便于胃腔内注药及观察出血量；保持呼吸道通畅，避免呕血时引起患者窒息。大量出血者宜禁食，少量出血者可适当进流质饮食。多数患者在出血后发热，并非由于感染所致，一般不使用抗菌药。静脉曲张破裂患者出血时多伴有细菌感染，需常规预防应用抗菌药。对于正在使用抗凝药物的患者，需进行多学科会诊，以平衡消化道出血和心血管疾病血栓形成的风险，共同决定是否可以停用抗凝药物或使用抗凝药物拮抗剂。

（二）补充血容量

及时补充和维持血容量，改善周围循环，防止微循环障碍引起脏器功能障碍。对急性消化道大出血患者，需立即查血型和配血，尽快建立有效的静脉通路，在配血过程中，可先输平衡液或生理盐水。输液量以维持组织灌注为目标，避免因输液过多、过快引起肺水肿，危重大量出血患者，应进行中心静脉压、血清乳酸测定。

下列情况为紧急输血指征：①收缩压 < 90 mmHg 或较基础血压降低超过30 mmHg；②血红蛋白 < 70 g/L，血细胞比容 < 25%；③心率 > 120次 / 分。对活动性出血和血小板计数 < $50×10^9$/L 的患者输注血小板。当患者纤维蛋白原浓度 < 1 g/L，或活化部分凝血酶原时

间＞1.5 倍正常值，应输注新鲜冰冻血浆。大量失血的患者输血血红蛋白升高到 80g/L、血细胞比容 25% ~ 35% 为宜，不应过度输血，以免诱发再次出血。

以下指标表明血容量已充足：①意识恢复，四肢末端由湿冷、青紫转为温暖、红润，肛温与皮温差值减小（＜1℃）；②脉搏由快弱转为正常有力；③收缩压接近正常；④脉压大于 30 mmHg；⑤尿量＞25 ml/h；⑥中心静脉压在 8 ~ 12 cmH$_2$O。

（三）上消化道大出血的治疗

常见上消化道大出血的病因是消化性溃疡、急性胃黏膜病变、胃癌和食管胃底静脉曲张破裂出血。多数患者首诊于急诊科，常以周围循环障碍的临床表现就诊，因此，正确、迅速、合理地诊断，并对患者进行评估、治疗和管理非常重要。

1. 胃内降温　通过胃管以冰盐水反复灌洗胃腔使胃降温，促进血管收缩、血流减少，胃分泌和消化受到抑制，出血部位纤溶酶的活力减弱，达到促进止血的目的。

2. 全身性止血及口服止血剂

（1）促进凝血的药物如维生素 K、酚磺乙胺（止血敏）等；血管活性药如去甲肾上腺素、垂体后叶素等；抗纤溶药物如硫嘌呤、氨甲环酸等。

（2）凝血酶制剂、降纤酶等。

（3）消化性溃疡的出血是黏膜病变出血，采用血管收缩剂如去甲肾上腺素口服，可使出血的小动脉强烈收缩，达到止血的目的。此法不主张在老年人中使用。

3. 抑制胃酸分泌和保护胃黏膜　可使用 H$_2$ 受体阻断药，最好是质子泵抑制剂，常用的质子泵抑制剂包括奥美拉唑、雷贝拉唑、泮托拉唑等。

4. 内镜下止血　内镜下止血具有快速、准确、对机体损伤小等优点，只要患者病情允许，应作为首选的治疗方法。

5. 介入放射治疗常用选择性血管造影及栓塞治疗。

6. 食管静脉曲张破裂出血的非外科手术治疗

（1）气囊压迫：是一种有效但仅是暂时控制出血的非手术治疗方法。

（2）经颈内静脉门腔分流术。

（3）药物治疗：主要目的在于降低门静脉压力，使出血处血流量减少，为凝血过程提供了条件，从而止血。不仅对静脉曲张破裂出血有效，而且对溃疡、糜烂、黏膜撕裂也同样有效。可选用的药物有血管收缩剂和血管扩张剂两种。血管收缩剂：生长抑素及其衍生物和加压素及其衍生物。血管扩张剂：如非选择性 β 受体阻断药普萘洛尔、纳多洛尔和硝酸酯类血管扩张剂硝酸甘油等。

（4）内镜下硬化剂注射和套扎术。

（四）下消化道出血的治疗

1. 基本措施是补充血容量，纠正血容量不足引起的休克。

2. 针对下消化道出血的病因及部位作出相应治疗。内镜下止血是下消化道出血的首选方法。

3. 介入放射治疗。对于内镜不能止血的病灶，可行肠系膜上、下动脉血管介入栓塞治疗。用微导管超选至出血灶，选用明胶海绵颗粒或弹簧圈栓塞。对于弥漫性出血，可经导管动脉内注入止血药物，达到止血的目的。

（五）手术

1. 食管胃底静脉曲张破裂出血　采取非手术方法治疗如输血、药物止血、三腔二囊管压迫止血、硬化剂及栓塞仍不能控制出血者，应做紧急静脉曲张结扎术以止血，但出血复发率较高。由严重肝硬化引起者可考虑肝移植术。

2. 溃疡病出血　当上消化道持续出血超过 48 h 仍不能停止；24 h 内输血 1500 ml 仍不能纠正血容量、血压不稳定；保守治疗期间发生再出血者；内镜下发现有动脉活动性出血且止血无效等情况，应尽早行外科手术。

（六）病因治疗

针对导致消化道出血的病因采取相应的治疗是止血的基础，应做到早发现、早诊断、早治疗。不明原因反复大量出血，危及生命，在其他治疗方式无效的情况下，需进行外科会诊，考虑紧急手术探查。术前要对出血部位进行充分定位，避免因术中未处理潜在出血部位，导致术后持续性出血，治疗失败。

（吕瑞娟）

第三节　急性胰腺炎

一、概念

急性胰腺炎（acute pancreatitis，AP）是由于多种原因导致胰酶异常激活，继而出现以胰腺组织炎症反应为主要特征，伴有或不伴有全身其他器官功能病变的疾病。根据临床表现与累及的脏器分为轻症急性胰腺炎与重症急性胰腺炎。临床表现差异较大，总体病死率为5%～10%。

二、病因与发病机制

1. 病因　在我国，胆石症仍然是急性胰腺炎主要发病原因，高脂血症、过量饮酒等原因次之。近年高脂血症引起急性胰腺炎呈上升趋势，随着逆行胰胆管造影和其他操作的增多，由此诱发的急性胰腺炎的发病率也在增加。在国外，过量饮酒是急性胰腺炎的主要发病原因。具体见表 7-5。

表7-5　急性胰腺炎的病因

常见病因	其他病因
胆石症	壶腹乳头括约肌功能不良
高脂血症	高钙血症（如甲状旁腺功能亢进）
过量饮酒	十二指肠内高压（如输入袢梗阻）
	胰腺的先天性疾病和肿瘤
	胰腺创伤（包括医源性损伤）
	感染及药物
	特发性胰腺炎（不能确定病因者）

2. 发病机制　正常情况下，当胰液进入十二指肠后，在肠激酶作用下，首先激活胰蛋白酶原，形成胰蛋白酶，在胰蛋白酶作用下使各种胰消化酶原被激活为有生物活性的消化酶，对食物进行消化。与自身消化理论相关的机制：①各种病因导致其胰泡内酶原激活，发生胰腺自身消化的连锁反应；②胰腺导管内通透性增加，使活性胰酶渗入胰腺组织，加重胰腺炎症。两者在 AP 发病中可能为序贯作用。

三、临床表现

1. 症状

（1）腹痛：是急性胰腺炎的主要症状，大多腹痛剧烈，呈急性持续性发作，疼痛部位多在中上腹，可向腰背部呈带状放射，取弯腰抱膝位可减轻疼痛。腹痛早期常合并恶心、呕吐，但呕吐并不能缓解腹痛。

（2）发热、黄疸：胆源性胰腺炎可出现发热和黄疸。发热既可是急性胰腺炎时的全身炎症反应综合征（systemic inflammatory response syndrome，SIRS），也可是胆管炎引起的表现。多数患者有中度以上发热，持续 3 ～ 5 天。持续发热 1 周以上不退或逐日升高，应怀疑有继发感染，如胰腺脓肿或胆道感染等。在胆总管或壶腹部结石、胰头炎性水肿压迫胆总管时，可出现黄疸。

2．体征　轻度急性胰腺炎，仅为局限于上腹部的压痛。重度急性胰腺炎时，上腹或全腹压痛明显，并有腹肌紧张，反跳痛。肠鸣音减弱或消失，可出现移动性浊音，并发脓肿时可扪及有明显压痛的腹块。伴麻痹性肠梗阻且有明显腹胀。腹水多呈血性。因胰酶、坏死组织及出血沿腹膜间隙与肌层渗入腹壁下，致两侧胁腹部皮肤呈暗灰蓝色（Grey-Turner 征）；脐周皮肤大片青紫色斑（Cullen 征）。

3．腹腔间隔室综合征（abdominal compartment syndrome，ACS）　腹部持续高度膨胀，腹腔压力出现稳定性升高，伴发多器官功能障碍。

四、辅助检查

（一）酶学检查

酶学检查是急性胰腺炎诊断的主要依据。血清、尿淀粉酶测定是酶学检查中常用的诊断方法。血清淀粉酶在起病后 6 ～ 12 小时开始升高，48 小时开始下降，持续 3 ～ 5 天。血清淀粉酶超过正常值 3 倍可确诊为本病。尿淀粉酶在起病后 12 ～ 14 小时开始升高，下降缓慢，持续 1 ～ 2 周恢复正常。血清淀粉酶持续增高要注意病情反复、并发假性囊肿或脓肿、疑有结石或肿瘤、肾功能不全、巨淀粉酶血症等。要注意鉴别其他急腹症（如消化性溃疡穿孔、胆石症、胆囊炎、肠梗阻等）引起的血清淀粉酶增高，但一般不超过正常值 2 倍。血脂肪酶测定的特异性、敏感性、准确性比淀粉酶高，且持续时间长。

淀粉酶和脂肪酶升高的程度与病情严重程度不呈相关性，患者是否开放饮食也不能单纯根据酶学检查结果是否正常确定，应综合判断。

（二）血清标志物

1．C 反应蛋白（C-reactive protein，CRP）　是反映胰腺病情的指标。当发病 72 h 后 CRP > 150 mg/L 时提示胰腺组织坏死。

2．血清 IL-6 动态测定　血清 IL-6 对预后有判断价值，血清 IL-6 水平持续增高提示预后不良。

（三）影像学检查

1．超声检查　腹部超声检查可以初步判断胰腺组织形态学变化、有无肿大及胰周积液等。同时有助于了解胆道部位有无疾病。由于胃肠道气体干扰，其准确性受到一定影响。

2．CT 增强扫描　CT 增强扫描提供了胰腺的坏死范围及胰周炎症反应范围、积液等有价值的信息。对其并发症如胰腺脓肿、假性囊肿等也有诊断价值。但发病早期的 CT 检查会低估病情的严重程度，待发病 1 周左右重复上腹部 CT 增强扫描检查，诊断价值更高，且根据病情需要，每周检查一次。按照改良 CT 严重度指数，急性胰腺炎的反应分级为：正常胰腺（0分），胰腺和（或）胰周炎性改变（2分），单发或多个积液区或脂肪坏死（4分）。胰腺坏死分级为：无胰腺坏死（0分），坏死范围 ≤ 30%（2分），坏死范围 > 30%（4分）。胰腺外并发症包括胸腔积液、腹水、血管或胃肠道病变等（2分）。

3．磁共振成像检查　可提供与 CT 相同的诊断信息。磁共振胰胆管成像（magnetic resonance cholangiopancreatography，MRCP）对显示胆总管的小结石、胆总管有无扩张、胰胆管有无异常有一定优势。

五、病情评估、危险分层及诊断标准

(一) 病情评估

对急性胰腺炎的病情评估曾使用很多标准，许多标准经过多次修改。

1. 修改的 Ranson 指标见表 7-6。

表7-6 影响急性胰腺炎预后的指标

入院早期指标	入院48h内
年龄 > 55 岁	血细胞比容减少 10% 以上
血糖 > 11.2 mmol/L	血钙 < 2 mmol/L
血清乳酸脱氢酶 > 350 IU/L	动脉氧分压 < 60 mmHg
白细胞 > 16×10^9/L	BE ≤ −4 mmol/L
SGOT > 250 IU/L	血 BUN 上升 > 1 mmol/L
	体液丧失量 > 6 L

注：Ranson 标准中 < 3 项为轻型，3 ~ 5 项为重型，超过 5 ~ 7 项者死亡率极高。

2. 急性胰腺炎严重程度床旁指数（bedside index for severity in acute pancreatitis，BISAP）是 2008 年提出的一项简单易行的评估系统。见表 7-7。

表7-7 BISAP评估系统

指标	标准
BUN（1 分）	> 25 mg/dl
意识障碍（1 分）	Glasgow 休克指数 < 15
SIRS（1 分）	体温 < 36℃ 或 > 38℃
	呼吸频率 > 20 次 / 分或 $PaCO_2$ < 32 mmHg
	脉搏 > 90 次 / 分
	WBC < 4×10^9/L 或 > 12×10^9/L
年龄（1 分）	> 60 岁
胸腔积液（1 分）	影像学可见胸腔积液

注：其中 Glasgow 休克指数可简化为只要出现定向力下降或其他精神异常即为阳性，则计 1 分。BISAP 评分 ≤ 2 分时，病死率 < 1%；评分为 5 分时，病死率达 9.5%。

3. 临床症状与检查指标反映病情严重程度，见表 7-8。

表7-8 急性胰腺炎严重程度指标

临床症状及体征	辅助检查指标
持续剧烈的不能缓解的腹痛	胸片显示有胸腔积液
范围逐渐扩大的腹部压痛	腹水穿刺检查证实为血性腹水
进行性加重的腹胀和 ACS	血糖 ≥ 11.1 mmol/L
腰部皮肤水肿以及 Grey-Turner 征、Cullen 征	血钙 < 1.8 mmol/L
以低血压或休克为表现的循环衰竭	血气分析出现低氧血症及代谢性酸中毒
以呼吸困难为表现的呼吸衰竭	CRP > 150 mg/L
以少尿、无尿和血清肌酐升高为表现的肾衰竭	IL-6 持续性增高
以复视、谵妄、语言障碍甚至昏迷为表现的胰性脑病其他部位的器官衰竭	

（二）危险分层

依据同一时段内局部或全身影响因素的组合，按照病情轻重急性胰腺炎分为三级（表7-9）；不同级别的并发症发生率及死亡率差距很大。入院时注意重症危险因子，包括高龄、肥胖、器官衰竭、胸腔积液和（或）渗出等。具有上述特征者需直接住入重症监护病房。

1. 轻度急性胰腺炎 具备急性胰腺炎的临床表现和生物化学改变，不伴有器官衰竭及局部或全身并发症。Ranson 评分＜3分；急性生理和慢性健康评估（APACHE）评分＜8分；急性胰腺炎严重程度床旁指数（BISAP）＜3分；改良 CT 严重度指数（MCTSI）＜4分。此类患者病死率极低。

2. 中度急性胰腺炎 具备急性胰腺炎的临床表现和生物化学改变，伴有一过性的器官衰竭（48h 内可自行恢复），或伴有局部或全身并发症而不存在持续性器官衰竭（48h 内不能自行恢复）。Ranson 评分≥3分，APACHE 评分≥8分，BISAP≥3分，MCTSI≥4分。

3. 重度急性胰腺炎 具备急性胰腺炎的临床表现和生物化学改变，同时伴有持续性的器官衰竭（大于48h，不能自行恢复的器官衰竭）。

表7-9 按照影响因素确定的急性胰腺炎严重程度分级

	轻度	中度	重度
胰腺坏死	无	无菌性	感染性
	和	和（或）	或
器官功能衰竭	无	暂时性	持续性

（三）诊断标准

临床上符合以下三项特征中的两项即可诊断：①急性、突发性、持续性、剧烈的上腹部疼痛；②血清淀粉酶和（或）脂肪酶活性＞正常上限3倍；③CT 增强和（或）磁共振成像或腹部超声检查呈急性胰腺炎影像学特征改变。

对急性胰腺炎不仅要做出疾病诊断，还要尽可能地进行病因诊断、严重程度诊断以及有关并发症的诊断。

六、救治措施

1. 快速检查 快速的早期检查要包括以下内容：①血常规，常提示白细胞增加、中性粒细胞增高。②血清和尿淀粉酶。③血三酰甘油、肝肾功能、血糖、血钙，有助于寻找病因和判断病情。④心电图、腹部超声、胸部和立位腹部 X 线片。进一步的检查包括上腹部 CT 及磁共振成像，一旦确诊急性胰腺炎要立即住院治疗。

2. 监测 动态观察腹部体征和肠鸣音改变。对中重度急性胰腺炎实行24h 生命体征监测、24h 尿量和出入量记录，必要时需监测中心静脉压（central venous pressure，CVP），定期进行血气分析。

3. 非手术治疗

（1）禁食，持续胃肠减压：可防止呕吐，减轻腹胀。

（2）补液：快速建立静脉通路，补充液体、电解质，可首先给予平衡液。

（3）抑制胰液分泌：H_2 受体阻断药（如雷尼替丁）、质子泵抑制剂（如奥美拉唑）因抑制胃酸而间接抑制胰液分泌；生长抑素及类似物通过直接抑制胰腺外分泌而发挥作用；胰蛋白酶抑制剂（乌司他丁、加贝酯等）能够广泛抑制与急性胰腺炎发展有关的胰蛋白酶、弹性蛋白酶、磷脂酶 A 等的释放和活性，还可稳定溶酶体膜，改善胰腺微循环，减少并发症，可早期使用。

(4) 镇痛解痉：镇痛药（如哌替啶）可缓解患者的疲劳，减少体力消耗，禁用吗啡等引起 Oddi 括约肌痉挛的药物。

(5) 营养支持：对于轻症者，仅需暂时禁食，给予胃肠道外全面营养（total parenteral nutrition，TPN），待腹痛消失，无腹胀、呕吐，经口给予清淡流质饮食；对于重症者，疾病早期给予 TPN，并在数天后，当胃肠动力恢复时经鼻空肠营养管给予肠道营养。对于高脂血症者应限制脂肪类物质的摄入量。

(6) 抗菌药的应用：对非胆源性轻度急性胰腺炎，早期不主张使用抗菌药；对胆源性和中重度急性胰腺炎要使用针对革兰氏阴性菌和厌氧菌的抗菌药。使用疗程为 7 ~ 14 天。

(7) 中药治疗：单味中药（如生大黄、芒硝）、复方制剂（如清胰汤）被证明有效。

4．脏器功能支持

(1) 早期液体复苏：主要分为快速扩容和调整体内液体分布两个阶段，必要时使用血管活性物质，液体种类包括平衡液、0.9% NaCl 溶液和胶体物质。

(2) 呼吸功能支持：给予鼻导管或面罩吸氧，维持氧饱和度 95% 以上。必要时经气管内插管给氧。当出现急性呼吸窘迫综合征时，给予机械通气和大剂量、短程糖皮质激素。

(3) 肾衰竭的支持：主要是在稳定血流动力学情况下，给予肾透析或持续肾替代疗法。

(4) 肝功能的支持：给予保肝药物或人工肝治疗。

5．并发症的处理　大多数急性胰周积液和急性坏死物积聚无须处理，可在发病数周内自行消失。无菌的假性囊肿和包裹性坏死大多自行吸收，少数直径 > 6 cm 且有逐渐增大趋势或出现感染症状时，给予微创引流。胰周脓肿和（或）感染首选穿刺引流，引流效果差则进一步行外科手术，外科手术为相对适应证。

6．胆源性胰腺炎的胆道结石的处理　对有胆道下端梗阻或胆道感染的急性胰腺炎应尽早取出结石，解除梗阻，畅通引流。一般在发病 48 ~ 72 h 以内进行内镜下的十二指肠乳头括约肌切开术或同时取出结石，并同时给予鼻胆管引流。

7．手术治疗

(1) 手术适应证：①胆源性胰腺炎经内镜治疗未能成功解除梗阻；②腹腔间隔室综合征；③胰腺或胰周坏死组织继发感染形成脓肿；④继发肠穿孔、肠瘘。

(2) 手术方式：根据相应的手术适应证，采用：①胆道切开引流附加坏死组织清除引流术；②开腹减压术；③坏死组织清除脓肿引流术；④肠造瘘术。

(3) 胆囊切除术的时机选择：轻度急性胰腺炎治疗稳定后，可在住院时同期行胆囊切除术；对中、重度急性胰腺炎，症状缓解、病情稳定、达出院标准后 2 ~ 4 周内行胆囊切除术。

（郭树彬）

神经系统急症

第一节 概 述

神经系统急症的常见症状为头痛、意识障碍、急性谵妄状态、癫痫发作、眩晕、语言障碍、瘫痪等。突然或急性发生的头痛多见于高血压性脑出血、原发性蛛网膜下腔出血、颅内急性感染等；颅内疾病和全身性疾病均可导致意识障碍，而颅内疾病是导致意识障碍的最常见原因；急诊患者中，导致眩晕的疾病多为急性脑血管疾病，特别是脑干、小脑等部位的出血性或缺血性脑血管病；语言障碍多见于急性脑血管疾病、神经肌肉疾病如重症肌无力、多发性硬化等；瘫痪是神经急诊常见症状，导致急性瘫痪的原因多为急性脑卒中、颅内炎症、肿瘤失代偿期、骨骼肌疾病等。

一、诊断

（一）病史与症状

病史及症状的演变过程在正确诊断中发挥重要作用。神经系统急症患者或者有意识障碍，或者有语言功能障碍或精神行为障碍，因此采集病史的主要对象是家属或目击者。要重点询问发病场景、发病时患者的状态、主要症状的演变过程、伴随症状等。

（二）体格检查

主要检查神经系统是否出现神经定位体征或神经系统特有体征，以此区别患者的就诊分科。

1. 意识状态 检查患者是否昏迷，判断患者昏迷程度、瞳孔是否改变等，对于评估患者病情极为重要。

2. 语言功能 患者出现失语或构音障碍，说明大脑功能或脑干功能受到影响，常为急性脑血管病的表现。

3. 肢体功能 检查患者是否出现瘫痪、感觉障碍等。出现偏瘫或偏身感觉障碍常为急性脑血管病，出现双下肢瘫痪多为脊髓疾病。

4. 病理体征 检查患者是否有锥体束征、脑膜刺激征等，这是区别神经系统疾病与其他内科疾病的重要依据。

（三）辅助检查

1. 急诊颅脑 CT 或 MRI 检查 凡是怀疑急性脑血管病、颅脑外伤、颅内肿瘤等均应进行急诊颅脑 CT 检查，可在短时间内提供诊断依据。颅内出血常表现为高密度影，而脑梗死则表现为相应血管分布区的低密度影（图 8-1），颅内多发性低密度病灶常提示炎症或肿瘤。当颅脑 CT 不能提供诊断线索时，颅脑 MRI 是最重要的检查手段（图 8-2）。

2. 腰椎穿刺 进行腰椎穿刺检查脑脊液，可为颅内疾病的诊断提供重要依据。颅内感染性疾病时脑脊液呈炎症性改变，表现为蛋白质含量增高、白细胞数增多、颅内压增高，脑脊液内葡萄糖及氯化物也出现相应改变。颅内出血性疾病如脑室出血、蛛网膜下腔出血时脑脊液呈均匀血性改变。

3. 脑电图检查 患者以癫痫发作为首发症状时，若其他检查没有发现异常，脑电图常可

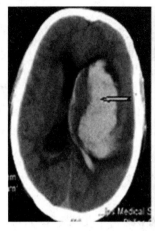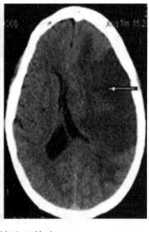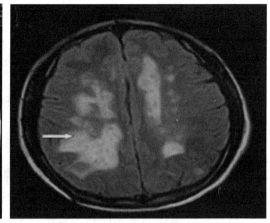

图 8-1　急性脑血管病
左图为大量脑出血；右图为大面积脑梗死

图 8-2　急性脱髓鞘性脑炎
MRI 呈现高信号影，患者意识障碍

以提供某些重要的诊断依据。

4. 血液检查　血液生化检查、常规检查、药物浓度监测等常能提供诊断依据。

二、治疗原则

(一) 急诊处理

1. 维持呼吸道通畅　患者取平卧位，舌根下坠时取头后仰和颌上举位，必要时可放置口咽导管；清除呼吸道和口腔分泌物及呕吐物，防止窒息；供给氧气，使用呼吸兴奋剂洛贝林、尼可刹米（可拉明）、二甲弗林（回苏灵）、东莨菪碱、阿托品等。

2. 维持有效循环　尽早开放静脉通路，维持正常血压，伴有心力衰竭者应注射毛花苷 C（西地兰），心搏骤停者应立即心肺复苏，出现心室纤颤、心电机械分离时应马上给予除颤、起搏处理。

3. 降低颅内压，控制脑水肿　因颅内疾病所致者应给予脱水剂降低颅内压，如甘露醇、复方甘油、甘油果糖等，有条件的可以进行颅内压持续监测。

4. 维持水、电解质和酸碱平衡　根据每天记录的 24 h 出入量、血液生化（电解质、酸碱度、肝肾功能）监测结果来决定补液量。

5. 镇静、镇痛　对兴奋、躁动、抽搐患者可用地西泮（安定）、苯巴比妥、苯妥英钠等药物；抽搐持续状态者可用地西泮，使用地西泮时应严密注意呼吸抑制。

6. 降温、护脑　头部放置冰帽或冰袋，必要时可以加人工冬眠疗法或亚冬眠疗法，亚低温有利于保护脑细胞，体温维持在 34 ~ 36℃对保护大脑最有利。

(二) 迅速明确病因

迅速采集病史和进行体格检查获取相关信息；迅速采集血液及尿液进行下列检查：血糖和尿糖、酮体、血和尿淀粉酶、血氨、电解质、肝肾功能、血气分析、毒物定性及定量分析、碳氧血红蛋白、心肌酶、肌钙蛋白的测定等；迅速做神经系统专项检查：脑电图、颅脑 CT 和MRI 检查，以及腰椎穿刺检查脑脊液、生化检查等。

(三) 应用抗菌药预防感染

昏迷者很容易合并感染，一般均使用抗菌药治疗，严重感染者在使用抗菌药前，先做必要的细菌培养，如血、尿、痰、伤口分泌物及脑脊液培养等，同时做药物敏感试验，选用合适的抗菌药。

(四) 应用脑保护剂

脑保护剂能降低脑代谢，阻止脑细胞发生不可逆的损伤。巴比妥类药物能抑制脑细胞代谢、清除脑内自由基、降低颅内压和减轻脑水肿，在有条件进行监测的情况下可使用硫喷妥钠或巴比妥钠等。纳洛酮是吗啡受体阻断药，能阻断 β- 内啡肽引起的脑细胞抑制，对麻醉过量、乙醇中毒、药物中毒引起的昏迷患者具有保护脑细胞的作用。

（王丽琨　伍国锋）

第二节　急性缺血性脑卒中

一、概念

急性缺血性脑卒中也称为急性脑梗死，是由于脑动脉管腔在短期内出现狭窄或闭塞，导致所供应的脑组织发生缺血、缺氧性变性或死亡，出现相应的神经功能受损表现的临床综合征，主要包括短暂性脑缺血发作、血栓形成性脑梗死和血栓栓塞性脑梗死等。

急性缺血性脑卒中是最常见的卒中类型，占我国脑卒中的 69.6% ~ 70.8%。急性期的时间划分尚不统一，一般指发病后 2 周内，轻型 1 周内，重型 1 个月内。

二、病因与发病机制

任何原因所致的脑动脉管腔狭窄或闭塞均引起大脑血液灌注不足，脑动脉血栓形成、脑血管栓塞、脑血管受压、脑血流动力学异常、血液成分改变是导致缺血性脑血管病的常见原因（表 8-1）。

表8-1　缺血性脑血管病的常见原因

血栓形成	血管栓塞	血液成分改变	其他因素
脑动脉粥样硬化	心源性脑栓塞	真性或假性红细胞增多症	不适当运动头颈部
血栓闭塞性血管炎	风湿性心脏病	血小板增多症	椎动脉扭曲
钩端螺旋体感染	心肌梗死	骨髓增生性疾病	椎体增生刺激颈交感干
系统性红斑狼疮	亚急性细菌性心内膜炎	白血病	血压突然降低
结节性多动脉炎	非细菌性血栓性心内膜炎	异常蛋白血症	
巨细胞动脉炎	心脏黏液瘤	异常球蛋白血症	
梅毒性动脉炎	非心源性脑栓塞	长期服用避孕药	
	动脉粥样硬化斑块	雌激素治疗	
	脂肪栓塞	哺乳期	
	空气栓塞	手术治疗后	
	癌肿栓塞	癌症晚期	
	医源性栓塞		
	不明原因的脑栓塞		

三、临床表现

（一）主要症状及体征

缺血性脑卒中好发于中老年人，男性多于女性，冬春季多发，多在静息状态下发病，部分患者可在动态下发病；不少患者在夜间发病，有 1/4 的患者先出现短暂性脑缺血发作，而后发展为脑血栓形成；近 90% 的患者有高血压、糖尿病和高血脂病史。缺血性脑卒中的临床表现取决于受累的血管所支配的区域，受累血管不同，临床表现也不同，归纳起来有如下几类表现：

1. 瘫痪 瘫痪是缺血性脑卒中最常见的临床表现，可表现为面瘫或肢体瘫痪，偏瘫最为常见，单个肢体瘫痪或单纯面部瘫痪也常发生，少数情况下可表现为双下肢瘫痪。出现偏瘫或面瘫提示大脑中动脉系统病变。

2. 感觉异常 缺血性脑卒中常表现为偏身麻木甚至感觉消失，与偏瘫同时发生或单独发生，这也是大脑中动脉系统受累的常见表现。

3. 语言功能障碍 可表现为失语或构音障碍。失语是指语言的形成或传导异常，从而导致对语言的理解或表达困难，临床上常见者为运动性失语及感觉性失语；构音障碍是指语言的表达器官异常，导致语言表达含混不清，但语言的感受、形成及传导均正常。失语见于优势半球的病变，如左侧额叶或基底节发生卒中常出现运动性失语，颞叶卒中则以感觉性失语常见，脑干梗死或双侧大脑半球多发性梗死则发生构音障碍。

4. 眩晕 眩晕常见于大脑后循环的缺血性卒中，但脑干梗死或小脑梗死时常以眩晕为首发症状。患者表现为感到剧烈的天旋地转、恶心呕吐、行走漂浮甚至卧床不起，动则症状加重。

5. 眼球运动异常 部分脑卒中患者的首发症状为视物重影或眼睑下垂，眼球上下活动或左右活动障碍，这常是脑干卒中的表现，患者同时还可能伴有眩晕、语言异常、肢体瘫痪等。

6. 意识障碍 部分患者以意识障碍为首发症状，这提示病变范围大或位于脑干或丘脑等重要部位。患者处于意识模糊、嗜睡或昏迷状态，血压高或基本正常，呼吸均匀，同时伴有偏瘫、病理体征等。

（二）主要临床类型

1. 短暂性脑缺血发作 短暂性脑缺血发作（transient ischemic attack，TIA）是由于脑动脉狭窄、闭塞或血流动力学异常而导致的短暂性脑血液供应不足，使相应范围的脑组织发生缺血性损伤，出现相应的神经功能障碍。临床表现可持续数分钟至数小时，并在 24 h 以内完全恢复，但可以反复发作。

2. 血栓形成性脑梗死 由于某些原因导致血液在脑动脉管腔内凝集，造成管腔狭窄或闭塞，在侧支循环不良的情况下，该动脉所供应的脑组织发生缺血性坏死，出现相应的神经系统受损表现或影像学上显示出软化灶，称为血栓形成性脑梗死，这有助于区别颅外各种栓子进入脑动脉所致的梗死。其中 90% 是在脑动脉硬化的基础上发生的，发病率占急性脑血管病的40%。

3. 血栓栓塞性脑梗死 血栓栓塞性脑梗死简称脑栓塞，是指脑动脉被异常的栓子阻塞，使其远端脑组织发生缺血性坏死，出现相应的神经功能障碍；栓子以血栓栓子为主，占所有栓子的 90%；其次还有脂肪、空气、癌栓、医源物体等。脑栓塞发生率占急性脑血管病的 20%，占全身动脉栓塞的 50%。

4. 腔隙性脑梗死 腔隙性脑梗死是发生于脑组织深部的微小梗死，受累血管是脑动脉深穿支，病变范围直径为 2 ~ 15 mm，多在 5 ~ 10 mm；腔隙性脑梗死多发生在大脑白质、基底节区、脑干、丘脑等部位，临床症状较轻，患者多可行走，但感到肢体无力或语言含混，神经影像可见微小的梗死病灶。高血压性脑动脉硬化是导致腔隙性脑梗死的主要原因，临床上表现为纯感觉性卒中、纯运动性卒中、感觉运动性卒中、共济失调性轻偏瘫等，预后较好。

四、辅助检查

1. 颅脑 CT 扫描 进行颅脑 CT 扫描是快速判断缺血性脑卒中的主要方法，其目的是排除脑出血。缺血性脑卒中发生后的 24 h 内，颅脑 CT 扫描大多数显示仍为正常，但大面积脑梗死或恶性梗死时可有早期征象。发病 24 h 以后，可逐渐显示出梗死区为低密度影，边界不清。在 72 h 后，绝大多数能显示出大脑半球、丘脑、脑干或小脑的梗死灶，其表现为低密度影，边界不清，此种改变可持续 1 ~ 2 周。CT 扫描对脑梗死的检出率达 70%。30% 的阴性率是因为病灶过小，病灶位于小脑或脑干，以及发病后在 24 h 以内病灶未显示出来。

2. 颅脑 MRI 检查　MRI 在脑卒中急诊评估中的应用正在不断发展。MRI 能早期发现梗死灶，并且在鉴别急性后循环性卒中方面比 CT 更准确。在缺血性脑卒中发生 12 h 左右，MRI 即可显示出病灶，表现为病灶区呈长 T1 和 T2 信号；在 24 h 后，可清楚地显示病灶及其周围水肿呈长 T1 和 T2 信号，并在大片梗死者可表现为明显的占位效应；弥散加权成像和灌注成像是数分钟内即可完成的 MRI 技术，能区分可逆性与不可逆性神经元损伤。

3. CTA 或 DSA 检查　CTA 是在进行 CT 扫描时静脉注入造影剂以便更好地显示大脑血管系统的分布，通过这项技术可直观看到血管狭窄和闭塞的部位；灌注 CT 也要求静脉内注入造影剂来显示大脑不同区域的灌注缺失情况；CTA 和灌注 CT 扫描能区分可逆性与不可逆性缺血性脑损伤；DSA 检查可直接检出病变血管，指导介入、溶栓治疗或血管内置入支架。

五、诊断

（一）诊断要点

1. 多发于中老年人，少数也见于中青年人或青少年。

2. 常在安静状态下发病，部分患者在动态下发病。

3. 病后即刻达到高峰或几小时内达高峰。

4. 以面瘫、舌瘫和（或）肢体瘫痪及感觉障碍为主要表现，部分患者表现为眩晕、共济失调、意识障碍等症状或体征。

5. 急诊颅脑 CT 提示正常或与症状相应的部位有低密度影，早期颅脑 MRI 显示长 T1 和 T2 信号。

6. 有高血压、糖尿病、高血脂、心脏病及脑卒中病史。

（二）鉴别诊断

1. 颅内出血　颅内出血包括脑实质出血、硬膜下血肿及硬膜外血肿，其临床表现常与缺血性脑卒中相混淆，均可表现为偏瘫、语言功能障碍或意识障碍，但治疗方法大为不同，因此鉴别极为重要，根据临床症状难以区分，进行颅脑 CT 扫描才能鉴别。

2. 颅内肿瘤　部分颅内肿瘤呈卒中样发病，而部分缺血性脑卒中发病相对缓慢，两者均常见于中老年人，症状容易混淆，单从临床表现方面不易区别。早期颅脑 CT 或 MRI 提示病灶周围水肿显著并有明显占位效应者要高度怀疑为颅内肿瘤。

3. 炎性占位性病变　颅内炎性病变如细菌性脑脓肿、阿米巴性脑脓肿、单纯疱疹病毒性脑炎等可表现为短时间内逐渐出现肢体瘫痪、感觉障碍、失语、意识障碍等临床表现，尤其在无明显的炎性表现时，难以与缺血性脑卒中鉴别。进行腰椎穿刺检查脑脊液和进行颅脑 CT、MRI 检查有助于鉴别。

4. 癔症发作　对于以单个症状如突然失语、单肢瘫痪、意识障碍出现的缺血性脑卒中患者，须与癔症发作相鉴别。癔症发作可询问出明显的精神刺激因素，多见于年轻女性，检查无定位体征，神经影像学检查无异常发现。

缺血性脑血管病的诊治流程见图 8-3。

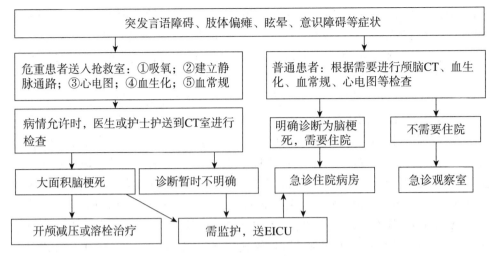

图 8-3　缺血性脑血管病的诊治流程

（三）病情评估

对于缺血性脑卒中进行病情评估非常重要，这有利于指导临床治疗。进行病情评估的工具为神经功能评分、Glasgow 昏迷量表评分及神经影像学检查，此外还需综合考虑患者本身的因素如年龄、并发症、基础疾病等。

1. 是否为卒中　注意起病形式（急性突发）、发病时间，排除脑外伤、中毒、癫痫后状态、瘤卒中、高血压脑病、血糖异常、脑炎及躯体重要脏器功能严重障碍等引起的脑部病变，进行必要的实验室检查。

2. 是缺血性还是出血性卒中　除非特殊原因不能检查，所有疑为卒中者都应尽快进行脑影像学（CT/MRI）检查，排除出血性卒中、确立缺血性卒中的诊断。

3. 卒中严重程度　根据神经功能缺损量表评估。

4. 是否适合溶栓治疗　发病时间是否在 3 h、4.5 h 或 6 h 内，有无溶栓适应证。

5. 病因分型　参考 TOAST 标准，结合病史、实验室检查、脑病变和血管病变等影像检查资料确定病因。

当前国际广泛使用急性卒中 Org10172 治疗试验（Trial of Org10172 in Acute Stroke Treatment，TOAST）病因 / 发病机制分型，将缺血性脑卒中分为：大动脉粥样硬化型、心源性栓塞型、小动脉闭塞型、其他明确病因型和不明原因型 5 型。

临床上，采用卒中量表评估病情严重程度。常用量表有：①中国脑卒中患者临床神经功能缺损程度评分量表（1995）。②美国国立卫生研究院卒中量表（National Institutes of Health Stroke Scale，NIHSS），是目前国际上最常用量表。③斯堪的纳维亚卒中量表（Scandinavian Stroke Scale，SSS）。

原则上，患者年龄大、并发症多、基础疾病多、NIHSS 评分高、神经影像学显示病灶大或位于脑干及小脑等部位，都属于高危患者，住院期间死亡的风险极大。

知识拓展—美国国立
卫生研究院卒中量表

六、救治措施

（一）基本治疗

1. 一般处理　一般应卧床休息 2 ~ 4 周，避免情绪激动及血压升高，保持呼吸道通畅，有意识障碍、氧饱和度下降或缺氧（$PaO_2 < 60$ mmHg）的患者应给予吸氧；昏迷或有吞咽困难者在发病第 2 ~ 3 天即应鼻饲；过度烦躁不安的患者可适量用镇静药；便秘者可选用缓泻剂；加强口腔护理，及时吸痰，保持呼吸道通畅；留置导尿管时应做膀胱冲洗；对昏迷患者可酌情

用抗菌药预防感染；严密注意患者的意识、瞳孔大小、血压、呼吸等改变，有条件时应对昏迷患者进行监护。

2. 调控血压　对脑血管病患者不要急于降血压，因为血压升高是对颅内压升高的一种反射性自我调节，应先进行降颅内压治疗，再根据血压情况决定是否进行降血压治疗；血压 ≥ 200/110 mmHg 时，在降颅内压的同时可慎重平稳地进行降血压治疗，使血压维持在略高于发病前水平或 180/105 mmHg 左右；收缩压在 170 ～ 200 mmHg 或舒张压为 100 ～ 110 mmHg 时，暂时尚可不必使用降血压药，先脱水降颅内压，并严密观察血压情况，必要时再用降血压药；血压过低者应进行升压治疗，以保持脑灌注压。

3. 减轻脑水肿　对于严重缺血性脑卒中患者，病灶区域脑组织水肿明显，加剧神经细胞的坏死，严重者还可引起颅内压增高，发生脑疝而致死，因此需要使用减轻脑水肿的药物；对于短暂性脑缺血发作、腔隙性脑梗死或无明显病灶周围水肿的脑梗死者无须用甘露醇等降低颅内压的药物。

（1）渗透性脱水剂：通过提高血浆渗透压，造成血液与脑之间的渗透压梯度加大，脑组织水分向血液移动，达到脑组织脱水的目的；常用药物有甘露醇、甘油果糖、白蛋白等。20%甘露醇至今仍为最好、最强的脱水药，优点是作用强、起效快，不足是持续时间短、循环血量迅速增加从而加重心脏负担；10% 甘油果糖起效较慢，不增加血糖含量并有抗酮体作用，可供给热量（1 g 甘油可产生 17.6 J 热量），在肝分解产生二氧化碳和水，对肾损伤小；白蛋白是血浆胶体渗透压的主要构成因子，对于严重的大面积脑梗死引起的脑水肿，加用白蛋白可有明显的脱水效果。

（2）利尿药：利尿药的药理作用主要是通过增加肾小球滤过、减少肾小管重吸收和抑制肾小管的分泌，达到机体脱水而最后使脑组织脱水的目的。呋塞米（速尿）是作用快、维持时间短和最强的利尿药，但降颅内压作用远不如甘露醇及甘油果糖，但因呋塞米不增加血容量，因此对合并有高血压、心功能不全者比较安全；依他尼酸的作用类似于呋塞米，适应证也类似。

（二）溶栓治疗和血管内介入治疗

血栓溶解主要是指溶解血栓内的纤维蛋白，其通过纤溶酶降解纤维蛋白和纤维蛋白原以溶解血栓。溶栓治疗是目前最重要的恢复血流措施，重组组织型纤溶酶原激活剂（rt-PA）和尿激酶是我国目前使用的主要溶栓药，现认为有效抢救半暗带组织的时间窗为 4.5 h 内或 6 h 内。溶栓治疗途径包括：

（1）静脉溶栓：包括应用 rt-PA 和尿激酶。发病 3 h 内和 3 ～ 4.5 h 的患者，应按照适应证和禁忌证严格筛选患者，尽快静脉给予 rt-PA 溶栓治疗。使用方法：rt-PA 0.9 mg/kg（最大剂量为 90 mg）静脉滴注，其中 10% 在最初 1 min 内静脉推注，其余持续滴注 1 h，用药期间及用药 24 h 内应严密监护患者。如没有条件使用 rt-PA，且发病在 6 h 内，可参照适应证和禁忌证严格选择患者考虑静脉给予尿激酶。使用方法：尿激酶 100 万 ～ 150 万 IU，溶于生理盐水 100 ～ 200 ml，持续静脉滴注 30 min，用药期间应严密监护患者。溶栓患者的抗血小板或特殊情况下溶栓后还需抗凝治疗者，应推迟到溶栓 24 h 后开始。

（2）动脉溶栓：发病 6 h 内由大脑中动脉闭塞导致的严重卒中且不适合静脉溶栓的患者，经过严格选择后可在有条件的医院进行动脉溶栓。由后循环大动脉闭塞导致的严重卒中且不适合静脉溶栓的患者，经过严格选择后可在有条件的医院进行动脉溶栓，虽目前有在发病 24 h 内使用的经验，但也应尽早进行，避免时间延误。

（3）其他血管内介入治疗：包括桥接、机械取栓、血管成形和支架术。机械取栓在严格选择患者的情况下单用或与药物溶栓合用对血管再通有效。对于静脉溶栓无效的大动脉闭塞患者，进行补救性动脉溶栓或机械取栓（发病 8 h 内）是合理的。

知识拓展—3h 内 r-tPA
静脉溶栓的适应证、
禁忌证及相对禁忌证

（三）抗血小板治疗

阿司匹林（Aspirin）主要通过使血小板的环氧酶乙酰化，从而抑制环内过氧化物的形成，TXA_2 的生成也减少；噻氯匹定对腺苷二磷酸诱导的血小板聚集有较强的抑制作用，对胶原、凝血酶、花生四烯酸、肾上腺素及血小板活化因子等诱导的血小板聚集亦有不同强度的抑制作用；双嘧达莫通过抑制血小板中磷酸二酯酶的活性和增强内源性前列环素（PGI_2）的作用，从而抑制血小板的第一相和第二相聚集，高浓度时还可抑制血小板的释放反应。

对于不符合静脉溶栓或血管内取栓适应证且无禁忌证的缺血性脑卒中患者应在发病后尽早给予口服阿司匹林 150 ～ 300 mg/d 治疗。急性期后可改为预防剂量（50 ～ 300 mg/d）。溶栓治疗者，阿司匹林等抗血小板药物应在溶栓 24 h 后开始使用。对不能耐受阿司匹林者，可考虑选用氯吡格雷等抗血小板治疗。对于未接受静脉溶栓治疗的轻型卒中患者（NIHSS 评分 ≤ 3 分），在发病 24 h 内应尽早启动双重抗血小板治疗（阿司匹林和氯吡格雷）并维持 21 天，有益于降低发病 90 天内的卒中复发风险，但应密切观察出血风险。

（四）抗凝治疗

抗凝治疗对急性缺血性脑卒中患者的价值尚未得到证实，但对渐进性加重的短暂性脑缺血发作或有心源性栓子来源的患者，或存在明确的颈动脉高度狭窄、后循环性短暂性脑缺血发作以及进展性脑卒中患者，使用抗凝药可发挥预防作用，可选用肝素、低分子肝素藻酸双酯钠、醋硝香豆素、华法林、双香豆素以及新型抗凝剂如达比加群、利伐沙班等。

（五）扩容扩血管治疗

疗效尚难以确定，对于普通缺血性脑卒中患者不推荐使用扩容扩血管治疗，对于血压偏低的患者可考虑进行此类治疗。对大多数缺血性脑卒中患者，不推荐扩容治疗。对于低血压或脑血流低灌注所致的急性脑梗死如分水岭梗死可考虑扩容治疗，但应注意可能加重脑水肿、心功能衰竭等并发症，对有严重脑水肿及心功能衰竭的患者不推荐使用扩容治疗。该类药物主要是通过增加血容量、降低血液黏稠度、扩张脑血管口径以达到改善脑微循环的目的。常用药物有低分子量右旋糖酐、706 代血浆（6% 羟乙基淀粉）、罂粟碱、长春西汀、奥扎格雷。对大多数缺血性脑卒中患者，不推荐扩血管治疗。

（六）脑保护治疗

脑保护剂可通过降低脑代谢、干预缺血引发细胞毒性机制而减轻缺血性脑损伤，包括自由基清除剂、阿片受体阻滞剂纳洛酮、电压门控性钙通道阻滞剂、兴奋性氨基酸受体阻滞剂和镁离子等。常用药物有神经节苷酯、依达拉奉、胞磷胆碱等。

（王丽琨　伍国锋）

第三节　出血性脑卒中

一、脑出血

（一）概念

脑出血（intracerebral hemorrhage，ICH）是指原发性非外伤性脑实质内出血。在脑卒中各亚型中发病率仅次于缺血性脑卒中，居第 2 位。人群中脑出血的发病率为（12 ～ 15）/10 万人年。ICH 起病急、病情重、病死率高，是急诊常见神经系统急症。

（二）病因与发病机制

1. 病因　引起 ICH 的病因很多，最常见的是高血压动脉粥样硬化，其他的有脑血管畸形或动脉瘤、血液病、脑外伤、抗凝或溶栓治疗、脑淀粉样血管病等引起的 ICH。

2．发病机制　颅内动脉具有中层肌细胞和外层结缔组织少及外弹力层缺失的特点。脑细小动脉在长期高血压刺激下发生玻璃样变性、纤维素样坏死，甚至形成微动脉瘤或夹层动脉瘤，在此基础上血压骤然升高时易导致血管破裂出血。豆纹动脉和旁正中动脉等深穿支动脉一般由颅内大动脉直接发出，承受压力较高的血流冲击，易导致血管破裂出血，故又称出血动脉。此外，脑淀粉样血管病和脑梗死后可继发血管病变而发生血管破裂出血。

（三）临床表现

ICH 多发生于 50 岁以上伴有高血压的患者。常在情绪激动、精神紧张、剧烈活动、用力过度、咳嗽、排便等诱因下发病。

起病常较突然。病前一般无预感，少数患者在出血前数小时或数日可有头痛、头晕、短暂意识模糊、嗜睡、精神症状、一过性肢体运动、感觉异常或言语不清等脑部症状。持续性出血致血肿扩大是病情加重的原因之一，表现为患者突然或逐渐发生意识障碍加深和血压持续升高。绝大多数病例血压增高。

病程中有不同表现：头痛、头晕、恶心呕吐、意识障碍、瞳孔改变，其他如眼底检查可见动脉硬化、视网膜出血及视盘水肿；出血进入蛛网膜下隙出现脑膜刺激征；血肿占位与破坏脑组织导致偏瘫、失语及眼位的改变等。

（四）辅助检查

1．颅脑 CT 检查　在高清晰度 CT 图像上，ICH 的诊断准确率几乎可达 100%。发病后 1 周内，CT 呈现边缘清楚、密度均匀一致的高密度影，周围可见低密度影（图 8-4）。

2．颅脑 MRI 检查　MRI 诊断亚急性与慢性血肿比 CT 敏感，尤其对陈旧血肿，MRI 可清晰显示含铁血黄素衬边的低信号残腔，容易与陈旧性脑梗死鉴别。

3．脑血管造影　临床上怀疑动静脉畸形（arteriovenous malformation，AVM）或脑动脉瘤破裂出血时，脑血管造影可明确病因。

4．腰椎穿刺　对确诊 ICH 有一定的价值，但对颅内压很高的患者，腰椎穿刺检查有诱发脑疝的危险。

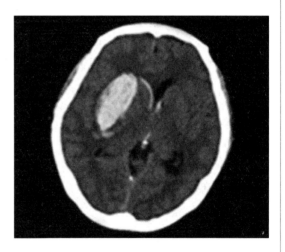

图 8-4　颅脑 CT 扫描显示右侧基底节区高密度灶

（五）病情评估、危险分层及诊断

1．病情评估及危险分层　根据患者的意识状况及主要体征常将脑出血分为 5 级（表8-2）。准确分析病情并作出判断，有助于改善脑出血的预后。

表8-2　脑出血患者的意识状况及主要体征分级

分级	意识状态	瞳孔变化	语言功能	运动功能
Ⅰ级	清醒或嗜睡	等大	可有失语	轻偏瘫
Ⅱ级	嗜睡或朦胧	等大	可有失语	有不同程度的偏瘫
Ⅲ级	浅昏迷	等大	失语	偏瘫
Ⅳ级	中度昏迷	等大或不等大	失语	明显偏瘫
Ⅴ级	深昏迷	单侧或双侧瞳孔散大	失语	去脑强直或四肢软瘫

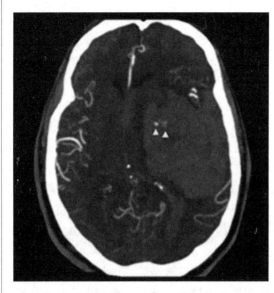

图 8-5 CT 血管造影显示在血肿范围内有造影剂外渗，箭头所示即"点样征"

Ⅰ级患者如幕上血肿小于 30ml 可先采取内科治疗。Ⅱ～Ⅳ级大多数以手术治疗为宜。Ⅴ级患者用内、外科疗法均不理想。小脑出血可突然发生枕骨大孔疝而危及生命，应予重视。

除此之外，还可应用 GCS 或 NIHSS 量表等评估病情严重程度。

脑出血后数小时内常出现血肿扩大，加重神经功能损伤，应密切监测。CTA 和增强 CT 的"点样征"（spot sign）有助于预测血肿扩大风险，必要时可行有关评估（图 8-5）。

2. 诊断 根据病史资料和体格检查多可作出诊断：患者年龄多在 50 岁以上，既往有高血压动脉硬化史；多在情绪激动或体力劳动中发病；起病突然，发病后出现头痛、恶心、呕吐，半数患者有意识障碍或出现抽搐、尿失禁；可有明显定位体征，如偏瘫、脑膜刺激征；发病后血压明显升高；CT 及 MRI 可见出血灶。

同时尽早对脑出血患者进行全面评估，包括病史，一般检查、神经系统检查和有关实验室检查，特别是血常规、凝血功能和影像学检查。在病情和条件许可时，应进行必要检查以明确病因。如怀疑血管病变（如血管畸形等）或肿瘤者，可选择行 CTA、CTV、增强 CT、增强 MRI、MRA、MRV 或 DSA 检查，以明确诊断。

（六）救治措施

ICH 急性期的治疗，主要包括急救处理、内科治疗和急诊手术治疗。

1. 急救处理 对昏迷患者及时清除口腔和呼吸道分泌物，保持呼吸道通畅，对呼吸衰竭患者必要时行气管切开给予人工通气。接诊医生要简要询问病史，做较全面的体格检查。建立静脉通路，监测生命指征。

2. 内科治疗 急性期内科治疗原则是维持生命体征，止血和防止再出血，减轻和控制脑水肿，预防和治疗各种并发症。主要目的是挽救患者生命，降低致残率，防止复发。

（1）一般处理：①绝对卧床休息、监测生命指征，如烦躁不安，可用苯二氮䓬类药物，禁用吗啡类药物。②保持呼吸道通畅，吸氧，必要时行气管内插管或气管切开术。有尿潴留者，应保留导尿管。对昏迷患者要定时翻身，防止褥疮。③保持水、电解质平衡及进行营养支持。④保持功能体位，防止肢体畸形。

（2）特殊治疗：①急性期血压的处理：ICH 后血压一般升高，收缩压 > 200 mmHg 时，应给予降压药物，使血压维持在 160/100 mmHg 左右。②控制脑水肿、降低颅内压：应立即使用脱水药。可选用甘露醇或甘油果糖静脉滴注。③止血药物的应用：除有出血倾向和并发消化道出血的患者可适当应用止血药物外，多数患者不必常规使用。④脑保护剂与亚低温疗法：常用尼莫地平、维生素 E、维生素 C；常用头枕冰袋、冰帽，可起到一定的作用。

3. 急诊手术治疗 急诊手术治疗的指征尚无统一的标准。

对于大多数原发性脑出血患者，外科治疗的有效性尚不能充分确定，不主张无选择地常规使用外科或微创手术。

（1）脑实质出血：以下临床情况，可个体化考虑选择外科手术或微创手术治疗：①出现神经功能恶化或脑干受压的小脑出血者，无论有无脑室梗阻致脑积水的表现，都应尽快手术清除血肿；不推荐单纯脑室引流而不进行血肿清除。②对于脑叶出血超过 30 ml 且距皮质表面 1cm 范围内的患者，可考虑标准开颅术清除幕上血肿或微创手术清除血肿。③发病 72 h 内、血肿体积 20 ～ 40 ml、GCS ≥ 9 分的幕上高血压脑出血患者，在有条件的医院，经严格选择后可应用微创手术联合或不联合溶栓药物液化引流清除血肿。④ 40 ml 以上重症脑出血患者由于血肿占位效应导致意识障碍恶化者，可考虑微创手术清除血肿。⑤病因未明确的脑出血患者行微创手术前应行血管相关检查（CTA/MRA/DSA）排除血管病变，规避和降低再出血风险。

（2）脑室出血：目前缺乏足够循证医学证据推荐治疗脑室内出血的手术治疗方法。脑室内运用 rt-PA 治疗方法的有效性有待进一步研究。

（3）脑积水：对伴有意识障碍的脑积水患者可行脑室引流以缓解颅内压增高。

二、蛛网膜下腔出血

（一）概念

蛛网膜下腔出血（subarachnoid hemorrhage，SAH）是脑底部或脑表面的血管破裂，血液直接或间接流入蛛网膜下腔的临床急症，可分为外伤性和自发性两类。国内发病率约为 10/10 万，约占所有出血性脑血管病的 10%。

（二）病因与发病机制

1. 病因　最常见的病因为动脉瘤，约占全部病例的 85%，其他病因包括中脑周围非动脉瘤性出血（perimesencephalic nonaneurysmal subarachnoid hemorrhage，PNSH）、血管畸形、硬脑膜动 - 静脉瘘（dural arteriovenous fistula，DAVF）、凝血功能障碍、吸食可卡因和垂体卒中等。

2. 发病机制

（1）动脉瘤：粟粒样动脉瘤可能与遗传和先天性发育缺陷有关，随着年龄增长，由于动脉壁粥样硬化、高血压和血涡流冲击等因素影响，动脉壁弹性减弱，管壁薄弱处逐渐向外膨出，形成囊状动脉瘤。炎症动脉瘤是由动脉炎或颅内炎症引起的血管壁病变。

（2）脑动静脉畸形：是发育异常形成的畸形血管团，血管壁薄弱，处于破裂临界状态，激动或不明显诱因可导致破裂。

（3）其他：如肿瘤或转移癌直接侵蚀血管，引起血管壁病变，最终导致破裂出血。

（三）临床表现

1. 症状　患者常在体力劳动或激动时发病，主要表现为突然剧烈头痛，可伴恶心、呕吐、癫痫和脑膜刺激征，严重者可有意识障碍甚至很快死亡。少数表现不典型且头痛不严重的病例，容易导致延误诊断。

2. 常见的神经系统体征

（1）脑膜刺激征：脑膜刺激征是本病基本的最具特征性的体征。老年人及昏迷患者的脑膜刺激征常不明显，应引起注意。

（2）脑神经障碍：最常见的是动眼神经麻痹，其次是面神经麻痹。

（3）偏瘫或偏身感觉障碍：早期出现严重的偏瘫及偏身感觉障碍提示大脑中动脉破裂，且出血进入脑实质。晚期出现者多为脑血管痉挛、梗死所致。

（4）眼底改变：玻璃体膜下出血是本病的特征之一。因颅内高压可出现视盘水肿。

3. 常见的并发症

（1）再出血：是 SAH 致死、致残的主要原因之一。临床表现为在病情比较稳定的情况下突然出现原有症状和神经体征加重或再现，缓解或消失的脑膜刺激征再加重或出现新的症状和体征，腰椎穿刺脑脊液有新鲜出血现象，颅脑 CT 扫描发现新的高密度区。

（2）脑血管痉挛：急性脑血管痉挛常在 SAH 后立即出现，多于 24h 内缓解，临床表现为短暂的意识障碍和一过性神经定位体征。迟发性脑血管痉挛常发生于出血后的 4 ～ 12 天，并持续数日至数周，临床表现为病情稳定后又出现神经定位体征及意识障碍或在原有基础上加重。

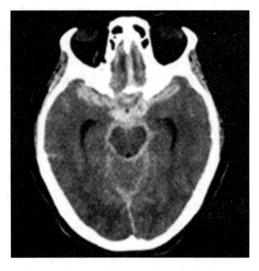

图 8-6　颅脑 CT 扫描显示纵裂池、环池高密度影

（3）急性脑积水：出血后数小时至 7 天以内的急性或亚急性脑室扩大所致的脑积水。

（4）正常颅内压脑积水：多发生于病后的 4 ~ 6 周。临床表现为发病隐袭、痴呆、步态异常、尿失禁及脑室扩大，而脑压正常。

（四）辅助检查

1. 颅脑 CT 检查　在出血后数天内，CT 扫描的阳性率可达 80% ~ 100%。随着时间延长，发现其病变的阳性率逐渐下降，因此，对疑有 SAH 的患者，应尽快行 CT 扫描（图 8-6）。

2. 脑血管造影　一旦 SAH 诊断确立应行脑血管造影，有利于发现动脉瘤、烟雾病、血管畸形等 SAH 的病因。

3. 脑脊液检查　血性脑脊液是 SAH 的特征。

4. 磁共振成像　SAH 急性期 MRI 检查可能诱发再出血，主要用于发病 1 ~ 2 周后 CT 扫描阳性率下降时。

5. 其他　SAH 初期，可有白细胞计数升高。心电图检查也可见到显著的异常改变，如 QT 间期延长、ST 段和 T 波改变等。

（五）病情评估、危险分层及诊断

1. 病情评估及危险分层　对于评估病情、确定治疗方法和判断预后，临床多采用 Hunt 和 Hess 分级标准结合 Glasgow 昏迷量表（Glasgow coma scale，GCS）评分法（表 8-3）。

表8-3　蛛网膜下腔出血的Hunt和Hess分级标准、GCS评分

分级	Hunt和Hess分级标准	GCS评分
Ⅰ级	无症状或轻微头痛	15
Ⅱ级	中 - 重度头痛、脑膜刺激征、脑神经麻痹	13 ~ 14
Ⅲ级	嗜睡、意识混沌、轻度局灶性神经体征	13 ~ 14
Ⅳ级	昏迷、中或重度偏瘫、有早期去大脑强直或自主神经功能紊乱	7 ~ 12
Ⅴ级	昏迷、去大脑强直、濒死状态	3 ~ 6

对Ⅰ、Ⅱ级或轻度Ⅲ级患者行手术能改善临床转归，应尽早进行造影以明确病因和手术治疗。Ⅳ级或Ⅴ级提示出血严重，手术危险较大，需由神经外科治疗。

2. 诊断　突然发作的剧烈头痛、意识障碍和脑膜刺激征及相应神经功能损害症状者，应高度怀疑 SAH。结合颅脑 CT 可诊断（图 8-7）。

（六）救治措施

确诊 SAH 之后，应尽早行脑血管造影或 CT 检查，一旦证实为颅内动脉瘤破裂，尽快准备实施开颅夹闭手术或血管介入栓塞治疗。其治疗原则为控制继续出血和防止再出血，解除血管痉挛，去除病因，防治并发症。

1. 一般治疗

（1）绝对卧床休息：一般为 4 ~ 6 周。要积极给予对症处理，如剧烈头痛、烦躁不安者可用镇痛镇静剂，必要时可肌内注射地西泮及小剂量冬眠合剂；昏迷者应留置导尿管；有癫痫发作者进行抗癫痫治疗等。

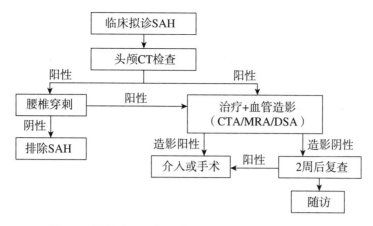

图 8-7 蛛网膜下腔出血（SAH）的诊断和处理流程图

（2）止血：目前主要用抗纤溶制剂。用法：氨基己酸 6 ～ 18g 加入 0.9% 生理盐水 100ml 静脉滴注，每天 1 ～ 2 次，连用 2 ～ 3 周。或用氨甲苯酸，每次 200 ～ 400mg 静脉滴注。

（3）适当降低血压：血压过高是促发再出血的危险因素之一，适当使用降压药。

（4）降低颅内压：常用 20% 甘露醇 125 ～ 250ml 快速静脉滴注，2 ～ 4 次 / 天，也可配合呋塞米 20 ～ 40mg 静脉推注。使用激素如地塞米松 5 ～ 10mg 静脉滴注，可对减轻脑蛛网膜粘连起到一定的作用。

2. 脑血管痉挛的防治 ①维持血容量和血压，必要时给予扩容、多巴胺静脉滴注，可使用"3H"疗法，即高血压（hypertension）、高血容量（hypervolemia）、血液稀释（hemodilution）。②早期使用尼莫地平等钙通道阻滞药，尼莫地平注射液 50ml/d，缓慢静脉推注。③早期进行手术去除动脉瘤。

3. 脑积水的防治 急性期脑积水的有效治疗方法是脑室外引流。可试用乙酰唑胺抑制脑脊液分泌，或应用甘露醇、呋塞米等利尿脱水药。同时应及早配合腰椎穿刺等压置换血性脑脊液，清除积血和恢复正常的脑脊液循环。

4. 外科治疗 经血管造影发现颅内动脉瘤或动静脉畸形时，如患者无手术禁忌，均应考虑手术治疗，目的是防止再出血的潜在危险。发生脑疝时应行急诊手术。

（徐广润）

第 8 章第三节电子资源

第四节 癫痫持续状态

一、概念

癫痫持续状态或称癫痫状态（status epilepticus，SE）是急诊最为常见的急危重症。1981 年国际抗癫痫联盟（International League Against Epilepsy，ILAE）分类和术语委员会将 SE 定义为：一次抽搐发作持续足够长时间，或反复抽搐发作而发作间期意识未恢复。2001 年 ILAE 分类和术语委员会修改 SE 定义为：发作时间超过该类型大多数患者的发作持续时间，或反复发作，在发作间期中枢神经系统功能未恢复到正常基线。在没有办法确定"大多数这种发作类型患者的发作持续时间"的情况下，倾向性的看法是"全面性惊厥性发作持续超过 5 分钟，或者非惊厥性发作或部分性发作持续超过 15 分钟，或者 5 ～ 30 分钟内两次发作间歇期意识未完全恢复者，即是癫痫持续状态"。

二、病因与发病机制

1. 病因　癫痫持续状态可由颅内疾病及全身性疾病引起（表8-4）。

表8-4　癫痫持续状态常见病因

颅内疾病	全身性疾病
1. 特发性癫痫	1. 代谢紊乱
2. 颅内感染性疾病	肝性脑病
细菌性脑炎、脑膜炎	尿毒症性脑病
病毒性脑炎、脑膜炎	低血糖、高血糖
寄生虫性脑炎	低钠血症、低钙血症
艾滋病脑病	2. 戒断症状
3. 颅脑损伤	酒精戒断
脑挫裂伤	停用抗癫痫药
外伤性颅内出血	3. 中毒
颅脑复合损伤	抗精神病药物（氯氮平等）
产伤	抗菌药（氟喹诺酮、亚胺培南、甲硝唑等）
4. 急性脑血管病	三环类抗抑郁药
高血压性脑出血	4. 全身性感染
原发性蛛网膜下腔出血	感染中毒性脑病
脑栓塞、脑血管畸形等	
5. 其他	
急性脑积水	
缺氧或低氧性损伤	
脑转移瘤等	

2. 发病机制　癫痫持续状态的发病机制包括正常结构的破坏以及局部代谢或生化功能的破坏。由于有两种神经递质的作用，即兴奋性神经递质乙酰胆碱和抑制性神经递质 γ- 氨基丁酸，这种机制比较容易阐明。在敏感的神经元中，例如在致痫区域，乙酰胆碱和 γ- 氨基丁酸浓度的轻微变化就可以产生持续的细胞膜去极化，随之局部出现超极化和募集反应。募集反应可通过周围的路径或者沿着脑深部中线不同的环路进行扩展。当突发的放电沿着皮质下深部组织传递时，脑干的网状上行激活系统将受到影响，即产生意识的改变。在全身性的癫痫发作中，病灶往往位于皮质下及中线部位，这就可解释迅速的意识丧失和双侧大脑半球受累现象。

三、临床表现

1. 全面性惊厥性癫痫持续状态　包括全身强直阵挛发作持续状态、强直性癫痫持续状态、阵挛性癫痫持续状态和肌阵挛性癫痫持续状态。其中最主要、最常见的为全身强直阵挛性癫痫持续状态，致残率与致死率均较高，临床表现为反复的全身强直 - 阵挛发作，两次发作间期意识不清，或一次发作持续 5 min 以上。发作时意识丧失，全身抽搐、呼吸停止，可造成脑缺氧、充血、水肿，重者呈去大脑皮质状态、痴呆状态，甚至形成脑疝而导致死亡。

2. 全面性非惊厥性癫痫持续状态　主要有失神发作，表现为持续性的不同程度的意识障碍，多见于儿童。轻者意识障碍呈轻度混浊、嗜睡，较重者呈混浊或昏睡状态。

3. 简单部分性癫痫持续状态　表现为身体的一部分持续不停地抽搐，达数小时或数天，但无意识障碍。可发展为继发性全身性癫痫。发作终止后可有发作部位的瘫痪（Todd 麻痹）。多由中央区附近病灶引起。

4. 复杂部分性癫痫持续状态　表现为长时间的精神错乱状态或仅有模糊记忆，有时可紧跟在一次全身强直 - 阵挛发作之后出现，易误诊为全身强直 - 阵挛发作后状态。脑电图改变主要为颞叶或额颞叶局限性痫样放电。

四、辅助检查

有神经体征的要进行颅脑 CT 或者 MRI 检查，必要时进行脑脊液检查；考虑代谢性疾病引起的癫痫持续状态则予以血糖、电解质等检查；考虑感染则必须做血常规及相关检查；考虑心源性癫痫持续状态（阿 - 斯综合征）一定要行心电图检查；原发性癫痫患者病情平稳后可做视频脑电图检查；进行心电监护以持续监测患者的生命体征。

五、病情评估、危险分层及诊断步骤

（一）病情评估

癫痫持续状态尤其是全身强直 - 阵挛性癫痫持续状态，严重威胁患者生命。凡是以癫痫持续状态为主要表现就诊者，均需对病情危险程度进行判断，采用生命体征、血液生化指标、神经影像学、脑脊液等进行评估，用 Glasgow 昏迷量表评分方法判断昏迷程度。

（二）诊断步骤

对癫痫持续状态的诊断要遵循如下三个原则：首先要确定是否是癫痫发作，然后判断癫痫发作的类型，最后确定癫痫持续状态的病因。

（1）确立癫痫发作的诊断：①临床表现呈发作性、短暂性、重复性、刻板性；②脑电图监测可发现癫痫样放电；③临床发作症状可用神经系统解剖知识来解释。

（2）判断是否为癫痫持续状态：①反复的癫痫发作，在发作间期中枢神经系统的功能没有恢复到正常基础状态或发作间期意识不清；②癫痫频繁发作或一次发作持续 5min 以上。满足上述两个标准之一者均可判断为癫痫持续状态。

（3）确定癫痫持续状态的病因：①全身强直 - 阵挛性癫痫发作为首发症状伴随发热，有脑膜刺激征或瘫痪体征者要怀疑颅内感染性疾病，尽快进行腰椎穿刺检查，无神经体征特别是发生于儿童者可能为原发性癫痫被发热诱导，应做视频脑电图检查；②癫痫发作突然出现，伴随瘫痪或脑膜刺激征，无发热，高度怀疑急性脑血管疾病，即刻进行颅脑 CT 检查；③成年患者出现癫痫持续状态，无发热及神经系统阳性体征，要考虑代谢性疾病或中毒性疾病，立即进行血糖、药物或毒物检测；④癫痫患者在治疗中出现持续状态可能为药物过量或药物不足，即刻查血药浓度。

六、救治措施

（一）急救处理

癫痫持续状态的处置仍然面临极大挑战，快速处理、正确实施治疗方案、早期识别非惊厥性癫痫持续状态、避免过度治疗及并发症发生是治疗成功的关键。处置原则：立即终止癫痫发作，预防癫痫复发，处理可能的诱发因素，处理并发症或潜在性疾病。见图 8-8。

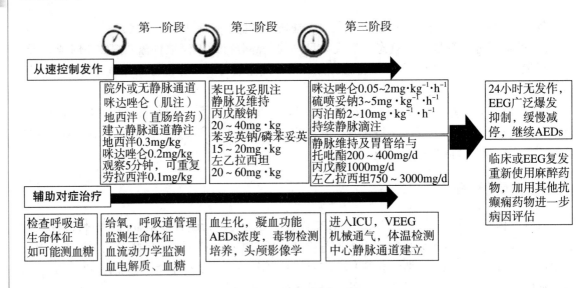

图 8-8　SE 的具体治疗流程

（二）积极处理原发疾病

1．对颅内感染者要积极进行抗感染治疗，选用相关抗菌药或抗病毒药物进行治疗。

2．对原发性癫痫患者要按规律进行抗癫痫治疗。

3．有颅内出血或梗死者要按脑血管疾病有关方案处理。

（三）对症治疗

1．对脑水肿可用 20% 甘露醇 125 ～ 250ml 快速静脉滴注。

2．预防性应用抗菌药，控制感染。

3．高热可给予物理降温。

4．纠正酸中毒等代谢紊乱，并给予营养支持治疗。

（徐广润）

第五节　颅内感染

一、概念

颅内感染是指多种病原体侵犯中枢神经系统，引起脑和被膜以及血管损害的一组急、慢性炎症性疾病。病原体侵犯脑膜引起的炎症反应称为脑膜炎（如化脓性脑膜炎、结核性脑膜炎等），侵犯脑实质则引起脑炎（如单纯疱疹病毒性脑炎、脑囊虫病等），脑膜、脑实质均受损害则为脑膜脑炎。本节主要讨论急性颅内感染性疾病。

二、病因与发病机制

（一）病因

颅内感染的病因很多，简单归纳为表 8-5。

表8-5　颅内感染的常见病因

细菌性感染	病毒性感染	真菌性感染	寄生虫性感染	其他病原体感染
化脓性细菌	单纯疱疹病毒	新型隐球菌	脑囊虫	螺旋体
脑膜炎球菌	水痘带状疱疹病毒	念珠菌	脑包虫	朊蛋白
肺炎球菌	巨细胞病毒	曲霉菌	脑弓形虫	立克次体
流感嗜血杆菌	柯萨奇病毒	球孢子菌	脑旋毛虫	
葡萄球菌	埃可病毒	荚膜组织胞浆菌	脑血吸虫	
大肠埃希菌	脊髓灰质炎病毒		脑型疟原虫	
厌氧菌	腮腺炎病毒			
特异性细菌感染	腺病毒			
结核分枝杆菌				

（二）发病机制

病原体通过不同途径进入颅内，通过不同方式引起脑膜或脑实质的炎症反应，常见感染途径如下：

1. 血行感染　病原体通过昆虫叮咬、动物咬伤皮肤黏膜后进入血液，通过使用不洁注射器、输血等途径直接进入血液，五官感染时病原体可经静脉逆行入颅，孕妇感染后经过胎盘垂直传播给胎儿。

2. 直接感染　病原体通过穿透性外伤或邻近结构的感染向颅内蔓延。

3. 逆行感染　嗜神经性病毒如单纯疱疹病毒、狂犬病病毒等首先感染皮肤、呼吸道或胃肠道黏膜，经神经末梢进入神经干，然后逆行进入颅内。

三、临床表现

急性中枢神经系统感染的典型症候群有如下几类：

1. 感染的前驱症状　如发热、畏光、头痛、肌痛、嗜睡、腹痛、腹泻等。

2. 颅内压增高症状　表现为剧烈头痛、呕吐、意识障碍等。腰椎穿刺时检测颅内压明显升高，甚至形成脑疝。

3. 脑实质受损症状　表现为精神萎靡、淡漠、癫痫发作、精神行为异常、偏瘫、语言障碍等。

4. 脑膜刺激症状　表现为颈项强直、Kerning 征和 Brudzinski 征阳性，但新生儿、老年人或昏迷患者常表现不显著。

四、辅助检查

1. 腰椎穿刺　腰椎穿刺是判断颅内感染的重要检查方法，常常可明确感染病原体。腰椎穿刺时首先要测定脑脊液压力、观察脑脊液颜色等，然后留取脑脊液进行白细胞计数、细胞学检查、生化检查、免疫学检查、蛋白质电泳检查、酶学检查、涂片、墨汁染色、细菌培养加药物敏感试验等，必要时还需进行实时荧光定量聚合酶链反应检查、抗原学检查等。

2. 神经影像学检查　应用颅脑 CT 和 MRI 可以排除颅内脓肿、脑出血或占位性病变，在诊断单纯疱疹脑炎时头颅 MRI 检查非常敏感，典型表现为颞叶、边缘系统及海马的长 T2 信号，在诊断脑脓肿时，增强扫描很有帮助，但早期 MRI 检查阴性不能完全排除诊断。

3. 脑电图检查（electroencephalogram，EEG）　脑电图检查对于判断脑实质炎症改变具

知识拓展—腰椎穿刺禁忌证

有重要作用，特别对于出现癫痫发作、精神行为异常、意识障碍等而神经影像学、腰椎穿刺检查无阳性发现时，脑电图的意义更加重大，可表现为弥漫性或局限性慢波节律，或脑电处于抑制状态。Ⅰ型单纯疱疹病毒性脑炎可出现非特异性的脑电图异常，局灶性或单侧的异常应当作为诊断单纯疱疹病毒性脑炎的有力证据。

4.其他　包括血常规、红细胞沉降率（血沉）、血清C反应蛋白、降钙素、白细胞介素-6、血培养、胸部影像学检查、脑活检等。

五、病情评估、危险分层及诊断

（一）诊断要点

1. 患者有发热、流涕等前驱症状。

2. 主要表现为发热、头痛、呕吐、意识障碍、精神行为障碍等。

3. 主要体征有脑膜刺激征、偏瘫体征、语言障碍等。

4. 脑脊液有炎症性改变　如颅内压高、脑脊液白细胞计数高、蛋白含量高、糖类及氯化物有相应改变，根据脑脊液变化特点可以区分出化脓性脑膜脑炎、结核性脑膜脑炎、病毒性脑膜脑炎等（表8-6）。

表8-6　常见脑膜炎的脑脊液变化

脑膜炎	压力（mmHg）	外观	WBC总数（×10⁶/L）	细胞分类（%）	蛋白质（g/L）	葡萄糖（mmol/L）	病原体
病毒性	正常/↑	清亮	<1000	L为主	正常/↑	正常	病毒分类（+）
细菌性	混浊/脓样		>1000	N为主	↑↑	↓↓	涂片、培养（+）
结核性	↑	毛玻璃样	100~500	L为主	↑	↓	抗酸染色、培养（+）
真菌性	↑↑	清亮/微混	10~800	L为主	↑	↓	墨汁涂片、隐球菌培养（+）

5. 脑电图提示有局限性或弥漫性慢波节律。

6. 颅脑CT或MRI提示存在能够解释病情的异常发现。

颅内感染的诊治流程见图8-9。

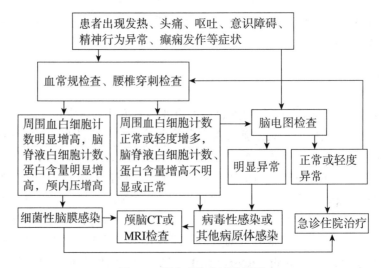

图8-9　颅内感染的诊治流程

（二）病情评估及危险分层

颅内感染患者有轻重不等的症状与体征，从轻微头痛、恶心至精神行为异常、不同程度的意识障碍等。对于颅内感染患者，首先要判断颅内压增高的程度，从而评估发生脑疝的可能性，对出现意识障碍的患者要评估其严重程度。

六、救治措施

（一）急诊处理

对昏迷或伴发严重肺部感染的患者，需要进行气管内插管，做积极的气道管理；对颅内高压或急性脑水肿患者可用渗透性利尿药；高热和（或）昏迷患者，降温治疗，脑保护；如有癫痫并发症需要控制癫痫治疗等对症治疗。

（二）病因治疗

1. 化脓性脑膜炎　根据细菌培养结果和药敏结果，尽早选择敏感并易于通过血 - 脑屏障的杀菌剂。病原菌未明前，根据患者年龄、病史选择经验性抗菌药物进行治疗，对于婴幼儿、老年人及抵抗力低下和耐药菌株感染者应考虑联合用药。目前，社区获得性细菌性脑膜炎经验性治疗方案为：头孢曲松或头孢噻肟；医院获得性脑膜脑炎，尤其是颅脑手术后、脑外伤或脑室引流初始治疗方案为：万古霉素加美罗培南、头孢吡肟或头孢拉定。对于治疗 3 天内临床症状及细菌学检查无改善病例，应及时更换抗菌药物。

2. 病毒性脑膜脑炎　对大多数病毒性脑膜炎无特殊药物可用，主要是对症治疗、支持治疗和防治并发症，除单纯疱疹病毒性脑膜炎外，一般是病程短、良性、自限性过程，且无后遗症。对于单纯疱疹病毒性脑膜脑炎，阿昔洛韦仍然是目前的首选药物，具有明显改善预后的作用；更昔洛韦、膦甲酸钠、西多福韦对人疱疹病毒性脑膜脑炎也有效。

3. 结核性脑膜炎　标准治疗方案是异烟肼、利福平、吡嗪酰胺和乙胺丁醇或链霉素，糖皮质激素可减轻中毒症状，抑制炎性反应及减轻脑水肿，常用泼尼松片口服。抗结核药物应用的早晚对病情预后影响极大，杀菌药和抑菌药的联合应用可提高疗效和延缓结核分枝杆菌耐药性的产生，因而临床上多强调早期联合用药。

4. 真菌性脑膜炎　本病常进行性加重，预后不良，死亡率较高。治疗真菌性脑膜炎的主要方法是两性霉素 B 与氟胞嘧啶联合治疗 2 周，然后用氟康唑巩固治疗 8 周，以后改为口服维持治疗，可提高治愈率。

（三）支持治疗

加强护理，注意患者营养、水和电解质平衡、呼吸道通畅及维持静脉通路等。

（李　欣）

L8-7a
第 8 章第五节电子资源

代谢性与内分泌系统急症

第一节　概　述

代谢性与内分泌危象是急诊患者就诊的重要原因之一，由于其常与其他严重疾病重叠，症状和体征缺乏特异性，院前不易发现，早期难于识别，救治不及时可导致致命性后果。

内分泌系统是由内分泌腺及存在于某些器官中的内分泌组织和细胞组成的体液调节系统，主要包括下丘脑、垂体、垂体 - 甲状腺轴、垂体 - 肾上腺轴和垂体 - 性腺轴、胰腺等。其主要功能是在神经系统支配下和物质代谢反馈基础上释放激素，调节人体生长、发育、代谢、生殖、疾病和衰老等生命活动，与神经和免疫系统共同协调作用，维持机体内环境相对稳定、平衡。内分泌腺 / 组织本身的病变、全身性疾病或异源内分泌腺 / 组织的存在可使这一平衡被破坏。

新陈代谢是生物体内全部有序化学反应的集合，是一切生命活动的基础。内分泌与代谢密不可分，机体在神经内分泌系统的调控下，通过有序的代谢为自身的生存、生长、发育、生殖等提供必要的物质、能量和稳定的内环境。糖、脂肪、蛋白质、嘌呤、水、电解质、酸碱、微量无机元素、维生素等物质在合成、分解、排泄过程中的任何环节发生障碍，即发生代谢紊乱。

应该注意的是，代谢紊乱本身不是一种"疾病"，常是在慢性器质性疾病的基础上发生的一组综合征。纵览英文文献，常以"metabolic disorders"表达，而非"metabolic diseases"。

内分泌疾病与代谢紊乱相依相伴，内分泌疾病常以代谢异常为突出表现。在原有器官损害或内分泌疾病基础上，机体遭受感染、创伤、精神刺激等应激情况时，发生以突发和严重症状为特征的内分泌 / 代谢危象。甲状腺危象、黏液性水肿性昏迷、肾上腺危象、垂体卒中、甲状旁腺危象、糖尿病酮症酸中毒、高渗高血糖综合征、低血糖症和类癌危象是最重要的内分泌系统急症。严重低血钾 / 高血钾、低血钠 / 高血钠、低血钙搐搦症 / 高钙危象、严重酸中毒 / 碱中毒和痛风等代谢紊乱是代谢性急症。危重病患者发生代谢紊乱非常普遍。考虑到近年来糖尿病患病人数增加、糖皮质激素广泛应用、食用加碘盐广泛覆盖，糖尿病急性并发症、激素撤退所致的肾上腺危象和甲状腺疾病急性并发症高发，本章重点介绍糖尿病酮症酸中毒、高渗高血糖综合征、低血糖症、甲状腺危象和肾上腺危象。

（柴艳芬）

第二节　糖尿病酮症酸中毒

一、概念

糖尿病酮症酸中毒（diabetic ketoacidosis，DKA）是因糖尿病（diabetes mellitus，DM）患者体内胰岛素绝对或相对缺乏，或胰岛素拮抗激素水平升高出现的以高血糖、酮体阳性和失代偿性代谢性酸中毒为特征的一组临床综合征。绝大多数 DKA 患者为 1 型糖尿病（type 1 diabetes mellitus，T1DM），DKA 也可为 DM 的首发表现，发病 12 ~ 24h 后出现症状和体征，多见于 30 ~ 40 岁患者，男女性发病率无明显差异。

在胰岛素发现前，大多数 T1DM 患者死于 DKA。用胰岛素治疗后，DKA 病死率下降到 5% 以下，但仍是 DM 患者死亡的重要原因。

二、病因与发病机制

1. 病因　T1DM 患者可自发发生 DKA。T2DM 患者常在应激因素作用下发生 DKA。导致 DKA 的常见病因及诱因见表 9-1。

表9-1　DKA常见病因和诱因

病因	诱因
胰岛素缺乏	感染
中断胰岛素治疗	合并其他疾病：急性心肌梗死、脑血管意外
	手术、创伤、分娩
	严重心理或精神创伤
	药物：噻嗪类利尿药、苯妥英钠、拟交感神经药、糖皮质激素
	暴饮暴食或摄入过多糖类

2. 发病机制　DM 患者在诱因作用下，引起胰岛素绝对或相对缺乏及胰岛素拮抗激素（儿茶酚胺、糖皮质激素、胰高血糖素、甲状腺激素和生长激素）水平升高，葡萄糖利用减少，糖异生和糖原分解增加。T2DM 患者合并感染时，血中肿瘤坏死因子 α（tumor necrosis factor-α，TNF-α）水平升高，出现胰岛素拮抗状态。血糖浓度 > 12.2mmol/L，明显超过肾糖阈，尿糖大量排出，产生渗透性利尿（多尿）。同时，体液发生转移，引起严重失水（可达 5 ~ 11L）、电解质丢失和平衡失常，血浆渗透压升高，出现烦渴、乏力或精神症状；加上呕吐和液体摄入不足，加重低血容量状态，常出现低血压或休克，此时更会刺激胰高血糖素的释放。胰岛素缺乏和胰高血糖素升高，导致血中游离脂肪酸浓度增加，肝将脂肪酸氧化分解成中间代谢产物 β- 羟丁酸、乙酰乙酸和丙酮，统称为酮体（ketone body）。血中酮体积聚则发生酮症酸中毒。血浆 β- 羟丁酸和乙酰乙酸积聚可导致阴离子间隙（anion gap，AG）升高和血 HCO$_3^-$ 浓度降低。

三、临床表现

1. 前驱表现　DM 患者原有的症状（如多饮、多尿、烦渴）和体重下降明显加重。

2. 代谢紊乱表现　患者血糖明显升高，不同程度地脱水（如皮肤黏膜干燥、弹性差，眼球下陷）、血压降低或休克。低血钾患者感到明显疲乏、无力，腱反射减弱或消失。代谢性酸中毒严重者出现深大快速呼吸，呼出气中有烂苹果味。

3. 消化系统表现　患者常出现食欲缺乏、恶心和呕吐。有急性腹痛时，易误诊为急腹症。严重低血钾患者可出现腹胀或麻痹性肠梗阻。

4. 精神和神经改变　重症患者渐进性地出现烦躁、神志恍惚或昏迷。有些患者以昏迷为首发表现，可伴有短暂性偏瘫和深部腱反射减低，常误诊为脑血管疾病。

5. 诱发因素表现　患者有明显的相关诱因或应激状态，发病初期常突出表现诱因本身的症状和体征，如尿路感染、呼吸道感染或胆囊炎的相关表现。

四、辅助检查

1．尿液检查　尿糖 +++ ~ ++++，尿酮体强阳性。尿液中发现脓尿提示尿路感染，可能为 DKA 的诱因；DM 患者尿液中发现蛋白尿及管型尿提示糖尿病肾损害。

2．血糖　血糖一般为 16.7 ~ 33.3 mmol/L，有时可达 55.5 mmol/L。

3．血酮体　血酮体测定是诊断 DKA 的指标，同时也用于观察疗效。正常血酮体浓度为 0.1 ~ 0.6 mmol/L。血酮体浓度达 0.8 mmol/L 时，出现尿酮体，血酮体浓度 > 3 mmol/L 时诊断为 DKA。

4．动脉血气　DKA 患者动脉血 pH < 7.30，常介于 6.9 ~ 7.2，表现为高阴离子间隙（AG）性酸中毒，也可为高氯性酸中毒。严重酸中毒患者过度通气时，$PaCO_2$ 可降至 10 ~ 20 mmHg；严重呕吐者，可合并代谢性碱中毒。

5．血电解质　患者血电解质（钾、钠、氯、磷）常有不同程度的改变。

6．肾功能　DKA 患者的尿素氮和血肌酐水平升高，常为严重脱水引起的肾前性肾功能障碍和（或）DM 引起的肾实质损害所致。

7．血淀粉酶和脂肪酶　DKA 腹痛患者，应检查血淀粉酶和脂肪酶，除外急性胰腺炎。

8．其他　有助于发现 DKA 的诱因。如血常规常见白细胞计数升高，达 $25 \times 10^9/L$ 以上时考虑合并感染。B 超可发现有无胆囊炎、胰腺炎；胸部 X 线检查可发现肺部感染；对于 DKA 昏迷患者，脑 CT 检查有助于发现合并脑出血或脑梗死等。

五、诊断

（一）诊断标准

提示 DKA 需要根据临床表现，证实诊断需要根据实验室检查。

1．高血糖　血（浆）糖浓度 > 11 mmol/L。

2．酮症（ketosis）　中度到重度的酮血，中度酮尿（硝普盐法：++ ~ +++）。

3．代谢性酸中毒　动脉血 pH < 7.30，或血清 HCO_3^- 浓度 < 15mmol/L。

（二）鉴别诊断

DKA 应与乳酸性酸中毒鉴别。乳酸性酸中毒常发生于应用苯乙双胍（降糖灵）治疗的患者。其表现为：①尿糖阳性或阴性，尿酮体多呈阴性；②血糖正常或升高；③血乳酸 > 5mmol/L 可资鉴别。此外，尚应与高渗高血糖综合征、低血糖昏迷及脑血管病变昏迷鉴别。

六、救治措施

（一）一般处理

DKA 患者应收住 ICU，由专人负责。建立监测和治疗流程表（flow-sheet）。延迟治疗则病死率增加。对 DKA 昏迷患者，应保证气道通畅和供氧，吸氧速度 4 ~ 6 L/min，维持 PaO_2 > 75 mmHg。

（二）补充液体

DKA 患者失水严重（可达 5 ~ 11 L），常出现低血压或休克。DKA 治疗的关键是迅速补充液体，恢复有效循环容量。最初 1 h 静脉滴注 0.9% 氯化钠溶液或复方氯化钠溶液（林格液）1 ~ 2 L，24 h 应输注总丢失量的 75%，其余丢失量应逐渐给予补充，维持尿量在 30 ~ 60 ml/h。对高钠血症患者，最初 1 ~ 2 h 可静脉滴注 0.45% 氯化钠溶液。静脉滴注 1 h 后血压仍不恢复者，可能为单位时间内输液量不足，加用胶体溶液扩容，同时应注意引起休克的其他因素。老年 DKA 和伴有心、肾功能障碍的患者，快速静脉滴注时应进行血流动力学监测。

（三）胰岛素治疗

1. 小剂量胰岛素治疗　多数 DKA 患者应用输注泵输注胰岛素，剂量为 5 ~ 10 U/h 或 0.1 U/（kg·h）时很少引起低血糖和低血钾等并发症，并能抑制脂肪分解和酮体生成。

2. 大剂量胰岛素治疗　少数 DKA 患者需要大剂量胰岛素治疗。先静脉注射胰岛素负荷量 0.1 U/kg，继而持续滴注胰岛素 0.1 ~ 0.15 U/（kg·h）。严重胰岛素抵抗患者，偶尔需要静脉滴注胰岛素 100 U/h。

胰岛素持续静脉滴注期间应每 1 ~ 2h 监测一次血糖，维持血糖下降速度在 4.2 ~ 5.6 mmol/（L·h），以免发生低血糖。如果血糖不能达到上述下降速度，应将胰岛素用量加倍；如果血糖下降速度＞ 8.3 mmol/（L·h），则将胰岛素用量减半，绝不能停用胰岛素。治疗 3 h 后血糖不下降者，应注意胰岛素抵抗。血糖＜ 13.9 mmol/L 时，应在静脉液体中加入 5% 葡萄糖溶液及胰岛素（1 U/h），以维持胰岛素化和抑制生酮作用。最初 24 h 维持血糖在 11.11 ~ 13.89 mmol/L。患者血糖达到 8.3 ~ 11.1 mmol/L，酮血消失或尿酮体基本消失、阴离子间隙恢复正常、代谢性原因纠正及患者能进食后，停止静脉滴注胰岛素，改为胰岛素皮下注射。停用静脉滴注胰岛素前，为预防再发性高血糖和酮血症，应皮下注射胰岛素 5 ~ 10 U。皮下注射胰岛素期间，应每 4 h 监测血糖一次。

（四）纠正电解质平衡失常

DKA 患者常有严重的电解质平衡失常，钾丢失较为明显。

1. 补充钾盐　DKA 患者体内有不同程度的缺钾。治疗前，因严重失水和酸中毒，血钾测定常不能真实反映体内缺钾程度。在酸中毒存在的情况下，血钾正常也应口服或静脉补钾。补钾过程中应注意尿量或监测血钾，心电图检查也有助于发现低血钾或高血钾。

2. 补充其他电解质　DKA 患者体内钠常减少，应用 0.9% 氯化钠溶液或林格液静脉滴注补充钠离子。DKA 患者也有不同程度的钙、镁、磷减少或缺乏，应注意补充。

知识拓展—补钾注意事项

（五）纠正酸中毒

多数 DKA 患者经静脉补液、胰岛素治疗和纠正电解质紊乱，代谢性酸中毒即可得到改善。以下情况可静脉滴注碳酸氢钠治疗：①严重代谢性酸中毒（动脉血 pH ＜ 7.0）时；②治疗 2 ~ 3 h 后，pH 仍＜ 7.1；③严重呼吸抑制者；④休克经补液治疗无效者；⑤严重高血钾症。临床常将 5% 碳酸氢钠用注射用水稀释成 1.25% 溶液静脉滴注。治疗过程中需监测动脉血 pH。动脉血 pH ≥ 7.2 或血 HCO_3^- 达 10 ~ 12 mmol/L 时，可停用碳酸氢钠。碳酸氢钠治疗常出现不良反应：低血钾，脑脊液酸中毒，促发脑水肿及肝酮体生成，氧解离曲线左移，组织缺氧和乳酸性酸中毒。

（六）治疗并发症

1. 休克　经快速输液不能纠正的休克，可能为脓毒性或心源性休克，应给予相应处理。

2. 脑水肿　脑水肿多发生在治疗后 6 h 左右，应早期识别，尽早治疗。发现后，静脉滴注甘露醇、白蛋白或糖皮质激素。在 DKA 救治过程中避免诱发脑水肿的医源性因素，如血糖下降过快、补碱过多等。

3. 急性肾衰竭　急性肾衰竭是 DKA 患者的主要死亡原因之一。发现后及时进行血液透析。

（七）处理诱因

1. 感染　感染是本病的常见诱因，应积极寻找感染灶，选择有效的抗菌药物。

2. 急性心脑血管疾病　DM 患者合并急性心脑血管疾病时，常会诱发 DKA。对 DKA 昏迷患者应常规进行心电图检查；疑有急性心肌梗死时，应查心肌损伤标志物。发现急性心肌梗死时，应予抗凝、溶栓等相关处理。疑有急性缺血或出血性脑血管疾病时，应做颅脑 CT 或 MRI 检查等，并给予相应治疗。

（柴艳芬　寿松涛）

第 9 章第二节电子资源

第三节　高渗高血糖综合征

一、概念

高渗高血糖综合征（hyperosmolar hyperglycemic syndrome，HHS）是以高血糖、高渗性脱水、无明显酮症酸中毒和不同程度的意识障碍为特征的糖尿病急性并发症。部分患者可伴有酮症。HHS 和 DKA 也可见于同一患者。常发生于中老年人，男女性发病率大致相同。约2/3 的患者既往无 DM 史。HHS 是 DM 的一种少见致命性并发症，病死率是 DKA 的 3 倍（达8%～25%），1/3 的患者发病 24h 内死亡。1886 年，Dreschfeld 首先描述该综合征。1957 年，Sament 和 Schwartz 再次报道此综合征后，才引起人们的关注。

二、病因与发病机制

（一）病因

促发因素与 DKA 大致相同，见表 9-2。发生 HHS 的患者大多数为仅需饮食控制的 T2DM 患者。孤身老年 DM 患者是 HHS 的高危人群。

表9-2　HHS的诱因和促发因素

疾病	治疗药物或方法
隐性糖尿病	钙通道阻滞药
急性感染	氯丙嗪
脑血管意外	氯噻酮
蛛网膜下腔出血	西咪替丁
急性心肌梗死	二氮嗪
急性胰腺炎	恩卡尼
肺梗死	依他尼酸
小肠梗阻	免疫抑制药
肠系膜动脉血栓形成	L- 天冬酰胺酶
肾衰竭	洛沙平
中暑	苯妥英钠
低温	普萘洛尔
大手术、创伤、严重烧伤	噻嗪类利尿药
内分泌疾病（肢端肥大症和甲亢等）	肠外营养，透析

（二）发病机制

1. 胰岛素相对缺乏　患者体内存在胰岛素抵抗或分泌不足，引起胰岛素相对缺乏，致使出现血糖严重升高，发生渗透性利尿，导致明显脱水和电解质丢失，血浆渗透压进行性升高。该病患者体内胰岛素量尚能抑制酮体生成，但不能预防糖原分解和糖异生；其体内脂解激素（生长激素和皮质醇）浓度较 DKA 患者低，血游离脂肪酸浓度较低，限制了游离脂肪酸的利用；血浆渗透压升高本身又能抑制血游离脂肪酸的释放。因此,HHS 患者很少发生酮症酸中毒。

2. 肾损害　原有 T2DM 患者或老年患者出现 HHS 前常有不同程度的肾损害，发生 HHS 后加重了肾损害，更能影响尿糖排出，加重高血糖状态，使血浆渗透压进一步升高。

3. 脑损害　老年患者发生 HHS 后，原有的脑动脉硬化、脑梗死和脑萎缩所致的脑损害进一步加重，口渴中枢敏感性降低，加上语言和运动障碍，不能主动摄入水分，加重脱水和高渗状态。此时，严重高血糖、高血浆渗透压与原有的脑损害之间形成恶性循环。如果未能及时发现和处理，最终必然发生神志障碍和昏迷。有口渴感、能主动摄入水分的患者，神志障碍不严重，或不出现昏迷状态。

三、临床表现

HHS 与 DKA 的表现不同，呈隐匿性发病。多见于 T2DM 的中老年孤独或生活不能自理患者。DM 原有症状逐渐加重，可经数日到数周发展为 HHS。

1．严重脱水表现　患者发病初期表现为明显烦渴、少尿或无尿、皮肤黏膜干燥、眼压降低。脉搏细数无力，直立性低血压或休克。发病后，体重明显下降。

2．中枢神经功能障碍表现　患者可出现言语和定向障碍，重症者出现惊厥、癫痫发作、嗜睡或昏迷。肢体运动障碍或瘫痪伴有精神或神志异常改变者，很易误诊为脑血管疾病。

四、辅助检查

1．尿液分析　尿糖强阳性，尿酮体阴性或弱阳性。

2．血糖　血糖 ≥ 33.33mmol/L。

3．血浆渗透压和电解质　通常，患者血浆渗透压 ≥ 320 mOsm/L。患者血浆渗透压 ≥ 350 mOsm/L 即可发生昏迷。血浆渗透压 < 330mOsm/L 伴有昏迷者，应除外中毒或颅脑创伤。血浆渗透压计算公式：血浆渗透压 =2（[Na^+] + [K^+]）+ [血尿素氮]/2.8+ 血糖（mg/dl）/18。

患者血钠变化较大（100 ～ 180 mmol/L）。血钠水平常能反映脱水程度。HHS 早期低血钠常因高血糖引起的血浆渗透稀释作用所致。血糖每升高 5.56 mmol/L，血钠减少 1.6 mmol/L。随着 HHS 患者病情进展，大量水分丢失，血钠水平升高。

患者血钾水平介于 2.2 ～ 7.8 mmol/L。胰岛素治疗后，常发生低血钾。

4．动脉血气　大多数患者无代谢性酸中毒或仅有轻度代谢性酸中毒，动脉血 pH > 7.30；血清 HCO_3^- 水平和动脉血 pH 接近正常。酸血症患者，常为轻度乳酸性酸中毒或尿毒症性酸中毒所致。AG 明显升高时应注意其他原因引起的酸中毒（如水杨酸盐、甲醇或乙烯乙二醇中毒）。

5．肾功能　大多数 HHS 患者肾功能障碍程度较 DKA 患者严重，常为严重脱水引起的肾前性氮质血症（[血尿素氮]：[肌酐] > 30∶1）。

五、诊断

（一）诊断标准

1．血糖浓度 > 33.33 mmol/L。

2．血浆渗透压 > 320 mOsm/L。

3．酮症酸中毒，无或可有轻度酮血。

4．动脉血 pH > 7.30 和血清 HCO_3^- 浓度 > 15 mmol/L。

（二）鉴别诊断

HHS 应与 DKA、脑血管意外及中毒昏迷鉴别。如能及时进行相关检查，鉴别诊断并不困难。

六、救治措施

救治原则为：保持呼吸道通畅，监测生命体征；迅速进行液体复苏；适当静脉补充胰岛素；积极祛除诱因和治疗并发症。

知识拓展—HHS 和
DKA 的临床对比

（一）监测生命体征

对昏迷患者，应保持气道通畅及供氧。严密监测生命体征。应放置并保留导尿管，监测尿量，并留取标本进行相关检查。开始治疗时应每小时监测心率、血压、尿量、中心静脉压、血糖（毛细血管法）。此后，每 2 ~ 5 h 测定血糖、血尿素氮、肌酐。对于电解质平衡严重失常的患者，应适当缩短监测间隔时间，增加测定次数，并记录于流程表。

（二）液体复苏

HHS 患者脱水程度常较 DKA 患者严重。液体复苏旨在恢复有效循环容量，改善组织灌注，降低严重的高血糖状态。明显的高血糖能暂时维持循环容量。HHS 患者开始胰岛素治疗前，首先应进行容量复苏。

1. 静脉补充液体

（1）血流动力学不稳定者：合并低血压或休克者，静脉滴注 0.9% 氯化钠溶液，最初 1h 滴注速度 15 ~ 20 ml/（kg·h），继而减为 5 ~ 15 ml/（kg·h）。最初 12 h 补充丢失液体的 50%。如果低血压仍不能纠正，应输注胶体溶液。一旦血压、心动过速和尿量恢复（排尿量 ≥ 50 ml/h），换用静脉滴注 0.45% 氯化钠溶液补充水分的丢失。如有可能，24 h 后应补充全部丢失的体液。

（2）血流动力学稳定者：血钠 > 155 mmol/L 或血浆渗透压 > 350 mOsm/L 时，静脉滴注 0.45% 氯化钠溶液，滴注速度为 300 ~ 500 ml/h。血浆渗透压恢复正常和血糖水平下降后，改为滴注生理盐水。血浆渗透压下降太快会发生脑水肿。

2. 胃管内补液　合并心功能障碍的 HHS 患者，可通过胃管注入蒸馏水或温开水，既能减轻心脏负担，又能协助纠正脱水，降低血浆渗透压。

（三）纠正电解质紊乱

根据血钠变化情况，选择低张或高张钠溶液静脉滴注以纠正血钠平衡失常。静脉液体补充和胰岛素治疗后，血钾浓度常迅速下降，可出现低血钾。尿量一旦恢复，即应静脉补钾。

（四）胰岛素治疗

HHS 患者对胰岛素较敏感。经液体复苏尿量恢复后，血糖多可迅速下降，甚至出现低血糖。通常，维持血糖下降速度 1.9 ~ 3.9 mmol/（L·h）。最初 24 h 血糖浓度应维持在 13.89 ~ 16.67 mmol/L。血糖浓度下降过快或血糖过低，可促发脑水肿。静脉滴注胰岛素起始用量为 1 ~ 5 U/h。血糖降至 13.89 ~ 16.67 mmol/L 时，滴注 5% 葡萄糖溶液，胰岛素减为 1 ~ 2 U/h。

（五）治疗并发症

1. 脑水肿　HHS 患者脑水肿较 DKA 患者少见。经过积极、合理的治疗后，患者昏迷未好转或清醒后又陷入昏迷者，如无其他原因，应考虑脑水肿。发现后，应立即停止低渗溶液输入，静脉给予甘露醇。有心、肾功能不全的脑水肿患者，静脉输注复方甘油或呋塞米，胃管注入尼莫地平（尼莫通）。控制血糖下降速度可预防脑水肿的发生。最初 24 h 血糖浓度不应 < 13.89 mmol/L。

2. 血栓栓塞　大血管血栓形成是 HHS 患者死亡的重要原因。对于脱水严重、血浆呈高渗状态、血液黏稠度明显增高的患者，应用小剂量肝素进行预防性治疗，以防止血栓形成。如有需要，可予溶栓药。

（六）祛除诱因

大多数 HHS 患者死于诱因，如急性胰腺炎或脓毒症。应进行相关检查，积极寻找和识别诱因，及时予以纠正。

（柴艳芬　寿松涛）

第四节　低血糖症

一、概念

低血糖（hypoglycemia）是指动脉血糖浓度低于 2.2 mmol/L、静脉血浆葡萄糖浓度低于 2.8 mmol/L。1938 年，Whipple 提出血糖浓度降低伴有相应症状，给予葡萄糖后症状缓解是低血糖症。低血糖症患者出现精神或神志改变时称为低血糖脑病（hypoglycemic encephalopathy），严重者迅速发生低血糖昏迷（hypoglycemic coma）。严重持续性低血糖可引起不可逆性脑损伤。ICU 患者中，低血糖症发生率在 5% 以上，是危重病患者预后不良的标志。

二、病因与发病机制

（一）病因

低血糖症的常见病因和诱因包括胰岛素水平绝对或相对升高、糖异生底物缺乏两大类（表 9-3）。

表9-3　低血糖症的常见病因/诱因

胰岛素水平绝对/相对升高	糖异生底物缺乏
胰岛素 / 磺酰脲类降糖药物过量	饮食减少
垂体、肾上腺、甲状腺功能低下	剧烈运动
胰岛素瘤 / 增生或胰腺外肿瘤	空腹大量饮酒
自身免疫性疾病	严重营养不良
胃大部切除后	合并严重感染
药物相互作用（β 受体阻断药、水杨酸、保泰松、甲氨蝶呤、磺胺药、胍乙啶、抗凝药增强降糖药作用）	器官功能障碍（肝、肾衰竭）

（二）发病机制

血浆葡萄糖浓度 < 2.8 mmol/L 逐渐出现交感神经系统兴奋，严重低血糖症持续 10min 以上未纠正者，将逐渐出现神经精神症状，如精神错乱、激动或昏昏欲睡，也可出现犹如急性脑卒中的表现（言语困难、皮质性失明或偏瘫）。血浆葡萄糖急剧下降至 1.65 mmol/L（30 mg/dl）以下，出现全身抽搐和昏迷。此时，及时纠正低血糖尚能逆转神经病学体征。低血糖脑病在 20 min 内未纠正，可引起永久性中枢神经损伤。如果血浆葡萄糖 < 0.55 mmol/L（10mg/dl），大多数脑细胞电活动静止，功能丧失。

三、临床表现

低血糖症病因不同，临床表现各异。平素看来健康的人、糖尿病患者、严重肝肾及内分泌腺功能低下患者发生低血糖症时，症状出现的急缓、轻重程度、对治疗的反应和预后各不相同。

（一）早期表现

1. 交感神经兴奋症状　急剧发生的低血糖（< 2.8 mmol/L）刺激肾上腺素大量分泌入血产生症状，患者突发冷汗、心悸、饥饿感、血压升高、手或足颤抖、瞳孔扩大及手指有针刺感。

2. 血胰高血糖素升高表现　发生低血糖后，反射性引起血胰高血糖素浓度升高，表现为饥饿、肠鸣音活跃、恶心、呕吐、腹部不适和头痛。

(二) 低血糖脑病

急性低血糖症如未及时治疗，患者迅速出现神志恍惚、癫痫样抽搐或昏迷等低血糖脑病表现，继而瞳孔扩大、心动过缓、呼吸减慢和全身肌肉松弛。更类似缺氧 - 缺血昏迷，结果导致不可逆性脑损伤或死亡，即持续性植物状态 (persistent vegetative state)。

缓慢出现的低血糖症可表现为记忆力和判断力障碍、人格改变、不安、易怒、幻觉、视物模糊、步态不稳、行为异常或呆滞等，常易误认为精神疾病。如未及时发现和治疗，进一步恶化，出现言语障碍、癫痫发作、偏瘫和昏迷。有时可发生急性肺水肿、室上性和室性心动过速、心房颤动。心电图示 T 波低平、QT 间期延长和 ST 段降低。长时间低血糖症时患者出现体温降低、呼吸衰竭和低血钾、低血磷。

四、辅助检查

1. 血糖测定　疑有低血糖症状时，立即测定血糖浓度以明确诊断。血液标本保存时间过长可引起血糖浓度假性降低，一般每小时血浆葡萄糖水平减少7%。血液中白细胞明显增多时，血糖浓度变化较大。

2. 胰岛素或 C 肽测定　鉴别内源性胰岛素分泌过多 (血 C 肽浓度升高) 或外源性胰岛素过量 (血 C 肽浓度降低)。如为前者，检测到尿中磺酰脲类药浓度过高则是药物刺激内源性胰岛素分泌；尿中无磺酰脲类药则为胰岛素瘤或胰岛 β 细胞增生引起。

3. 肿瘤定位

(1) 腹部超声：有助于胰岛 β 细胞瘤或其他引起低血糖症的肿瘤诊断。胰岛素瘤较小时，不易被发现。

(2) CT 检查：能发现分泌胰岛素样生长因子 (insulin-like growth factor，IGF) 的肿瘤和其他引起低血糖症的肿瘤。

4. 其他　根据情况，尚可进行脓毒症、肝肾及内分泌腺功能等方面的检查。

五、诊断

(一) 诊断标准

1. 低血糖症状和体征。
2. 发病时静脉血浆葡萄糖浓度 < 2.8 mmol/L。
3. 静脉注射 50% 葡萄糖溶液 40 ~ 60 ml 后病情迅速缓解。
4. 接受药物治疗的糖尿病患者静脉血浆葡萄糖浓度 < 3.9 mol/L，即可诊断为低血糖症。

(二) 鉴别诊断

低血糖昏迷应与心脑血管意外、癫痫发作和药物中毒鉴别。及时测定血糖浓度是鉴别的关键。上述疾病也可同时合并低血糖症，此时尚应进行脑 CT、脑电图和血液或尿液毒物分析或测定以鉴别。

六、救治措施

(一) 处理原则

低血糖昏迷患者应收住 ICU。应迅速提高血糖水平、治疗病因和预防再发性低血糖症 (recurrent hypoglycemia)。

(二) 处理措施

1. 静脉给予葡萄糖溶液　低血糖昏迷患者，静脉注射 50% 葡萄糖溶液 40 ~ 60 ml，不少于 3 ～ 5 min，症状能迅速缓解。降糖药过量昏迷者，需继续持续静脉滴注 5% 或 10% 葡萄糖溶液，每 1 ～ 3 h 监测血糖一次，维持血糖在 5.56 mmol/L。症状完全恢复需要 2 ～ 3 天。

严重营养不良性低血糖症患者，静脉给予葡萄糖前应肌内注射维生素 B_1 100 mg，以预防发生韦尼克（Wernicke）脑病。

高张葡萄糖液渗入皮下可引起局部组织损伤和疼痛。诊断明确、症状缓解及血糖恢复正常后，可试验性中断葡萄糖输注。

2. 其他药物治疗

（1）糖皮质激素：通过增加糖异生底物而升高血糖，抑制胰岛素的外周作用。用于治疗肾上腺皮质功能低下及血管外皮细胞瘤（hemangiopericytoma）伴低血糖症患者。琥珀酸氢化可的松 100 mg 加入 5% 葡萄糖溶液 1000 ml 静脉滴注。对磺酰脲类药物过量所致低血糖症无效。

（2）奥曲肽：奥曲肽能抑制磺酰脲类药所致胰岛素分泌，可用于口服降糖药及奎宁引起的低血糖症的治疗。剂量：1 ～ 2 U/kg，每 8h 一次。奥曲肽能抑制生长激素和胰高血糖素的释放，偶可诱发低血糖症。

（3）二氮嗪：能直接抑制正常 β 细胞和肿瘤性 β 细胞分泌胰岛素，增加肝糖原输出，减少细胞对葡萄糖的摄取。用于磺酰脲类药物中毒和新生儿高胰岛素所致低血糖，但治疗价值有限。二氮嗪 200 ～ 300 mg 加入 5% 葡萄糖溶液静脉滴注 30 min 以上，每 4 h 一次；或 1 mg/（kg·h）持续静脉滴注。不良反应为低血压。

（4）胰高血糖素：外源性胰高血糖素能促进糖原分解，有效治疗糖原贮积症。用于 T1DM 患者低血糖昏迷。胰高血糖素 1mg，肌内或皮下注射，10 ～ 15min 症状缓解。对乙醇中毒所致低血糖昏迷者无效。此外，胰高血糖素能刺激胰岛素分泌，促进再发性低血糖症。

（5）西罗莫司：通过减少胰岛恶性肿瘤 β 细胞增生和抑制胰岛素生成起作用，治疗转移性胰岛素瘤引起的顽固性低血糖症有效。

3. 原发病治疗

（1）替代治疗：合并肾上腺皮质功能减退或 Sheehan 综合征的难治性低血糖症患者，应用糖皮质激素长期替代治疗以预防低血糖症。

（2）手术治疗：合并低血糖症的恶性肿瘤和胰岛 β 细胞瘤患者纠正低血糖症后，应择机行手术切除肿瘤。

（柴艳芬　寿松涛）

第 9 章第四节电子资源

第五节　甲状腺危象

一、概念

甲状腺危象（thyroid crisis，thyroid storm）也称甲状腺功能亢进（甲亢）危象（hyperthyroidism crisis，简称甲亢危象）或甲状腺毒性危象（thyrotoxic crisis），是在某些应激情况下使甲亢患者病情突然恶化，以高热、快速性心律失常、腹泻和精神及神经功能障碍为特征的致命性综合征，是一种危及生命的内分泌急症。甲状腺危象是甲亢患者的一个临床阶段，常发生在治疗过程中或未诊断的甲亢患者。1% ～ 2% 甲亢患者可并发此症。女性较男性常见，女：男发病率比例为（3 ～ 5）：1。虽然医疗技术不断的进步和提高，但甲亢危象病死率仍为 8% ～ 25%。

二、病因与发病机制

（一）病因

甲状腺危象主要发生于甲亢未控制者，以未治疗的 Graves 病者常见，也可见于甲状腺瘤和毒性多结节性甲状腺肿，20%～25% 的病例病因不明。主要诱因见表9-4。

表9-4　甲状腺危象的常见诱因

全身因素	甲状腺局部因素
感染	中断抗甲状腺药物治疗
手术（非甲状腺）	^{131}I 治疗
创伤、分娩、子痫	含碘造影剂
并发其他急危重症（心肌梗死、心力衰竭、DKA、脑血管意外等）	甲状腺手术
强烈精神刺激	过度触压甲状腺
过度劳累	某些药物（如胺碘酮、拟交感胺类）
抗胆碱能药物	甲减治疗过度

（二）发病机制

甲状腺危象的发病机制尚未完全明确，可能与下列因素有关：

1. 血甲状腺激素（thyroid hormone，TH）浓度迅速升高　大量 TH 突然释放入血致甲亢患者病情急剧加重。正常人及部分甲亢患者服用大剂量 TH 也可发生甲状腺危象。

2. 血游离 TH 浓度增加　感染、创伤、非甲状腺手术等应激情况可使血甲状腺结合球蛋白（thyroid binding globulin，TBG）及甲状腺素结合前白蛋白（thyroxine-binding pre-albumin，TBPA）浓度下降，血结合型 TH 浓度降低，游离型 TH 浓度迅速升高；血甲状腺素（T_4）在周围组织及器官内降解加强，血游离型三碘甲腺原氨酸（T_3）绝对值和 T_3/T_4 浓度比值升高，为甲状腺危象发病的重要因素。

3. 机体对 TH 的耐受力减低　甲状腺危象患者常伴多器官功能障碍或多器官衰竭，血 TH 浓度与多器官功能障碍或衰竭程度并无比例关系。甲状腺危象死亡者尸检并无特殊病理发现。典型甲状腺危象与淡漠型甲状腺危象患者间病理改变亦无差异。上述发现间接支持周围组织及器官对高浓度 TH 的耐受力减低。

4. 血儿茶酚胺作用增强　儿茶酚胺能刺激 TH 的合成和释放，TH 又能上调 β 受体数目。应激（刺激肾上腺髓质释放儿茶酚胺）能促发甲状腺危象。甲状腺患者高血流动力学状态与高儿茶酚胺患者表现相似，提示甲状腺危象是因血 TH 浓度升高增强儿茶酚胺作用或导致儿茶酚胺释放增多所致。

三、临床表现

1. 甲亢体征　Graves 病合并眼征、甲状腺肿和甲状腺部位血管杂音。

2. 高代谢状态　高热（＞39℃）、多汗和体重迅速减轻。

3. 消化系统表现　恶心、呕吐、食欲缺乏、腹泻（每日达 10 余次）和黄疸。

4. 心血管系统表现　快速性心律失常（心室率 160～240 次/分），常为心房颤动；心力衰竭。

5. 肌肉和神经精神表现　肌无力或肌病，烦躁不安、惊厥、谵妄或昏迷。

6. 淡漠型甲状腺危象　病史较长的老年甲亢患者，出现甲状腺危象时临床也可表现为体温低、表情淡漠、嗜睡、心率慢，最后陷入昏迷或死亡。

四、辅助检查

（一）甲状腺功能检查

甲亢患者血 T_3、T_4 浓度升高，血促甲状腺激素（thyroid stimulating hormone，TSH）浓度明显降低，以血清游离 T_4 浓度升高更为明显，与重度甲亢患者血 T_4 浓度大致相同。因此，甲状腺功能检查不能鉴别重度甲亢与甲状腺危象。

（二）生化检查

1. 肝功能检查　甲状腺危象患者可有血谷丙转氨酶、胆红素及碱性磷酸酶升高。

2. 高血糖及低胆固醇血症。

3. 血电解质测定　甲状腺危象患者常伴有高钙血症、低钾血症和低钠血症。

4. 相关诱因检查　①心电图常显示心房颤动伴快速心室率；②怀疑脓毒症时，应进行胸部 X 线和血、尿液培养等检查。

五、诊断

（一）诊断标准

甲状腺危象表现无特异性，只是一种临床诊断，与重度甲亢不易鉴别，目前尚无一种实验室指标能鉴别两者。需同时具备以下两条标准方可诊断：

1. 原有甲状腺毒症症状和体征明显加重或恶化。如出现高热（体温可高达 41℃）；严重心动过速、腹泻；谵妄或昏迷。

2. 血 T_4 浓度明显升高，血 TSH 浓度明显降低。

（二）鉴别诊断

对于无甲亢病史和典型体征的患者注意与以下疾病鉴别：

1. 重症感染或脓毒症　以高热、大汗、白细胞计数升高为主要表现的甲状腺危象应与重症感染或脓毒症鉴别。甲状腺危象发病突然，高热为持续性，退热措施无效，甲状腺功能检查和血培养可资鉴别。

2. 器质性心脏病　以心律失常、心力衰竭为主要表现的甲状腺危象患者，易误诊为器质性心脏病。甲状腺危象患者心力衰竭伴发热、消瘦、体重及血胆固醇水平明显降低，甲状腺功能异常，扩张冠状动脉药和强心药无效。

3. 急性胃肠道感染　以呕吐、腹泻为主要症状的甲状腺危象，易误诊为急性胃肠道感染。经甲状腺功能及粪便常规检查不难鉴别。

4. 代谢性或感染性脑病　表现为高热、烦躁、昏迷的甲状腺危象应与感染性脑病鉴别；伴有肝功能改变、黄疸和昏迷时需与肝性脑病鉴别。应进行甲状腺功能和脑脊液检查以资鉴别。

有时还要与中暑、嗜铬细胞瘤、可卡因中毒或神经阻滞剂恶性综合征（neuroleptic malignant syndrome，NMS）鉴别。

六、救治措施

怀疑甲状腺危象时，不应等待实验室检查结果，应立即开始治疗。

（一）降低血 TH 浓度

1. 抑制 TH 合成　甲状腺危象发生时，应使用抗甲状腺药物丙硫氧嘧啶（PTU）或甲巯咪唑（他巴唑，MMI）治疗甲状腺功能亢进。PTU 或 MMI 能有效抑制 T_4 和 T_3 的合成，不影响 TH 释放和在外周组织中的作用。PTU 或 MMI 应至少在给予碘化物前 1 h 用药。停用碘化物后，应继续用 PTU 或 MMI 维持甲状腺的正常功能。

PTU 首次 600 mg，口服或经鼻胃管注入，继而 250 mg 每 6 h 一次；或 MMI 首次 60 mg

口服，继而 20 mg 每天 3 次。症状缓解后，改为维持量。

2. 阻止 TH 释放   碘化物应与抗甲状腺药物同时应用于由甲状腺毒症诱发的甲状腺危象患者。PTU 治疗 1 h 后，碘化物（口服碘化钾或复方碘溶液或静脉滴注碘化钠）能抑制 TH 释放。复方碘溶液 5 滴口服，每 8 h 一次；或碘化钠 1.0 g 加入 10% 葡萄糖氯化钠溶液静脉滴注，最初 24 h 可用碘化钠 1～3 g。碘化物应与 PTU 或 MMI 合用。血 T_4、T_3 浓度正常后停药。

3. 抑制外周 T_3 生成   血 T_4 转化成 T_3 后才起作用。T_3 是生物活性最强的 TH。β 受体阻断药和 PTU 均不同程度地抑制 T_4 向 T_3 转化。大剂量糖皮质激素（如地塞米松）能明显抑制 T_4 向 T_3 转化，也能抑制甲状腺 T_4 过度分泌。联合应用 PTU、碘化物和地塞米松能使血 T_3 水平在 24 h 内恢复正常。碘番酸能有效治疗甲状腺危象，抑制 5′- 脱碘酶和减少 T_3 生成。

4. 清除血 TH   应用抗甲状腺药物、碘化物、糖皮质激素、β 受体阻断药等，并对甲状腺危象诱因及并发症进行针对性治疗后，如果 24～48 h 内仍无明显临床改善，应考虑血浆置换。此外，考来烯胺（消胆胺，Colestyramine）能增加粪 TH 的排出，降低血 TH 水平。

（二）阻断血儿茶酚胺作用

阻断血儿茶酚胺作用能缓解甲亢症状。β 受体阻断药（普萘洛尔、艾司洛尔等）主要用于阻断甲状腺危象患者的儿茶酚胺作用。静脉用药数分钟后心脏和精神症状明显缓解。普萘洛尔 1～5 mg 静脉注射，或每 4 h 口服 20～60mg。β 受体阻断药与地高辛和利尿药合用能有效控制甲状腺危象患者快速性心律失常引起的心力衰竭。应用 β 受体阻断药将患者心率控制在 ≤ 130 次 / 分；当心率 < 80 次 / 分、收缩压 < 80 mmHg 或心脏指数 ≤ 2.2 L/(min·m^2) 时，应停用 β 受体阻断药。

（三）应用糖皮质激素

糖皮质激素能抑制 TH 释放、T_4 向 T_3 转化和降低周围组织对 TH 的反应性，提高机体应激能力，与抗甲状腺药有协同作用。甲状腺危象的患者，均应使用糖皮质激素。对高热、休克患者可给予氢化可的松 50～100 mg，加入 5%～10% 葡萄糖溶液静脉滴注，每 6～8 h 一次，200～300 mg/d。

（四）对症和支持治疗

1. 保持气道通畅   对昏迷患者应注意保持气道畅通，持续吸入高流量氧气。

2. 降温治疗   对高热患者应用降温毯或冰袋降温。体温不降时，可给予非水杨酸类解热药（如对乙酰氨基酚）。寒战高热时，给予氯丙嗪 25～50 mg，肌内注射，每 4～6 h 一次。阿司匹林能置换出与 TBG 结合的 T_4，使血游离 T_4 水平升高，高热患者禁用。高热患者应查找感染灶，合并感染者应及时给予抗感染治疗。

3. 镇静药   对烦躁不安、惊厥患者，给予地西泮 10 mg，肌内注射；或 10% 水合氯醛 15～20 ml，保留灌肠。

4. 营养支持   积极静脉补液，恢复有效血容量，纠正电解质平衡失常；供给充分的营养和多种维生素。

（五）治疗诱因和病因

1. 祛除诱因   积极寻找诱发甲状腺危象的原因，给予相应处理。对 DKA 诱发甲状腺危象的患者，应适当加大胰岛素用量，纠正失水和酸中毒。甲状腺危象合并心力衰竭时，地高辛用量是甲状腺功能正常患者的 2 倍。

2. 治疗病因   根据甲状腺放射性碘摄取（radioactive iodine uptake，RAIU）明确甲亢患者的病因，决定手术或 ^{131}I 治疗。需要手术者，在术前、术中和术后给予普萘洛尔、PTU 或 MMI 及碘化物。

（柴艳芬   寿松涛）

第 9 章第五节电子资源

第六节　肾上腺危象

一、概念

肾上腺危象（adrenal crisis）又称肾上腺功能减退危象（hypoadrenia crisis）或急性肾上腺功能减退症（acute adrenal insufficiency），常在慢性肾上腺皮质功能减退症患者出现应激状态时发生，常以低血容量性休克或神志障碍为主要表现，是一种罕见的致命性内分泌系统急症。

二、病因与发病机制

1. 病因　肾上腺危象的病因和诱因见表 9-5。

表9-5　肾上腺危象的病因和诱因

病因	诱因
原发性肾上腺皮质功能减退	严重应激
感染（结核、真菌病）	大手术、创伤、重症感染、急性心肌梗死
自身免疫性疾病	心力衰竭、肺栓塞等
急性肾上腺出血	长期应用糖皮质激素治疗突然中断
双侧肾上腺切除	药物作用
肿瘤转移或白血病细胞浸润	干扰糖皮质激素的生成：酮康唑、依托咪酯、甲吡酮、米托坦
继发性肾上腺皮质功能减退	增加糖皮质激素的代谢：利福平、巴比妥类和苯妥英钠
长期外源性糖皮质激素致 ACTH 缺乏	
下丘脑病变	
垂体病变	

2. 发病机制　在适应各种应激（如脓毒性休克、创伤和大手术等）状态过程中，肾上腺分泌的皮质醇、盐皮质激素和儿茶酚胺能维持机体所需要的心排血量、血管张力、血浆容量和大脑需要的能量来源即血糖。双侧肾上腺组织破坏 90% 以上时，出现肾上腺皮质功能低下的临床和生物化学表现。肾上腺皮质组织破坏后，应激状态时肾上腺不能分泌适应机体需要的皮质醇，导致皮质醇缺乏。糖皮质激素缺乏时，糖异生减少，发生低血糖，同时出现低血钠，血管对儿茶酚胺的反应性降低，容易出现直立性低血压。如果同时伴有醛固酮缺乏，肾保钠能力丧失，引起 Na^+ 丢失（低血钠）和 K^+ 重吸收增加（高血钾），血容量明显减少，常发生顽固性休克。机体出现严重代谢紊乱和电解质失衡，最终死于低血糖昏迷和顽固性休克。

三、临床表现

肾上腺危象常见于原发性肾上腺皮质功能减退患者，由诱因或应激状态促发。继发性肾上腺皮质功能减退引起者罕见。其临床表现取决于引起肾上腺衰竭的原因和肾上腺皮质激素缺乏的严重程度。肾上腺皮质激素缺乏常为混合性，即同时缺乏糖皮质激素和盐皮质激素。

（一）慢性肾上腺皮质功能减退症的表现

大多数患者营养较差。原发性患者常见皮肤皱褶、瘢痕、乳晕、颊黏膜及齿龈处色素沉着明显。继发性患者则无上述表现。

知识拓展——慢性肾上腺皮质功能减退症

（二）诱因或应激状态表现

1. 脓毒症 脑膜炎奈瑟菌性脑膜炎患者的脓毒症（感染、脑膜刺激征和颅内压增高体征等）或流行性出血热（感染、出血和肾功能障碍）等表现。

2. 需行抗凝或溶栓治疗的原发性疾病（如肺栓塞或心肌梗死）表现。

（三）肾上腺危象的表现

1. 循环系统 脉搏细数无力、严重低血压（卧位变为立位血压下降大于≥ 20 mmHg）或休克。

2. 消化系统 恶心、呕吐和腹痛。

3. 神经系统 嗜睡或昏迷。

4. 全身症状 肌肉痛、关节痛、疲劳，意识混乱。明显失水征、少尿或无尿、呼吸困难和发热。

四、辅助检查

1. 肾上腺皮质激素测定 应激状态下，随机血皮质醇浓度＞ 33 µg/dl 可除外肾上腺危象。如果血清皮质醇浓度＜ 14 µg/dl，促肾上腺皮质激素（adrenocorticotropic hormone，ACTH）刺激试验后 1 h，血皮质醇浓度增长值＞ 7 µg/dl 为正常，增长值＜ 7µg/dl 可诊断为原发性肾上腺皮质衰竭。肾上腺危象患者若处于强烈的生理应激状态，应将临时采血作为诊断的首要任务；若临时血清皮质醇浓度＜ 3 ~ 5 µg/dl，肾上腺危象的可能性极高。

对于危重病患者，由于血浆白蛋白和血皮质醇结合球蛋白浓度降低，此时，血总皮质醇（而非游离皮质醇）浓度降低也不能诊断。

2. 血 ACTH 和肾素浓度 原发性肾上腺功能不全患者，血浆 ACTH 浓度明显升高，血钾和肾素浓度升高；继发性肾上腺皮质功能减退症患者，血浆 ACTH 浓度明显降低，血钾和肾素浓度则不升高。

3. 其他检查

（1）血常规：肾上腺危象患者常出现正细胞正色素性贫血、嗜酸性粒细胞和淋巴细胞增多。

（2）心电图：显示心动过缓、低电压、QT 间期延长和继发性 T 波改变。

（3）血液生化检查：常出现低血糖、血尿素氮升高和低血钠、高血钾、高血钙。

（4）影像学检查：腹部 CT 检查有时能发现肾上腺出血、梗死或肿瘤；颅脑 CT 能发现继发性肾上腺危象的原因如垂体出血、肿瘤或空蝶鞍。

五、诊断

（一）诊断标准

肾上腺危象的症状和体征无特异性，需根据临床表现和实验室检查综合诊断。

1. 肾上腺皮质功能不全体征。

2. 顽固性低血容量性休克、嗜睡或昏迷。

3. 随机血皮质醇浓度＜ 14µg/dl；ACTH 刺激试验血皮质醇增长值＜ 7µg/dl。

（二）鉴别诊断

需与以下疾病鉴别：脓毒性休克、严重病毒感染、急性心肌梗死、肺栓塞、心力衰竭、低血容量性休克、HHS 和中毒或代谢性脑病等。

六、救治措施

（一）急诊处理原则

一旦考虑到肾上腺危象，不应等待实验室结果，应立即开始静脉注射糖皮质激素、液体复苏（纠正低血糖、高血钾和低血压）、对症和支持治疗、识别和治疗诱因。

（二）皮质激素替代治疗

1. 糖皮质激素 首选具有糖皮质激素和盐皮质激素作用的氢化可的松 100 mg，静脉注射，最初 24 h 每 6 h 一次；症状缓解后，氢化可的松 50 mg，每 6h 一次；病情稳定后，氢化可的松 20 ～ 30 mg/d（早晨服用总量的 2/3，下午服用 1/3），口服维持。

2. 盐皮质激素 病情稳定停用静脉注射维持剂量的氢化可的松时，可给予醋酸氟氢可的松 0.05 ～ 0.1mg/d。注意水钠潴留和低血钾。

（三）液体复苏

在糖皮质激素治疗前提下，应积极恢复有效循环血量，使患者血压维持在正常范围。脱水明显者，总体水丢失常在 20% 以上，应进行补充。对于低血糖患者，5% 葡萄糖氯化钠溶液静脉滴注，以 500 ml/h 速度滴注，连用 2 ～ 4 h。最初 24 h 内至少补充 3 L 液体。经上述治疗休克仍未纠正时，应予小量输血或补充胶体溶液。此类患者单用升压药无效。

（四）对症和支持治疗

1. 昏迷患者的治疗 保持气道开放，供氧。注意保温、鼻饲或静脉营养支持。

2. 诱因治疗 积极寻找和治疗促发因素。明确感染者应用有效抗菌药。垂体功能减退症患者发生肾上腺危象时，应注意其他内分泌腺功能状态。

（五）监测

在治疗过程中，严密监测体温、血压、体重及出入量。根据病情，定时监测血皮质醇和ACTH。复苏期间，每 4 ～ 6 h 监测血清电解质、血糖和肾功能，随后每 1 ～ 2 天监测一次，直到病情稳定。

（柴艳芬　寿松涛）

第9章第六节电子资源

第10章 血液系统急症

第一节 概述

常见的血液系统急症包括贫血、白细胞异常、血小板异常及凝血功能障碍。

贫血分为单纯贫血和全血细胞减少（红细胞、白细胞、血小板均减少）。前者主要包括失血性贫血、肾性贫血、溶血性贫血及纯红细胞再生障碍性贫血等；后者主要包括再生障碍性贫血（aplastic anemia，AA）、急性白血病、骨髓异常增生综合征（myelodysplastic syndrome，MDS）、免疫性疾病、严重感染等。贫血的临床表现主要取决于贫血的程度和出现的速度。轻度贫血（血红蛋白 > 90 g/L）可以没有临床症状；中度贫血（血红蛋白 60 ~ 90 g/L）可以出现食欲缺乏、头晕、恶心、呕吐等症状；重度贫血（血红蛋白 30 ~ 60 g/L）可以出现呼吸困难、意识障碍、昏迷，当血红蛋白在 30 g/L 左右时极易发生急性左心衰竭。急性起病的贫血患者应该引起急诊医生的高度重视，及时查找贫血的病因（如消化道出血、溶血性贫血等），给予针对性治疗。对于重度及极重度贫血患者应该及时考虑输血治疗，但应同时注意患者贫血发生的速度和基础疾病。例如：消化道大出血的患者短时间内血红蛋白快速下降（> 20%），即使血红蛋白 > 60 g/L 也应该考虑输血治疗；对于冠状动脉粥样硬化性心脏病的患者，血红蛋白 < 80 g/L 就可以考虑输血治疗，甚至有学者认为当心脏缺血事件发生的时候应该考虑控制血红蛋白在 100 g/L 以上。然而输血治疗可以导致血液传播疾病，出现输血相关性急性肺损伤和输血相关性免疫抑制等不良事件。因此，对于急诊患者应严格掌握输血指征，对于危重患者及时给予支持治疗，同时避免不必要的输血也是减少输血不良反应、改善患者预后的重要措施。

白细胞异常主要是指白细胞减少和白细胞增多。白细胞减少症是指白细胞计数低于 4.0×10^9/L，多数白细胞减少症不需要急诊医生进行特殊处理，而急性粒细胞缺乏症（acute agranulocytosis）突然发病，外周血中性粒细胞绝对值小于 0.5×10^9/L，需要急诊医生给予关注并及时处理。常见的急性粒细胞缺乏症是由于特异药物反应所导致的，其机制不明。常见药物包括：氨基比林、氯丙嗪、氯霉素、甲硫氧嘧啶等。对于急性粒细胞缺乏症患者，应该及时停用相关药物，有效隔离，避免感染。一般认为中性粒细胞绝对值小于 0.5×10^9/L 时，败血症的发生率为 90%，小于 0.1×10^9/L 时败血症的发生率为 100%，因此有效的抗感染治疗是必需的，必要时可以考虑应用重组人粒系集落刺激因子治疗。导致白细胞增多的原因众多，而需要急诊医生及时处理的是白细胞计数 ≥ 100×10^9/L 的高白细胞血症，可导致白细胞淤滞综合征，从而导致微循环障碍和血栓形成，引发脑梗死、肺栓塞等危及生命的情况。对于白细胞淤滞综合征患者应该及时补液，给予羟基脲等降低白细胞药物，有条件时可以考虑进行白细胞分离术。对于白细胞异常的患者在给予有效的对症、支持治疗的同时，更重要的是进行正确的鉴别诊断，明确病因，指导进一步专科治疗。

血小板异常主要指血小板减少、血小板增多和血小板功能异常。导致血小板减少的疾病包括：特发性血小板减少性紫癜（idiopathic thrombocytopenic purpura，ITP）、药物诱发血小板减少和血栓性血小板减少性紫癜（thrombotic thrombocytopenic purpura，TTP）。血小板减少主要的临床表现是出血。一般而言，血小板计数 ≤ 30×10^9/L 时自发出血的可能性增加，血小板计数 ≤ 10×10^9/L 时自发脑出血的可能性增加。应该根据患者的基础疾病及出血情况进行血小板输注治疗，但是对于 TTP 患者，应该尽量避免输注血小板。血小板增多症是骨髓增生性疾病，其特征是出血倾向和血栓形成，可以考虑使用羟基脲等药物治疗。常见的血小板功能异常包括：药物因素所致和血小板无力症（糖蛋白 IIb/IIIa 基因缺陷），其治疗主要是血小板输注，但是应该注意同种免疫反应的发生。血小板异常既可以导致出血，也可以导致血栓形成，应该根据具体病情给予有效、正确的治疗。

凝血功能障碍的原因众多，临床上常见的病因包括：中毒（鼠药中毒）、血友病及弥散性血管内凝血（DIC）等。鼠药中毒常以出血为主要临床表现，可以发现国际标准化比（international normalized ratio，INR）升高，治疗上以维生素 K_1 为主。血友病是一组遗传性凝血因子生成障碍引起的出血性疾病，血友病 A 需要补充凝血因子 VIII，血友病 B 需要补充凝血因子 IX，临床上以补充凝血酶原复合物为主。DIC 是一种获得性综合征，由外源性与内源性凝血途径激活（纤维蛋白形成、凝血因子消耗）与纤溶系统激活（纤维蛋白裂解及出血）所致。以治疗原发病为主，并根据患者病情选择抗凝治疗或者补充血浆的支持治疗（不宜使用凝血酶原复合物治疗）。在凝血功能障碍的患者中尤其应该注意中毒的可能性。

（王武超　朱继红）

第二节　弥散性血管内凝血

一、概念

弥散性血管内凝血（disseminated intravascular coagulation，DIC）是由多种病理原因所致的全身凝血系统异常激活和循环中纤维蛋白沉积、微血栓形成、继发纤维蛋白溶解（纤溶）亢进的一组综合征。DIC 病因繁多，病情复杂，可因微血栓形成而致组织缺血，又可因血小板及凝血因子消耗或代偿性或继发性纤溶作用而致出血，严重时常可导致多器官功能障碍乃至衰竭。

二、病因与发病机制

1. 病因　①感染：细菌、病毒、真菌、立克次体等感染。②创伤：外科大手术、烧伤、脑外伤、挤压伤等。③产科疾病：胎盘早剥、羊水栓塞、胎死宫内、暴发性先兆子痫等。④休克：尤其是低血容量性休克。⑤肿瘤：转移癌、黏液腺癌等。⑥肝病：肝硬化、急性重型肝炎、胆汁淤积性肝炎等。⑦免疫性疾病：ABO 血型不合输血。⑧其他：蛇虫咬伤、疟疾等。

2. 发病机制

（1）凝血功能紊乱：血小板、凝血因子消耗增加，继发出血。DIC 虽伴纤溶亢进，但由于纤溶过程较凝血过程晚，并且主要发生在纤维蛋白沉积之后，因此 DIC 早期以凝血为主，后期则以继发性纤溶为主。

（2）微血管血栓形成，组织缺血坏死，可发展为多器官功能障碍综合征（multiple organ dysfunction syndrome，MODS）。

三、临床表现

DIC 的临床表现可因原发病、DIC 类型、临床分期（表 10-1）的不同而有较大差异。

1. 出血　广泛的自发性出血是 DIC 最突出的症状。以皮肤、黏膜自发性出血或伤口渗血不止最多见，其次是内脏出血，严重者可发生颅内出血。

2. 微血栓所致的 MODS　DIC 使小动脉、毛细血管及小静脉广泛形成纤维蛋白和（或）血小板血栓，使微循环受阻，广泛的微循环血栓形成，引起器官灌注不良、衰竭。

3. 休克 DIC 与休克的关系非常密切，可以互为因果，形成恶性循环。原发病及 DIC 均可导致休克，如脓毒症、大出血、创伤及产科疾病。休克发展为 DIC 表示已进入微循环衰竭期。

4. 微血管病性溶血 由于纤维蛋白以松散的丝状沉着于小血管内，当血流通过时红细胞受损，发生微血管病性溶血，可见破碎红细胞，一般黄疸轻微，早期不易觉察。如发生急性血管内溶血，可有血红蛋白血症及血红蛋白尿。

表10-1 DIC的临床分期

临床分期	特点
早期（高凝血期）	血液呈高凝状态，临床上可没有典型的 DIC 表现
中期（消耗性低凝期）	由于广泛的血管内凝血，凝血因子及血小板被大量消耗，血液凝固性降低，出血症状逐渐明显
晚期（继发性纤溶期）	由于血管内凝血，纤溶系统被激活，造成继发性纤溶亢进，出血更明显

四、辅助检查

实验室检查可有以下指标的异常：凝血酶原时间（prothrombin time，PT）延长，血小板计数进行性下降，纤维蛋白原减少；此外，激活部分促凝血酶原激酶时间（activated partial thromboplastin time，APTT）延长、纤维蛋白降解产物（fibrin degradation product，FDP）和 D-二聚体升高、红细胞碎片亦有重要价值。另外，凝血因子 Ⅱ、Ⅴ、Ⅶ、Ⅸ、Ⅹ 等可因消耗而含量降低。器官功能障碍或衰竭，可出现相应实验室检查异常，如血气分析、肝生化、肾功能检查等的异常。

五、病情评估、危险分层及诊断标准

（一）国内诊断标准

DIC 的诊断应该根据临床情况和实验室检查的异常进行综合判断。

1. 临床表现 存在易引起 DIC 的基础疾病，且有下列两项以上的临床表现：①多发性出血倾向；②不易用原发病解释的微循环衰竭或休克；③多发性微血管栓塞的症状、体征，如皮肤、皮下、黏膜栓塞坏死及早期出现的肾、肺、脑等器官功能不全；④抗凝治疗有效。

2. 实验室检查 有以下三项以上异常：①血小板计数 $< 100 \times 10^9$/L 和（或）进行性下降；②血浆纤维蛋白原含量 < 1.5 g/L（白血病和其他恶性肿瘤 < 1.8 g/L，肝病 < 1.0 g/L）或进行性下降；③ 3 P 试验阳性或血浆 FDP > 20 mg/L（肝病时 > 60 mg/L）或 D- 二聚体水平升高；④凝血酶原时间缩短或延长 3 s 以上或呈动态变化（肝病时凝血酶原时间延长 5 s 以上）。

（二）国际血栓与止血学会诊断标准

应用简单易行的检测项目对 DIC 进行计分较为规范和标准（表 10-2）。

表10-2 DIC计分系统的诊断程序

1. 存在 DIC 相关的基础疾病 （否 =0，是 =2）
2. 凝血试验结果评分 血小板计数 （$> 100 \times 10^9$/L=0；$< 100 \times 10^9$/L=1；$< 50 \times 10^9$/L=2） 纤维蛋白标志物（可溶性纤维蛋白单体 / 纤维蛋白降解产物）水平 （无升高：0；轻度升高：2；明显升高：3） 凝血酶原时间延长 （< 3s=0；> 3s 但 < 6s=1；> 6s=2） 纤维蛋白原水平 （> 1.0g/L=0；< 1.0g/L=1）
3. 计算评分
4. $>$ 或 =5分：可以诊断 DIC；每天重复评分 < 5分：提示没有明显的 DIC，但不确定，需 1 ~ 2 天重复评分

六、救治措施

1．积极治疗原发病　原发病的治疗是处理 DIC 的关键，原发病本身常危及生命，并进一步加重 DIC，故应积极治疗。

2．替代治疗　目的是控制出血风险和临床活动性出血。如果有明显的血小板及凝血因子减少证据，在去除病因及抗凝治疗基础上，补充凝血因子及血小板。可采用新鲜冰冻血浆 10 ~ 15 ml/kg；纤维蛋白原明显减低者，可输注纤维蛋白原 2.0 ~ 4.0 g，可反复输注。如果血小板计数 < 50×10^9/L 并有活动性出血，或血小板计数 < 20×10^9/L，无论有无出血，都应该输注血小板。

3．抗凝治疗　普通肝素、低分子量肝素（low molecular weight heparin，LMWH）抑制微血栓的广泛形成，减少或终止血小板及凝血因子的进一步消耗；防止微循环衰竭加重，保护重要器官功能。原则上肝素适用于早期、以高凝为主要症状者；肝素抗凝的同时积极进行替代性输注，适用于危及生命或严重的进行性出血，或 DIC 并发血栓者。

4．纤溶抑制治疗　氨基己酸、氨甲苯酸可以抑制纤溶酶原激活因子，从而抑制纤溶过程。纤溶有利于微血栓溶解，改善脏器功能；但纤溶过度导致出血严重，亦可危及生命。所以应根据病情使用纤溶抑制剂，多数情况下纤溶抑制剂应慎用，一般只用于原发性纤溶亢进。在 DIC 晚期，继发性纤溶已成为出血的主要原因时可以谨慎使用。以下情况可考虑应用纤溶抑制剂：伴纤溶亢进的疾病（如急性早幼粒细胞白血病、羊水栓塞、前列腺癌）；严重出血患者、替代治疗无效时，可在肝素抗凝基础上给予纤溶抑制剂。

5．疗效评估　在治疗后应按以下标准评估疗效，指导下一步治疗。

（1）痊愈标准：①出血、休克、器官功能不全等 DIC 表现消失。②低血压及紫癜等体征消失。③血小板计数、纤维蛋白原含量及其他凝血象和 FDP 等检测结果全部恢复正常。

（2）显效标准：符合以上 2 项要求。

（3）进步标准：符合以上 1 项要求。

（4）无效：未达进步标准，或病情恶化、死亡者。

（高伟波　郭　杨　朱继红）

第 10 章第二节电子资源

第三节　贫血与输血

一、概念

贫血是指外周血在单位体积中的血红蛋白（Hb）浓度，红细胞计数和（或）血细胞比容低于正常值的低限，以血红蛋白浓度最重要。成年男性 Hb < 130 g/L，成年女性 < 120 g/L，妊娠妇女 < 110 g/L，则诊断为贫血。

二、临床表现

贫血是由不同疾病所致的症状，临床表现包括两个方面：一是原发病的表现，因病而异；二是贫血本身对机体各系统的影响。

贫血的临床表现与以下因素有关：贫血的病因、贫血的程度、贫血的发生速度、循环和呼吸等系统对贫血的代偿和耐受能力。

皮肤黏膜苍白是贫血的外在表现，贫血可有全身各系统表现：

1．神经系统　头痛、眩晕、萎靡、晕厥、失眠、多梦、耳鸣、眼花、记忆力减退、注意力不集中为贫血常见症状。急性贫血时，由于脑组织不能耐受缺氧和（或）低血容量，特别是当呼吸、心搏增加不能完全代偿时，头痛、眩晕、萎靡、晕厥多见；慢性严重贫血时，则以失眠、多梦、耳鸣、眼花、记忆力减退等多见。

2. 呼吸系统   重度贫血时，即使平静状态也可能有气短甚至端坐呼吸。这可能是组织对缺氧的一种反应，也可能与贫血时心脏活动增加，甚至导致缺血性心脏病有关。

3. 循环系统   急性失血性贫血时循环系统的主要表现是对低血容量的反应，如外周血管收缩、心率增快等。非失血性贫血时，由于血容量不低，故循环系统的主要表现是心脏对组织缺氧的反应：轻度贫血时，安静状态下可能无明显表现，仅活动后有心悸、心率加快；中、重度贫血时，无论何种状态均可出现心悸和心率加快，且贫血越重，活动量越大，症状越明显；长期贫血时，心脏超负荷工作且供血不足，会导致缺血性心脏病。

4. 消化系统   出现消化功能甚至结构的改变，如消化腺分泌减少甚至腺体萎缩，进而导致消化功能减低、消化不良，出现腹部胀满、食欲缺乏、排便规律和性状的改变等。

5. 泌尿系统   血管外溶血出现胆红素尿和尿胆原尿；血管内溶血出现游离血红蛋白和含铁血黄素尿，严重者可发生血红蛋白堵塞肾小管，引起少尿、无尿、急性肾衰竭。血栓性血小板减少性紫癜（TTP）、溶血性尿毒症综合征（hemolytic uremic syndrome，HUS）引起的贫血常伴有肾功能不全。

三、诊断

贫血本身并非是一种疾病，仅代表许多不同病因或疾病引起的一系列临床表现。临床上贫血的诊断应包括：①贫血的类型及程度；②贫血的病因或原发病。首先必须深入了解病史，全面仔细地进行体格检查、辅助检查。

1972 年世界卫生组织制定的诊断标准，在海平面地区，Hb 低于下述水平者诊断为贫血：6 个月～6 岁儿童为 110 g/L，6～14 岁儿童 120 g/L，成年男性 130 g/L，成年女性 120 g/L，妊娠妇女 110 g/L。

1. 病史   在询问病史时要特别注意家族史、饮食营养史、月经/生育史、服药史、在生活或工作中与化学物质或放射性物质接触的情况、原发疾病的症状以及出血史等。

2. 体格检查   单凭体格检查通常虽不足以做出贫血的全部诊断，但也能提供重要的线索，有助于明确贫血的原因。应特别注意皮肤和巩膜的颜色、皮疹、舌苔、淋巴结和肝脾大、骨骼（尤其是胸骨）压痛、肿块以及神经系统等检查。例如黄疸的存在可能提示溶血性贫血，年轻的贫血患者合并高血压提示贫血可能与慢性肾疾病有关。指甲变平或凹陷和舌炎出现于严重的缺铁性贫血（iron deficiency anemia，IDA）。体检时应包括肛诊，以便发现消化系统疾病。

3. 辅助检查   贫血的辅助检查是为了明确贫血的性质，其最终目的是明确贫血的原因。辅助检查可分为血液学检查及非血液学检查。

除血细胞计数外，最基本的血液学检查还应包括：①平均红细胞容积、平均血红蛋白含量的测定；②网织红细胞计数；③外周血涂片检查，包括观察红细胞、白细胞、血小板数量及形态方面的改变，注意有无异常细胞。此外，骨髓检查在很多时候对做出诊断是必不可少的。

非血液学检查包括尿、粪便、体液、血液生化、血清学、X 线、内镜以及各专科的特殊检查等。

四、救治措施——输血

（一）输血指征

输注红细胞是临床上纠正严重贫血的一项重要措施。临床依据贫血的原发病、基础疾病、贫血的轻重程度、贫血的发生发展速度以及重要器官病变实施个体化输血策略。

2012 年美国血库协会（American Association of Blood Banks，AABB）临床输血专家组发布红细胞输注临床实践指南，推荐对于病情稳定的患者（Hb 70 ~ 80 g/L）应遵循限制性输血策略。心血管疾病患者当出现相关临床症状或 Hb < 80 g/L 时，可考虑输注红细胞。当慢性贫血患者 Hb < 60 g/L 时推荐输注红细胞制品。

临床上会遇到一些急需输血的情况，但没有足够的时间完成血型鉴定和交叉配血试验，可以按下列步骤进行输血治疗：首先用晶体液、胶体液进行扩容，抽血作血型鉴定及交叉配血试验，然后按下列顺序输血：① O 型、Rh 阴性或阳性的红细胞；②血型相同未做交叉配血试验的红细胞；③血型相同、已完成第一步交叉配血试验的红细胞。

（二）输血反应

输血反应是指在输血过程或输血后，因输注血液制品或所用输注用具而产生的不良反应。输血反应以过敏反应最多，其次是非溶血性发热反应、细菌感染、溶血性输血反应、循环负荷过重等，其中以血型不合以及细菌污染血液制品而发生的输血反应最为严重。

1. 过敏反应　输血后可以发生轻重不等的过敏反应，特别是血浆蛋白制品，轻者只有风团、红斑、发痒；重者荨麻疹可遍布全身，有血管神经性水肿、关节痛，甚至会厌喉头水肿，以至窒息、休克。

轻者可减慢输血速度或停止输血，口服抗组胺药；如无气管痉挛、心率快、低血压，风团渐退后则可以谨慎地继续输注。重者宜立即停止输血，并使用肾上腺素和（或）糖皮质激素；严重喉头水肿者应做紧急环甲膜穿刺给氧等治疗。

2. 非溶血性发热反应　这是输血反应中最常见的一种。在输血后几分钟至数小时内体温升高而无其他原因者为非溶血性发热反应。主要表现为输血后寒战、发热，但有时也可无寒战，也有的只有寒战而不发热。发热者体温可达 38 ~ 41℃，可伴有恶心、呕吐、皮肤潮红等，反应持续 15min 至数小时。发热的高低与输注速度及输入的白细胞数量及热原量成正比，有时可在输血后几小时才发生。老年患者有时可有严重反应，如低血压或休克。

发热反应出现后应立即处理，首先要除外输血引起的溶血反应或细菌污染，要进一步验证血型与交叉配血等；还要考虑有无药物反应或感染性疾病，做血培养，包括所输血液的细菌培养等。反应发生时应立即暂停输血，密切观察病情；寒战时给予保暖、镇静剂，发热时可用解热药。

3. 溶血性输血反应　输血后红细胞发生异常破坏引起的反应称为溶血性输血反应。血型不合、输入的红细胞有损伤等是常见原因。从开始输血到出现症状的时间早晚不一，轻重程度也不同，取决于输入血量、抗体效价和溶血的程度。轻者与一般的发热反应相似，可无明显黄疸；重者输入几十毫升血型不合的血即可发生寒战、高热、心悸、胸痛、腰背痛、呼吸困难、恶心、呕吐，甚至出现休克症状、急性肾功能不全等。

出现溶血性输血反应应立即停止输血，核对患者与供血者的血型有无错误，积极抗休克，防治急性肾功能不全。

4. 细菌污染　受细菌污染的血液在输注后引起的输血反应，重者常导致死亡。此与细菌种类、生长量及其毒性，输血量和患者的抵抗力有关。大多为革兰氏阴性杆菌，少数为革兰氏阳性杆菌或球菌。轻型患者以发热为主；重者可有寒战、高热、烦躁不安、胸闷、呼吸困难、休克、急性肾衰竭、DIC 等。

一旦发现输入细菌污染血制品应立即停止输血。将剩余的血液做细菌培养。立即使用有效的广谱抗菌药，待污染血液经细菌培养确定病原体后再改用敏感的抗菌药。在积极抗感染的同时应积极进行支持治疗，防治急性肾衰竭及 DIC。

5. 循环负荷过重　由于短时间内大量或快速输血，使血容量急剧增加，超过心脏和循环负荷，引起急性充血性心力衰竭。在原有冠心病或心功能不全、心肌病、慢性贫血的患者，即使输血量不大，也可能发生心力衰竭，常可危及生命。老年患者常有心功能代偿不全，儿童患者血容量较小，慢性心肺疾患或严重贫血患者在输血过程中或输血后出现心率加快、呼吸急促、烦躁不安、咳粉红色泡沫痰、脉搏细弱、颈静脉怒张、肺部干湿啰音，可考虑该诊断。

应立即停止输血，取半坐卧位，吸氧，进行镇静、利尿、强心等抗心力衰竭治疗。

（朱继红）

急性创伤

第一节　概　述

创伤是指机械性因素作用于人体所造成的组织结构完整性的破坏或功能障碍。创伤是一个重要的社会公共卫生问题。据 WHO 统计，全球约 10% 的死亡和 16% 的致残病例是因创伤所致。在美国，创伤是 45 岁以下年龄段人群的首要死亡原因，每年用于外伤的医疗费用超过 1000 亿美元。随着我国社会和经济的快速发展，因为道路交通事故、生产事故、生活意外和自然灾害等各种原因导致的创伤事件不断增多，成为城乡人群的第五位死亡原因，给家庭和社会带来沉重的负担，成为当前医学领域面临的重大挑战。

创伤的救治涉及现场急救、院前转运、医院急诊室、手术室、ICU 和专科病房、康复治疗的全过程，需要建立区域高效的创伤救治体系，实施创伤分级救治，在一定区域范围内将严重的创伤患者集中到指定的创伤中心，实施多学科联合救治，才能达到理想的救治效果。

创伤评分是对创伤患者损伤严重程度的量化评估方法，是实现创伤分级救治的依据，同时也用于预测存活可能性、治疗决策、科研对照和救治质量评价。大致分为三类：①生理评分，如循环 - 呼吸 - 腹部 - 运动 - 言语（circulation-respiration-abdominal-movement-speech，CRAMS）评分、院前指数（prehospital index，PHI）、创伤指数（trauma index，TI）、创伤评分（trauma score，TS）、修正的创伤评分（revised trauma score，RTS）等；②解剖评分，如简明损伤评分（abbreviated injury scale，AIS）及其衍生的损伤严重度评分（injury severity scale，ISS）等，主要用于院内评分；③综合评分，结合生理、解剖和年龄因素评估创伤程度，如创伤和损伤严重度评分（trauma injury severity score，TRISS）、创伤严重度特征记述（a severity characterization of trauma，ASCOT）等。

（张　茂）

第二节　胸部创伤

胸部创伤所致死亡占美国所有创伤死亡人数的 1/5 ~ 1/4。当场死亡的原因多为心脏大血管破裂；早期死亡的原因有气胸、心脏压塞、气道阻塞以及大出血。以上问题多数可以通过胸腔闭式引流和液体复苏等方法缓解病情，避免早期死亡的发生，但进一步确切性的治疗可能需要手术、介入和持续生命支持。常见的胸部创伤如下所述。

一、气胸

气胸是指气体在胸膜腔内的积聚。在胸部创伤的患者中气胸的发生率约为 15%，可分为单纯性、交通性和张力性三种。单纯性气胸是指不与外界大气相通的气胸。根据胸部 X 线片中肺被压缩的程度不同，单纯性气胸被分为 3 级：压缩 15% 以下的为少量气胸，压缩 15% ~ 60% 的为中等量气胸，压缩 60% 以上的为大量气胸。交通性气胸是指外界空气能够随着呼吸运动通过缺损胸壁自由进出胸膜腔的气胸。随着呼吸运动可能会出现纵隔摆动，进而会引起循环障碍。张力性气胸是在损伤处形成活瓣，气体随着呼吸运动进入胸膜腔并积累，导致胸膜腔内的压力进行性增高。由于伤侧胸膜腔压力非常高，会导致纵隔显著移位，腔静脉回流障碍。

（一）临床表现

气胸最常见的症状为呼吸困难和胸痛。患者的症状不一定与气胸的严重程度呈正相关。查体有伤侧胸廓饱满、呼吸活动度降低、气管移位、伤侧叩诊鼓音、呼吸音降低甚至消失以及皮下气肿等。严重者可以出现口唇发绀、颈静脉怒张、血液回流障碍等。交通性气胸可以出现气体进出胸腔发出的吸吮样的声音，即"吸吮式胸部伤口"。张力性气胸更多发生在正压通气的时候，进展非常迅速，几分钟内可以出现心肺衰竭，甚至死亡。清醒患者通常特征是胸痛、呼吸窘迫，伴心动过速和同侧呼吸音减弱者。机械通气患者通常表现是氧合下降和血压下降致病情迅速恶化，气道高压，胸壁运动减弱和呼吸音减弱。气胸可以通过胸部 X 线、CT 以及胸部超声检查诊断。

（二）救治措施

单纯性气胸的治疗措施与气胸的原因和肺受压程度有关。一般来说，对于没有症状、不需要正压通气的少量单纯性气胸，可以随访观察。否则应进行胸腔闭式引流术，以排出胸膜腔内气体，促使肺复张。

交通性气胸首先应使用无菌敷料或其他压迫物封盖住伤口，将交通性气胸转化为单纯性气胸。但对于正压通气的患者不要包扎伤口，以防造成张力性气胸。给予吸氧、补充血容量、清创、封闭创口并进行胸腔闭式引流。用抗菌药预防感染，必要时开胸探查。

当怀疑有张力性气胸时，应立即进行胸腔内减压。常用的方法为采用大孔径的导管或针头刺穿胸膜腔以减轻压力，进针位置为锁骨中线第 2 间隙。如果胸壁厚导致前路针刺减压失败，应在胸壁厚度薄一点的第 5 肋间隙腋前线处尝试穿刺。若两点针刺减压都失败，可直接行胸膜腔切开、胸腔闭式引流术。

二、血胸

血液在胸膜腔内积聚称为血胸。常见的出血来源有肋间动脉、胸廓动脉以及肺部血管等。血胸依据量的多少可分为：血量 ≤ 0.5 L 为少量血胸，0.5 ~ 1.0 L 的为中等量血胸，> 1.0 L 为大量血胸。胸膜腔内有气血合并者为血气胸。

（一）临床表现

血胸的临床表现与出血的量和速度有关。大量失血除了失血性休克的表现之外，患者还会出现呼吸急促、肋间隙饱满、气管移位、伤侧呼吸音减弱以及触觉语颤减低等表现。X 线、B 超和 CT 检查对血胸的诊断价值较大。

（二）救治措施

血胸的治疗原则包括保持气道通畅、补液恢复血容量、及时进行胸腔闭式引流以排出胸腔内积血。必要时开胸探查。进行性血胸需要急诊开胸手术干预的指征为：

（1）持续性血压降低，或虽经补充血容量后血压仍不稳定，引流出的胸腔积血的血红蛋白量和红细胞计数与周围血相接近（接近新鲜血）。

（2）胸腔闭式引流量每小时超过 200 ml，持续 3 h。

（3）一次性胸腔闭式引流的血量 > 1000 ml。

三、肺挫伤

在严重胸部钝性伤患者中 30% ~ 75% 患有肺挫伤，主要由车祸伤和高处坠落伤引起。研究表明，在连枷胸患者中 75% 伴有肺挫伤，两者同时存在时伤残率和病死率成倍增加。

（一）临床表现

肺挫伤患者通常伴有其他胸部外伤，因此其症状通常与其他损伤的症状相互影响。例如胸痛、咳嗽、咯血、呼吸困难、发绀、低血压以及心动过速等。听诊会发现湿啰音，呼吸音降低甚至消失。X 线及 CT 检查可帮助诊断。

（二）救治措施

主要治疗措施为对症治疗，包括卧床休息、充分镇痛、鼓励患者咳嗽、吹气球等。可使用高流量氧疗及无创正压通气等治疗，如无效应积极气管插管、使用呼吸机支持。要注意适当限制液体入量以减轻肺水肿，注意防范肺部感染。

四、肋骨骨折

肋骨骨折可见于暴力直接作用于肋骨或者前后暴力挤压，其中第 4 ~ 7 肋骨骨折最为常见。3 根以上邻近的肋骨在 2 处以上的位置出现骨折，可发生局部胸壁反常运动，称为连枷胸（flail chest），约占严重胸部创伤的 1/3。

知识拓展—肋骨骨折

（一）临床表现

肋骨骨折常见的症状有明显胸痛，深呼吸、咳嗽时加重。局部出现压痛，可并发血胸、气胸、咯血以及皮下气肿。连枷胸虽然少见但严重，是多根、多段肋骨骨折后胸壁软化的表现，在呼气时局部胸壁向外膨出，而吸气时向里凹陷，形成“胸壁浮动”，继而引发纵隔摆动，引起通气 / 灌注比值严重失调，且因伴有肺挫伤，表现为严重呼吸困难、发绀，容易发生急性呼吸窘迫综合征（acute respiratory distress syndrome，ARDS）。暴露患者胸部后视诊有无反常活动，常可做出初步判断。但对于气管内插管进行机械通气的患者，由于吸气时为正压通气，连枷胸容易漏诊。大多数肋骨骨折通过胸部 X 线片可以确诊，但不能发现肋软骨骨折，CT 扫描三维重建更精确且不易漏诊。

（二）救治措施

治疗原则包括充分镇痛、积极进行物理治疗，以及选择性使用正压通气。充分镇痛能够增加患者的潮气量，促进正常呼吸机制的恢复。常用方法有静脉镇痛、肋间神经阻滞、胸膜腔内麻醉以及硬膜外麻醉。物理治疗包括局部胸壁压迫固定，如弹性胸带、宽胶布固定等会限制胸壁的扩张，可能会增加发生肺不张的风险。出现呼吸衰竭时给予正压通气以维持胸腔内正压，包括持续性气道正压面罩通气以及气管内插管机械通气。连枷胸行开放手术固定肋骨的指征为：连枷胸导致胸壁不稳定以及肺功能持续下降、严重胸廓畸形、拔管困难或持续疼痛。

五、胸骨骨折

胸骨骨折的主要原因为前胸壁受到钝性损伤，常见于交通事故时胸部撞击方向盘以及安全带限制胸骨上部。

（一）临床表现

胸骨骨折的典型表现为胸痛、咳嗽、压痛、软组织肿胀以及局部畸形，侧位和斜位 X 线片可发现骨折线，结合病史可确诊。但需注意是否合并气管、支气管、心脏以及胸腔内血管的损伤。

（二）救治措施

单纯胸骨骨折的治疗主要包括充分镇痛和骨折复位。单纯胸骨骨折经过镇痛治疗后即可安全出院。如果患者表现为严重的胸痛、呼吸抑制、骨折错位，可在局部麻醉下行手法复位。对于手法复位困难者或胸骨浮动患者，最好采用手术复位。

六、心脏损伤

心脏大血管损伤的临床表现各异，其早期诊断的重要性在于可能预防严重的并发症，如严重的心律失常、心力衰竭、休克、心脏压塞、大出血等。心脏破裂指心室或心房游离壁穿孔破裂、房室间隔破裂、腱索乳头肌断裂、瓣膜破裂以及心包撕裂或破裂。创伤所致心脏破裂大多数由车祸引起，15% 的胸部创伤死亡患者为心脏破裂所致。心脏挫伤是指由原发性心脏破裂或心内结构损伤之外的钝性暴力所致的所有心脏损伤。

（一）临床表现

心脏破裂常见的临床表现为心脏压塞和大出血。早期有时仅表现为胸骨前青紫。严重的胸部外伤要警惕有心脏破裂的可能。典型的心脏压塞表现为 Beck 三联征，即低血压、颈静脉怒张和心音遥远。一旦怀疑心脏破裂，任何辅助检查都有可能延误抢救时机，应考虑尽早手术。

心脏挫伤的临床表现轻重不一。大多数伴有其他胸部创伤，如胸部皮肤挫伤、肋骨骨折、气胸、血胸和大血管损伤等，但也有患者仅有心脏挫伤。轻者可无症状或仅出现窦性心动过速，重者可出现心功能不全，发生心源性休克。心电图、心肌损伤标志物、超声心动图和 CT 检查可能对诊断有所帮助。怀疑钝性心脏损伤的患者应行心电图和肌钙蛋白 I 检查。如果正常，可排除；有症状的钝性心脏损伤患者，当任何一项阳性时，应持续监测 24 ~ 48 小时。

（二）救治措施

心脏破裂的处理原则为紧急心包减压、控制出血和扩容抗休克治疗。首先应该建立 2 条以上大口径的静脉输注通路。心包穿刺对心脏破口较小的患者有效，也可用于诊断和手术前治疗。如果患者病情迅速恶化，应在急诊室紧急开胸，先行控制出血后转入手术室行确定性手术。

无症状的心肌挫伤患者不需要入院进行监护治疗。住院的心肌挫伤患者的治疗措施与心肌梗死类似，如卧床、心电监护、吸氧、镇痛、限制液体入量、控制心律失常等。

知识拓展—钝性心脏损伤

七、胸部大血管损伤

胸部大血管损伤主要为主动脉损伤，通常是由于胸壁受到猛烈的撞击所致，85% 的死亡发生在事故当场。最常见的损伤部位为动脉导管韧带附着的主动脉峡部以及主动脉升部靠近头臂干起始处。

（一）临床表现

主动脉损伤后大多数患者死于大出血。主动脉损伤患者多合并肺损伤、头面部损伤和腹部损伤，常常掩盖主动脉损伤的表现。应根据外伤的性质、胸痛症状、血胸和进行性低血压等因素分析主动脉损伤的可能性，并通过 X 线、CT、B 超检查以及主动脉造影术确诊。

（二）救治措施

对于怀疑主动脉损伤的患者应卧床休息、进行严密的心电监护，建立静脉通路、严格控制血压。对血流动力学不稳定的患者，应紧急开胸探查；对于血流动力学稳定的患者，应尽快行增强 CT 或主动脉造影，以确定损伤的部位和范围。

八、膈肌损伤

膈肌损伤在严重胸部创伤中的发生率为 1% ~ 6%，分为穿透性膈肌损伤和钝性膈肌损伤，前者多见于火器损伤或刃器损伤，后者多见于车祸伤和高处坠落伤。

（一）临床表现

单纯膈肌损伤较少见。穿透性膈肌损伤多伴有大出血、失血性休克、血胸、血气胸、心包积血、腹腔积血、积气以及腹膜炎体征。钝性膈肌损伤常伴有胸腹腔内脏器的损伤，以及颅脑、脊柱、骨盆和四肢的损伤。

（二）救治措施

穿透性膈肌损伤一经诊断应立即行手术治疗；高度怀疑或确诊为钝性膈肌损伤，在其他脏器损伤稳定的前提下，尽早进行膈肌修补。

九、创伤性窒息

创伤性窒息是一种少见的情况，是指胸腔受到严重而持续的压迫，引起胸腔和上腔静脉压力明显增加，使得血液逆流至头颈部，导致头颈部广泛的小静脉和毛细血管扩张破裂，表现为头颈面部弥散性淤血和点状出血。

（一）临床表现

创伤性窒息的特征是头颈部青紫色瘀斑、结膜下出血和面部水肿。严重者可出现昏迷、精神错乱、视物障碍或呼吸困难。发生创伤性窒息的患者大多合并有其他的胸部外伤，例如胸骨和肋骨骨折、脊柱损伤、气胸、血胸以及心脏损伤。可行 X 线和 CT 检查确诊。

（二）救治措施

主要治疗相关的合并伤。对创伤性窒息的处理包括镇静、吸氧以及预防肺部的并发症，呼吸功能受影响时应及时行机械通气治疗。

（张　茂）

第 11 章第二节电子资源

第三节　腹部创伤

腹部创伤占各种损伤的 0.4% ~ 1.8%。可分为开放性损伤和闭合性损伤两大类。前者多为锐器伤，后者多为钝器伤。对于腹部创伤，及时的诊断和治疗对预后的影响较大，诊断延迟会造成致残率和致死率增加。因此，在腹部创伤的诊治过程中，需要细心并且系统地处理。通过详细的病史询问、完整的体格检查、特定的救治流程、诊断性腹腔穿刺 / 腹腔灌洗、B 超、CT 甚至开腹探查等手段，制订最合适的诊疗方案。常见的腹部创伤如下所述。

一、脾破裂

脾破裂在闭合性腹部创伤中占 20% ~ 40%，在开放性腹部创伤中占 10%。存在慢性病导致的脾增大者，受到创伤时脾破裂的可能性更大。脾破裂按照病理解剖可分为 3 种，即中央型脾破裂、被膜下脾破裂和真性脾破裂。

（一）临床表现

脾破裂的临床表现主要为腹痛、腹胀、恶心、呕吐和休克等。腹痛常为持续性左上腹胀痛，可蔓延至全腹。出现休克多为严重的脾破裂，多数发生在受伤后的早期。但也可出现在数天、数周后，称为延迟性脾破裂。查体可见腹肌紧张，腹部压痛、反跳痛以及移动性浊音。诊断性腹腔穿刺、B 超、CT 等辅助检查有助于诊断。

（二）救治措施

脾破裂的治疗原则为"抢救生命第一，保留脾第二"。对于没有休克表现或者仅有容易纠正的一过性休克，影像学检查提示脾裂伤表浅，并且没有其他脏器受伤的患者，可以选择保守治疗。但应密切观察患者的生命体征、实验室以及辅助检查结果的变化。脾破裂的手术治疗指征：①腹腔内继续出血（48 h 输血量在 12 U 以上），保守治疗难以控制；②既往有病理性变化的严重脾破裂；③延迟性脾破裂；④野战条件下发生脾破裂。脾切除后应预防血液高凝状态，

知识拓展—钝性脾损伤

以避免深静脉血栓的形成。

二、肝破裂

肝与脾都属于腹腔实质器官，因此肝破裂与脾破裂有许多相似之处。肝破裂占腹部创伤的15%～20%，多发生在右肝。单纯性肝破裂的病死率为9%，合并其他脏器损伤的肝破裂病死率可达50%。

（一）临床表现

被膜下肝破裂较少表现为失血性休克，以腹痛与腹肌抵抗为主，诊断性腹腔穿刺很少出现不凝血。而肝实质或中央型肝破裂可有失血性休克、明显的腹痛及腹膜刺激征，以及腹腔穿刺不凝血；如果肝破裂导致较大的胆管破裂，可能有胆汁外溢于腹腔，其症状、体征较脾破裂更为明显；当血液通过胆管进入十二指肠时表现为黑便、呕血。CT 及 B 超检查可明确诊断。

（二）救治措施

对血流动力学稳定的的患者，可以进行保守治疗，与脾破裂一样需严密观察症状与生命体征的变化。手术治疗的原则是彻底清创、确切止血、清除胆汁以及建立通畅引流通道。手术方法有清创止血、肝动脉结扎、肝切除术和纱布填塞等。

三、胰腺损伤

胰腺损伤在腹部创伤中占1%～2%，早期容易漏诊且常并发胰瘘，故病死率可达20%。

（一）临床表现

胰腺损伤通常发生在上腹部遭到暴力挤压后，表现为上腹明显压痛和肌紧张，还可以出现肩部疼痛。若发生胰瘘可出现弥漫性腹膜炎及胰腺假性囊肿。实验室检查血清淀粉酶水平可升高。B 超及 CT 检查能够对胰腺损伤的诊断提供帮助。

（二）救治措施

手术原则为止血、清创、控制胰瘘及治疗合并伤。根据胰腺损伤的不同程度，手术方式有局部引流、胰管修补或吻合术、部分胰腺切除术等；合并十二指肠损伤者，可行胆总管或胰管空肠 Roux-en-Y 吻合术甚至胰头十二指肠切除术。

四、胃损伤

胃壁较厚韧，活动度大，而且有肋弓保护，因此胃损伤在临床上较少见，多是由于上腹或下胸部的穿透伤引起。

（一）临床表现

如果损伤没有累及胃壁全层，可无明显临床症状。若出现胃壁破裂或穿孔，则会立即出现剧烈的腹痛和腹膜刺激征，查体可见肝浊音界消失，胃管引流出血性物。腹部立位 X 线片可发现膈下有游离气体。

（二）救治措施

发现胃破裂后应手术治疗，手术探查应彻底。根据具体损伤类型的不同，手术方式有止血后直接缝合、边缘修整后缝合以及部分胃切除术。

五、十二指肠损伤

十二指肠损伤占腹部创伤的3.7%～5%，多见于十二指肠的降部和水平部。

（一）临床表现

如果十二指肠损伤发生在腹腔部分，可引起明显的腹膜炎表现；如果发生在腹膜后部分，可以引起右上腹或腰部的疼痛，全身情况进行性恶化。实验室检查可见血清淀粉酶水平升高。腹部 X 线及 CT 检查可帮助诊断。

（二）救治措施

十二指肠破裂的治疗原则为抗休克和及时的手术治疗。手术方法根据病变的位置和程度而定，包括十二指肠修补术、损伤肠段切除吻合术、十二指肠憩室化、胰头十二指肠切除术以及浆膜切开血肿清除术。

知识拓展—直肠损伤

六、小肠破裂

小肠破裂在开放性与闭合性腹部创伤中均较多见，早期即可发生明显的腹膜炎，部分患者可出现气腹。救治措施：一旦确认应进行手术治疗。应注意仔细探查，手术方式为单纯修补术、部分小肠切除吻合术，全身情况不佳或者肠管水肿严重时外置造瘘。

七、结直肠损伤

结直肠损伤较小肠损伤少见，内容物液体成分少而细菌较多，故会表现出较晚出现的腹膜炎。发生在盆底腹膜折返之下部分的直肠破裂，可以引起较严重的直肠周围感染。救治措施：一般可以采用肠造口术或肠外置术，待患者一般情况好转后再行二期手术。若患者一般情况较好，也可以考虑一期修补术或部分肠切除术。

八、腹部大血管损伤

严重创伤常伴有大、中血管损伤，病死率很高。腹主动脉损伤多为腹部锐性伤所致。临床表现为失血性休克以及腹膜刺激征。怀疑有腹主动脉损伤的患者，若生命体征不稳定，应立即开腹探查。生命体征相对稳定的患者，可行腹部超声、CT、动脉造影等检查，确诊后尽快行开放手术或介入治疗。

（张　茂）

第 11 章第三节电子资源

第四节　颅脑损伤

颅脑损伤在平时、灾难及战争中均常见，发生率仅次于四肢损伤。其致死率和致残率高居身体各部位损伤之首。颅脑损伤包括头皮、颅骨、脑等方面的损伤。

一、头皮损伤

头皮损伤均由直接外力所致，损伤类型包括头皮血肿、头皮裂伤和头皮撕脱伤。

1. 头皮血肿　常由钝器伤造成，常见有皮下血肿和帽状腱膜下血肿。前者比较局限、无波动，周边较中心区域硬，易被误认为凹陷骨折，无须特别处理，数日后可吸收。后者较大，可延及头皮全层，触之较软，有明显波动，较小者可加压包扎，较大者可穿刺抽吸，然后加压包扎。

2. 头皮裂伤　多由锐器伤所致。头皮裂伤系开放性损伤，处理原则是尽早实施清创缝合，同时给予抗菌药治疗。

3. 头皮撕脱伤　是最严重的头皮损伤，头皮自帽状腱膜下全层撕脱，甚至累及颜面部位，几乎都是由于头发卷入转动的机器所致。伤后有失血性休克者应尽早进行抗休克治疗，尽早行清创缝合术。

二、颅骨骨折

闭合性颅脑损伤中，颅骨骨折发生率占 15% ~ 40%。颅骨骨折按部位可分为颅盖骨折与颅底骨折两类。

（一）临床表现

有明显的外伤史、查体可见程度不等的头皮外伤痕迹或裂伤；同时做辅助检查：

1．颅骨 X 线片可见骨折线呈线状或星形放射状；骨缝分离亦为线形骨折。

2．CT 骨窗平扫及重建图像可清楚显示骨折形态。

3．颅底骨折

（1）颅前窝骨折：一侧或双侧眼睑、球结膜下淤血（"熊猫眼"）或鼻孔流血性脑脊液，常伴有嗅觉丧失。

（2）颅中窝骨折：外耳道或咽部流血性脑脊液，常有面、前庭蜗神经损伤。

（3）颅后窝骨折：乳突部或枕颈区皮下瘀斑，常伴后组脑神经损伤。

（二）救治措施

1．线形骨折　不需特殊治疗，应警惕颅内血肿形成，尤其是硬膜外血肿。

2．凹陷骨折　骨折凹陷直径大于 1cm，或位于重要功能区，或骨片刺入脑组织者应手术复位。涉及静脉窦须手术复位者，应备足血源，防止大出血。

3．颅底骨折

（1）对脑脊液耳鼻漏者可抬高头位，禁堵耳、鼻。保持鼻孔、外耳道清洁。禁止擤鼻及腰椎穿刺。应用抗菌药预防感染。脑脊液持续外漏 1 个月以上不愈者，应修补漏口。

（2）脑神经损伤：多采用非手术治疗法。骨折片或血肿压迫视神经者，宜及时行视神经减压术。

三、脑损伤

脑损伤是颅脑损伤的主要组成部分，可分为原发性损伤和继发性损伤。原发性损伤包括脑震荡、脑挫伤和弥散性轴索损伤。继发性损伤包括脑水肿、脑肿胀和外伤性颅内血肿。

（一）脑震荡

脑震荡是脑损伤中最轻度的损伤，多数缺乏器质性损害的证据。特点是头部受伤后立即发生不超过 30min 的短暂的意识丧失，经较短时间可自行恢复。

1．临床表现

（1）明确的头部外伤史。

（2）一般不超过 30 min 的意识障碍，醒后可伴有头痛、恶心等。

（3）常伴有逆行性遗忘，清醒后不能回忆受伤经过，对受伤前不久的事也不能回忆。

（4）神经系统检查正常，CT 或 MRI 检查无明显异常，可与轻度脑挫伤鉴别。

2．救治措施

（1）密切观察病情变化，注意意识、瞳孔、肢体活动和生命体征的变化。

（2）急性期头痛、头晕较重时，应卧床休息 1 周左右，症状减轻后可酌情下床活动。

（3）对症治疗，适当给予镇静镇痛处理以及改善神经代谢的药物治疗，可选用高压氧疗。

（二）脑挫伤

脑挫伤有肉眼可见的脑器质性损害。发生在着力部位称冲击伤，发生在着力部位对侧称对冲伤，也常是多发创伤的组成部分。

1．临床表现

（1）意识障碍明显且持续时间长，昏迷时间常超过 30 min，甚至为持续性昏迷。若伤后昏迷进行性加深或中间有意识好转期者，多表明颅内有继发性病变，如血肿、脑水肿等。意识状态可用格拉斯哥（Glasgow）昏迷量表评分方法（表 11-1）。

（2）脑挫伤常合并蛛网膜下腔出血，患者清醒后常有头痛头晕、恶心呕吐、记忆力下降和定向障碍等。蛛网膜下腔出血时可有脑膜刺激征，如颈项强直、凯尔尼格征呈阳性等。

（3）局灶症状，如运动区损伤出现对侧瘫痪、语言中枢损伤出现失语等。

（4）可出现癫痫，儿童多见。

CT 检查能确定脑组织损伤部位及性质，低密度区为组织水肿，高低密度区为出血。

2．救治措施　首先要注意合并伤的治疗，及时纠正休克等。

（1）吸氧、保持呼吸道通畅，严密观察神志、瞳孔、生命体征的变化，意识障碍者应收住监护病房以强化监测及护理。

（2）对于重型广泛性挫伤，首先应保持气道通畅，及时清除口腔和吸除呼吸道分泌物及异物，吸氧，对昏迷深、时间长、呼吸道分泌物多者应及时行气管切开。

（3）合并颅内压增高的治疗包括：①保持床头抬高 30°、镇静镇痛、控制体温、维持水及电解质和酸碱平衡、稳定内环境。②脱水治疗，可根据情况采用甘露醇、呋塞米、高渗盐水等，合并蛛网膜下腔出血者进行脱水治疗要慎重。③必要时可行颅内压监测，实时监测颅内压的变化、指导治疗。

（4）加强营养支持，预防消化道出血；防治肺部、尿道感染等并发症。

表11-1　颅脑损伤的Glasgow评分

分值	睁眼反应	语言反应	运动反应
6			遵嘱动作
5		回答问题正确	疼痛有定位
4	自动睁眼	回答问题错误	刺痛回缩
3	呼唤睁眼	答非所问	刺痛屈曲
2	刺痛睁眼	语言错乱	刺痛伸直
1	不睁眼	无反应	无运动

（三）弥散性轴索损伤

弥散性轴索损伤是头部遭受加速性旋转外力作用的结果，是主要弥散分布于脑白质、以轴索损伤为主要改变的一种原发性脑实质的损伤，影响脑的上行激动系统。表现为持续性的意识障碍，常合并其他部位损伤。占重型颅脑损伤的 28% ~ 50%。

交通事故是主要的致伤原因。外伤使颅脑产生旋转加速度和（或）角加速度，以脑神经轴索肿胀断裂为主要病理特征。

1．临床表现

（1）弥散性轴索损伤常是严重创伤的一种表现，常合并其他部位损伤如伴发长干骨骨折等。

（2）伤后有持续意识障碍，严重者一直呈现植物状态，瞳孔无特异性改变，无明确的神经系统局灶性损害的定位体征，治疗过程中常有烦躁不安，需行肢体约束。

（3）CT 仍是目前诊断的主要手段，CT 检查无明显的出血、脑挫伤等证据，意识障碍和CT 图像表现不相符，表现为意识障碍重而 CT 图像无阳性发现。

诊断上要注意与脑干损伤鉴别，后者有下列情况：①伤后立即出现呼吸功能紊乱是脑干损伤的重要特征。②瞳孔变化常见，与损伤累及脑桥、中脑等部位有关。③ CT 可发现脑干内灶状出血、带片状高密度影，MRI 更可显示脑干内小出血灶等。

2．救治措施　临床迄今无治疗弥散性轴索损伤的有效措施。

（1）目前主要采取脱水剂减轻脑水肿，巴比妥类药物或咪达唑仑等药物控制烦躁不安。

（2）脑神经营养药物及包括高压氧疗在内的综合治疗措施。

（3）积极防治合并伤和并发症，如合并骨折时因为烦躁异常，常常会使骨折刺破皮肤，将闭合性骨折变成开放性骨折，因此应积极采用内固定治疗骨折。

（四）外伤性颅内血肿

颅内血肿是颅脑损伤中最常见的继发病变，约占闭合性颅脑损伤的 10%，占重型颅脑损伤的 40% ~ 50%。血肿位于颅骨内板与硬脑膜之间称为硬脑膜外血肿；位于硬脑膜与蛛网膜之间称为硬脑膜下血肿；位于脑实质内，称为脑内血肿。

血肿按起病后出现症状的时间可分为：①特急性：伤后 3 h 内。②急性：伤后 3 天内。③亚急性：伤后 3 天至 3 周。④慢性：伤后 3 周以上。⑤迟发性：伤后首次颅脑 CT 检查阴性，再次检查发现颅内血肿。

1．临床表现

（1）出现头痛、恶心甚或意识障碍，随血肿的形成扩大导致昏迷程度逐渐加深。

（2）注意颅内压增高症状

1）头痛、呕吐、躁动，急性出血时表现突出。

2）生命体征变化：即血压升高、脉搏缓慢、呼吸减慢的"二慢一高"，称为库欣（Cushing）反应。

3）局灶症状：常在伤后逐渐出现，如偏头痛、失语、局灶性癫痫、眼震、共济失调等。

4）脑疝：表现为意识丧失，以及逐渐产生一侧瞳孔散大，对光反射消失，对侧偏瘫，提示同侧幕上血肿引起小脑幕切迹疝，幕下血肿易导致枕骨大孔疝，引起急性呼吸、循环衰竭而死亡。

颅脑 CT 为主要诊断手段。硬脑膜外血肿表现为颅骨下双凸形高密度影；急性与亚急性硬脑膜下血肿为新月形高密度区；脑内血肿多显示边缘不整的毛刺状高密度影；脑室内出血多见侧脑室内高密度影。颅脑 MRI 主要针对慢性硬脑膜下血肿，尤其是双侧性者，有明确诊断的价值。

2．救治措施

（1）保守治疗适用于血肿小、临床症状稳定，以及身体状况不宜手术者，应密切观察病情变化，及时进行 CT 复查，有进展情况随时行手术治疗。

（2）手术治疗适用于绝大多数颅内血肿大于 30 ml 者。

（3）术后应及时复查 CT，并进行综合治疗。

L11-7a

第 11 章第四节电子资源

（桑锡光）

第五节　面颈部外伤

面部软组织损伤是常见的创伤，而面部骨折不常见。常见的致伤原因有拳击、棍棒打击以及交通意外伤害中的气囊及挡风玻璃破裂损伤等。相对而言，颈部外伤并不常见，因颈部分布着重要的血管、神经，又有气管、颈椎、甲状腺，所以颈部外伤是一种严重的外伤，常因血管破裂、大量失血而迅速引起死亡。颈部外伤常见于锐器伤、枪弹贯通伤。

一、面部损伤

面部损伤包括面部软组织损伤和骨折。眼外伤是常见的面部损伤,可分为闭合性与开放性眼外伤。这些外伤可涉及眼球及眼附属器。急诊常见的眉弓眼皮裂伤、眼睑撕裂、内外眦的损伤常常合并其他面部损伤,需要其他学科协同处理;1.0 mm 薄层 CT 扫描是急性眼球外伤和眼眶外伤最常用的诊断手段,当怀疑眼球有出血时 B 超是一项重要的检查。因为眼外伤一方面涉及视力甚或致盲,另一方面涉及美容外观,故需要仔细检查处理,必要时请专科医师会诊处理。

钝挫伤是面部骨折常见的原因。常见的骨折包括上颌骨骨折、下颌骨骨折以及鼻骨骨折。涉及咬合关系的骨折的治疗原则是解剖复位,重建咬合关系、咀嚼功能和保证下颌部的美观;软组织损伤修复的目标是力求完美、减少瘢痕。面部损伤的主要危害是大量的鼻出血或颌骨骨折出血甚至脱落的牙齿误吸,会危及生命,因此对于面部损伤首先要评估气道有无阻塞以及是否有阻塞的可能性。气道阻塞可引起即刻死亡,常发生于下颌骨多发骨折以及累及上、下颌骨和鼻骨的多发骨折患者;马蹄形的下颌骨向前牵引着舌部,当下颌骨骨折患者平卧时由于牵引弓的破坏,会导致舌后坠甚至完全阻塞气道,气道部分阻塞患者呼吸急促甚或端坐呼吸、打鼾,此时需要及时清理口腔内的血块及分泌物,可给予口咽通气管或气管插管以改善通气。面部损伤患者常存在气管插管困难或本身即有困难气道,因此应及早做好环甲膜穿刺或气管切开通气的准备,遇有困难气道时需要麻醉科医师的介入及协助处理。

鼻骨骨折是常见的面部骨折。鼻作为面部的凸起部分而易于受到伤害,因此对于所有面部损伤首先要怀疑是否合并鼻骨骨折,X 线片可显示骨折移位的情况。鼻骨骨折可采用闭合复位,复位后可采用鼻腔填塞法以维持复位,双侧鼻骨骨折可出现鼻部变形或鞍鼻,此时骨折需要撬拨复位。

CT 扫描及三维重建是面部损伤后必要的检查,可帮助确定是否合并面部骨折以及骨折的部位和程度,对于评估伤情极其重要,也有利于手术方案的确定与实施。

二、颈部血管损伤

颈部血管损伤是一种特殊的损伤。枪伤、刺伤、切伤、爆炸伤和车祸均可能造成颈动脉和(或)颈静脉损伤。颈动脉侧壁损伤可扪及波动性包块;颈动脉撕裂伤后可迅速引发动脉血栓的形成,往往不形成急性大出血;颈动脉的锐性损伤主要是大出血,常呈喷射性,颜色鲜红,在短时间内可以致死。颈部大静脉撕裂损伤后,出血汹涌且呈暗红色,除失血外,空气可被吸入静脉直达心脏,更为危险。患者可表现为失血性休克、神经系统症状(包括昏迷、偏瘫等),如抢救不及时可迅速死亡。

局部填塞压迫止血无效时快速血管钳夹闭出血部位,迅速开通 2 个以上的静脉通路抗休克,同时保持呼吸道的通畅(必要时行紧急气管内插管)是救治此类伤者的主要措施;并紧急送往手术室。颈外动脉、椎动脉或颈内动脉损伤可做结扎术以挽救生命。如果颈内动脉挫伤缺损,可做颈外动脉与颈内动脉交叉吻合术。颈总动脉损伤时如果不能局部修补缝合,常需要行人工血管移植术。

三、喉、气管和食管损伤

喉和气管是发音和呼吸的重要器官。喉和气管一旦遭受暴力损伤,其发音和呼吸功能都可发生障碍,如不及时抢救可使患者出现生命危险。喉及气管损伤的主要表现有呼吸困难,伤口有空气和泡沫样血液喷出,同时可伴有剧烈刺激性咳嗽,如血液进入气管可出现窒息。喉镜或纤维支气管镜检查可明确破裂的位置及形态。

颈段食管损伤后出现吞咽困难和吞咽疼痛、吐血或呕血，也可出现漏物及漏气，即吞咽时唾液、食物或空气可自咽食管破口处漏出。咽食管损伤易并发颈深部或纵隔感染，食管破裂若延误治疗可引起死亡。怀疑食管有破裂时，可使患者吞下亚甲蓝稀溶液，如发现颈部伤口有染料颜色，即表示有咽食管破口。行纤维食管镜检查可直接观察咽食管的损伤情况。

救治措施：保持呼吸道畅通，防止吸入性窒息，可给予口咽通气管或气管内插管甚或气管切开以达到维持通气的目的，有大出血休克者在止血的同时积极进行抗休克处理。如气管受伤无大量出血，局部进行清创缝合，争取一期缝合气管裂口；在明确有颈部食管损伤破裂后，应行急诊手术，缝合修补破裂的食管，充分暴露损伤的黏膜层和肌层，分层闭合黏膜层和肌层是修补手术成功的关键。同时需要禁食，胃肠减压，应用广谱抗菌药以防止发生纵隔感染，建立肠外营养或有效的肠道营养如进行空肠造口等以维持营养和水、电解质平衡。气管食管的贯通伤患者常发生气管食管瘘，可在气管切开和鼻饲禁食的情况下观察瘘管的愈合情况，小的瘘管有可能自愈，3 个月后还未愈合的瘘管可以采取手术修补。

（桑锡光）

第六节　脊柱与四肢损伤

一、脊柱脊髓损伤

脊柱骨折很常见，多见于男性青壮年，多由间接暴力引起，常发生于工矿事故、交通事故以及高处坠落事故中，占全身骨折的 5% ~ 6%，以胸腰段脊柱骨折多见，其次是颈椎骨折。脊柱骨折可以并发脊髓或马尾神经损伤，据统计高达 70% 的颈椎骨折并发脊髓损伤，病情严重者可致呼吸衰竭或截瘫，甚至危及生命。

（一）临床表现与诊断

诊断脊柱脊髓损伤时要注意：①是否有脊柱骨折；②是否合并脊髓和神经根损伤；③确定脊髓损伤的平面。

1．是否有脊柱骨折

（1）有严重外伤史，如高空落下、重物打击头颈或肩背部、塌方事故、交通事故等。

（2）伤后局部疼痛严重，颈腰背部活动障碍，不能翻身起立；骨折局部可扪及局限性后突畸形，有叩击痛。

（3）胸腰段骨折后由于腹膜后血肿对自主神经的刺激，肠蠕动减慢，常出现腹胀、腹痛等症状，有时需与腹腔脏器损伤相鉴别。

（4）辅助检查：应常规摄脊柱正侧位 X 线片，确定骨折部位及类型；CT 检查可判定移位或游离的骨折块侵犯椎管的部位和程度；MRI 检查对判定脊髓损伤状况极有价值，可显示脊髓损伤早期的水肿、出血，晚期的脊髓液化、囊性变等。

2．是否合并脊髓和神经根损伤

（1）感觉障碍：损伤平面以下的痛觉、温觉、触觉及本体觉减弱或消失。

（2）运动障碍：脊髓损伤节段以下表现为软瘫，感觉、运动及反射均消失；颈脊髓损伤后期，出现肌张力增高，腱反射亢进，肛门括约肌挛缩，出现髌阵挛和踝阵挛及病理反射。

（3）括约肌功能障碍：表现为尿潴留和排便失禁，系膀胱逼尿肌麻痹形成无张力性膀胱和肛门括约肌松弛而无自主张力所致。

（二）救治措施

1．急救和搬运

（1）脊柱骨折或合并脊髓损伤，当合并严重的颅脑损伤、胸腹部脏器损伤、四肢血管伤，危及伤员生命安全时应首先抢救休克，必要时进行心肺复苏。

（2）凡疑有脊柱骨折者，应使脊柱保持正常生理曲线，切忌使脊柱做过伸、过屈及扭转的搬运动作，应使脊柱在无旋转外力的情况下，三人用手同时平抬平放至木板上，人少时可用滚动法。

任何外伤患者在没有确认之前，都应按颈椎损伤处理，要有专人扶托下颌和枕骨，沿纵轴略加牵引力，使颈部保持中立位，将患者置于木板上后用砂袋或折好的衣物放在头颈的两侧，防止头部转动，轻抬下颌以保持呼吸道通畅。

2．脊柱骨折的治疗

（1）颈椎轻度骨折无脊髓损伤者，可用颌枕带牵引复位，牵引重量为 1.5 ~ 3 kg；也可行颅骨牵引术，牵引重量为 3 ~ 5 kg。上颈椎骨折可用哈罗氏头肩胸架（Halo-vest）固定 3 个月。

（2）颈椎爆裂骨折或骨折脱位者，一般合并脊髓损伤，可根据压迫方向选择颈椎前路椎体切除术减压或颈椎后路椎板成形术减压，甚或前后路联合手术。

（3）胸腰段骨折致轻度椎体压缩小于 1/3 者属于稳定型。患者可平卧于硬板床，垫高腰部；6 ~ 8 周后即可在支具保护下下床活动。

（4）胸腰段不稳定型脊柱骨折：椎体压缩超过 1/3、畸形角大于 20°、合并脊髓压迫或伴有脱位者，可行开放复位椎弓根钉棒系统内固定，同时行椎管减压术，不合并脊髓神经损伤者也可行闭合复位微创内固定。

二、骨盆骨折

骨盆骨折是创伤患者致残和致死的主要原因之一，占各部位骨折的 4% ~ 8%，死亡率在 10% ~ 30%；交通事故、高处坠落、重物挤压是骨盆骨折的三个主要原因。骨盆骨折中，常伴发膀胱尿道损伤（5% ~ 20%）、肝脾破裂（12%）以及直肠损伤（4%），还常合并四肢骨折和腹部脏器损伤，偶尔合并颅脑损伤及脊柱脊髓损伤。失血性休克是伤后 24 h 内最常见的死亡原因。开放性骨盆骨折约占所有骨盆骨折的 5%，常合并感染，其死亡率明显高于闭合性骨盆骨折。

（一）临床表现与诊断

1．病情评估

（1）病史：详细准确的病史对于判断病情是非常重要的，在采集病史的过程中就可对骨盆骨折的类型和程度作出初步的估计并有助于紧急治疗。

（2）查体：往往受限于伤情，多数情况下需要边抢救边检查，因此需要多次反复的查体。患者应常规导尿，在导尿过程中可观察包括骨盆、腹部及会阴部有无瘀斑，导尿管进入受阻且有尿道口滴血或导尿管流血性尿，提示尿道损伤；膀胱充盈且导尿管进入顺利而尿液流出量少或无尿液流出，则可能存在膀胱破裂，可行膀胱注水试验以证实，情况允许可行膀胱造影加以明确；行直肠或阴道指诊以检查直肠或阴道是否破裂，如果有出血则提示开放性骨折；同时观察有无合并会阴撕裂出血、髂翼有无反常活动、下肢有无异常旋转畸形、双下肢是否等长。由于腹膜后血肿的形成，患者可出现腹胀、腹肌紧张和腹部压痛等体征，易与腹腔内出血或腹内脏器损伤相混淆，应注意鉴别。神经功能的检查常由于伴有颅脑损伤或骨折所致的疼痛及不配合等原因而无法完成。

2．影像学检查

（1）X 线检查：是诊断骨盆骨折的重要依据，也是骨折患者急诊期间最常用的影像学检查手段。X线片包括前后位、入口位、出口位和骨盆斜位（髂骨斜位和闭孔斜位），单一的前后位片不能显示骨盆环移位的全貌，易造成漏诊。

（2）CT扫描：可以多层面、多角度地提供骨盆骨折的部位、形态及移位方向，它可以清晰地显示在X线片上显示不良或被掩盖的骨盆后环损伤的程度，便于准确评估骨盆环的稳定性。目前的趋势是对于多发伤特别是合并骨盆骨折的患者，进行从头至骨盆部的CT扫描重建，可减少对患者的搬动次数，减少出血和漏诊。

（二）血流动力学不稳定型骨盆骨折的救治措施

1．紧急措施

（1）对心搏、呼吸停止者立即行心肺复苏术。采取边救治边检查并诊断的方式进行抗休克治疗。

（2）尽快建立2条以上粗大静脉通路补液以进行液体复苏，同时采血（查血型、配血、血常规、血气分析），启动大量输血程序，除非必要一般不采用血管活性药；用自动监护仪监测脉搏、血压、呼吸、心电等生命体征，有条件可做中心静脉压监测以指导输液；液体复苏的理想状态是维持收缩压在90mmHg，心率100次/分。

（3）吸氧，有呼吸困难、发绀、喘鸣等气道阻塞者立即行气管内插管或环甲膜穿刺，进行人工辅助通气。

（4）留置导尿管测尿量。

（5）创伤重点超声检查（focus assessment with sonography for trauma，FAST）快速检测是否合并胸腹脏器出血，合并肝脾破裂者尽早行手术止血。

（6）骨盆挤压分离试验阳性患者可以采用骨盆兜、床单做骨盆外捆扎以减小骨盆容积从而减少出血，外固定架和C形钳可以帮助稳定骨盆前后环，急诊条件允许的情况下应尽早实施。

（7）对合并肢体骨折或开放性出血者应立即行简单清创包扎、止血和石膏或夹板固定。

2．控制出血　在进行上述紧急措施后血流动力学依然不稳定的情况下，可移送手术室行盆腔填塞，可同时做外固定架或C形钳固定；有条件者可在杂交手术室做数字减影血管造影髂动脉栓塞，或联合应用。

3．优化影像学检查流程　在患者抢救治疗早期，如果生命体征尚稳定，应尽快行全身系列CT检查，既可以明确全身脏器有无损伤，又可以缩短救治过程中患者因行影像学检查形成的"治疗真空时间"，缩短由急诊室至手术室的时间。

4．膀胱、尿道与直肠破裂的处理　骨盆骨折合并膀胱破裂、尿道断裂或直肠破裂的情况，需要行急诊手术开腹探查并修补破裂的膀胱，进行膀胱造瘘，尿道断裂者可先行耻骨上膀胱造瘘术，必要时可以行尿道会师术。直肠破裂后应做乙状结肠单口造瘘，同时清理残余肠腔内的粪便，防止感染，为骨盆骨折的后期处理准备条件。

5．会阴撕裂的处理　合并会阴撕裂的患者也要行结肠造瘘，要彻底清创，辅以负压封闭引流术（vacuum sealing drainage，VSD或vacuum assisted closure，VAC），控制创面感染，同时要反复检查臀部、大转子周围、骨盆前环周围是否合并皮肤撕脱，避免遗漏。

三、开放性骨与关节损伤

开放性骨与关节损伤是指骨折部位/关节腔的皮肤和黏膜破裂使骨折部位/关节腔与外界相通。开放性骨折属高能量创伤，它具有易感染、致残率高等特点。而降低其感染、残疾的发生率，早期处理尤为重要。

开放性骨折的伤口出血绝大多数可用加压包扎止血。大血管出血加压包扎不能止血时，可采用止血带止血。最好使用充气止血带，并应记录所用压力和时间。创口用无菌敷料或清洁布类予以包扎，以减少再污染。若骨折端已戳出伤口，并已污染，又未压迫重要血管、神经，不应将其复位，以免将污物带到伤口深处。应送至医院经清创处理后再行复位。若在包扎时骨折端自行滑入伤口内，应做好记录，以便在清创时进一步处理。

固定是骨折急救的重要措施。凡疑有骨折者，均应按骨折处理。闭合性骨折者，急救时不必脱去患肢的衣裤和鞋袜，以免过多地搬动患肢，增加疼痛。若患肢肿胀严重，可用剪刀将患肢衣袖和裤脚剪开，减轻压迫。骨折有明显畸形，并有穿破软组织或损伤附近重要血管、神经的危险时，可适当牵引患肢，使之变直后再行固定。

复位、固定与康复锻炼是骨折治疗的三大原则。任何的骨折治疗都离不开这三大原则。康复锻炼对于股骨干及远端骨骨折、髌骨骨折、肱骨远端骨折等的功能恢复有着极其重要的作用。

（一）临床表现与诊断

1．开放性骨折的 Gustilo 分型

Ⅰ度：伤口长度小于 1 cm，一般为比较干净的穿刺伤，骨尖自皮肤内穿出，软组织损伤轻微，无碾挫伤，骨折较简单，为横断或短斜形，无粉碎。

Ⅱ度：伤口超过 1 cm 而小于 10 cm，软组织损伤较广泛，但无撕脱伤，亦未形成组织瓣，软组织有轻度或中度碾挫伤，伤口有中度污染，中等程度粉碎性骨折。

Ⅲ度：软组织损伤广泛，包括肌肉、皮肤及血管、神经，有严重污染。

Ⅲ A 型：伤口大于 10 cm，有广泛的软组织撕脱，骨折端有污染或有组织瓣形成，骨折处有适当的软组织覆盖。

Ⅲ B 型：伤口大于 10 cm，有广泛的软组织损伤和缺损，伴有骨膜剥脱和骨暴露，骨折端有污染，需要转移皮瓣或植皮覆盖。

Ⅲ C 型：骨折开放，伴有需要修复的血管神经损伤。

2．开放性关节损伤的分级

Ⅰ度：锐器刺破关节囊，创口较小，关节软骨和骨骼无损伤。

Ⅱ度：软组织损伤较广泛，关节软骨及骨骼部分破坏，创口内有异物。

Ⅲ度：软组织毁损，韧带断裂，关节软骨和骨骺严重损伤，创口内有异物，或合并关节脱位及血管、神经损伤。

（二）救治措施

总的治疗原则是将开放的损伤变成闭合损伤，然后重建骨与关节的组织连接。

1．开放性骨折的救治措施

（1）Ⅰ～Ⅱ度的开放性骨折，一般可以采用包括局部皮瓣转移、双蒂皮瓣、游离植皮等在内的方法一期闭合伤口，骨折经清创术后可以采用髓内钉或钢板内固定。

（2）Ⅲ度开放性骨折一般先使用外固定架临时固定骨折部位，皮肤软组织缺损者需要经VSD/VAC 处理，48 ～ 72 h 后再次清创，待 7 ～ 10 天创面无感染后可根据情况改用内固定，此时的皮肤软组织缺损也可以采用局部皮瓣转移、双蒂皮瓣、带蒂 / 游离皮瓣及游离植皮等在内的方法闭合伤口。

肌腱的缺损可以留待二期闭合伤口时采用转位或游离移植的方法重建，血管的缺损必须行一期修复，可以缝合局部断端，也可以取大隐静脉或就近的静脉行游离移植吻合修复，且要确保畅通以挽救肢体。主干神经的断裂争取行一期修复，缺损较大者可取腓肠神经游离移植修复。

2．开放性关节损伤的救治措施　清创、关节制动和抗感染是开放性关节损伤的处理原则。若能在 6 ～ 8h 内进行彻底清创和合理使用抗菌药，由于韧带、骨膜和关节软骨较肌肉抵抗力强，因此创口多能一期愈合。早期给予合理的制动如跨关节的外固定架固定，有利于观察伤口、控制感染和再出血，不影响关节功能的恢复。

四、急性骨筋膜室综合征

骨筋膜室是指由骨、骨间膜、肌间隔和深筋膜所构成的肢体密闭间隔室，不同的肢体部位骨筋膜室的数量也不同。急性骨筋膜室综合征是间隔室内压力急剧增高的危险事件，导致室内组织如肌肉及神经等的血流量急剧下降，减压不及时会引起组织缺血、坏死以及肌肉屈曲挛缩，引起关节功能障碍及残疾，甚或引致肾衰竭。

（一）临床表现与诊断

骨折是最常见的致伤原因，合并或无骨折的肢体碾压伤、软组织损伤（包括蛇咬伤等）、血管损伤及修复术后也是常见的原因，肢体骨折或伤后采用夹板或石膏固定过紧是常见的非室内压力增高的外部因素。好发于有双骨干的肢体如小腿和前臂。当骨筋膜室压力达到一定程度如前臂 65mmHg、小腿 55mmHg 时，可使供应肌肉的小动脉关闭，形成缺血 - 水肿 - 缺血的恶性循环。急性骨筋膜室综合征引起的急剧血流量减少对骨骼肌影响最大，其次是神经组织。另外较长时间的缺血再减压后的血液回流，会引起再灌注损伤。而如果是大腿或小腿肌肉广泛挤压并除去致压物（如石头等）后，则坏死的肌肉蛋白等分解产物回流至血液循环，会堵塞肾小管而引起急性肾衰竭。因此，在遇到类似地震或塌方等肢体挤压伤获救后，要迅速切开减压或捆扎受压肢体近端，防止有害物质回流，以挽救生命。

疼痛是急性骨筋膜室综合征最先出现的主观症状，疼痛症状非常剧烈，常与临床表现不符，一般的镇痛药物不能解除疼痛；疼痛往往伴随着轻微麻木，是不可忽视的主诉；被动牵拉肌肉引起的剧烈疼痛是急性骨筋膜室综合征的早期体征之一；相应骨筋膜室区域压力高、拒触压以及张力性水疱是早期的客观体征。远侧脉搏和毛细血管充盈时间正常并不是可靠的指标，应结合其他临床表现进行观察分析，协助诊断。

（二）救治措施

一旦诊断成立，立即行筋膜切开减压术。切开的长度和深度要足够，长度要覆盖肌肉的全长，深度达到深筋膜下并可直视肌肉纤维，视野中要能看清完整的肌肉以评价其是否有坏死。

减压后辅以 VSD 或 VAC 负压吸引技术可减少术后换药操作，避免和治疗骨髓炎，有利于早期闭合创口。

五、手足外伤

手足部的皮肤外伤、肌腱损伤及骨折脱位是急诊外科的常见病、多发病，约占急诊创伤患者的 26.6%，其中有 66.8% 的患者仅需在急诊科处理。各种工伤、生活伤及交通意外伤害等是主要的致伤原因。

现场急救时首先要采取止血措施，按压创口近端进行止血和局部压迫包扎止血是简便有效的办法。选用灭菌敷料或干净的手绢、毛巾或衣服包扎伤口。手的主要动脉损伤而出现大出血时，即喷射性出血，可采用止血带或弹性胶管束缚上臂 1/3 部位以止血。但在送达医院手术时应每隔 1 h 松开止血带 5 ～ 10 min，以免手部缺血坏死。

在医院内要进行常规的清创缝合，一般的皮肤裂伤可以直接在急诊手术室或清创室缝合，遇有肌腱、血管神经损伤者应移送至手术室在臂神经丛阻滞或全身麻醉下清创缝合，合并骨折的要同时行骨折固定；如有断肢或断指，则应用干净塑料袋包装好后放置在冰块中，千万不要直接把断指 / 肢放在水或冰中，以免污染、冻伤和感染，导致离断的指 / 肢不能再植。

六、周围神经损伤

周围神经损伤很常见，急诊科常见的周围神经损伤原因最多的是锐器刺伤如坐骨神经的刀刺伤和正中神经的割腕伤，其次是骨折或骨折脱位合并神经损伤。成人臂神经丛损伤大多数继发于摩托车或汽车车祸。如摩托车与汽车相撞、摩托车撞击路边障碍物或大树、头肩部撞击障碍物或地面，使头肩部呈分离趋势，臂神经丛受到过度牵拉而损伤。

工作时上肢不慎被机器挤压可造成上肢的三大主要神经干即正中神经、尺神经和桡神经损伤，被皮带或运输带卷入后，由于人体本能反射而向外牵拉可造成臂神经丛损伤。矿山塌方或高处重物坠落、压砸于肩部等也可损伤臂神经丛。周围神经损伤虽不会危及生命，但可引起严重的功能丧失。

（一）临床表现与诊断

通过物理检查结合病史即可初步诊断神经损伤及其部位，肌电图、躯体感觉诱发电位等辅助检查对于诊断及神经功能的康复有指导意义。

1．病史　对神志清楚的患者要仔细询问受伤的过程与姿势、乘坐的交通工具或者坠落的高度、中间是否被阻挡等。

2．物理检查

（1）伤部检查：首先检查有无淤血青紫，如有伤口应检查其范围和深度，注意有无软组织损伤或剥脱，如果是枪弹伤要注意贯通伤的路径；检查有无骨折及脱位，特别注意与邻近周围神经的关系。

（2）肢体姿态：肢体的姿态可以反映神经、肌肉的状况。桡神经损伤后出现腕下垂；尺神经损伤后有爪形手，即第 4、5 指掌指关节过伸，指间关节屈曲；正中神经损伤后出现"猿手"畸形，即鱼际瘫痪，拇指与其他诸指平行；腓总神经损伤后出现足下垂。

（3）腱反射：根据神经支配的肌肉受损的情况，可出现相应肌肉的腱反射减退或消失。

（4）营养改变：神经损伤后，其支配区皮肤温度低、无汗、光滑及萎缩，指甲起屑，生长缓慢，呈爪状弯曲等。

（5）神经干叩击试验（Tinel 征）：对神经损伤的诊断和神经再生的进程有较大的判断意义。

（6）运动功能检查：一般采用 6 级法区分肌力，即：

0 级——肌肉完全麻痹，触诊肌肉完全无收缩力；

Ⅰ级——肌肉有主动收缩力，但不能带动关节活动；

Ⅱ级——可以带动关节水平活动，但不能对抗地心引力；

Ⅲ级——能对抗地心引力，肢体可做主动关节活动，能抬离床面，但不能对抗阻力；

Ⅳ级——能对抗较大的阻力，但比正常者弱；

Ⅴ级——肌力正常。

（7）感觉功能检查：感觉功能障碍可用 6 级法区分其程度，即：

S0 级——完全无感觉；

S1 级——深痛觉存在；

S2 级——有浅痛觉及部分触觉；

S2+ 级——同 S2 级，但有感觉过敏现象；

S3 级——痛觉和触觉完全，感觉过敏现象消失，且有两点分辨觉，但距离较大，常大于 15 mm；

S4 级——感觉完全正常，两点分辨觉为 2 ～ 6 mm。

3．电生理检查　急诊状态下，电生理检查往往不能实现，需要在专门实验室进行检查以明确诊断。电生理检查有肌电图和诱发电位，包括躯体感觉诱发电位和运动诱发电位，其中躯体感觉诱发电位不受意志支配，对于鉴别有无神经损伤有重要作用。肌电图在临床诊断和治疗观察中有重要意义：①确定神经有无损伤及损伤的程度。②有助于鉴别神经源性或肌源性损害。③有助于观察神经再生情况。

（二）救治措施

周围神经损伤的早期治疗取决于伴发的损伤。争取一期修复断裂神经，小于 2cm 的缺损通过屈曲关节能够对合的应直接缝合而避免移植；不能直接缝合的可采用腓肠神经段移植缝合，创面条件不允许时可将断端临时包埋于健康组织中留待二期修复。同时应避免由于经验不足、设备不良而勉强缝合，以免造成不必要的医源性二次损伤，有骨块或血肿卡压者应在清创时尽早接触压迫。

除了锐器割伤可直接判断神经断裂的程度外，多数情况下损伤后神经的连续性仍然保留，因此，要有足够的时间来观察和估计神经功能能否自行恢复，一般以 3 个月作为一个观察阶段，超过 3 个月无恢复要考虑手术修复。

1．非手术治疗　适用于周围神经损伤早期，尚不能明确损伤性质者。①肢体关节被动运动以防止肌肉萎缩及关节囊挛缩；②康复治疗：可用按摩、电刺激等方法保持肌肉张力，减轻肌肉萎缩；③保护伤肢：使其免受烫伤、冻伤、压伤及其他损伤；④药物治疗：应用营养神经药物如维生素 B_1、维生素 B_{12}、甲钴胺、鼠神经生长因子；⑤高压氧治疗神经损伤是有效的手段。

2．手术治疗　包括神经松解术、神经缝合术、神经移植术、神经移位术等，可根据损伤情况选用。

（桑锡光）

第 11 章第六节电子资源

第七节　危重创伤的急救

一、多发伤

多发伤（multiple trauma）是指机体在单一机械致伤因素作用下，同时或相继遭受 2 个或 2 个以上解剖部位的损伤，其中一处损伤即使单独存在也可危及生命或肢体。其中解剖部位是按美国医学会（AMA）和机动车医学发展协会（AAAM）制定的简明创伤评分（abbreviated injury scale，AIS）中的划分，AIS 是广泛应用的创伤严重度评估和生存概率测算的基础，也是一切解剖评分法的基础，共将人体划分为 9 个部位：头部、面部（包括眼和耳）、颈部、胸部、腹部和盆腔脏器、脊柱（颈胸腰椎）、上肢、下肢（骨盆和臀部）、体表。AIS 分值为 1～6 分。评分分值含义：1 分，轻度；2 分，中度；3 分，较重；4 分，重度；5 分，危重；6 分，极重。分值越大越严重，AIS≥3 分为重度损伤，6 分属几乎不能救治的致死性损伤。这 9 个部位中有 2 处损伤则为多发伤。其中至少一处为严重伤，可能威胁生命或肢体，即 AIS≥3 分。

损伤严重度量表（injury severity scale，ISS）是在 AIS 基础上提出的评估多发伤损伤严重度的方法，ISS 值的计算方法为取 3 个最严重损伤部位最大 AIS 值的平方和，即每个区域只取一个最高值，不超出 3 个区域。范围为 1～75 分。计算 ISS 时所用的 6 个身体区域：头部或颈部、面部、胸部、腹部或盆腔脏器、四肢或骨盆、体表。ISS=16 分对应的死亡率为 10%，故一般将 ISS≥16 分定义为严重多发伤；≥50 分者死亡率很高；75 分者极少存活。因此，严重多发伤损伤重，生理扰乱大，死亡率更高，易漏诊误诊，需要急诊处理。

（一）临床表现

1．失血性休克发生率高　严重多发伤伤情复杂，损伤范围广，失血量大，休克发生率不低于 50%。导致休克的原因绝大多数为创伤性失血性休克。有时可能合并由纵隔血肿、心脏压塞、心肌挫伤所致的心源性休克；或由于高位脊髓损伤、疼痛所致的神经源性休克。

2．低氧血症发生率高　所有多发伤患者都存在不同程度的缺氧，严重多发伤早期低氧血症发生率高。低氧血症的原因包括气道梗阻、胸部创伤，或因颅脑创伤而通气不足，或低血容量等导致组织缺血、缺氧等。

3．感染发生率高　多发伤后，机体抵抗力急剧降低，后期感染发生率高达 10% ～ 22%。主要原因包括机体防御能力严重下降，广泛的软组织损伤、坏死和早期伤口处理不当，休克时肠道缺血损伤，菌群易位以及监测和治疗时各种侵入性操作等。严重感染造成的死亡占后期死亡总数的 78% 以上。

4．死亡率高　多发伤涉及多部位、多脏器损伤，损伤范围广且失血多，创伤反应强烈而持久，甚至早期出现多器官功能衰竭（multiple organ failure，MOF）、低体温、酸中毒、凝血功能障碍、急性呼吸窘迫综合征、全身炎症反应综合征（systemic inflammatory response syndrome，SIRS）等严重并发症，导致早期死亡率较高。损伤涉及的部位或脏器越多，死亡率越高。如果合并颅脑、高位脊髓、肝和大血管等重要脏器损伤则死亡率更高。

5．容易漏诊误诊　多发伤涉及多个部位，伤情重，有时临床表现不典型或相互掩盖，或者被看似严重的表面现象所迷惑，容易出现对危及生命但较隐匿伤情的忽视，漏诊误诊率高达 12% ～ 15%。

（二）救治措施

严重多发伤时机体处于生理耗竭临界状态，而损伤控制策略是针对严重创伤患者进行阶段性修复的外科策略，目的在于减轻或避免由于低体温、凝血病、酸中毒互相促进形成致死三联征（lethal triad）引起的不可逆的生理损伤。损伤控制通过减少由创伤导致的第一次打击和救治过程中的第二次打击的强度，调节创伤炎症反应。损伤控制理念贯穿于多发伤救治的全过程，是一个主动选择的过程，而并非是在手术中无法稳定生命体征才被迫采用的手段。损伤控制外科（damage control surgery，DCS）通常包括 3 个不同的阶段：①初次简化手术，包括判断损伤程度、控制出血和空腔脏器泄漏污染；② ICU 复苏，主要针对致死三联征进行处理；③确定性再次手术，通常在 24 ～ 72 h 后再回到手术室，确定性修复损伤脏器。

损伤控制的适应证：①严重脏器损伤伴大血管损伤，如严重肝及肝周血管伤、开放性骨盆骨折、严重胰及十二指肠损伤；②严重多发伤，ISS ≥ 25 分；③严重失血，估计失血量≥ 3 L，输血超过 10 U；④出现严重代谢障碍，体温 < 35℃，pH < 7.30，凝血功能障碍；⑤估计手术时间 > 90 min。

1．初次简化手术　初次简化手术是损伤控制策略的首要关键技术，有时并不需要第三阶段确定性再次手术。按损伤部位不同具体处理措施如下。

（1）腹部损伤：①控制活动性出血是损伤控制性开腹术的首要目标。损伤血管结扎可能是唯一可选择的救命手术，损伤动脉结扎可带来缺血性损害。②控制污染是损伤控制性开腹术的第二目标，目的是控制消化道、泌尿道和开放伤导致的污染，具体方法包括如胃肠吻合、结肠造瘘、输尿管引流或膀胱造瘘等。③利用损伤控制技术行开腹术时，常规切口闭合往往难以施行，可采用简单皮肤缝合或负压封闭引流技术辅助的切口闭合，维持 24h 负压吸引，不需要常规换药，可维持有效引流 5 ～ 7 天。持续负压有利于腹腔渗液的引流、控制炎症。

（2）胸部损伤：损伤控制策略也用于面临死亡威胁的胸部损伤患者，但胸腔内损伤需要初期手术时即行确定性修补术。急诊开胸术主要用于血流动力学不稳定的穿透性胸部损伤，对钝性胸部损伤患者成功率低。其目的是解除心脏压塞、控制胸腔内大出血、控制严重支气管断端漏、胸内心脏按压等。

（3）颅脑损伤：是导致患者死亡的首要因素，关键是要防止因颅内高压导致的脑疝。损伤控制性初次手术包括颅内出血控制、颅内血肿清除、颅脑伤口早期手术清创等，预防性或治疗性去骨瓣减压术仅用于大脑水肿存在或可能加重时。对于有明显的颅内血肿、处于昏迷状态、瞳孔散大、GCS 评分低的情况，应争取紧急开颅手术。

（4）四肢损伤：目的是对不稳定型骨折进行早期暂时性固定和出血控制，最常用的是临时应用外固定架，简便、省时，可在急诊室或 ICU 床旁完成。二次手术的时间要避开严重的创伤后炎症反应阶段，降低多器官功能障碍的发生率。

（5）骨盆骨折：伴血流动力学不稳定时可采用单纯的外固定架，通过外固定减小骨盆容积、重建稳定性和骨折断端接触有利于止血、镇痛；在使用外固定架后持续出血的患者可行骨盆填塞；也可行盆腔动脉血管造影和栓塞。

（6）血管损伤：濒死创伤患者或当血管损伤严重而没有重建条件时，可行损伤血管结扎止血。但要注意四肢动脉干结扎可导致肢体坏死。颈内动脉结扎可带来偏瘫的风险。

2. ICU 复苏　ICU 复苏的根本原则是提供最佳的生理支持，重点逆转低血容量，确保足够的心排血量和氧输送以纠正代谢性酸中毒、凝血病和低体温。

（1）纠正低体温的措施：采用主动加热设备如温水毯或辐射加热器、预先加温的液体、胃灌洗、膀胱灌洗、腹腔和胸腔灌洗等内源性复温方法；避免输入冷的液体。

（2）纠正凝血病的措施：动态监测凝血功能，用血栓弹力图评价血液凝固动态变化。活化凝血时间被用于评价总体凝血状态。除纠正低体温、维持有效的循环血量和组织氧合外，输新鲜冰冻血浆、冷沉淀、血小板、凝血因子等是关键，血制品应持续输入直到凝血酶原时间和活化部分促凝血酶原激酶时间达到参考值的 1.25 倍，血小板水平大于 100×10^9/L，纤维蛋白原水平大于 1 g/L。应注意补充钙剂和维生素 K 等。

（3）纠正酸中毒的措施：低灌流状态下代谢性酸中毒治疗的基本原则是扩容，提高血细胞比容和血红蛋白浓度，提高动脉氧分压和碱贮备，可以通过控制出血、有效地输血和输液，使心排血指数 > 3.5 L/min，血细胞比容 > 0.35。提高吸入氧浓度，采用呼气末正压呼吸，减少肺内分流，使 SaO_2 > 0.94。出现急性肾衰竭者早期血液净化有益于更快地纠正酸中毒。

（4）循环和呼吸功能支持：通过对生命体征、尿量、血乳酸、碱缺乏、混合静脉氧饱和度及胃黏膜 pH 等的监测，尽快恢复血容量，维持血流动力学稳定。对需要机械通气的患者，给予合适模式的机械通气。

3. 确定性再次手术　如果患者的代谢性酸中毒、低体温、凝血功能障碍得到纠正，生命体征平稳，则治疗进入第三阶段。包括针对出血、遗漏的损伤及各种创伤或手术后并发症的处理，以及有计划的分期手术。腹部手术多在 24～48 h 后进行；骨关节损伤手术则可延至 10 天后。

4. 营养支持　创伤后机体出现以高代谢为特征的代谢紊乱。能量消耗增加，大量蛋白质分解，负氮平衡，需及时纠正，避免营养不良、感染、MOF 的发生，显得尤为重要。

（1）肠道营养：在钝性伤、锐性伤、严重烧伤和脑外伤等不同种类创伤患者，其代谢和营养支持的效果有明显的差异。对严重创伤、大手术及感染、烧伤患者，机体呈高分解代谢状态，营养需要量增加，可选用高热量膳。不满 6 个月的婴儿应采用母乳或接近的牛奶配方。年龄超过 1 岁的儿童，胃肠道功能正常时，应采用非要素膳，胃肠道功能受损时应该选用要素膳。

（2）肠外营养：使用大量高渗葡萄糖作为单一能源会产生如静息能量消耗增加、高血糖及高渗性并发症，葡萄糖的输注速度不应超过 45 mg/（kg·min）。脂肪乳剂是当前较为理想的一种能源，如与葡萄糖合用可提供更多的能量并改善氮平衡。通常脂肪乳剂的总剂量不宜超过 2.5 g/（kg·24h）。维生素、矿物质、微量元素对多发伤的恢复有极其重要的作用。

二、复合伤

复合伤（combined injury）是指 2 种或 2 种以上致伤因子同时或相继作用于机体所造成的损伤。所引起的病理生理紊乱较多发伤更严重和复杂，是引起死亡的重要原因。解剖部位可以是单一的，也可以是多部位或多脏器，如大面积烧伤合并骨折。

（一）临床表现

复合伤的基本特点是"一伤为主""复合效应"。"一伤为主"是指复合伤中的主要致伤因素在伤情的发生、发展中起着主导作用；"复合效应"是指机体遭受 2 种或 2 种以上致伤因素的作用后所发生的损伤效应，不是单一伤的简单相加。单一伤之间可相互影响，使原单一伤的表现不完全等同于单独发生的损伤，整体伤情也变得更为复杂。相互加重是复合伤效应的重要表现。但复合伤在有些情况下也可不加重，甚至减轻。复合效应可表现在整体效应、组织脏器和细胞效应或分子水平效应上；也可表现在重要的病理过程中，不同病程、不同脏器的表现可不尽一致。由于伤情复杂，相互影响，某些伤情可以被掩盖，导致漏诊或误诊。

（二）救治措施

1. 先抢救后诊断，边抢救边诊断。复合伤的伤情复杂，应根据受伤机制充分推断可能伤及的部位，并结合伤者的生理指标做出抢救顺序安排。

2. 对以下三种可迅速致死的严重情况应立即处理：通气障碍，常见呼吸道梗阻，如果不能及时解除阻塞，任何抢救都将无效；循环障碍，包括低血容量、心力衰竭及心搏骤停、心脏压塞、连枷胸或开放性气胸的纵隔摆动、张力性气胸的纵隔移位及心肌的严重挫伤；未控制的活动性出血。

3. 复合伤往往有一个主要伤因，要抓住主要致伤因素，同时考虑其他致伤因素，全面合理地安排治疗措施，避免治疗顾此失彼。

三、特殊复合伤

（一）烧伤复合伤

1. 临床表现　休克发生率高、程度重，创伤出血及烧伤剧烈疼痛刺激等都极易诱发休克，死亡率较高；感染的发生早而重，持续较久，感染时体温过低发生率较高，体温过低者预后很差；心肺损伤较为突出，主要有致伤因素的直接作用（如冲击波对心肺的原发效应，有害气体和炽热空气、蒸汽的吸入性损伤），休克、感染的继发损伤，心与肺以及其他脏器（如肾）的相互影响；肾功能障碍比较常见，严重烧伤和烧伤复合伤时肾本身常发生病变。

2. 诊断

（1）受伤史：明确受哪些致伤因素的作用，包括事故的性质、伤员所处位置和有无屏蔽以及受伤当时的反应等。

（2）周围环境变化：从周围环境的破坏情况可间接推测人员可能受到哪些伤害。

（3）体表损伤状况：从体表创伤、烧伤的分布及严重程度推测可能发生的内脏损伤。

（4）实验室检查：特别注意检查血细胞和反映内脏功能的指标。

（5）其他：如 X 线片、超声、心电图、CT 等检查。

3. 救治措施

（1）急救：迅速脱离受伤环境；大量清洁冷水冲洗、冷敷创面、镇静镇痛，可使用哌替啶、吗啡肌内注射；对急性肺水肿、肺出血、严重胸壁伤、分泌物和渗出物阻塞呼吸道者应行气管切开。如有面、头、颈部烧伤、外伤者，气管切口的位置应避开伤处；补液抗休克，当烧伤合并肺部冲击伤或颅脑损伤时原则上仍需补液，但要特别谨慎，严密观察和保护心、肺和肾功能，适当控制补液量和速度；处理合并伤如胸腹出血或肢体骨折。

（2）治疗：烧伤软组织创伤时按外伤处理原则及时进行早期清创，冲洗伤口，清除异物，切开筋膜，切除坏死组织，如伤口处没有合并烧伤，可包扎并延期缝合。如外伤伤口位于烧伤区内则一般不包扎，可用抗菌药物涂布；如烧伤和骨折发生在不同部位，分别处理烧伤和骨折，如烧伤和骨折部位重叠，则处理复杂，需要根据软组织情况分期处理；颅脑损伤时，应有计划地补液，在平稳度过休克期后取头高位；对颅内压增高的脑水肿，选用高渗葡萄糖溶液、甘露醇等利尿减压，需手术处理者按一般颅脑损伤处理原则，抢救烧伤休克与防治脑水肿之间存在矛盾，早期抗休克补液指标均应控制在低水平，休克控制后及时使用脱水剂。肺损伤时，抗休克补液也需严格掌握量和速度，切实改善心肺和肾功能，必要时使用呼吸机，改善呼吸功能，镇静、镇痛剂宜慎用，以免抑制呼吸；对进行性血胸、血气胸，应开胸止血，清除血凝块等异物，严重损伤不能修补的肺叶可予切除；腹部损伤时，如确诊有内出血或空腔脏器损伤并伴有腹膜炎，在抗休克基础上进行手术，通过手术来纠正休克。

（二）化学复合伤

1．临床表现

（1）休克发生率高：化学复合伤伤员既可出现外伤性休克，又可出现中毒性休克，毒剂影响凝血功能，导致出血增加，休克发生率会明显增加，程度也会加重。

（2）愈合延迟、恢复较慢：创伤愈合过程与全身健康状况有关，中毒伤员一般情况较差，身体状况恶化，营养失调，组织再生能力降低。

（3）预后不良：中毒时出现的惊厥、肺水肿、呼吸循环衰竭及造血功能抑制等严重中毒症状使救治难度大大增加。

2．诊断

（1）中毒史：泄漏事故同时伴有爆炸发生时，应注意发生化学复合伤的可能性。应详细了解伤员的受伤时间、地点和受伤经过，是否同时遭受爆炸和染毒，染何种毒剂，当时防护及消毒情况，并估计毒剂的接受量。

（2）毒剂特点：神经性毒剂中毒起病急，病程发展快。相继出现毒蕈碱样、烟碱样和中枢神经系统症状，以及嗜睡、流泪、流涎、出汗、呼吸困难、肌颤、惊厥、昏迷等。氰类毒剂中毒发病急骤，心前区疼痛，胸部有压迫感，呼吸困难且不规则，皮肤黏膜呈鲜红色，惊厥，瞳孔散大，有时角弓反张，呼出气中有苦杏仁味；芥子气中毒当时无明显疼痛及不适，经数小时潜伏期后相继出现眼、呼吸道及皮肤损伤，吸收中毒早期有头痛、头晕、恶心、呕吐以及神情淡漠、反应迟钝等中枢反应。

（3）毒剂侦检：检查伤员服装、装备或绷带上有无毒剂痕迹、气味；可自绷带、敷料或可疑染毒处取样进行毒剂鉴定。

（4）实验室检查：有目的地进行实验室检查可辅助诊断。神经性毒剂中毒时血液胆碱酯酶活性下降；路易士剂中毒者血液及尿中可检出砷；外周血白细胞总数及中性粒细胞在芥子气吸收中毒后12天内升高，以后骤然下降；红细胞、血小板也因造血抑制而下降；氰类毒剂中毒时血氰及尿硫氰酸盐水平增高。

3．救治措施

（1）急救：早使用抗毒剂，防止继续吸收，戴防毒面具，穿防毒斗篷或防毒衣；局部消毒、包扎伤口，用棉球、手帕、纸片等吸除可见毒剂液滴；用洁净水冲洗伤口，根据不同毒剂选用相应的抗毒剂。

（2）治疗：除继续抗毒治疗外，对有全身吸收中毒的伤员采取综合治疗措施。要特别注意保持呼吸道通畅；保护心肺功能，积极防治肺水肿，防治感染。

（三）放射复合伤

1．临床表现

放射复合伤时放射损伤常起主导作用，伤情轻重常主要取决于辐射剂量：随受照射剂量增大，伤情加重，死亡率升高，存活时间缩短。具有初期（休克期）、假愈期（假缓期）、极期和恢复期的病程阶段性。休克的发生率增加，感染发生率高、出现早、程度重，出血明显。

（1）重要脏器表现：胃肠系统损伤明显，临床上常表现出胃肠道功能紊乱，食欲缺乏、拒食、恶心、呕吐、腹泻等消化道症状出现早且严重。腹泻常为水样便或血水样便；造血器官损伤加重，贫血明显；创伤愈合能力降低。

（2）放射损伤与烧伤或创伤的复合效应：放射复合伤伤员较单纯放射病和单纯烧伤或创伤死亡率高，假愈期比受同等剂量照射的单纯放射病的短，极期提早出现，而恢复期并不提前。因此，病程中的极期延长。放射损伤的各种主要症状如出血、发热等，在放射复合伤时比单纯放射病时发生早、较严重，持续时间也较长。

2．诊断

（1）病史：了解伤员受照射和外伤情况，推断出可能发生的复合伤的类型。

（2）症状和体征：伤后有恶心、呕吐、腹泻，同时有烧伤和创伤的症状，可能是放射复合伤。不管何类复合伤，在病程中如出现衰竭、拒食、柏油样便或体温下降等，都表明伤情在重度以上，是疾病危重的表现。

（3）实验室检查：包括受照射剂量测定、外周血象变化测定，X 线检查对诊断同时存在的骨折、胸部创伤和异物的定位等有特殊价值，也可做超声检查；脑电图、脑血流图都可提供参考，必要时可进行腰椎穿刺测脑压和检查脑脊液。

3．救治措施　放射复合伤的急救与一般战伤基本相同，包括止血、镇痛、包扎、骨折固定、防治窒息、治疗气胸、抗休克等。

（1）防治休克，早期使用脱胶或半脱胶等抗放射药，伤后应尽早给予；疑有放射性物质进入体内者，应尽早服用碘化钾 100mg，必要时还可采用加速排出措施。

（2）防治感染，早期、适量和交替使用抗菌药物，积极防治感染。除全身使用抗菌药物外，应加强对创面局部感染的控制，以防止和减少细菌入血。

（3）防治出血，促进造血和纠正水、电解质平衡紊乱。

四、挤压伤

被砸压肢体的伤员出现肢体肿胀、全身循环障碍、酱油色尿和急性肾衰竭（acute renal failure，ARF），并证明尿内色素为肌红蛋白。于 1941 年首次提出"挤压综合征"这一名称。现代医学将挤压综合征（crush syndrome）定义为"身体肌肉丰富的部位遭受挤压伤后出现以肌红蛋白尿、高血钾、高血磷、酸中毒和氮质血症等为特点的 ARF 症候群"。挤压综合征的核心环节是横纹肌溶解，引发肌细胞内容物外漏至细胞外液及血液循环中，导致有效循环血容量减少、电解质紊乱、急性肾损伤及多器官功能不全等一系列并发症。

知识拓展—挤压综合征

（一）临床表现

1．局部表现　伤后初期可无明显症状，随后肢体呈渐进性肿胀，皮肤紧张、发亮，出现红斑、水疱、瘀斑，硬而压痛明显；远端皮肤发白，皮温降低。血管搏动早期可触及。受累肌肉收缩无力，被动牵拉剧痛。关节活动受限，神经分布区域感觉减退。

2．全身表现　解除挤压后，可出现全身代谢及内环境平衡紊乱，主要表现为酸中毒和低血压带来的一系列症状如乏力、腹胀、恶心呕吐、烦躁或意识淡漠。挤压综合征会引发高钾血症、低钙血症、高磷酸盐血症和高尿酸血症，这与大量肌肉细胞破坏有关，持续少尿（< 400 ml/24h）或无尿（< 100 ml/24h）48 h 以上意味着肾衰竭；血中肌红蛋白异常增高、肌酸磷酸激酶增高。患者可因酸碱代谢和水、电解质平衡紊乱而突发心脏停搏。

3．肌红蛋白尿　肌红蛋白（myoglobin，Mb）尿呈深褐色或者红棕色，尿中 Mb 浓度在解除挤压 12 h 达到高峰，一般持续 12 ～ 24 h，部分患者同时伴有肾区胀痛。因此，对严重挤压伤患者应密切观察排尿情况，注意每小时尿量、尿色、渗透压、pH 等。

（二）救治措施

凡是挤压伤患者，都有发生挤压综合征的可能，常常合并肢体、胸部和腹部等多脏器损伤，发生 ARF 后的死亡率仍高达 40% ～ 50%。因此，挤压综合征的处理除遵循 ARF 的常规处置原则外，应强调对患者多专业、多学科早期诊断、早期治疗，提高抢救成功率。

1．现场急救及早期处理　尽早解除压迫、受伤肢体制动、有条件时冷敷、禁止按摩挤压、避免伤肢抬高是首要措施。如肢体迅速肿胀，远端血液循环障碍，应尽早行骨筋膜室切开减压，必要时果断截肢。

2．抗休克治疗　受伤肢体解除压迫后迅速肿胀，出现"第三间隙异常"。组织大量破坏，代谢产物聚积，毒素吸收，血管扩张，通透性增加，有效循环血量减少，血压下降。应及时补液扩容，纠正低血容量性休克和中毒性休克。

3．防治感染　挤压伤由于伤口污染、肌肉缺血坏死，极易发生感染。继发感染是仅次于ARF 的致死原因，有效防治感染是救治挤压伤和挤压综合征的重要原则之一。及早应用足量有效的抗菌药，避免使用对肾功能有较大影响的药物；预防破伤风和气性坏疽。

4．碱化尿液　可根据尿 pH、血尿素氮、肌酐水平及血气监测结果及时调整滴注 5% 碳酸氢钠溶液的量与速度，同时注意纠正低钙血症，葡萄糖和胰岛素并用可降低血钾水平。

5．促进有害物质排泄　挤压伤后肌肉组织破坏，除 Mb 外还可释放大量其他有害物质。甘露醇除具有利尿作用外，对伤肢亦有保护作用，减轻挤压伤局部临床症状，起到扩充血容量和保护肾功能的作用。

6．人工肾替代治疗　挤压综合征出现 ARF 时，血中尿素氮、肌酐、K^+ 的水平上升速度比一般 ARF 快，因此，提倡及早进行透析或血液净化治疗，迅速清除体内过多的代谢产物，以免肾功能发生不可逆改变。

7．营养支持　挤压伤、挤压综合征的治疗应强调热量和营养的补充。每日应供氮 0.2 ～ 0.24 g/kg，热量 40 ～ 45 kcal/kg。

8．高压氧疗　挤压伤后，在外科治疗的前提下，合理应用高压氧可使组织血供得到明显的改善，渗出减少，组织压下降，从而加大了动静脉压差，同时可使小动脉重新开放，解除缺氧 - 组织水肿的恶性循环。

（张春阳）

第 11 章第七节电子资源

第一节 概 述

休克（shock）是指由多种致病因素引起的伴有细胞氧利用障碍的危及生命的急性循环衰竭。休克时存在细胞氧代谢障碍、血乳酸增高。临床上常见的病因有创伤、失血、中毒、感染、烧伤、心脏泵功能衰竭、过敏、严重呕吐、腹泻、肺栓塞等，为临床常见的急症。依据休克的病理生理改变，临床上多分为以下四类：分布性休克、心源性休克、低血容量性休克、梗阻性休克。以上几种类型休克可以混合存在。

1. 研究显示是休克中分布性休克占66%（其中感染性休克占62%），心源性休克占17%，低血容量性休克占16%，梗阻性休克占2%。

2. 分布性休克是因血管舒张功能障碍引起血流分配紊乱，导致有效血容量相对不足引起的休克。常见的病因有严重感染、过敏及脊髓损伤等。

心源性休克是由于心泵功能衰竭，心排量急剧减少，导致有效血容量不足引起的休克。常见病因有心肌梗死、心肌病、心肌炎及严重心律失常等。

低血容量性休克是因失血、失液导致有效血容量不足引起的休克，常见病因有创伤失血、消化道出血、宫外孕破裂出血、严重呕吐、腹泻及烧伤等。

梗阻性休克是因回心血和（或）心排血通路梗阻导致心排量减少引起的休克。常见于肺栓塞、心脏压塞及张力性气胸等。

3. 以上常见的四种类型休克常是混合存在的，如腹腔感染引起的休克常是体液丢失引起的低血容量性休克与感染性休克同时存在。

一、诊断

休克是疾病发生、发展中的动态过程，诊断主要依据病史、临床症状和体征、血流动力学指标及氧代谢指标综合确定（图12-1）。

（一）病史与症状

导致休克的因素多种多样，根据休克的病因不同，病史的采集也应有所偏重。如对可疑过敏性休克患者，应仔细询问是否存在过敏史，既往有无类似发作，发病前有无接触可疑的致敏原。对可疑感染性休克患者，应了解导致感染的可能诱因、起病情况、发病经过及诊疗经过等。对可疑心源性休克患者，应了解患者既往有无心脏病史；对心肌梗死患者，应了解患者发病经过，疼痛部位、性质、程度、持续时间、加重和缓解的因素，以及伴随症状等。对可疑低血容量性休克患者，应了解体液丢失情况，如有外伤，应详细询问受伤经过及伤后伴随症状。

休克的临床症状根据休克分期而有所不同。休克一般分为三期：

1. 休克早期 患者烦躁焦虑，精神紧张，面色、皮肤苍白，恶心、呕吐，口唇、甲床轻度发绀，心率加快，呼吸频率增加，出冷汗，脉搏细数。血压可下降或正常，脉压减小，尿量减少。此期如能及时治疗，休克多能完全恢复。

2. 休克中期 患者烦躁不安，神志模糊，四肢温度下降，心音低钝，脉细数而弱。血压

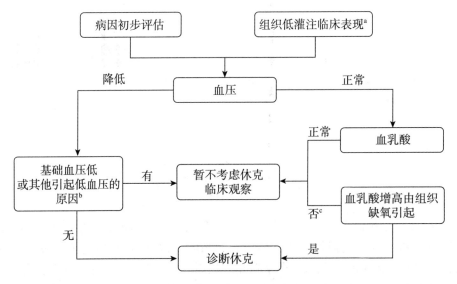

图 12-1　休克的诊断流程

[a] 组织低灌注临床表现：意识改变、尿量减少、皮肤温度色泽改变或毛细血管充盈时间 > 2s；[b] 其他引起低血压的原因：药物（如利尿剂、受体阻滞剂等降压药）、体位改变等；[c] 非组织缺氧引起血乳酸增高的原因：淋巴瘤、癌症、重症急性肝功能衰竭、激素治疗等

进行性降低，皮肤湿冷，可呈"花斑"样改变，少尿或无尿。此期患者机体恢复延迟，伴有脏器功能不全，治疗效果极差。

3. 休克晚期　患者出现昏迷，收缩压可低于 60mmHg，甚至测不出，皮肤发绀或广泛出血。此期患者可出现肾衰竭、弥散性血管内凝血（disseminated intravascular coagulation，DIC），最终可因多器官功能衰竭（multiple organ failure，MOF）而死亡。

（二）体格检查

1. 一般情况检查　若患者存在血压降低、面色苍白、皮肤湿冷、脉搏细速、表情淡漠、烦躁不安、谵妄、嗜睡、甚至昏迷、心率增快、呼吸频率增加等，提示可能存在休克。

2. 触诊　休克患者皮肤弹性降低，腹部外伤导致的失血性休克及消化道穿孔导致的感染性休克患者可出现腹部压痛、反跳痛及腹肌紧张。

3. 叩诊　主要为胸部及腹部叩诊，了解有无胸腔积液及腹水，肝区、脾区、肾区有无叩痛。

4. 听诊　为梗阻性及心源性休克患者检查的主要方法。同时胸部听诊还可鉴别是否存在胸腔积液。

（三）辅助检查

1. 血常规　通过白细胞计数、血红蛋白检测等项目，可辅助鉴别休克原因。动态监测白细胞计数及血红蛋白变化，有助于病情变化的判断。

2. 血生化　休克患者常伴有不同程度的肝肾功能、白蛋白、电解质等检测项目异常，可反映休克患者的脏器功能状态，评估病情。

3. 血乳酸　血乳酸是反映组织灌注不足、组织缺氧和细胞氧利用障碍的敏感指标，休克时，血乳酸水平通常 > 2 mEq/L（2 mmol/L），监测血乳酸水平用于评估预后、指导治疗。

4. 血气分析　动脉血气分析能够反映机体通气、氧合及酸碱平衡状态，指标包括二氧化碳分压（$PaCO_2$）、氧分压（PaO_2）、pH、碱剩余（base excess，BE）、上腔（中心）静脉氧饱和度等，休克患者常见代谢性酸中毒和低氧血症。

5. 其他　休克发病机制复杂，对机体损伤不尽相同，应根据病情不同，有针对性地进行相关检查，综合评估。

二、治疗原则

明确休克类型，在治疗休克病因的基础上，综合治疗，改善和恢复组织器官灌注、保护重要脏器功能。

（一）病因治疗

病因治疗为休克治疗的基础。对于失血性休克患者，应充分止血治疗。对于过敏性休克患者，需先去除过敏原，同时予以激素抗过敏等治疗。对于严重威胁生命但又急需外科手术干预的疾患如消化道溃疡穿孔、空腔脏器破裂、肝脾破裂、异位妊娠破裂等，应在积极抗休克的同时进行术前准备，在条件允许时尽早行手术治疗。

（二）液体复苏

无论何种类型休克，均存在有效循环血量绝对或相对不足，液体复苏为改善组织器官灌注、纠正休克的基本措施。容量监测指标可用于指导液体复苏。补液种类可分为晶体液和胶体液两种，晶体液主要包括生理盐水、林格液等，胶体液主要包括明胶类、羟乙基淀粉类、右旋糖酐、白蛋白、血浆和各种血液制品。初期液体复苏的目标是保证足够的组织灌注，结合心率、血压、尿量及血乳酸等综合判断。

（三）血管活性药物

血管活性药物可通过调节血管张力改善循环。原则上经充分液体复苏，休克仍未能纠正的患者应使用血管活性药物，但对于威胁生命的低血压或经短时间大量液体复苏不能纠正的低血压，要及时应用血管活性药物。常用的药物有肾上腺素、去甲肾上腺素、多巴胺及多巴酚丁胺等。

（四）肾上腺皮质激素

多用于治疗过敏性休克、感染性休克，其在休克治疗中的应用尚有争议，并非常规用药。常用药物为氢化可的松。

（五）综合治疗

包括纠正水及电解质平衡紊乱、酸碱失衡，稳定内环境，保护脏器功能，防止出现 MOF。

（陈 兵）

第 12 章第一节电子资源

第二节 分布性休克

分布性休克是指由于血管舒缩功能异常引起全身血容量分布不均，组织灌注相对不足，导致以器官功能失调为特征的一类临床综合征，包括感染性休克、过敏性休克、神经源性休克 3 种类型。其病理生理机制都有各自的特点，但共同的病理生理改变均是全身血管收缩舒张功能异常引起循环血量分布不均，血液循环的绝对总量没有丢失或少有丢失，但重要的器官血液灌注不足。

患者可表现为肢体乏力、头晕、神志淡漠、烦躁、皮肤苍白、四肢湿冷、脉搏细速甚至无脉、血压下降等症状。感染性休克是分布性休克中最常见的类型，死亡率很高，每年影响全球数百万人，病死率大于 25%，且发病率呈逐年增多的趋势。

过敏性休克

一、概念

过敏性休克（anaphylactic shock）是由于已致敏的机体对抗原物质（如某些药物、异种蛋白、蜂毒、血清等）发生的强烈全身性变态反应综合征。抗原与抗体结合使机体释放一些生物活性物质如组胺、缓激肽、5-羟色胺和血小板激活因子等，导致全身毛细血管扩张和通透性增加，心排血量急剧减少，血压下降达休克水平；此外，还可发生荨麻疹、喉头水肿、支气管痉挛和呼吸窘迫。

二、病因及发病机制

常见作为过敏原引起本病的抗原性物质有：

（一）医源性物质

1. 药物 抗生素如青霉素、头孢菌素、两性霉素 B 等；局部麻醉药如普鲁卡因、利多卡因；解热镇痛消炎类如阿司匹林、吲哚美辛等；维生素如维生素 B_1、叶酸等；还有糜蛋白酶、链激酶、胰蛋白酶等酶类；以及琥珀酸氢化可的松、胰岛素、加压素等激素。

2. 输血或异种蛋白 异体血清、抗蛇毒血清、抗淋巴细胞丙种球蛋白、人血白蛋白、各种疫苗、破伤风类毒素、破伤风抗毒素等。

3. 造影剂 凡含碘的造影剂均有引起过敏性休克的可能。

（二）生活接触

1. 食物 较常见，如蛋清、牛奶、海产品（贝类、虾类）、巧克力、硬壳果等。

2. 昆虫蜇与毒素咬伤 虫类（黄蜂、蜜蜂）、毒蛇（眼镜蛇）、膜翅目昆虫。

3. 其他生活接触 动物皮屑、天然橡胶、染料、油漆、乳胶（如 Foley 导尿管），少见原因还有女方对男方精液过敏等。

主要发病机制：

当上述致敏原进入机体后出现的变态反应可分为致敏和发敏两个阶段。致敏原刺激机体内的淋巴细胞或浆细胞产生对致敏原具有特异性的 IgE 抗体，其 Fc 片段亲和在嗜碱性粒细胞和肥大细胞的表面上时为致敏期。当机体再次接触到同样的致敏原时，将在这些致敏的细胞表面上发生抗原 - 抗体结合，进入发敏期，使嗜碱性粒细胞和肥大细胞脱颗粒，释放大量组胺、5-羟色胺、激肽、缓激肽和白三烯等过敏性物质，使血管舒缩功能发生紊乱，毛细血管扩张，通透性增加，血浆外渗，循环血量减少，致系统脏器的循环灌注不足而引起休克等各种临床症状。临床表现的严重程度与致敏期产生的 IgE 抗体的数量及宿主的敏感性等因素相关。

猝死患者主要病理表现：急性肺淤血、肺间质水肿和出血；镜下可见气道黏膜下极度水肿，小气道内分泌物增加，支气管及肺间质血管充血、水肿伴嗜酸性粒细胞浸润。脾、肝与肠系膜血管也多充血伴嗜酸性粒细胞浸润，部分伴消化道出血。约 80% 死亡病例合并心肌局灶性坏死或病变。

三、临床表现

过敏性休克主要表现为两大特点：一是有休克症状，即四肢厥冷、发绀、脉搏细速，血压显著下降，同时患者出现意识障碍；二是其他器官在休克出现之前或同时，常伴有一些与过敏相关的症状，主要有：

1. 呼吸道阻塞症状 是本症最多见表现，也是最重要死因。表现为声音嘶哑、窒息感、胸闷、刺激性干咳、喘鸣等。听诊双肺可闻及哮鸣音及湿啰音。

2. 循环衰竭症状 患者有心悸、面色苍白、出汗、脉搏细速，继则发展为四肢厥冷、发绀、脉搏消失、血压下降乃至测不到，最终导致心搏停止。

3. 神经系统症状 焦虑、神志淡漠或烦躁不安、大小便失禁、抽搐、昏迷等。

4. 消化道症状 如恶心、呕吐、食管梗阻感、腹胀、肠鸣、肠绞痛或腹泻等。

5．皮肤黏膜症状　往往是过敏性休克最早且最常出现的征兆，包括一过性的皮肤潮红，周围皮痒，口唇、舌部及四肢末端麻木感，继之出现各种皮疹，重者可发生血管神经性水肿等。

四、辅助检查

主要是血清 IgE 测定。

五、诊断、鉴别诊断

根据过敏原接触史、患者特征性临床表现即可诊断。应与以下疾病相鉴别：

1．迷走血管性晕厥（迷走血管性虚脱）　多发生在注射后，尤其是患者有发热、失水或低血糖倾向时。但此类患者无瘙痒或皮疹，血压虽低，但经平卧后可较快恢复，一般不会出现循环障碍和器官损害。

2．低血糖性晕厥　多发生于饥饿或劳累后，多发于女性，经过休息、平卧或饮糖水或静脉注射葡萄糖可以缓解。既往可有类似发作史。

3．遗传性血管性水肿　这是一种常染色体遗传的缺乏补体 C1 酯酶抑制物的疾病。患者可在一些非特异性因素（如感染、创伤等）刺激下突然发病，表现为皮肤和呼吸道黏膜的血管性水肿。但本病起病缓慢，不少患者有家族史或自幼发作史，发病时通常无血压下降，也无荨麻疹等，据此可与过敏性休克相鉴别。

六、救治措施

1．立即脱离过敏原，清除引起过敏反应的物质。
2．切断或干扰过敏反应发生或发展的环节，肾上腺素皮下或静脉注射。
3．平卧、监护、吸氧、建立深静脉通道进行液体复苏。
4．解痉平喘，保持呼吸道通畅，必要时可以行气管切开或气管插管等。
5．早期使用糖皮质激素和抗组胺药。
6．必要时使用血管活性药物。
7．积极防止肺水肿、脑水肿、电解质酸碱失衡甚至心搏骤停等并发症。

感染性休克

一、概念

感染性休克（也称脓毒性休克），泛指各种感染性原因（以细菌感染为主）导致的器官灌注不足、微循环障碍、组织缺氧进而引起器官功能障碍乃至衰竭的休克综合征。具体发病率及死亡率我国尚无准确的统计数据，据国外报道，每年严重感染及感染性休克影响世界上数以百万计的患者，其中 25% 甚至更多因感染而死亡，且发病率仍呈上升趋势。尽管近年来治疗方法有很大改进，但其病死率依然居高不下，是目前威胁人们生命的主要疾病之一。

二、病因与发病机制

（一）病因
1．按致病微生物分类（表 12-1）

表12-1   感染性休克分类（按致病微生物）

病因分类	致病原
细菌	1．革兰氏阴性菌 大肠杆菌（腹腔内感染的主要致病菌）、克雷伯菌、假单胞菌属（主要为铜绿假单胞菌，也称绿脓杆菌，是慢性溃疡、烧伤创面的主要致病菌）、不动杆菌属、脑膜炎球菌及类杆菌等 2．革兰氏阳性菌 葡萄球菌（主要是金黄色葡萄球菌）、链球菌（主要是溶血性链球菌）、肺炎链球菌、梭状芽孢杆菌等
真菌	念珠菌（白色念珠菌最常见）、曲霉菌（强嗜血管性，易致血管栓塞，器官梗死，易侵犯肺）、隐球菌（多感染中枢神经系统，也是 AIDS 常见的并发感染，是其死亡的首要原因）、毛霉菌（强嗜血管性，极其凶险，死亡率很高）等，常继发于久病之后，抵抗力下降和/或应用广谱抗生素时间较长者
病毒	呼吸道病毒如甲型流感病毒，以及近年来所知道的 SARS 冠状病毒，禽流感病毒如 H_1N_1、H_5N_1、H_7N_9 型；出血热病毒如汉坦病毒；虫媒病毒如流行性乙型脑炎病毒；肠道病毒如柯萨奇病毒；巨细胞病毒等

2．按各系统分类（表12-2）

表12-2   感染性休克分类（按系统）

系统	疾病
泌尿系统	伴尿路梗阻的化脓性肾盂脓肿、外科经直肠前列腺穿刺活检感染、肾综合征出血热等
消化系统	急性梗阻性化脓性胆管炎、急性腹膜炎（如急性阑尾炎穿孔、胃十二指肠溃疡穿孔、急性坏疽性胆囊炎穿孔以及各种原因引起的小肠及结肠穿孔）、绞窄性肠梗阻、重症急性胰腺炎、肛周脓肿、气性坏疽、各种原因引起的腹腔脓肿等
呼吸系统	各种细菌、病毒及真菌所致的肺炎，甚至形成肺脓肿；胸外科大手术后引流不畅形成的胸腔脓肿常有发生；因神经系统等疾病等导致排痰能力减弱，易导致吸入性肺炎等
心血管系统	主要见于急性、亚急性感染性心内膜炎（包括细菌、真菌性）等
神经系统	常见于革兰氏阴性细菌败血症、暴发性流脑、脑外科术后颅内感染等
其他	某些特殊传染性疾病，如细菌性痢疾、流行性出血热、钩端螺旋体病、麻疹等；临床上大量的侵入性操作如尿导管、中心静脉置管等也是致感染性休克的重要诱因，亦是感染容易扩散导致休克的原因

3．宿主因素

除老年人、婴幼儿、分娩妇女、大手术后体力恢复较差者易并发本病外，原有慢性基础疾病，如肝硬化、糖尿病、恶性肿瘤、白血病、烧伤、器官移植等，以及长期接受肾上腺皮质激素等免疫抑制剂、抗代谢药物、细菌毒类药物和放射治疗的患者也是感染性休克的高危人群。

（二）发病机制

感染性休克的发病机制极为复杂，尚未完全阐明。目前多认为各种原因导致的微生物大量繁殖或外源性微生物得以侵入机体，释放内、外毒素等毒素成分，刺激机体各种免疫细胞，大量炎症因子及内源性介质的释放，引起炎症级联反应的产生，进而引起全身炎症反应，导致广泛性的组织损害。

最为典型和常见的是内毒素（如脂多糖，lipopoly saccharide，LPS）诱导的炎症反应过程。LPS 大量释放入血后，释放大量炎症因子（如 TNF-α、IL-1、IL-6 等），促进 NO、花生四烯酸、缓激肽和组胺等血管活性物质的产生，导致血管扩张，血管通透性增加，血液外渗，使全身血液重新分布，导致组织、器官缺血缺氧，从而导致休克的发生。

内毒素及炎症因子还可通过直接或间接的作用引起内皮细胞损伤。内毒素及炎症因子导致

MHC Ⅱ及黏附分子表达增加，增强与白细胞及血小板的结合，促进白细胞的滚动、游走并穿越血管内皮迁移到炎症病灶，导致血管内皮细胞的损伤；内皮细胞还释放血小板活化因子，活化血小板，促进血小板聚集；释放组织因子影响凝血系统，导致微血栓形成；内毒素还可活化补体系统，导致过敏性毒素的生成，引起内皮细胞与血管内皮细胞相互作用，生成自由基及蛋白酶，从而损伤血管内皮细胞和红细胞，产生促凝作用。

可以看到，以上各因素间相互协同作用并互为因果，引起凝血、纤溶及补体系统的激活，从而导致 DIC 的发生，甚至出现器官功能衰竭乃至死亡。

三、临床表现

1. 患者早期为交感 - 肾上腺髓质系统兴奋相关表现，烦躁不安、面色苍白、口唇和甲床轻度发绀、四肢湿冷、尿量少、皮温及肛温下降，交感神经兴奋导致外周阻力增高，使得呼吸深快、脉搏细速、脉压减小，但早期动脉血压尚正常或略有降低，所以神志尚清，此期为休克代偿期，应及时消除休克病因，补液复苏恢复血容量，若治疗得当，患者往往能较易恢复。否则，患者病将进一步恶化，进入休克抑制期。

2. 随着患者进入休克抑制期，由于微循环淤血，回心血量减少，心输出量减少，脑供血不足，出现烦躁或意识不清；呼吸浅速，心音低钝；脉搏细速，按压稍重即消失；血压下降，收缩压降低至 90mmHg 以下，原有高血压者，血压较基础水平降低 20% ~ 30%，脉压减小；少尿甚至无尿。血管内皮广泛损伤，组织及脏器水肿，出现毛细血管渗漏。

3. 如病情进一步加重，则进入了休克晚期，此时由于出现弥散性血管内凝血（DIC），进一步加重了重要脏器的缺血缺氧，加速器官功能衰竭，甚至出现多器官功能障碍综合征（MODS）。此期患者神志不清，甚至昏迷；血压进一步下降，甚至难以测及；可见皮肤、黏膜和（或）内脏、腔道出血，毛细血管渗漏进一步加重，序贯性出现多脏器功能衰竭：

（1）急性肾衰竭：尿量明显减少或无尿。尿比重降低，血尿素氮、血肌酐和血钾增高。

（2）急性心功能不全：患者常突发严重呼吸困难、心率加快、心音低钝，可有奔马律、心律失常，两肺底部可闻及干湿啰音、哮鸣音；检查可有肺动脉楔压升高、中心静脉压升高等左、右心功能不全的表现；心电图可有心肌缺血损伤及心律失常等改变。

（3）急性呼吸衰竭：进行性呼吸困难和发绀是主要表现，吸氧不能改善症状。听诊可在肺底闻及细湿啰音或呼吸音减低。X 线片可见散在小片状浸润阴影，逐渐扩展、融合。血气分析提示氧合指数明显降低。

（4）脑功能障碍：昏迷、一过性抽搐、肢体瘫痪，以及瞳孔、呼吸改变等。

（5）消化系统功能障碍：感染性休克时，肝细胞因缺血、缺氧致肝衰竭，引起昏迷、黄疸等，肝功能和凝血功能各项指标异常，出现急性肝衰竭和 DIC。胃肠道黏膜水肿，功能紊乱，腹胀加重，肠道菌群失调和迁移，引发新的感染，并可出现应激性溃疡、出血等。

四、辅助检查

1. 血常规　白细胞计数大多增高到（15 ~ 30）×10⁹/L，中性粒细胞增多伴核左移现象；少数患者可出现白细胞减少，甚至粒细胞缺乏；血细胞压积和血红蛋白增高；并发 DIC 时血小板进行性减少。

2. 尿常规及肾功能检查　尿常规可有少量蛋白、红细胞和管型。发生急性肾衰竭时尿比重由初期的偏高转为低而固定；尿渗透压降低，尿 / 血渗透压比值 < 1.5；尿肌酐 / 血肌酐 < 10。

3. 血乳酸水平　正常值 0.4 ~ 1.9 mmol/L，可良好反映组织灌注状况及休克程度，能较好地反映预后和病情变化。

4. 胃肠黏膜的 pH 监测　胃肠道是对缺血最敏感的器官，休克时缺血发生最早而恢复最晚，是较好的局部灌注指标，对休克诊断及病情进展监测有重要价值。

5. 血生化检查　血钠多偏低，血钾高低不一。休克晚期尿素氮、谷丙转氨酶（ALT）均升高，甚至出现高胆红素血症，提示肝、肾功能受损。

6. 血清酶的测定　血清谷丙转氨酶（ALT）、肌酸激酶（CPK）、乳酸脱氢酶同工酶的测量可反映肝、心等脏器的损害情况。

7. 血气分析　休克早期主要表现为动脉血 pH 偏高，氧分压（PaO_2）降低，剩余碱（BE）不变。休克发展至晚期则转为 pH 偏低，二氧化碳分压（PCO_2）降低，BE 负值增大。

8. 病原学检查　在应用抗生素前推荐进行两份或两份以上的血培养（需氧和厌氧瓶），培养管抽血量应 ≥ 10 ml。两瓶至少有一个是经皮抽取或通过血管内留置装置抽取，除非该装置是最近（< 48 h）置入的。如果两份培养包含相同的微生物，则该微生物是严重脓毒症致病微生物的可能性提高。如果等量的培养用血，导管接入装置取得阳性结果比外周早得多（即超前 2h），则考虑为导管接入装置源感染。另外，只要不造成显著的抗生素治疗延迟，其他适当部位的定量培养，如尿液、脑脊液以及创面、呼吸道分泌物或其他可作为感染源的体液，也应在抗菌药物治疗之前获得。

9. 凝血功能检查　主要检查血小板计数，凝血酶原时间，纤维蛋白原定量，血浆鱼精蛋白副凝试验，优球蛋白溶解时间，凝血酶凝结时间。如前三项不正常，DIC 诊断成立。有条件时可快速检测纤维蛋白溶解产物（FDP），如超过正常则反映有血管内溶血（继发性纤溶）。

10. 感染和炎症因子的血清学检查　如血中降钙素原（PCT）及 TNF、IL-1 等一些炎症因子，有助于快速判断休克是否存在感染因素。

五、诊断标准

1. 一般指标
① 发热（> 38.3℃），体温过低（中心体温 < 36℃）。
② 心率 > 90 次/分或大于年龄对应正常心率的两个标准差。
③ 呼吸急促：呼吸频率 > 20 次/分，或过度换气 $PaCO_2$ < 32 mmHg。
④ 精神状态改变。
⑤ 明显水肿或液体正平衡（> 20 ml/kg 超过 24 h）。
⑥ 无糖尿病者，高血糖症（血糖 > 140 mg/dl 或 7.7 mmol/L）。

2. 炎症指标
① 白细胞增多症（白细胞计数 > 12×10^9/L）、白细胞减少症（白细胞计数 < 4×10^9/L）。
② 白细胞计数正常，但不成熟白细胞 > 10%。
③ 血浆 C 反应蛋白大于正常值 2 个标准差以上。
④ 血浆降钙素原（PCT）大于正常值 2 个标准差以上。

3. 血流动力学指标　动脉压降低（收缩压 < 90 mmHg，平均动脉压 < 70 mmHg，或成人收缩压下降 > 40 mmHg 或低于年龄对应正常值下两个标准差），或血压依赖补液或升压药物维持。

4. 器官功能障碍指标
① 动脉低氧血症（PaO_2/FiO_2 < 300）。
② 急性少尿（尽管液体复苏充分，至少 2 小时尿量 < 0.5 ml/(kg·h)）。
③ 血肌酐升高 > 0.5 mg/dl 或 44.2 μmol/L。
④ 凝血异常：国际标准化比（INR）> 1.5 或激活部分促凝血酶原激酶时间（APTT）> 60s。
⑤ 肠梗阻：未闻及肠鸣音。

知识拓展—感染性休克的鉴别诊断

⑥ 血小板减少症：（血小板计数 < $100 \times 10^9/L$）。

⑦ 高胆红素血症（血浆总胆红素 > 4 mg/dl 或 70 μmol/L）。

5．组织灌注指标

① 高乳酸盐血症（> 1 mmol/L）。

② 毛细血管再充盈减少或出现斑点。

六、救治措施

急诊救治的原则是纠正休克与控制感染并重。

急诊救治目标是通过早期液体复苏，使用高效广谱抗生素控制感染，稳定血流动力学状态，纠正氧债，改善细胞代谢；尽早手术去除感染灶；纠正水、电解质酸碱平衡紊乱；保护重要脏器如肺、肾、心、肝和大脑，防治 MODS。在寻找控制感染源的同时立即开始液体复苏和治疗，迅速启动"1 小时集束化治疗"：

（1）检测血乳酸水平，如果乳酸 > 2 mmol/L，重复检测。

（2）在给予抗菌药物前获取血培养。

（3）给予广谱抗菌药物。

（4）低血压或乳酸 ≥ 4 mmol/L，开始快速给予 30 ml/kg 晶体液。

（5）如果患者液体复苏时或液体复苏后仍存在低血压，给予血管活性药以维持平均动脉压 ≥ 65 mmHg。

（一）一般治疗、评估和监测

患者通常取平卧位，头部低位，下肢抬高 20°～30°。尽快评估心、脑、肺、肾、肝等重要脏器的损伤程度。行心电、血压、氧饱和度及呼吸监测；对血气分析、血常规、C 反应蛋白、PCT、红细胞沉降率、生化、凝血指标、心功酶、肝肾功能等指标进行检测；应用抗生素前行血培养、痰培养、尿及引流液培养等，G 试验、GM 试验检测。建立中心静脉通道、检测中心静脉压；有条件的单位可行动脉穿刺、有创血流动力学监测；保持呼吸道通畅；留置导尿管，监测尿量。

（二）液体复苏

提高氧供能力是感染性休克治疗的根本目标，而保证足够的循环血量是保障氧供的基本措施，也是一切后续治疗的基础。晶体液是液体复苏安全有效的选择，如需大量晶体液时可予白蛋白作为补充，避免晶体液过多加重组织水肿，如凝血功能障碍时可予输注血浆，不建议使用人工胶体。

感染性休克过程中存在一个治疗的"黄金阶段"，国际上推荐液体复苏和治疗尽早进行；最初 3 小时内至少静脉滴注 30 ml/kg 的晶体液；早期液体复苏后，反复评估血流动力学指标指导后续液体复苏；推荐血流动力学指标尽快明确休克诊断，动态血流动力学指标预测复苏的容量反应性；如果患者液体复苏时或液体复苏后仍存在低血压，给予血管活性药以维持平均动脉压 ≥ 65 mmHg；建议以乳酸水平降至正常为复苏目标。

（三）控制感染

在确诊感染休克 1 小时内即应给予抗生素治疗。如尚未确定感染病原体，应根据经验性选择能覆盖可能病原体并且在感染组织有良好穿透力的强效抗生素。经验性联合用药治疗，不应该超过 3～5 天。一旦确定病原体，应尽快将抗生素降级并应用最敏感的单一药剂治疗，但氨基糖苷类药物应避免单独应用。应用抗生素前应留取血或体液标本做病原学检查和药敏试验。

积极清除感染病灶。如一些特殊部分的感染如腹膜炎、胆管炎等经确认后，如果条件允许，则应尽快进行感染灶控制。如果确定血管内导管为感染源，则应在建立其他有效的血管通路后去除血管内导管。原则采用对生理功能损害最小的有效干预措施。

（四）器官保护与支持治疗

当出现 ARDS 时，需行机械通气治疗；如仍严重低氧无法纠正时，可考虑行体外膜肺（ECMO）替代治疗；有心功能不全或达到足够的血管内容量和足够的平均动脉压，但仍有持续灌注不足的迹象时可应用多巴酚丁胺提高心肌收缩力，注意不能超过 20 mg/（kg·min）；伴有急性肾衰竭的患者，可以采用持续的肾替代治疗或间断血液透析，对于血流动力学不稳定的患者，持续肾替代治疗有助于恢复体液平衡；此外，感染性休克患者需注意加强营养支持，血糖应控制在 80 ~ 110 mg/dl（4.4 ~ 6.1 mmol/L）。

（五）其他治疗

镇静治疗，以防患者焦虑、躁动不安。有一些文献报道可使用炎症介质的清除剂或拮抗剂，但临床实践相对较少，方法尚未成熟。

神经源性休克

一、概念

神经源性休克是由于严重的脑部或脊髓损伤、麻醉、疼痛等神经刺激引起血管舒缩调节功能失调，导致血液淤滞于扩张的血管，有效循环血量减少的休克。

二、病因与发病机制

在正常情况下，血管运动中枢不断发放冲动沿传出的交感缩血管纤维到达全身小血管，使其维持一定的紧张性。当血管运动中枢抑制或传出的交感缩血管纤维被阻断时，小血管就因紧张性的丧失而发生扩张，结果使外周血管阻力降低，大量血液淤积于外周，静脉回心血量减少，心排量降低，血压下降，引起神经源性休克。如果脊髓损伤平面在中胸段以下，那么损伤平面以上存留的肾上腺素能神经系统被激活，导致心率增快和心肌收缩力增强。如果心脏交感神经输出端受累，则出现心动过缓。

1. 严重的脑部或脊髓损伤　可引起血管运动中枢抑制或交感缩血管纤维被阻断；血管运动中枢主要位于延髓的菱形窝内，可以分为血管收缩中枢和血管扩张中枢，目前知道的主要是前一种的作用。这一部分或其以下受损时，可引起血管扩张，血压下降。

2. 药物　许多药物如神经节阻滞剂、肾上腺素能神经元阻滞剂和肾上腺受体拮抗剂以及麻醉药物，均可阻断自主神经，使周围血管扩张，血液淤积，发生低血压导致休克。

3. 严重创伤、剧烈疼痛刺激　可引起某些血管活性物质如缓激肽、5-羟色胺等释放增加，导致周围血管扩张。

三、临床表现

临床表现以原发病和有效循环血量减少所致组织低灌注为主，主要表现为：

1. 原发病表现　大多数患者具备原发病的表现如脑部或脊髓损伤、剧烈疼痛、深度麻醉、神经功能缺失等。

2. 休克的一般表现　血压下降，CVP 降低；呼吸困难、胸闷、心悸，常见窦性心动过缓，亦可见窦性心动过速；意识障碍如焦虑、易激惹、淡漠、疲倦；肾低灌注，尿量 < 0.5 ml/（kg·h）。

四、辅助检查

1. CT 或 MRI 以明确脑部或脊髓损伤。

2. 有创血压和 CVP 监测。

五、诊断

1. 原发病表现。

2. 具有休克一般临床表现。

3. 排除其他类型休克。

六、救治措施

1. 治疗原发病和病因　去除神经刺激因素，剧烈疼痛引起者予以镇痛药物如吗啡；情绪紧张者给予镇静药物如地西泮。停止静脉注射麻醉药和致休克药物（如巴比妥类、神经节阻滞降压药等）。

2. 一般紧急处理　患者应保持安静，应用鼻氧管或面罩吸氧，保证患者各个脏器充分的氧供。去枕平卧，亦可下肢抬高 15°～30°，使其处于头低脚高的休克体位，以增加回心血量，增加脑部血供。如有意识丧失，应将头部置于侧位，抬起下颌，以防舌根后坠堵塞气道。心动过缓者可用阿托品。脊髓损伤者，外科固定脊髓、骨折部位，以防进一步损伤。

3. 补充有效血容量　常用的晶体液为乳酸林格液，常用的胶体液为低分子右旋糖酐、中分子质量羟乙基淀粉，一般先快速静滴晶体液 500～1000 ml，以后根据血压情况调整。

4. 肾上腺素　立即皮下注射 0.5～1 mg 肾上腺素，必要时 5～15 min 后重复一次。

5. 血管活性药物　一般予以去甲肾上腺素或多巴胺，维持收缩压在 80 mmHg 以上。神经源性休克属于低阻性休克，应避免像高阻性心源性休克选用扩血管药物如硝普钠、硝酸甘油等。

6. 纠正电解质紊乱和酸碱失衡。

（邓医宇　曾红科）

第三节　心源性休克

一、概念

心源性休克，是指在血容量充足的情况下出现心排血量下降及循环低灌注，进而导致组织低氧血症的状态。心源性休克最常见的原因是急性心肌梗死，故狭义的心源性休克特指急性心肌梗死后的严重心脏泵衰竭阶段。心源性休克发病急骤，病死率高，常达 50% 以上。快速准确的病情评估、及时有效的治疗对于心源性休克患者的急救及长期预后的改善有重要意义。

二、病因与发病机制

急性心肌梗死继发心脏泵衰竭是心源性休克最重要的病因。急性广泛前壁心肌梗死常可导致心源性休克，部分已存在心功能异常的患者发生小面积心肌梗死也可出现心源性休克症状。此外，心肌梗死后机械性并发症，如室壁瘤破裂、乳头肌断裂所致二尖瓣反流、室间隔穿孔、心脏压塞等也可导致心源性休克，其主要机制为急性心肌负荷改变引发的失代偿状态。心源性休克的其他病因还包括合并重度心脏瓣膜疾病、终末期心肌病、长时间体外循环、瓣膜破裂所致二尖瓣反流、心肌挫伤或手术后、暴发性心肌炎、相关药物应用过量及严重心律失常等。

心源性休克最主要的首发因素是心脏泵功能下降，外周循环灌注量降低。急性心肌梗死导致心功能下降，心功能不全会进一步加重心肌缺血情况，形成恶性循环。心排血量的下降使外周循环灌注量下降，导致组织的无氧代谢和乳酸性酸中毒，进一步损害心肌功能，最终导致不可逆的缺血损伤。此外，心功能下降、肾素 - 血管紧张素 - 醛固酮系统激活及交感神经兴奋等代偿机制使心肌需氧量增加和灌注量下降，加重心肌缺血，进一步促进心源性休克的发展。

三、临床表现

由于病因不同，心源性休克的症状表现不一。循环低灌注是心源性休克最重要的特点，其表现包括低血压、神志改变、皮肤冰冷、少尿等，并常伴有原发病的症状和体征。诊断休克的低血压标准具有较大的可变性，最常用的是收缩压低于 80 mmHg。选择合适的血压检测方法很重要。在休克状态下，动脉内测压法优于肱动脉袖带测压法。严重心脏泵衰竭的患者可出现"血压正常的心源性休克"，常见于广泛前壁心肌梗死患者，其病死率低于典型心源性休克。

四、辅助检查

1. 心电图　急性心肌梗死心电图常有特定的表现及演变规律，休克患者应常规行心电图检查。

2. 超声心动图　能够通过观察总体及局部心肌的收缩功能发现心肌梗死部位，可以发现乳头肌断裂、急性二尖瓣反流、室壁瘤、乳头肌功能不全、室间隔穿孔、心脏压塞等并发症，有助于确诊心源性休克并排除其他原因所致的休克。对于心脏瓣膜疾病与心肌病所致心源性休克也有重要的诊断价值。

3. 血流动力学监测　①肺动脉楔压（pulmonary arterial wedge pressure，PAWP）：一般认为 PAWP 正常值为 6 ~ 12 mmHg，最高不超过 15 mmHg，PAWP > 18 mmHg 提示心源性休克。②心排血指数（cardiac index，CI）：CI < 2.0 L/（min·m²）提示心源性休克。③中心静脉压（central venous pressure，CVP）：多数心源性休克患者 CVP 升高，但需除外血容量过高等引起 CVP 升高的情况。④动脉导管直接测压。

4. 其他检查　心肌损伤标志物检查有助于明确是否存在急性心肌梗死或损伤。

五、病情评估、危险分层及诊断

病情评估和危险分层应从以下四个方面着手：

1. 病因　有不同原因、不同程度心肌损伤病史，如急性心肌梗死、急性弥漫性心肌炎、心脏直视术后低心排血量综合征；或其他如重度二尖瓣狭窄、严重心律失常、心脏压塞、大面积肺栓塞等易诱发心源性休克的因素。病因不同，预后可有较大差异。

2. 症状　早期患者烦躁不安、面色苍白，诉口干、出汗，但神志尚清；晚期随病情加重逐渐出现表情淡漠、意识模糊、神志不清直至昏迷。

3. 体征　收缩压 ≤ 80 mmHg，脉压小于 20 mmHg，严重时血压测不出。心率增快，常 > 120 次 / 分。脉搏频弱，四肢厥冷，肢端发绀，皮肤出现花斑样改变。心音低钝，严重者呈单音律。尿量 < 30ml/h，甚至无尿。若出现广泛性皮肤、黏膜及内脏出血，即弥散性血管内凝血的表现，以及多器官功能衰竭则提示休克进入晚期。

4. 辅助检查

（1）心电图：可以评估心率、心律，发现各种心律失常，并可以估计病变范围、部位、严重程度。

（2）超声心动图：可以无创测定心功能，发现心肌梗死的各种并发症，有助于评估病情及预后。

（3）血流动力学监测：① PAWP：18 ～ 30 mmHg 提示肺淤血，＞ 31 mmHg 提示肺水肿。② CI ＜ 2.2 L/（min·m^2）时出现心力衰竭症状，CI ＜ 2.0 L/（min·m^2）则可出现休克，动态观察 CI 可以了解心脏收缩功能及体循环阻力状态。

（4）其他检查：动态监测心肌损伤标志物有助于了解心肌梗死程度并指导治疗方案。动脉血气分析可及时发现呼吸衰竭情况。血乳酸水平可以反映休克状态下低灌注导致组织的无氧代谢和乳酸性酸中毒情况，估测休克持续的时间及循环障碍的程度。血乳酸水平是心源性休克一个重要的预后指标，血乳酸水平 ＞ 6.5 mmol/L 是心源性休克患者住院期间病死率高的一个显著的独立预测因素。胸部 X 线检查可以估测心脏大小、有无肺水肿等情况。

出现以下情况应考虑诊断心源性休克：①收缩压 ≤ 80 mmHg，高血压患者收缩压 ≤ 90 mmHg 或较基础值下降 ＞ 30 mmHg，至少持续 30 min；②脏器低灌注：神志改变、皮肤冰冷、少尿（＜ 30 ml/h）等。结合以下血流动力学参数更有助于诊断：CI ＜ 2.2 L/（min·m^2）、PAWP ＞ 18 mmHg。

六、救治措施

（一）一般措施

1. 维持气道通畅及氧合　常规给予鼻导管或面罩吸氧，必要时进行气管内插管及呼吸机辅助通气。应保证动脉氧饱和度在 90% 以上。但对于严重低氧血症患者推荐应用机械通气，主要目的在于提供充分的氧合，扩张肺膨胀不全区域并改善肺顺应性，减轻呼吸肌的工作量，最终降低前、后负荷。

2. 心电、尿量、血流动力学监测　持续心电监测，即时掌握心率及节律变化，及时处理严重心律失常等并发症。通过放置 Foley 导尿管可监测每小时尿量。

（二）稳定血流动力学

1. 补充血容量　补充血容量是抢救心源性休克的重要治疗措施。CVP 监测有利于指导补充血容量，评价血容量补充足够的指标有：CVP 在 6 cmH$_2$O 以上，动脉收缩压大于 100 mmHg 或尿量大于 30ml/h。

2. 应用血管活性药物

（1）升压药物：在补充血容量的基础上常需选用多巴胺等拟交感神经药。多巴胺是心源性休克时首选的血管活性药，兼有正性肌力作用。心源性休克时多巴胺多使用中剂量 [2.5 ～ 10 μg/（kg·min）]，此时可选择性兴奋 β$_1$ 受体，同时增加肾血流量及心肌收缩力，最终提高心排血量；大剂量 [＞ 10 μg/（kg·min）] 多巴胺兴奋外周血管 α 受体，致血管收缩，血压升高。在心源性休克时多巴胺采用中剂量，若达到大剂量时仍然不能使血压升高，则可加入间羟胺一同使用。间羟胺同时作用于 α、β 受体，可协同多巴胺升高血压。

（2）血管扩张药物：心源性休克时应用血管扩张剂的目的主要在于降低心脏前、后负荷及改善微循环灌注，适用于 PAWP ＞ 15 mmHg 的患者。常用药物是硝普钠，属速效、短效的非特异性血管扩张药。起始剂量为 10 μg/min，每 5 ～ 10 min 增加 5 ～ 10 μg。亦可选择其他血管扩张药物如硝酸甘油、硝酸异山梨酯或酚妥拉明等。不当使用血管扩张药物会加重低血压，应注意严密监测血流动力学状况。血管扩张药物常与拟交感神经药物一同使用以抵消相关不良影响。

3. 应用正性肌力药物　除一般抗休克治疗外，亦应针对存在的心脏泵衰竭及外周循环衰竭等情况进行治疗。如患者血容量足够时仍出现组织低灌注，则应给予正性肌力药物以加强心肌收缩力。

（1）强心苷：洋地黄类具有可靠的正性肌力作用，但由于心源性休克时心肌受损易诱发严重心律失常，并且损伤心肌对洋地黄类耐受性降低、毒性增加，导致洋地黄类在心源性休克时的应用受到很大限制。目前仅在其他药物效果欠佳或伴有快速性室上性心律失常时使用，宜选用短效洋地黄类制剂（如毛花苷 C）或毒毛花苷 K，剂量为常用量的 1/2 以下。

（2）其他正性肌力药物：如静脉用钙增敏剂左西孟旦等。

4．应用主动脉内球囊反搏泵（intra-aortic balloon pump，IABP） IABP 可改善舒张期冠脉灌注，增加心肌血供，降低收缩期主动脉内压，进而降低心室后负荷并提高射血分数，增加心排血量，为患者有机会接受进一步治疗（血运重建或外科手术）创造条件，是心源性休克有效的支持性治疗措施之一。但 IABP 本身并不能逆转心源性休克，只是一种暂时性的支持装置，且禁用于主动脉夹层或主动脉瓣关闭不全者。

（三）纠正酸碱失衡和电解质平衡紊乱

酸中毒会影响心肌收缩力，及时纠正酸中毒是控制心源性休克的重要环节。对于升压药物治疗效果不理想者，可经静脉滴注 5% 碳酸氢钠，使用过程中需根据血 pH 及血气分析结果随时调整剂量。低钾、低镁等电解质紊乱会增加发生室性心律失常的风险，应及时纠正。

（四）病因治疗——冠状动脉再灌注治疗

1．溶栓 静脉溶栓已经被确认有助于降低急性心肌梗死病死率，但多项研究未能证明溶栓治疗可降低急性心肌梗死伴心源性休克患者的病死率。目前认为可能与心源性休克患者的血流动力学、机械、代谢等因素以及冠脉再灌注率有关。

2．冠状动脉血运重建 经皮冠状动脉介入治疗（percutaneous coronary intervention，PCI）和冠状动脉旁路移植术（CABG）可改善急性心肌梗死合并心源性休克患者的预后，早期血运重建联合应用 IABP 的远期效果优于药物治疗。PCI 通过开通闭塞血管，改善局部心肌的血流供应，恢复缺血心肌的功能，明显降低急性心肌梗死导致心源性休克患者的病死率。CABG 同样被多项临床试验支持可使心源性休克患者获益，然而手术耗时较长且易出现各种并发症，令其应用受到限制。

（徐　峰）

知识拓展—IABP

第12章第三节电子资源

第四节　低血容量性休克

一、概念

低血容量性休克是指由于循环血丢失（包括各种显性或不显性丢失），导致有效循环血量减少，回心血量不足，心排血量和动脉压降低；组织器官灌注不足，细胞代谢紊乱，器官功能受损乃至功能障碍甚或衰竭。

二、病因与发病机制

1．病因 ①失血：骨折、挤压伤、消化道大出血、动脉瘤破裂等；妇产科疾病如异位妊娠破裂等。②失液：中暑、糖尿病酮症酸中毒、严重吐泻、肠梗阻、胃肠道瘘、重症急性胰腺炎、腹膜炎等。③大面积烧伤。④严重创伤、大手术等。

2．发病机制 基本病理生理变化是有效循环血量减少，致组织器官灌注减少，其主要特征如下：

（1）微循环改变。①休克代偿期：器官灌注减少；此阶段微循环血流特征为"少灌少流，灌少于流"。②休克进展期：此阶段微循环血流特征为"多灌少流，灌大于流"。③ DIC 期：

此期微循环血流特征为"不灌不流"。同时由于 DIC 早期高凝状态消耗大量的凝血因子和血小板，后期常出现继发性出血。

（2）体液及代谢改变。①血糖升高，发生乳酸性酸中毒；蛋白质分解代谢增加，血中尿素、肌酐及尿酸增加。②有效循环血量减少，导致肾血流量减少，醛固酮及抗利尿激素分泌增加。③细胞缺氧，导致血管内皮细胞中的促凋亡蛋白激活，线粒体肿胀、溶酶体破裂，甚至细胞死亡。④ ATP 生成减少，代谢性酸中毒导致组织蛋白分解，生成过多具有生物活性的强烈血管扩张物质。

（3）过度炎症反应和缺血再灌注损伤。

（4）血管低反应性：血管受体脱敏机制、膜超极化机制、钙离子脱敏机制等造成了休克后的血管的低反应性。

三、临床表现

低血容量性休克发生过程的不同时期，有着不同的临床表现。

1. 休克代偿期　神志清楚，精神兴奋，有口渴感，心率< 100 次 / 分，有力，血压正常或稍低或升高，脉压小，尿量可正常，体温可降低，面色苍白，皮肤正常或发凉等，周围循环正常（表浅静脉无塌陷、毛细血管充盈时间正常）。此期患者失血量约占全身血容量的 20%以下（约 800 ml 以下），血压往往无明显降低，易被临床医师所忽视，而继续发展进入休克进展期。

2. 休克进展期　微循环持续灌流不足，组织处于严重的淤血性缺氧状态中；由于大量的血液淤滞在微血管内和（或）进入组织间隙，有效循环血量锐减，心排血量显著减少，动脉压显著降低。进入此期，患者临床表现进一步加重，皮肤可出现苍白湿冷，神志淡漠甚至意识不清，脉率增快，收缩压或脉压减少，尿量进一步减少或无尿，表浅静脉塌陷、毛细血管充盈时间延迟大于 2s。此期患者失血量约占全身血容量的 20% ~ 40%（800 ~ 1600 ml），如仍未能得到及时、有效的治疗，则病情进一步发展而转入休克失代偿期。

3. 休克失代偿期　由于持续的组织低灌流及液体向组织间隙渗出，引起血液浓缩，血液黏滞度进一步增高。血小板和红细胞更易于积聚，持续缺血缺氧导致血管内皮损伤，继而形成微血栓，进而导致 DIC，表现为广泛微血栓形成和出血。

4. 多器官功能障碍期　表现为急性呼吸窘迫综合征、急性肾功能受损、骨髓造血功能受抑等。

四、辅助检查

1. 血常规　红细胞计数、血红蛋白以及血细胞比容测定有助于对失血性休克的诊断。

2. 尿量及肾功能检查　尿量< 30 ml/h，提示肾灌流不足；早期注意监测尿量有助于识别休克并指导治疗。

3. 血生化检查　乳酸、二氧化碳结合力有助于了解酸中毒的程度；血尿素氮、血肌酐反映肾功能的情况；血浆胶体渗透压、血清白蛋白水平可反映病情严重程度；近来研究发现血中精氨酸和非对称性二甲基精氨酸的比例有助于评估死亡率及循环衰竭的程度。

4. 出、凝血功能检测　血小板计数、出凝血时间、凝血酶原时间、纤维蛋白原及纤维蛋白降解产物的测定有助于判断休克进展及 DIC 的发生。

5. 动脉血气分析　为指导治疗所必需。常表现为代谢性酸中毒，后期可出现混合型酸碱失衡。

6. 血乳酸含量测定　动脉血乳酸浓度是反映组织灌注及缺氧状态的敏感指标之一，其增高常较其他休克征象先出现，可作为识别、评估休克严重程度及预后并指导治疗的重要生化指标，但受肝功能影响，可检测乳酸清除率。

7. 影像学检查 X线检查和超声心动图。临床中若不能明确休克类型或患者存在血流动力学不稳定时，超声心动图可作为明确休克类型的非侵袭性优先选择，虽其不能动态提供血流动力学指标，但其可评估治疗的反应性，帮助选择最佳的治疗方案，目前作为一线的评价手段。

8. 若有留置中心静脉导管，可监测中心静脉压（CVP）、中心静脉氧饱和度（$ScvO_2$）和动静脉二氧化碳分压差（$V\text{-}ApCO_2$），以助于评估休克类型和心输出量是否足够及指导治疗。

五、诊断与鉴别诊断

1. 诊断 ①病史：凡存在严重创伤、烧伤、大出血、体液大量丢失病史者，应考虑低血容量性休克。②症状和体征：包括精神神志改变，皮肤湿冷，尿量 < 30 ml/h，心率 > 100 次/分，收缩压下降（< 90 mmHg 或较基础血压下降大于 40 mmHg），或脉压减小（< 20 mmHg）。③血流动力学特征：心排血量减少，前负荷减小，充盈压降低；体循环阻力增大。④组织灌注和氧代谢指标：血乳酸水平是反映休克与组织灌注状态较好的生化指标，其临床诊断价值高于血压。

2. 鉴别诊断 需与低血压状态、直立性低血压、无脉病等相鉴别。

六、救治措施

休克期间应动态连续监测血流动力学指标，而不是单一静态指标指导复苏，早期识别是优化治疗的关键，维持血流动力学稳定，进行休克病因治疗。

(一) 监测

1. 一般监测

(1) 意识状态：反映脑组织的灌注。

(2) 生命体征：心率加快常出现在血压降低前，血压正常伴心率逐渐恢复正常，提示休克可能得到纠正；呼吸频率逐渐恢复正常也表明休克好转；血压回升和脉压增大，提示休克好转，但血压正常并不代表休克完全纠正，休克治疗过程中应个体化确定目标血压，对于除外重度颅脑损伤的尚未控制出血的患者应较低目标值；而有高血压病史的患者应较高的目标值。

(3) 皮肤、尿量：四肢转暖、皮肤干燥表明休克好转（暖休克除外）；尿量 > 30 ml/h 表明休克得到纠正；但需排除复苏时应用高渗液体或应激状态下高血糖引起的利尿、尿崩。

2. 动态有创血流动力学监测

(1) 有创血压：当需长时间准确监测血压变化时，最好行桡动脉插管直接测压。

(2) 中心静脉压：有助于鉴别休克病因，低血容量性休克时 CVP 降低。

(3) 肺动脉楔压：有助于了解左室充盈压并指导补液，由于创伤性大，不推荐常规使用，近年来临床应用较少，但对于难治性休克、右室功能障碍、肺动脉高压患者的治疗有一定价值。

(4) 心排血量及心排血指数：有助于了解心脏功能状态。

(5) 脉搏指示连续心排血量监测：该技术可迅速、方便地测定心排血量，并可连续做心排血量测定和血管外肺水监测。

(6) 功能性血流动力学监测：有助于评估液体复苏过程中机体对容量的反应性。①收缩压变异度、每搏量变异度、脉压变异率：是功能性血流动力学中最常用的参数，分别代表了30 s 内收缩压、每搏量和脉压的变异程度。②被动抬腿试验：指通过检测被动抬腿试验前后心排血量或其替代指标（主动脉血流峰值、脉压等）的变化来预测机体的容量反应性。具有操作简单、不受监测设备限制、安全性高的特点，适合急诊临床使用。

（7）跨肺热稀释法，能准确测定肺外水，对于合并有 ARDS 或肺水肿患者有临床意义。

3. 组织灌注、氧代谢监测　以下三个参数可以间接评估休克患者的全身组织氧合度和灌注情况：

（1）中心静脉氧饱和度（$ScvO_2$）与混合静脉氧饱和度（SvO_2）：是反映供氧量和耗氧量之间平衡状态的最佳参数。

（2）pH 和血乳酸水平：代谢性酸中毒和乳酸水平升高是反映组织缺氧的常用指标，具有判断预后、评估治疗的作用。

（3）静脉 - 动脉 $PaCO_2$ 差值：静脉和动脉 $PaCO_2$ 间的差值按照同期中心静脉或者混合静脉 $PaCO_2$ 与动脉 $PaCO_2$ 的差值计算。反映心排血量。

4. 微循环监测　通过正交偏振光谱和暗视野侧流成像技术可在直视下观察低血容量性休克患者微循环变化，包括血管密度下降和未充盈、间断充盈毛细血管比例升高。

（二）治疗

1. 病因治疗　尽快纠正引起容量丢失的病因是治疗低血容量性休克最基本的措施。

2. 优化液体复苏　可以选择晶体液和胶体液，先晶体后胶体，两者疗效无显著区别。由于 5% 葡萄糖溶液很快分布到细胞间隙，因此不推荐用于液体复苏治疗。

液体复苏种类包括：

（1）晶体液：常用的晶体液为生理盐水和乳酸林格液。故低血容量性休克时若以大量晶体液进行复苏，可以引起血浆蛋白的稀释而致胶体渗透压的下降，出现组织水肿。大量输注生理盐水可引起高氯性代谢性酸中毒；大量输注乳酸林格液应考虑其对血乳酸水平的影响，存在诱发凝血障碍、肺水肿、急性肾损伤的高风险。近来有研究发现 3%、7.5% 高渗盐水可取得在短时间内和乳酸林格液相同的效果，所需液体量减少一半，但 7.5% 高渗盐水较乳酸林格液在高钠高氯性血症、心律失常，而 3% 高渗盐水的并发症较低，对于创伤后低血容量安全有效，此值得进一步探讨。

（2）胶体液：临床中应用的胶体液主要有羟乙基淀粉和白蛋白。输注 1L 羟乙基淀粉能使循环血量增加 700 ~ 1000 ml，使用时应注意对肾功能、凝血的影响以及可能的过敏反应。

（3）输血及血制品：输注血制品在低血容量性休克治疗中应用广泛。但输血可能带来一些不良反应，如血源传播性疾病、免疫抑制、红细胞脆性增加等。①浓缩红细胞：血红蛋白 ≤ 70g/L 时应考虑输注。②血小板：主要适用于血小板数量减少或功能异常伴有出血倾向，尤其对需要手术去除病因的休克患者可考虑输注。③新鲜冰冻血浆：对于失血性休克患者的凝血功能障碍，可通过输注新鲜冰冻血浆改善凝血功能。④冷沉淀物：适用于特定凝血因子缺乏所引起的疾病、肝移植围术期以及肝硬化食管静脉曲张等出血。对大量输血后并发凝血异常的患者及时输注冷沉淀物可缩短凝血时间、纠正凝血异常。

3. 血管活性药物　不建议常规使用。通常对于进行充分的液体复苏之后仍存在低血压或者输液还未开始的严重低血容量性休克患者，可考虑应用。

（1）多巴胺：不同剂量多巴胺对血流动力学的影响不同。1 ~ 3 μg/（kg·min）时主要作用于脑、肾和肠系膜血管，使血管扩张，尿量增加；2 ~ 10 μg/（kg·min）时增加心排血量，同时也增加心肌耗氧量；> 10 μg/（kg·min）时收缩血管，升高血压。

（2）多巴酚丁胺：可使心肌收缩力增强，同时存在血管扩张和减少后负荷作用。如进行充分液体复苏后仍然存在低心排血量，可使用多巴酚丁胺以增加心排血量。

（3）去甲肾上腺素、肾上腺素：主要效应是通过增加外周阻力来升高血压。

4. 纠正酸中毒　严重的代谢性酸中毒可以引起难以纠正的严重低血压、心律失常和心搏骤停。临床上使用碳酸氢钠能短暂改善酸中毒，但过度血液碱化使氧解离曲线左移，不利于向组织供氧。故碳酸氢盐只用于紧急情况或 pH < 7.20 时，不建议常规使用。

5. 控制体温　严重的低血容量性休克常伴有顽固性低体温、严重酸中毒、凝血障碍，应保暖和酌情给予升温治疗。但对于合并颅脑损伤患者，治疗性低温可通过降低脑细胞代谢率、减轻脑水肿、抑制兴奋性神经递质释放以及减少钙超载等保护机制，降低病死率，促进神经功能的恢复。

6. 对未控制出血的低血容量性休克的处理　对于创伤后存在进行性失血需要急诊手术的患者，应尽可能缩短创伤至接受决定性手术的时间，以改善预后，提高存活率。

（1）未控制出血的低血容量性休克常见于严重创伤（贯通伤、血管伤、实质性脏器损伤、长骨和骨盆骨折、胸部创伤、腹膜后血肿等）、消化道出血、妇产科出血等。死亡原因主要是大量出血导致严重持续的休克甚至心搏骤停。

（2）对于存在低血容量性休克又无法确定出血部位的患者，早期发现、早期诊断才能早期进行处理。床旁超声可以明确出血部位，CT 检查比超声有更好的特异性和敏感性。

（3）限制性液体复苏：指在活动性出血控制前给予小容量液体复苏，在短期允许的低血压范围内维持重要脏器的灌注和氧供。低血容量性休克未控制出血时，早期积极复苏可引起：①稀释性凝血功能障碍；②血压升高后，血管内已形成的血凝块脱落，造成再出血；③血液过度稀释，血红蛋白降低，减少组织氧供。限制性液体复苏可降低病死率，减少再出血率及并发症。

7. 伴颅脑损伤的低血容量性休克的复苏　合适的灌注压是保证中枢神经组织氧供的关键。颅脑损伤后颅内压增高，此时若机体血压降低，则会因脑血流灌注不足而继发脑组织缺血性损害，进一步加重颅脑损伤。因此，一般认为对于合并颅脑损伤的严重低血容量性休克患者，宜早期输液以维持血压，必要时合用血管活性药物，将收缩压维持在正常水平，以保证脑灌注压，而不宜延迟复苏。

8. 治疗后再评估　①生命体征，精神神经状态；②皮肤色泽、毛细血管再充盈时间；③尿量；④电解质、血乳酸测定，血气分析；⑤反映多器官功能的生化指标或标志物：出凝血功能，肌酐、脑钠尿肽水平等；⑥床旁超声了解血流动力学。应综合进行评估。

（喻安永　李　沫）

第12章第四节电子资源

第五节　梗阻性休克

一、概念

梗阻性休克（obstructive shock）是指血液循环的主要通道（心脏和大血管）受到机械性梗阻，造成回心血量或心排血量下降而引起循环灌注不良、组织缺血缺氧。发生梗阻的部位和造成梗阻的原因皆不尽相同，其中以肺动脉栓塞、心脏压塞和张力性气胸最为常见。梗阻性休克往往会出现急剧的血流动力学改变，其根本治疗是解除梗阻。

二、病因与发病机制

1. 病因　梗阻性休克的常见梗阻部位和原因见表 12-3。

表12-3 梗阻性休克的常见梗阻部位和原因

梗阻部位	梗阻原因
腔静脉	血栓、压迫
心包	缩窄、心脏压塞
心腔	瓣膜狭窄、血栓形成、黏液瘤、肥厚型梗阻性心肌病
肺循环	栓塞、气胸、血胸、胸腔积液、正压通气
主动脉	瓣膜狭窄、主动脉夹层动脉瘤、主动脉缩窄

2. 发病机制 如图 12-2 所示，引起流入或流出通道梗阻的因素不同，但最终的结果都是导致心排血量降低，进而造成氧输送减少、组织细胞缺血缺氧等休克的一系列病理生理演变过程。可见，梗阻性休克发生和发展的最终原因仍然是心排血量降低，所以有专家建议将此类休克归为心源性休克。

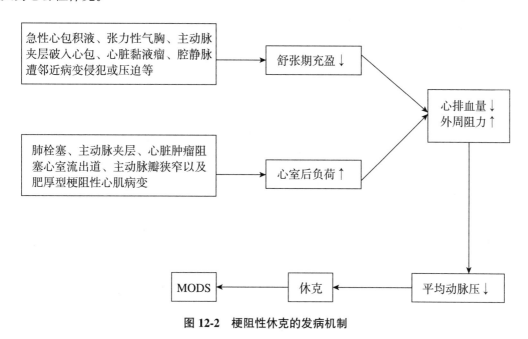

图 12-2 梗阻性休克的发病机制

三、临床表现

1. 急性肺栓塞 急性肺栓塞引发休克主要见于大面积肺动脉栓塞。肺栓塞涉及 2 个以上肺动脉主干或者 50% 以上肺血管床就可以引起梗阻性休克，慢性肺栓塞可以影响 75% 血管床而没有休克症状。

缺乏典型临床表现，部分患者无任何症状，易漏诊和误诊。常见症状有呼吸困难、胸痛、晕厥、咳嗽、咯血等。查体可有呼吸急促、发绀，听诊可闻及哮鸣音和（或）湿啰音，可有心动过速、血压下降、颈动脉充盈或异常搏动、肺动脉瓣区第二心音亢进或分裂、三尖瓣区收缩期杂音。下肢深静脉血栓（deep vein thrombosis，DVT）是引起急性肺栓塞的最常见原因，多数患者可找到 DVT 的证据。

2. 急性心脏压塞 急性心脏压塞在心包积液量达 150ml 时即可有休克症状，而慢性心包积液可以达 2000ml 而没有休克表现。呼吸困难是急性心脏压塞的突出症状。可出现心前区疼痛、胸闷，若有气管或食管受压，可出现干咳、声音嘶哑或吞咽困难。多表现为急性面容、烦躁不安、面色苍白、大汗淋漓，心脏叩诊浊音界向两侧增大，心尖动度弱，心音遥远，心动过速，脉压减小，可有奇脉、颈静脉怒张等表现。典型的心脏压塞三联征被称为 Beck 三联征，即低血压、颈静脉怒张和心音遥远。

3．张力性气胸 多数患者起病急骤，患侧突感胸痛，呈针刺样或刀割样，继之胸闷和呼吸困难，可伴有刺激性咳嗽。张力性气胸时胸膜腔内压骤然升高，肺被压缩，纵隔移位，迅速出现严重呼吸、循环障碍，患者表情紧张、胸闷、挣扎坐起、烦躁不安、发绀、冷汗、脉速、心律失常，甚至发生意识不清、呼吸衰竭。查体可见气管向健侧移位，患侧胸部隆起，呼吸运动和触觉语颤减弱，叩诊为过清音或鼓音，听诊呼吸音减弱或消失。

4．主动脉夹层 多见于中老年患者，90% 有高血压病史。约 96% 有突发、急起、剧烈而持续且不能耐受的疼痛。疼痛的部位常提示撕裂口部位；如仅前胸痛，90% 以上在升主动脉；疼痛在颈、喉、颌或脸也强烈提示升主动脉夹层；若为肩胛间最痛，则 90% 以上在降主动脉；背、腹或下肢痛也强烈提示降主动脉夹层。当夹层累及主动脉瓣或破入心包时可出现急性心力衰竭、心脏压塞、低血压和晕厥；累及分支动脉可导致心、脑、肢体、肾等脏器缺血症状。1/3 ~ 1/2 的患者发病后有苍白、大汗、皮肤湿冷、气促、脉速、脉弱或消失等表现，血压下降程度常与上述症状表现不平行。两侧肢体血压及脉搏明显不对称，常高度提示本病。

四、辅助检查

（一）急性肺栓塞

1．实验室检查 血浆 D- 二聚体水平升高，其阴性预测值高，可排除肺栓塞诊断。D- 二聚体的特异性随年龄增加持续降低，超过 80 岁下降 10%。有研究显示年龄矫正后的 D- 二聚体检测可有效用于老年患者。年龄矫正值（50 岁以上年龄 ×10 μg/L）特异性由 34% 提高到 46%，敏感性为 97%。动脉血气分析常表现为低氧血症、低碳酸血症。

2．心电图 最常见的改变为窦性心动过速，当有肺动脉及右心压力升高时，可出现相应的特征性改变，对与心肌梗死的鉴别有重要意义。

3．胸部 X 线检查 可见肺动脉阻塞、肺动脉高压的表现，可有肺野局部片状或楔形阴影、肺不张或膨胀不全、横膈抬高以及胸腔积液等改变。

4．超声检查 心脏超声可发现右心室壁局部运动幅度降低，右心室和（或）右心房扩大，室间隔左移和运动异常，近端肺动脉扩张，三尖瓣反流速度增快，下腔静脉扩张等异常。偶可发现肺动脉近端的血栓而直接确诊。双下肢超声检查为诊断 DVT 最简便的方法，对肺栓塞有重要的提示意义。

5．CT CT 肺动脉造影能够准确发现段以上肺动脉内的血栓，是目前最常用的肺栓塞确诊手段。

6．临床预测评分 应用 Well 量表和改良的 Geneva 量表对疑似急性肺栓塞患者进行个体化测量。

（二）急性心脏压塞

1．实验室检查 取决于原发病，感染时常有白细胞计数增加、红细胞沉降率加快等炎症反应。

2．X 线检查 可见心脏阴影向两侧增大，心脏搏动减弱或消失。肺部无明显充血现象而心影显著增大是心包积液的有力证据，可与心力衰竭相区别。

3．心电图 心包本身不产生电动力，急性心包炎时心电图异常来自心包下的心肌。主要表现有：① ST 段弓背向下抬高（aVR 导联除外）。② QRS 低电压，大量渗液时可见电交替。③无病理性 Q 波，无 QT 间期延长。④常有窦性心动过速。

4．超声心动图 为诊断心包积液最敏感可靠的检查方法。可见心包膜脏、壁层之间出现无回声区。

5．心包穿刺　可证实心包积液的存在并对抽取的液体做病原学（细菌、真菌等）、生化、细胞分类及脱落细胞等检查寻找病因。抽取一定量的积液也可解除心脏压塞症状，必要时可经穿刺在心包腔内注入抗菌药物或化疗药物等。

（三）张力性气胸

典型 X 线片表现为外凸弧形的细线条形阴影，称为气胸线。线外透亮度增高，无肺纹理，线内为压缩的肺组织。大量气胸时，肺向肺门回缩，呈圆球形阴影，常显示纵隔及心脏移向健侧。

（四）主动脉夹层

1．胸部 X 线片　多数患者可有主动脉增宽。虽无诊断价值但可提示进一步做确诊检查。

2．心电图　一般无特异性 ST-T 段改变，少数急性心包积血时可有急性心包炎改变，累及冠状动脉时可出现心肌梗死的心电图改变。急性胸痛患者注意与急性心肌梗死鉴别。

3．超声心动图　可识别真、假腔或主动脉的内膜裂口下垂物，其优点是可在床旁检查。经食管超声心动图的敏感性和特异性更高，但对局限于升主动脉远端和主动脉弓部的病变，因受主气道内空气的影响，超声探测可能漏诊。

4．CT 血管造影、螺旋 CT 及 MRI 血管造影检查　均有很高的确定性诊断价值，其敏感性与特异性可达 98%。

5．主动脉逆行性造影　是术前确诊、判定裂口部位及假腔血流方向并制订介入或手术计划而必须进行的检查。

五、病情评估、危险分层及诊断

（一）病情评估及危险分层

目前尚无指南或研究对梗阻性休克的危险程度进行分级，影响其预后的主要因素有：

1．休克的进展程度　早期休克相对容易处理，进展至中、后期难以纠正。

2．原发病的危险程度　急性大面积肺栓塞、主动脉夹层等疾病起病迅速、进展快，威胁重要脏器功能，相对危险。

3．梗阻的部位、性质、程度　发生在心血管内的血栓、夹层等病变危险大；因血管外积液、压迫等造成的梗阻容易解除。

（二）诊断

休克患者存在能够引起梗阻性休克的原发病，寻找到明确支持梗阻存在的证据，排除其他类型的休克以后，方可确定梗阻性休克的诊断。

六、救治措施

1．早期救治，维持生命体征　患者多病情危重、变化迅速，需常规吸氧并保持气道通畅，及时建立液体通路。密切观察患者生命体征，严密监测心电、血压、血氧、血气、尿量等，积极评价其灌注状态。如有需要，可中心静脉置管监测血流动力学变化以指导治疗。

治疗梗阻性休克时，首先仍然需要进行积极的输液治疗，并在此基础上应用升压药物维持血压。尽管患者此时心排血量降低，但并不建议使用 β 受体激动剂如多巴酚丁胺。这是由于存在梗阻因素，即便使用 β 受体激动剂，心排血量也难以增加，反而表现出 β 受体激动剂的血管扩张作用，可能导致血压降低。

2．病因治疗，及时解除梗阻　梗阻性休克治疗的关键是解除梗阻。对于肺动脉栓塞导致的梗阻性休克，需要进行溶栓、抗凝治疗，内科治疗无效者可行肺动脉血栓摘除术或其他外科治疗手段，并积极寻找、治疗肺栓塞的原发病因；心脏压塞时应行心包穿刺排液，迅速降低心包腔内压，以缓解症状，并开展针对积液形成病因的治疗。主动脉夹层并发休克应行介入治疗或外科手术，去除撕裂口，排空假腔，扩大真腔，如有心包积液应及时处理。对张力性气胸引起的休克，应行胸腔穿刺抽气或胸腔闭式引流，引流失败者应行手术治疗。

（喻安永 李 沫）

多器官功能障碍综合征

第一节　概　述

急性脏器损伤按照致病因素可以分为直接损伤与间接损伤。前者多与创伤、休克和感染等病因有关，由于组织器官受到外力作用导致挫裂伤、缺血缺氧、再灌注损伤或者感染造成炎症渗出，当病理因素达到一定严重程度，即可发生受损脏器原发性功能障碍甚至衰竭；后者主要是机体对病理打击因素过度反应引起的继发性损伤，可发生远隔部位脏器功能障碍或者衰竭，病因多为休克、脓毒症和中毒等。

不论脏器功能障碍由何种原因引起，均可产生多器官功能障碍综合征（multiple organ dysfunction syndrome，MODS）。MODS 目前较为统一的定义是指机体原无器官功能障碍或者相对正常的情况下遭遇严重创伤、感染以及外科手术等急性损害 24 小时后，同时或者序贯呈现 2 个或者 2 个以上的系统或者器官功能障碍或衰竭的综合征。MODS 在发展到终末期最严重的阶段，即各个脏器、系统功能出现衰竭时，就被称为多器官功能衰竭（multiple organ failure，MOF）。现代医学对于单一脏器损伤与功能障碍的救治成功率已经大大提高；而超过 2 个脏器功能障碍或者衰竭的患者死亡率仍然居高不下。由于 MODS 往往起病急骤，涉及全身炎症反应、组织氧代谢异常、营养物质能量消耗异常等，病情进展迅速，治疗花费巨大，目前已经成为全球医学研究的热点之一。

早在第二次世界大战中，失血性休克成为受伤后 MOF 的主要问题，随着输液和输血的出现，这个问题得以解决。在第二次世界大战后期，肾衰竭或者肾功能不全等肾损伤问题也被发现为 MOF 的主要原因。在越南战争期间，呼吸功能不全及呼吸衰竭等问题被发现与 MOF 有很大的关系。在 1967 年，研究者们发现早期采取积极正压通气可降低呼吸衰竭的发生率。但是，Skillman 等研究者发现单个器官功能衰竭的原因引起的死亡的概率在逐渐减少，而多个器官功能不全成为患者死亡的主要原因，例如呼吸衰竭、低血容量、脓毒症等。1973 年，Tilney 首先发现手术后危重患者可以发生远隔器官功能衰竭，且呈序贯性特点，故提出"序贯性系统功能障碍"的概念。1975 年 Baue 将此病理过程概括为综合征。1977 年，Eiseman 等推出"多器官功能衰竭"的新理念。1992 年美国胸科医师学会 / 危重病学会提出用 MODS 代替 MOF，以期更好的诊断和救治。自此，MODS 这一命名沿用至今。

一、病因

MODS 的病因包括：严重创伤 / 多发伤、脓毒症、各种原因的休克、心肺复苏后、重症急性胰腺炎、高危手术、中毒、热射病等急性病理因素。老年、慢性基础疾病患者在遭受急性因素打击后，更容易发生 MODS。

二、发病机制

近年来，对于 MODS 发病机制的研究已经进入分子水平，特别是对于细胞因子在 MODS 发展中的作用有了重要的认识。机体在炎症、内毒素、缺血、再灌注损伤等刺激下，过度释放众多炎症介质所引起的炎症反应失控，激发瀑布样反应导致远距离器官功能障碍或者衰竭，有巨噬细胞受到损伤因素的持续刺激而活化，导致产生局部组织破坏，微血管损伤，毛细血管漏出，代谢亢进，血流动力学功能不全，最终导致难治性休克和MODS。对其发病机制的认识也经历了20世纪70年代的"损伤→感染→脓毒血症→多脏器功能衰竭"到90年代的"损伤→应激反应→全身炎症反应综合征→MODS→MOF"。MODS的发病机制目前仍不清楚，存在许多假说，包括炎症反应学说、两次打击或双相预激假说、缺血-再灌注和氧化应激假说、胃肠道假说及基因调控假说等。目前认为，MODS不仅与创伤、休克、感染等直接损伤有关，机体自身对于病理打击因素的不适当反应过程更为重要。以2016年新的脓毒症概念提出为代表的，机体可对包括感染在内的病理因素产生失控的宿主反应，并引起危及生命的器官功能障碍。这一反应过程涉及失控的炎症反应即全身炎症反应综合征（systemic inflammatory response syndrome，SIRS），是MODS的重要病理基础。机体同时也会产生内源性的抗炎机制，即所谓的代偿性抗炎反应综合征（compensatory anti-inflammatory response syndrome，CARS），以维持机体的炎症平衡。炎症介质、炎症细胞因子、炎症免疫细胞三者构成的平衡状态是MODS发生发展的关键。当SIRS/CARS失衡时，其保护作用转变为自身破坏作用，相继出现凝血失衡、代谢失衡、水及电解质失衡等，损伤组织细胞，最终导致MODS发生。炎症失衡导致MODS的发展过程分为三个阶段：局限性炎症反应、有限全身炎症反应和SIRS/CARS失衡。如果促炎症反应作为主导，则表现为"免疫亢进"，由过度的SIRS发展为MODS；而如果抗炎症反应作为主导，则表现为CARS或"免疫麻痹"，使机体更容易受到感染，最终发展为MODS。基于此认识，动态调控和恢复炎症平衡是救治MODS的关键。

关于MODS发病机制的另一经典假说为胃肠道假说（肠道细菌、毒素易位）。肠道不仅是消化器官，还是重要的免疫器官。肠道在维持人体的正常营养方面有着重要作用，同时也是人体重要的消化器官，肠道黏膜可以保护身体免受来自抗原、有害微生物及其代谢产物带来的伤害，能够维持稳定的内部环境。在19世纪末Meckins和Marshall首次提出了"发生MODS的原动力是肠道"。之后"肠衰竭"的概念也被提出。在正常情况下，肠道黏膜阻挡肠腔内所含细菌和内毒素进入体循环。然而，如果出现了缺氧、肠缺血、再灌注损伤和肠内营养障碍的情况，肠上皮细胞损伤，肠黏膜屏障破坏，肠道中肠内细菌和内毒素进入肠淋巴和肠系膜淋巴结，再进入门静脉系统，损害肝巨噬细胞活性，SIRS随着肝巨噬细胞分泌的细胞因子及炎症介质的增加而被过度诱发，这种肠道细菌及毒素进入肠道组织的过程称为细菌、毒素易位。导致肠道细菌易位的基础是肠屏障功能受损，即肠缺血-再灌注损伤。而这种细菌和毒素易位代表肠屏障功能受到损害，并提供了丰富的刺激物质来激发炎症反应。因此，肠道是MODS发生的"枢纽"器官。然而，MODS的发病还与胃肠道存在大量的淋巴细胞产生的很多炎症介质相关，特别是内皮细胞损伤及中性粒细胞与内皮细胞在多种黏附分子及炎症介质作用下产生黏附连锁反应。肠道不仅是损伤的目标器官，也是应激状态下机体产生的SIRS与内环境稳态相互的协调者。肠道假说也需要与其他的学说放在一起，形成互为联系及影响的复杂机制（巨噬细胞损伤理论、微循环理论、二次打击理论）。

三、诊断

MODS的临床特征为多个脏器序贯或者同时发生功能障碍或衰竭，与引起MODS的病因应相隔24h以上，目前诊断仍停留在器官受损后出现功能障碍的水平，主要的临床表现如下：①循环系统：主要表现为动脉血压均较低，中心动脉压≤60mmHg或每小时尿量≤40ml。肢体末端出现湿冷。出现不明原因的心动过速，通常心率在110～140次/分，最高达180次/分，也可出现各种心律失常，如室性心动过速、心室颤动，严重者可出现心搏骤停。②呼吸系统：出现呼吸频率增快、呼吸困难及血氧饱和度降低，PaO_2或$PaCO_2$异常，肺部X线片或肺部 CT 出现肺实变。严重者可出现 I 型或 II 型呼吸衰竭。③消化系统：肠鸣音减弱或消失，腹胀、麻痹性肠梗阻和胃肠道应激性溃疡是最严重的情况，甚至出现 ARDS 等其他远隔部位的器官功能障碍。④泌尿系统：主要表现为伴有少尿的肾功能损伤，尿量减少，每小时尿量少于 0.5 ml/(kg·h)，血中肌酐进行性升高。⑤凝血功能：血小板计数减少（一般血小板 < $100 \times 10^9/L$），纤维蛋白原变化或 PT 及 TT 比正常值延长。严重者可出现弥散性血管内凝血（DIC）。⑥脑功能：多表现为患者意识觉醒度的变化，如嗜睡（睡眠状态过度延长，当呼唤时可睁眼，且能正确交谈）、昏睡（疼痛刺激可睁眼，醒后语无伦次）、昏迷（呼唤不能睁眼，对疼痛无反应）。⑦代谢系统：主要表现为高血糖或低血糖、高钠血症、低钠血症等。将来在 MODS 诊断方面希望做到对危险因素有客观评价指标：一旦 MODS 病理过程启动，能够寻找客观的诊断标志物；当 MODS 发生后，希望能对其预后判断有客观依据。

四、治疗原则

MODS 的病理机制复杂，是影响全身的一类综合征，治疗方面应建立整体观和综合救治观；由于病理过程始终处于动态演变中，每个阶段的主要矛盾不同，治疗应有侧重点。综合救治包括三个环节：祛除病因、阻断病程、脏器支持。MODS 的防治最主要是处理其原因，也是治疗 MODS 的关键。针对创伤、感染等病因，应积极采取有效的止血、液体复苏等抗休克措施；及时有效地处理病灶、处理腹胀、恢复肠道屏障、积极纠正休克、缩短休克时间、恰当抗感染治疗等措施。一旦病理打击因素形成，应同时给予有效的炎症调控、凝血调节、代谢调节措施；维持血流动力学、氧合和内环境稳定；纠正微循环障碍，改善免疫状态。当病程发展到脏器功能障碍阶段，应给予脏器功能支持和替代技术，以帮助脏器功能度过急性损伤期，为病因治疗和阻断病理过程创造条件，为脏器功能恢复创造时间。MODS 救治的关键在于病因治疗和有效地阻断病理过程，这是提高救治成功率的重要前提。早期积极有效的干预措施、防止 MODS 的发生和发展是未来救治的关注点。

（林兆奋　马林浩）

第13章第一节电子资源

第二节　急性心力衰竭

一、概念

急性心力衰竭（acute heart failure，AHF）是指急性心脏病变引起的心脏收缩力明显降低或心室负荷加重而导致急性心排血量显著、急剧的降低，体循环或肺循环压力突然增高，导致组织器官灌注不足和（或）急性肺淤血的一种临床综合征。临床上以急性左心衰竭最为常见，急性右心衰竭较少见。本节仅介绍急性左心衰竭。

二、病因、诱因与发病机制

1. 常见病因　约 80% AHF 患者为慢性心力衰竭急性加重，其他病因有急性心肌损伤和急性血流动力学障碍（表 13-1）。老年人中的主要病因为冠心病、高血压和老年性退行性心瓣膜病，而在年轻人中多由风湿性心瓣膜病、扩张型心肌病、急性重症心肌炎等所致。

2. 常见诱因　严重呼吸道感染或全身感染，如败血症；慢性心力衰竭药物治疗缺乏依从性；心脏容量超负荷；肾功能异常；医源性因素（如药物相互作用、非甾体或甾体类药物）；快速房颤或恶性室性心律失常；甲状腺功能减低或亢进；酗酒或接受毒品。

表13-1　急性左心衰竭的常见病因

病因分类	疾病
慢性心力衰竭急性加重	大多数（大约80%）AHF 为该病因
急性心肌损伤	急性冠状动脉综合征
	急性重症心肌炎
	围生期心肌病
急性血流动力学障碍	药物所致的心肌损伤与坏死
	急性大量瓣膜反流和（或）原有瓣膜反流加重
	高血压危象
	重度主动脉瓣或二尖瓣狭窄
	主动脉夹层
	心脏压塞
	急性舒张性左心衰竭

3. 发病机制　AHF 的病理生理学存在显著的异质性，可理解为一种潜在病因、启动机制和放大机制相互作用的结果。无论基础疾病和启动因素如何，各种放大机制如持续的心肌损伤、血流动力学障碍、神经激素激活和肾功能恶化均可促进 AHF 的发展。

三、临床表现

1. 基础心血管疾病的病史和表现　大多数患者有各种心脏病的病史，存在引起急性心力衰竭的各种病因。

2. 早期表现　原来心功能正常的患者出现原因不明的疲乏或运动耐力明显减低以及心率增加 15 ～ 20 次 / 分，可能是左心功能降低的最早期征兆。继续发展可出现劳力性呼吸困难、夜间阵发性呼吸困难、睡觉需用枕头抬高头部等；检查可发现左心室增大、闻及舒张早期或中期奔马律、P_2 亢进、两肺尤其肺底部有湿罗音，还可有干啰音和哮鸣音，提示已有左心功能障碍。

3. 急性肺水肿　起病急骤，突发严重的呼吸困难、端坐呼吸、喘息不止、烦躁不安并有恐惧感，呼吸频率可达 30 ～ 50 次 / 分，频繁咳嗽并咳出大量粉红色泡沫样痰；听诊心率快，心尖部常闻及奔马律，两肺满布湿啰音和哮鸣音等。

4. 心源性休克

（1）持续低血压：收缩压＜ 90 mmHg，或平均动脉压自基线下降≥ 30 mmHg，持续时间＞ 30 分钟。

（2）组织低灌注状态：精神状态改变，常有烦躁不安、激动焦虑、恐惧和濒死感；皮肤湿冷、苍白或发绀；尿量显著减少（＜ 20 ml/h），甚至无尿；血清乳酸水平升高。

（3）心脏指数显著降低：存在肺淤血或者左心室充盈压升高；无循环支持情况下低于 1.8 L/(min·m²)；有循环支持的情况下在 2.0 ～ 2.2 L/(min·m²)。

四、辅助检查

1. 心电图　提供心脏频率、节律、传导等信息，心肌缺血性改变、ST 段抬高或非 ST 段抬高型心肌梗死以及陈旧性心肌梗死的病理性 Q 波等提示病因。

2. X 线检查　可显示肺淤血的程度和肺水肿，如出现肺门血管影模糊、蝶形肺门，甚至弥漫性肺内大片阴影等；还可根据心影增大及其形态改变评估基础或伴发的心脏和（或）肺部疾病以及气胸等。

3. **超声心动图**　可了解心脏的结构和功能、心瓣膜状况、是否存在心包病变、急性心肌梗死的机械性并发症以及室壁运动失调，可测定左室射血分数（left ventricular ejection fraction，LVEF），监测急性心力衰竭时的心脏收缩/舒张功能相关的数据。多普勒超声成像可间接测定肺动脉压、左右心室充盈压等。

4. **动脉血气分析**　急性左心衰竭常伴低氧血症，肺淤血明显者可影响肺泡氧气交换。应监测动脉氧分压（PaO_2）、二氧化碳分压（$PaCO_2$）和氧饱和度，以评价氧含量（氧合）和肺通气功能。还应监测酸碱平衡状况。

5. **实验室检查**　包括血常规和血生化检查，如电解质（钠、钾、氯等）、肝功能、血糖、白蛋白及高敏 C 反应蛋白。

6. **心力衰竭标志物**　B 型脑钠尿肽（B-type natriuretic peptide，BNP）及其 N 末端 B 型脑钠尿肽原（NT-proBNP）有助于：AHF 诊断和鉴别诊断；评估严重程度和预后。如 BNP < 100 ng/L 或 NT-proBNP < 300 ng/L，AHF 可能性很小；诊断 AHF 时 NT-proBNP 水平根据年龄和肾功能分层：50 岁以下成人血浆 NT-BNP 浓度 > 450 ng/L，50 岁以上 > 900 ng/L，70 岁以上 > 1800 ng/L；肾功能不全（肾小球滤过率 < 60 ml/min）时应 > 1200 ng/L。评估其临床意义需综合临床状况，排除其他可引起测定值增高的情况，如急性冠脉综合征、高血压、房颤等心血管疾病和慢性阻塞性肺疾病、肺动脉高压、感染、贫血、肝硬化等非心血管疾病。

7. **心肌损伤标志物**　旨在评价是否存在心肌损伤或坏死及其严重程度。心肌肌钙蛋白 T 或 I 检测心肌受损的特异性和敏感性均较高。重症有症状的心力衰竭存在心肌细胞坏死、肌原纤维不断裂解，血清中心肌肌钙蛋白水平可持续升高。

五、病情评估、诊断及鉴别诊断

1. **危险分层**　鉴于我国国情，一般推荐使用临床程度分级。临床程度分级的标准主要根据末梢循环的观察和肺部听诊，无须特殊的检测条件，适用于一般门诊和住院患者。I 级病情最轻，逐渐加重，IV 级为最重。分级方法见表 13-2。

表13-2　急性左心衰竭的危险程度分级

分级	皮肤	肺部啰音
I 级	干、暖	无
II 级	湿、暖	有
III 级	干、冷	无/有
IV 级	湿、冷	有

2. **诊断和鉴别诊断**　根据典型临床表现和体征，可作出诊断。但需与可引起明显呼吸困难的疾病如支气管哮喘和哮喘持续状态、急性大面积肺栓塞、肺炎、严重的慢性阻塞性肺疾病尤其伴有感染等相鉴别，还应与其他原因所致的非心源性肺水肿（如急性呼吸窘迫综合征）以及非心源性休克等疾病相鉴别。

六、救治措施

AHF 治疗目标依据心力衰竭的不同阶段而不同，早期急诊抢救阶段以迅速稳定血流动力学状态、纠正低氧、改善症状、维护重要脏器灌注和功能、预防血栓栓塞为主要治疗目标；后续阶段应进一步明确心力衰竭的病因和诱因给予相应处理、控制症状和淤血，并优化血压，制定随访计划，改善远期预后。

AHF 治疗原则为减轻心脏前后负荷、改善心脏收缩与舒张功能、积极去除诱因以及治疗原发病变。

（一）一般处理

1. 体位　静息时明显呼吸困难者应取半坐卧位或端坐位，双腿下垂以减少回心血量，降低心脏前负荷。

2. 给氧　适用于低氧血症和呼吸困难明显（尤其指端血氧饱和度＜90%）的患者。应尽早采用，使患者 SaO_2 ≥ 95%（伴慢性阻塞性肺疾病者 SaO_2 ＞ 90%）。

给氧方式：①鼻导管吸氧：低氧流量（1 ～ 2 L/min）开始，根据动脉血气分析结果调整氧流量；②面罩吸氧：适用于伴呼吸性碱中毒患者；③必要时还可采用无创性或气管插管呼吸机辅助通气治疗。

（二）药物治疗

1. 基础治疗　阿片类药物如吗啡被认为可扩张血管，降低前负荷，并抑制交感神经兴奋，减慢心率，减轻焦虑。对存在焦虑、气促的急性肺水肿患者，可注射吗啡，2.5 ～ 5.0mg 缓慢静脉注射，亦可皮下或肌内注射。应密切观察疗效和呼吸抑制的不良反应，伴明显和持续低血压、休克、意识障碍、慢性阻塞性肺疾病等患者禁忌使用。

2. 利尿剂　适用于急性心力衰竭伴肺循环和（或）体循环明显淤血以及容量负荷过重的患者。对存在体液潴留或肺淤血、肺水肿患者，首先静脉使用袢利尿剂减轻症状。利尿剂可静推或静滴给药，并根据患者症状和临床状况调整剂量和用药持续时间。患者出现利尿剂抵抗时，可以考虑袢利尿剂与噻嗪类利尿剂或螺内酯合用。

3. 血管扩张剂　可降低左、右室充盈压和全身血管阻力，也降低收缩压，从而减轻心脏负荷。对于收缩压＞ 90 mmHg（和无症状性低血压）的 AHF 患者，为缓解症状，应考虑静脉用血管扩张剂。

急性肺水肿、严重的高血压时，推荐静脉给予血管扩张剂硝酸酯类或硝普钠。高血压危象时，选用乌拉地尔或硝普钠。急性失代偿性心力衰竭无低血压时，可以在利尿的基础上静脉给予硝酸酯类或硝普钠或重组人 B 型脑钠尿肽缓解症状。重组人脑钠尿肽可降低全身动脉压、右房压和肺毛细血管楔压，从而降低心脏的前后负荷；并具有利尿利钠作用。适用于休息或轻微活动时呼吸困难的急性失代偿性心力衰竭患者。

下列情况禁用血管扩张剂：①收缩压＜ 90 mmHg，或持续低血压伴肾功能不全的患者；②严重阻塞性心瓣膜疾病患者；③梗阻性肥厚型心肌病患者。

4. 正性肌力药　增加心输出量，提升血压，改善外周灌注和维持器官功能。适用于外周低灌注伴或不伴有充血症状者；利尿剂和血管扩张剂治疗无效的肺水肿患者。

（1）洋地黄类：能轻度增加心排血量和降低左心室充盈压。一般应用毛花苷 C 0.2 ～ 0.4 mg 缓慢静脉注射，2 ～ 4 h 后可再用 0.2 mg。伴快速心室率的心房颤动患者可酌情增加剂量。

（2）多巴胺：250 ～ 500 μg/min 静脉滴注。该药个体差异较大，一般从小剂量开始，逐渐增加剂量，短期应用。

（3）多巴酚丁胺：该药短期应用可以缓解症状，但并无临床证据表明对降低病死率有益。100 ～ 250 μg/min 静脉滴注。使用时注意监测血压，常见不良反应有心动过速，偶可加重心肌缺血而出现胸痛。

（4）磷酸二酯酶抑制剂：常用药物为米力农和氨力农，常见不良反应有低血压和心律失常。临床证据表明可增加病死率，目前临床较少使用。

（5）左西孟旦：为钙增敏剂，适用于传统治疗（利尿剂、血管紧张素转化酶抑制剂和洋地黄类）疗效不佳，并且需要增加心肌收缩力的急性失代偿性心力衰竭的短期治疗。首剂

知识拓展—心源性休克处理要点

12 ~ 24 μg/kg 静脉注射（＞ 10 min），继之以 0.1 μg/（kg·min）静脉滴注，可酌情减半或加倍。对于收缩压＜ 100 mmHg 的患者，不需要负荷剂量，可直接用维持剂量，以防止发生低血压。

5．血管收缩药物　应用了正性肌力药物仍出现显著低血压或心源性休克，可给予去甲肾上腺素增加血压和重要器官灌注。

（三）非药物治疗

对药物治疗效果不佳或无效的患者，可考虑非药物治疗，包括主动脉内球囊反搏术、机械通气、血液净化治疗及机械辅助循环装置等。

（唐梦熊）

第 13 章第二节电子资源

第三节　急性肺损伤及衰竭

一、概念

急性肺损伤（acute lung injury，ALI）和急性呼吸窘迫综合征（acute respiratory distress syndrome，ARDS）是在严重感染、休克、创伤及烧伤等非心源性疾病过程中，肺毛细血管内皮细胞和肺泡上皮细胞损伤造成弥漫性肺间质及肺泡水肿，导致急性低氧性呼吸功能不全或衰竭。

二、病因与发病机制

多种危险因素可诱发 ALI/ARDS，包括直接肺损伤因素和间接肺损伤因素，见表 13-3。

ALI/ARDS 的基本病理生理改变是肺泡上皮和肺毛细血管内皮通透性增加所致的非心源性肺水肿。由于肺泡水肿、肺泡塌陷导致严重通气／灌注比失调，特别是肺内分流明显增加，从而产生严重的低氧血症。肺血管痉挛和肺微小血栓形成引发肺动脉高压。ARDS 早期促凝机制增强，而纤溶过程受到抑制，引起广泛血栓形成和纤维蛋白的大量沉积，导致血管堵塞以及微循环结构受损。

表13-3　ALI/ARDS发病的危险因素

直接肺损伤因素	间接肺损伤因素
严重肺部感染	严重感染
误吸	严重的非胸部创伤
肺挫伤	急性重症胰腺炎
吸入有害气体	大量输血
淹溺	体外循环
氧中毒	弥散性血管内凝血

三、临床表现

ALI/ARDS 常具有以下临床特征：

1．急性起病，在直接或间接肺损伤后 12 ~ 48 h 内发病。

2．常规吸氧后低氧血症难以纠正。

3．肺部体征无特异性，急性期双肺可闻及湿啰音或呼吸音减低。

4．早期病变以间质性为主，胸部 X 线片常无明显改变。病情进展后，可出现肺内实变，表现为双肺普遍密度增高，透亮度减低，肺纹理增多、增粗，可见散在斑片状密度增高影，即弥漫性肺浸润影。

5．无心功能不全证据。除有相应的发病征象外，肺受损最初数小时内，患者可无呼吸系统症状，随后呼吸频率加快，气促逐渐加重，肺部体征无异常发现，或可听到吸气时细湿啰音。动脉血气分析示 PaO_2 和 $PaCO_2$ 偏低。随着病情进展，患者呼吸窘迫，感胸部紧束，吸气费力，发绀，常伴有烦躁、焦虑不安。由于明显低氧血症引起过度通气，$PaCO_2$ 降低，出现呼吸性碱中毒。呼吸窘迫不能通过氧疗改善。如上述病情继续恶化，则呼吸窘迫和发绀进行性加重，呼吸肌疲劳，产生混合性酸中毒，心脏停搏。部分患者出现多器官衰竭。

四、辅助检查

1. 胸部 X 线检查　早期胸部 X 线片常为阴性，进而出现肺纹理增加和斑片状阴影，后期为大片实变阴影，并可见支气管充气征。ARDS 的 X 线片改变常较临床症状延迟 4～24h 或更长，而且受治疗干预的影响很大。

2. 胸部 CT 检查　与正位胸部 X 线片相比，CT 更准确地反映病变肺区域的大小。通过病变范围可较准确地判定气体交换和肺顺应性病变的程度。

3. 肺气体交换监测　动脉血气分析是评价肺气体交换的主要临床手段。ARDS 早期至急性呼吸衰竭期，常表现为呼吸性碱中毒和不同程度的低氧血症，肺泡 - 动脉氧分压差 $[P (A-a) O_2]$ 升高，高于 35～45 mmHg。对于肺损伤恶化、低氧血症进行性加重、PaO_2/FiO_2 下降，该指标也常用于肺损伤的评价。另外，换气功能障碍还表现为无效腔通气增加，在 ARDS 后期往往表现为 $PaCO_2$ 升高。

4. 肺力学监测　可通过床旁呼吸功能监测仪监测。主要改变包括肺顺应性降低和气道阻力增加。

5. 肺功能检测　肺容量和肺活量、功能残气量和残气容积均减少，呼吸无效腔增加，无效腔量 / 潮气量＞0.5，肺动 - 静脉分流量增加。

6. 血流动力学监测　ARDS 的血流动力学常表现为肺动脉楔压正常或降低。监测肺动脉楔压有助于与心源性肺水肿的鉴别，可直接指导 ALI/ARDS 的液体治疗。

7. 血管外肺水　对评价肺损伤程度具有重要意义，血管外肺水增加是肺泡毛细血管屏障受损的表现。

五、诊断标准

目前尚无满意的 ALI/ARDS 诊断标准。应用较多的是以下两个诊断标准或定义。

1. 1994 年欧美联席会议提出的 ARDS 诊断标准　①急性起病；②氧合指数（PaO_2/FiO_2）≤ 200 mmHg [不论呼气末正压（positive end expiratory pressure，PEEP）水平]；③正位胸部 X 线片显示双肺均有斑片状阴影；④肺动脉楔压≤ 18 mmHg，或无左心房压力增高的临床证据。如 PaO_2/FiO_2 ≤ 300 mmHg 且满足上述其他标准，则诊断为 ALI。

2. 2011 年在德国柏林由欧洲危重症协会成立了一个全球性专家小组，主持修订了 ARDS 诊断标准（称 ARDS 柏林定义），见表 13-4。

表13-4　ARDS的柏林诊断标准

指标	数值
起病时间	从已知临床损害，以及新发或加重呼吸系统症状至符合诊断标准时间≤ 7 天
胸部影像学 *	双侧浸润影，不能用积液、大叶 / 肺不张或结节来完全解释
肺水肿原因	呼吸衰竭不能用心力衰竭或液体过度负荷来完全解释；如无相关危险因素，需行客观检查（如超声心动图）以排除静水压增高型肺水肿
氧合情况 #	轻度△：PEEP 或 CPAP ≥ 5 cmH₂O 时，200 mmHg ＜ #PaO_2/FiO_2 ≤ 300 mmHg； 中度：PEEP ≥ 5 cmH₂O 时，100 mmHg ＜ PaO_2/FiO_2 ≤ 200 mmHg； 重度：PEEP ≥ 5 cmH₂O 时，PaO_2/FiO_2 ≤ 100 mmHg

* 胸部影像学包括胸部 X 线片或 CT；# 如果海拔超过 1000 m，PaO_2/FiO_2 值需用公式校正，校正后 $PaO_2/FiO_2 = PaO_2/FiO_2 \times$（当地大气压 /760）；△轻度 ARDS 组，可用无创通气时输送的持续气道正压；CPAP：持续气道正压；FiO₂：吸入氧分数；PEEP：呼气末正压；1 mmHg=0.133 kPa；1 cmH₂O=0.098 kPa。

　　ALI/ARDS 的早期识别非常困难，当氧合指数下降，同时不能用其他疾病如心功能不全的临床特征和检查结果来解释时，尽早行影像学（最好为高分辨 CT）检查，能够更清晰地了解肺部的病变程度和范围，从而为早期确立 ALI/ARDS 的诊断提供依据。其诊断流程见图 13-1。

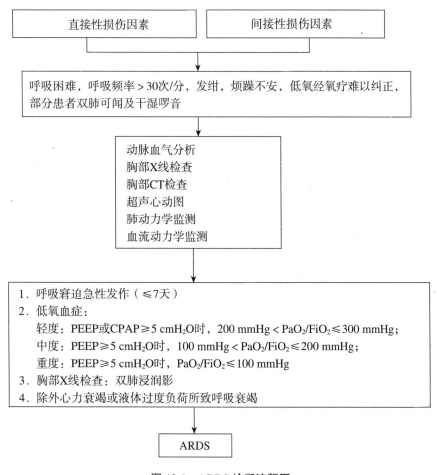

图 13-1　ARDS 诊断流程图

六、救治措施

（一）治疗原发病

　　全身性感染、创伤、休克、烧伤、急性重型胰腺炎等是导致 ALI/ARDS 的常见病因。严重感染患者有 25% ~ 50% 发生 ALI/ARDS，而且在感染、创伤等导致的多器官功能障碍综合征中，肺往往也是最早发生衰竭的器官。控制原发病，遏制其诱导的全身失控性炎症反应，是预防和治疗 ALI/ARDS 的必要措施。

（二）呼吸支持治疗

　　1. 氧疗　可根据低氧血症改善的程度和治疗反应调整氧疗方式，首先使用鼻导管，当需要较高吸氧浓度时，采用文丘里面罩或带贮氧袋的非重吸式氧气面罩。

　　2. 无创机械通气（noninvasive mechanical ventilation，NIV）　可以避免气管内插管和气管切开的并发症。免疫功能低下的患者发生 ALI/ARDS，早期可首先试用 NIV。一般认为，在以下情况时不宜应用 NIV：①神志不清；②血流动力学不稳定；③气道分泌物明显增加而且气道自洁能力不足；④因脸部畸形、创伤或手术等不能佩戴鼻面罩；⑤上消化道出血、剧烈呕吐、肠梗阻和近期食管及上腹部手术；⑥危及生命的低氧血症。

3. 有创机械通气

（1）时机选择：ARDS 患者经高浓度吸氧仍不能改善低氧血症时，应进行有创机械通气。早期气管内插管机械通气更有效地改善低氧血症，降低呼吸功，缓解呼吸窘迫，改善全身缺氧，防止肺外器官功能损害。

（2）肺保护性通气：在实施肺保护性通气策略时，限制气道平台压比限制潮气量更加重要。由于 ARDS 时肺容积明显减少，为限制气道平台压，有时不得不将潮气量降低，允许 $PaCO_2$ 高于正常，即所谓的允许性高碳酸血症，一般主张保持 pH > 7.20。

（3）肺复张：充分复张 ARDS 塌陷肺泡是纠正低氧血症和保证 PEEP 效应的重要手段。实施控制性肺膨胀常采用恒压通气方式，常用吸气压为 30 ~ 45 cmH2O，持续时间 30 ~ 40 s。

（4）PEEP 的选择：充分复张塌陷肺泡后应用适当水平 PEEP 防止呼气末肺泡塌陷，改善低氧血症，并避免剪切力，防治呼吸机相关肺损伤。因此应采用能防止肺泡塌陷的最低 PEEP。若有条件，应根据静态 P-V 曲线低位转折点压力 +2 cmH2O 来确定 PEEP。

在循环功能稳定、人机协调性较好的情况下，ARDS 患者机械通气时有必要保留自主呼吸。除非有脊髓损伤等体位改变的禁忌证，机械通气患者均应保持半坐卧位，预防呼吸机相关性肺炎的发生。俯卧位通气通过降低胸腔内压力梯度、促进分泌物引流和促进肺内液体移动，明显改善氧合。对于常规机械通气治疗无效的重度 ARDS 患者，可考虑采用俯卧位通气。严重的低血压、室性心律失常、颜面部创伤及未处理的不稳定性骨折为其相对禁忌证。

机械通气患者应考虑使用镇静、镇痛剂，以缓解焦虑、躁动、疼痛，减少过度的氧耗。每天均需中断或减少镇静药物剂量直到患者清醒，以判断患者的镇静程度和意识状态。应尽量避免使用肌松药物。如确有必要使用肌松药物，应监测肌松水平以指导用药剂量，预防膈肌功能不全和呼吸机相关性肺炎的发生。

4. 液体通气　部分液体通气是在常规机械通气的基础上经气管内插管向肺内注入相当于功能残气量的全氟碳化合物，以降低肺泡表面张力，促进肺重力依赖区塌陷肺泡复张。部分液体通气能改善 ALI/ARDS 患者的气体交换，增加肺顺应性，可作为严重 ARDS 患者常规机械通气无效时的一种选择。

5. 体外膜式氧合技术　理论上建立体外循环后可减轻肺负担，有利于肺功能恢复。目前也有临床研究支持应用其治疗 ARDS。

（三）液体管理

高通透性肺水肿是 ALI/ARDS 的病理生理特征，肺水肿的程度与 ALI/ARDS 的预后呈正相关，因此，通过积极的液体管理，改善 ALI/ARDS 患者的肺水肿具有重要的临床意义。在保证组织器官灌注前提下，应实施限制性液体管理，有助于改善 ALI/ARDS 患者的氧合和肺损伤。

（四）药物治疗

糖皮质激素对 ARDS 的预防和治疗作用一直存在争议，不推荐常规应用糖皮质激素，对于早期 ARDS 可短期应用糖皮质激素。

（张国强）

第 13 章第三节电子资源

第四节　急性肝损伤及衰竭

一、概念

急性肝损伤及衰竭是指机体受到严重病理打击因素的影响，直接或者间接造成肝细胞损伤或坏死，引起肝功能障碍甚至衰竭，并可伴随精神异常和凝血障碍的临床综合征。包括患者发病前存在慢性乙型肝炎的活动性肝炎或合并其他类型肝炎病毒感染导致急性肝功能障碍或衰竭。急性肝衰竭（acute hepatic failure，AHF）并非独立的疾病，而是各种肝损害因素直接或间接作用于肝后，在肝内出现肝细胞广泛坏死或脂肪浸润，而残留肝细胞不能再生、代偿，进而导致肝细胞合成、解毒和生物转化、转运及排泄等功能障碍，其主要临床表现是进行性黄疸、意识障碍、出血、腹水和肾衰竭。急性肝损伤（acute hepatic injury，AHI）为 AHF 的早期表现。AHF 起病急，早期症状特异性不强，难以确诊，病情进展快，可于发病 2 周内出现肝性脑病（hepatic encephalopathy，HE），或发展为 MODS，病死率高达 70% ～ 80%。

二、病因与发病机制

（一）病因

1. 感染因素

（1）病毒感染：在我国，病毒性肝炎引起的肝损伤和功能障碍最常见，其中乙型、丙型和丁型肝炎占主导，而甲型和戊型肝炎相对较少。其他病毒性肝炎以巨细胞病毒、EB 病毒和单纯疱疹病毒性肝炎较为常见，而腺病毒、流行性出血热病毒性肝炎等少见。

（2）严重细菌感染：大量细菌毒素入血，或细菌通过血流感染直接产生影响，肝功能往往较早发生损害，肝成为序贯性器官衰竭的上游器官。

2. 非感染因素

（1）药物及毒物：在国外，药物引起的急性肝损伤及功能障碍较常见，在美国药物因素约占所有急性肝损伤因素的 10%，其中以解热镇痛剂、抗感染药物、降脂药物和抗癫痫药物等比例较高，中草药及其提取物造成的肝损害亦不少见。毒物中有许多可造成肝损害，如毒蘑菇、有机溶剂等。

（2）缺血缺氧性肝损害：各种类型休克、严重低氧血症均可造成肝损害，多数仅引起一过性肝酶升高和轻度黄疸，当病因去除后可较快恢复，仅少数长时间缺血缺氧而导致急性肝功能障碍，肝常常也是 MODS 受累器官之一。

（3）代谢异常：肝豆状核变性（Wilson 病）为先天性代谢疾病，多呈慢性活动性肝病过程，少数青少年患者可以急性肝衰竭为首发表现；急性妊娠期脂肪肝、瑞夷综合征所致的脂肪代谢紊乱均可造成肝衰竭；其他如半乳糖血症、酪氨酸血症、α 抗胰蛋白酶缺乏症等引起肝衰竭亦有报道。

（4）其他：成人 Still 病、肝移植后移植物抗宿主疾病、酒精性肝炎等也是肝衰竭的原因。

（二）发病机制

发病机制可以归纳为以下四点：①宿主遗传背景（乙型肝炎加重、特异性药物反应）。②病毒对肝的直接破坏。③内毒素入血未经肝库普弗细胞解毒，直接破坏肝细胞，内毒素也可通过激活库普弗细胞释放的化学介质引起肝坏死。④代谢因素及血供异常导致肝缺血、缺氧，营养物质缺乏，代谢废物堆积，损害肝细胞。

不同病因造成肝损伤所导致的急性肝功能障碍或衰竭，可分为原发性肝损伤和继发性肝损伤。前者主要为直接或间接作用造成肝细胞大量坏死所致功能障碍，并由于毒素及有害物质直接作用而加速肝衰竭；继发性肝损伤主要为病理打击因素作用于机体产生炎症和代谢反应，超出肝代偿能力而出现的损伤结果。病毒性肝损伤主要是病毒直接造成肝细胞表面结构改变或细胞破坏，并诱发免疫反应以清除病毒而引起感染的肝细胞破坏溶解，继而使肝解毒和清除有害物质能力下降，形成恶性循环，最终导致肝功能障碍或衰竭。严重创伤、休克和严重感染时，机体炎症反应失控，产生大量的炎性介质和细胞因子，引起全身炎症反应综合征，对组织细胞具有损害作用，可继发造成肝细胞损伤及功能障碍。

肝细胞损伤的病理可表现为两种类型。Ⅰ型以细胞肿胀，细胞内线粒体等细胞器严重受损，肝细胞结构破坏、坏死为特征；肝小叶区结构破坏、网状支架塌陷，坏死区及汇管区炎症细胞浸润。Ⅱ型以肝细胞微泡脂肪浸润、细胞肿胀为特征，而肝细胞坏死不明显。肝直接损伤或者炎症反应造成的间接损伤主要表现为Ⅰ型，Ⅱ型多由代谢性疾病引起。

三、临床表现

1. 一般症状和体征　精神状态差，乏力，病情进行性加重。

2. 消化系统　恶心、呕吐，上腹部胀痛、腹胀、胃肠动力下降；可有消化道出血、腹水、进行性加重的黄疸；呼吸和呃逆时可闻及肝臭味。

3. 中枢神经系统　出现肝性脑病，表现为手抖，行为改变、躁动、言语混乱、精神错乱、嗜睡、昏睡甚至昏迷。

4. 血液系统　全身表现为出血和出血倾向，牙龈出血、鼻出血、呕血、黑便。特别是黏膜出血或皮肤出现出血点、瘀斑。肝衰竭所致凝血障碍与DIC凝血障碍临床结果相同，但两者病理机制不同，前者又是DIC的病因，应注意鉴别。

5. 泌尿系统　急性肝功能障碍常合并肾功能不全（肝肾综合征），可表现为少尿、氮质血症，早期可因肾灌注不足引起，后期主要是毒素及炎性介质影响肾单位。

6. 代谢系统　可引起严重低蛋白血症及全身水肿；出现低血糖昏迷等内分泌功能紊乱。

急性肝功能障碍或衰竭可造成低钠、低钾、低钙和低镁血症，严重的酸碱失衡也十分常见。此外还可引起循环和呼吸功能障碍，出现心律失常、低血压及较难纠正的低氧血症。

四、辅助检查

1. 肝功能生化检查

（1）酶学指标：包括丙氨酸氨基转移酶（谷丙转氨酶，ALT）、门冬氨酸氨基转移酶（谷草转氨酶，AST）。虽然肝内AST含量较ALT多，但因为ALT分布在肝细胞的胞质水溶相中，AST主要分布在线粒体中，少数分布在胞质水溶相，因此损伤初期肝细胞膜通透性增加，血清ALT增加明显，肝细胞坏死严重时则AST增加，因此AST/ALT比值可以反映肝损伤的严重程度，正常值为1.15，肝损害越重，比值越高。肝损伤严重时，ALT可下降或不升高，与持续升高的胆红素呈现"胆酶分离"现象，提示大量肝细胞死亡，预后不良。

（2）胆汁分泌与排泄指标：包括总胆红素、直接胆红素、间接胆红素、总胆汁酸、碱性磷酸酶、γ-谷氨酰转肽酶等。胆道通畅性受阻时，除间接胆红素升高不明显外，其余指标均升高；肝细胞破坏可表现为以间接胆红素升高为主的黄疸。

（3）合成能力指标：包括蛋白和凝血因子合成能力指标，主要有前白蛋白、白蛋白、凝血酶原时间、胆碱酯酶等。病程进展迅速、时间长，上述指标下降明显。

（4）其他生化指标：血氨升高、血糖波动大、血乳酸升高表明组织灌注不良及肝清除能力下降，血气分析可评价酸碱状况。

2. 影像学检查　上腹部CT、MRI有助于了解肝结构改变，肝动态超声监测已经成为常规。肝血管与胆管造影、核素显像、腹腔镜检查、肝组织活检和病理学检查等，明确肝大小、质地、占位、结构异常等，对AHIF的诊断及病因鉴别有重要价值。病理形态：急性肝衰竭的典型病理表现为肝细胞呈一次性坏死，坏死面积≥肝实质的2/3；或亚大块坏死，或桥接坏死，伴存活肝细胞严重变性，肝窦网状支架不塌陷或非完全性塌陷。

3. 其他常规检查　包括血、尿、粪常规检查，动态监测有助于判断是肝衰竭还是DIC所致凝血功能障碍；还有电解质监测、病原学监测、血药浓度监测等。

五、诊断标准

中华医学会感染病学分会肝衰竭与人工肝学组于 2012 年《肝衰竭诊疗指南》中提出，急性衰竭诊断标准为：急性起病，2 周内出现 II 度及以上肝性脑病，并有以下表现者：①极度乏力，并有明显厌食、腹胀、恶心、呕吐等严重消化道症状。②短期内黄疸进行性加深。③出血倾向明显，凝血酶原活动度 ≤ 40%（或 INR ≥ 1.5），且排除其他原因。④肝进行性缩小。肝性脑病是由于严重的肝功能失调成障碍引起的，以代谢紊乱为基础并排除其他已知脑病的中枢神经系统综合征，根据患者的意识障碍程度，分为四度：I 度；行为改变伴轻度意识障碍；II 度：行为异常为主，定向力障碍，嗜睡，可有扑翼样震颤；III 度：明显精神错乱，言语不连贯，大部分时间处于昏睡状态，但能唤醒；IV 度：昏迷，对疼痛刺激无反应，去皮质或去大脑状态。

目前，国际上将诊断名称统一为"急性肝衰竭"。在 MODS 诊断中，血清总胆红素大于 34 μmol/L、转氨酶升高超过 2 倍以上表明存在肝损伤、肝功能障碍。但需要排除原发性肝病、胆道疾病所引起的指标改变。

六、救治措施

（一）病因治疗

1. 病毒性肝炎　对乙型、戊型肝炎应重视初发阶段的治疗，防止病情反复及转为慢性活动性病程，可给予核苷类似物进行抗病毒治疗；对其他病毒可给予阿昔洛韦等抗病毒治疗。抗病毒同时可给予肾上腺皮质激素、胸腺素和干扰素等治疗。

2. 药物、毒物性肝损伤　及时洗胃并选择相应的拮抗剂和解毒剂，已吸收入血的可早期应用血液灌流和血液滤过治疗。对服用对乙酰氨基酚患者给予乙酰半胱氨酸，对异烟肼中毒患者可予以维生素 B_6 对抗。

3. 低灌注、低氧血症　对各种原因导致的低血容量、组织灌注不足、严重低氧血症，应积极进行液体复苏，改善微循环灌注，尽快纠正高乳酸血症；积极纠正贫血，给予机械通气以改善氧合；对于严重脓毒症及感染性休克，应加强针对性抗感染治疗。

4. 急性妊娠期脂肪肝　应积极创造手术条件，终止妊娠；对毒蘑菇中毒、肝豆状核病变所致的急性肝衰竭，应尽早争取肝移植治疗。

（二）维护生命体征和稳定内环境

1. 生命体征支持　维持血流动力学稳定，纠正低氧血症。给予积极的液体复苏和容量管理，纠正低蛋白血症，根据血红蛋白水平输注浓缩红细胞，必要时给予血管活性药物，如多巴胺、去甲肾上腺素等，维持有效灌注压和灌注容量；尽早给予机械通气以维持有效氧合。

2. 维持内环境稳定　急性肝损伤及衰竭容易造成复杂的水、电解质和酸碱失衡，应根据检测结果对症处置。对于有腹水及全身水肿患者，可给予白蛋白提高胶体渗透压，使血管外的水能向血管内转移，减轻水肿。

3. 心脏功能支持　可予能量合剂、果糖三磷酸、左旋卡尼汀等；存在低心排量情况，可给予多巴酚丁胺、多巴胺，必要时给予毛花苷 C 强心；参附注射液可提高心肌收缩力，同时不增加心肌氧耗，每次可给予 50～100 ml，静脉滴注。

4. 呼吸功能支持　肺是敏感靶器官，常继发引起肺损伤，肺间质渗出增加；另外，肺部感染也是常见并发症。上述因素均可导致呼吸功能不全。积极给予通气支持，维持正常氧合；预防和控制感染，加强气道护理，合理使用抗生素。

5. 凝血功能调节　肝损伤后衰竭患者均存在凝血功能障碍，可出现皮肤黏膜出血、消化道出血，严重者出现颅内出血。由于凝血因子、纤维蛋白原产生障碍导致凝血酶原时间延长。

应及时补充新鲜血浆，冷沉淀，重组Ⅶ因子、Ⅷ因子，如纤维蛋白原低于 1.0g/L，还必须补充纤维蛋白原及凝血酶原复合物；常规补充维生素 K；如出现消化道出血，可给予止血剂、制酸剂，局部给予去甲肾上腺素冰盐水反复冲洗，再给予凝血酶、云南白药等；上述措施无效可考虑三腔二囊管压迫或胃镜下局部止血。

6. 胃肠功能支持 改善胃动力及肠内环境，保护黏膜屏障，可给予生大黄灌肠或胃管给药，或乳果糖及微生态制剂；可给予新霉素等肠道抗生素口服。目的是增加胃肠蠕动，减少肠道细菌和毒素易位；预防和减轻肝性脑病的发生。

7. 神经功能支持 防治肝性脑病的关键是消除各种诱因，减少肠源性毒素的产生、吸收，并促进排泄。出现脑功能异常时，可给予精氨酸 20g；给予支链氨基酸纠正氨基酸代谢失衡；维持血糖稳定，纠正低钠血症，减轻脑水肿，必要时给予甘露醇脱水治疗；给予醒脑静注射液 20～40ml 静脉滴注；预防韦尼克脑病可补充 B 族维生素。

（三）保护肝功能和促进肝细胞再生

祛除肝损伤病因，恢复和维持肝良好灌注是保护肝功能的重要前提，在此基础上可给予合适的保肝药物。

1. 甘草酸制剂 主要成分是甘草酸、半胱氨酸和甘氨酸，具有降低胆红素和转氨酶的作用。

2. 门冬氨酸钾镁 天冬氨酸在体内是草酰乙酸的前体，在三羧酸和鸟氨酸循环中起重要作用，并具有去氨作用；钾、镁离子均是生物合成与分解代谢过程中的催化剂。

3. 中药制剂 中药是保肝治疗的重要措施，常用的有苦黄、茵栀黄和丹参注射液等。苦黄、茵栀黄具有利湿退黄、清热解毒的作用；丹参的活血化瘀功能可改善肝内微循环，促进肝细胞再生等。

4. 肝细胞生长因子 为猪肝细胞内提纯的多肽，具有促进 DNA 合成和肝细胞生长、稳定肝细胞膜、抑制肿瘤坏死因子、增强库普弗细胞的功能。

5. 必需氨基酸 富含支链氨基酸，可改善支链氨基酸与芳香族氨基酸含量比值，减少肝性脑病的发生；谷氨酸钠和精氨酸也有助于降低血氨水平。

6. 其他药物 可选择葡醛内酯、谷胱甘肽制剂和乙酰半胱氨酸等。

（四）肝功能支持与肝移植治疗

1. 肝功能支持 人工肝是指通过体外的机械、物理化学或生物装置，清除各种有害物质，补充必需物质，改善内环境，暂时替代衰竭肝部分功能的治疗方法，能为肝细胞再生及肝功能恢复创造条件或等待机会进行肝移植。人工肝支持系统分为非生物型、生物型和组合型三种。非生物型人工肝已在临床广泛应用并被证明具有一定疗效。目前应用的非生物型人工肝方法包括血浆置换（plasma exchange，PE）、血液灌流（hemoperfusion，HP）、血浆胆红素吸附（plasma bilirubin absorption，PBA）、血液滤过（hemofiltration，HF）、血液透析（hemodialysis，HD）、白蛋白透析（albumin dialysis，AD）、血浆滤过透析（plasma diafiltration，PDF）和持续性血液净化疗法（continuous blood purification，CBP）等。由于各种人工肝的原理不同，应根据患者的具体情况选择不同方法单独或联合使用。生物型及组合生物型人工肝不仅具有解毒功能，而且还具备部分合成和代谢功能，是人工肝发展的方向。

人工肝的适应证：①各种原因引起的肝衰竭早、中期，INR 在 1.5～2.5 和血小板 >$50×10^9$/L 为宜；晚期肝衰竭患者也可进行治疗，但并发症多见，应慎重；未达到肝衰竭诊断标准，但有肝衰竭倾向者，也可考虑早期干预；②晚期肝衰竭患者在肝移植术前等待供体、肝移植术后排异反应、移植肝无功能期。

人工肝的禁忌证：①严重活动性出血或 DIC 者。②对治疗过程中所用血制品或药品如血浆、肝素和鱼精蛋白等高度过敏者。③循环功能衰竭者。④心脑梗死非稳定期者。⑤妊娠。

2．肝移植　急性肝损伤如病因可以祛除，由于肝细胞具有较强的再生和修复能力，多数通过上述措施可以度过急性期，有机会为患者争取较好结果。对不可逆的肝损伤导致的肝衰竭，需要通过肝移植治疗来解决。

（林兆奋　马林浩）

第 13 章第四节电子资源

第五节　急性肾损伤及衰竭

一、概念

急性肾损伤（acute kidney injury，AKI）是指各种原因引起急性肾实质损害，肾功能在短期内明显下降，以致不能维持内环境稳定，从而导致水、电解质和酸碱平衡紊乱以及代谢产物蓄积的综合征。急性肾损伤在不同人群的发病率为 15.4% ~ 78.3%。

二、病因与发病机制

根据病因不同急性肾损伤分为三类：肾前性、肾性和肾后性。

1．肾前性急性肾损伤　任何原因引起肾血流量急剧减少，肾灌注不足，导致肾功能障碍甚至衰竭；此时如及时恢复肾灌注，则肾功能逐渐恢复正常，肾可不遗留器质性病变。常见原因有：

（1）有效循环血量减少：细胞外液大量丢失、心排血量减少、休克。

（2）肾血流动力学改变：应用前列腺素合成抑制剂、血管收缩药物，腹主动脉瘤、出球小动脉扩张。

2．肾性急性肾损伤　常见原因：肾小球疾病、急性肾小管坏死、急性肾间质疾病和肾血管疾病。其中急性肾小管坏死是急性肾损伤最常见的一种类型，而肾长时间低灌注或肾毒性物质损伤肾小管上皮细胞，是造成急性肾小管坏死的最常见因素。

3．肾后性急性肾损伤　从肾盏到尿道任意部位梗阻均可引起的急性肾损伤。常见原因：①尿路结石，常为双侧梗阻；②前列腺肥大、肿瘤；③输尿管、尿道畸形狭窄等。

三、临床表现

急性肾损伤的临床表现分为两种类型，即少尿型和非少尿型。

（一）少尿型 AKI

少尿型 AKI 的发生、发展可分为少尿期、多尿期和恢复期三个阶段。

1．少尿期

（1）尿量变化：通常表现为少尿（24h 尿量少于 400ml）或无尿（24h 尿量少于 100ml）。

（2）体液过多：体重增加，肢体躯干下垂部位出现水肿，高血压，胸闷，气促，严重者可出现心功能不全、脑水肿和肺水肿。

（3）电解质紊乱：常见有高钾血症、低钠血症、低钙血症与高镁血症等。其中高钾血症是 AKI 患者在少尿期最危险的并发症，也是少尿期患者死亡的主要原因，可引起传导阻滞和诱发心律失常，严重时出现心室纤颤或心搏骤停。

（4）代谢性酸中毒：出现深大呼吸。

（5）氮质血症：尿素、肌酐等显著升高。最早出现食欲差、恶心、呕吐、腹胀等消化道症状，以后可有表情淡漠、嗜睡或烦躁不安、昏迷等意识障碍表现，呼气带有尿素味等。

2. 多尿期 24h 尿量超过 400ml 即进入多尿期，尿量逐渐增多，每日可达 3000 ~ 5000ml，尿毒症症状逐渐消退，血清尿素氮、肌酐水平逐渐下降。因大量水分和电解质排出，可出现脱水及低钾、低钠血症等电解质平衡紊乱。

3. 恢复期 一般在发病后 1 个月进入恢复期，肾功能恢复正常需要 3 个月到 1 年。此期尿量基本恢复正常，但肾小管浓缩功能完全恢复正常需要较长时间；患者精神与食欲明显好转，但尚有无力、消瘦等表现，少数患者可留有永久性肾损伤。

（二）非少尿型 AKI

临床表现多较轻，病程较短，并发症少，预后较好。其主要临床特点为：①患者 24 h 尿量 > 600 ~ 800 ml，甚至尿量无明显减少；②尿素氮日升高 3.5 mmol/L，血肌酐日升高 44.2 μmol/L；③多无高钾血症；④尿比重低，尿钠含量低。

四、辅助检查

1. 血常规 了解有无贫血及其程度，辅助于急、慢性肾损伤的鉴别诊断和病因诊断。

2. 生化检查 ①血清尿素氮与肌酐水平比值：对鉴别肾前性与急性肾小管坏死有重要意义；②血清肌酐水平；③血清胱抑素 C 水平：危重症患者早期发生 AKI 的可靠指标；④肾小管功能检查；⑤电解质测定和血 HCO_3^- 的变化。

3. 血气分析 有助于判定酸碱失衡类型。

4. 尿液分析和镜检 包括：①尿量变化；②尿常规检查；③尿生物标志物检测。

5. 超声检查 是用于鉴别急、慢性肾损伤的首选无创性检查。

6. CT 检查 对肾、肾上腺、膀胱和前列腺疾病的诊断优于超声。

7. 肾活检病理检查 AKI 患者一般无须做肾活检。对于临床表现符合 AKI 但少尿期超过 2 周，或病因不明且肾功能 3 ~ 6 周未能恢复者，没有明确致病原因者均有肾活检指征。

五、病情评估、危险分层及诊断

1. AKI 的诊断 符合以下情况之一者即可诊断为 AKI：① 48h 内血清肌酐水平升高 ≥ 26.5 μmol/L（0.3 mg/dl）；②血肌酐在 7 天之内超过基础值的 1.5 倍及以上；③尿量 < 0.5 ml/（kg·h），且持续 6 h 以上。

2. AKI 的分期标准 急性肾损伤的分期标准见表 13-5。

表13-5　急性肾损伤的分期标准

分期	肾小球滤过率标准	尿量标准
肾损伤危险期	Scr 升高达 1.5 ~ 1.9 倍基础值，或升高值 ≥ 26.5 μmol/L（0.3 mg/dl）；或 GFP 下降 > 25%	UO < 0.5 ml/（kg·h），持续 6 h 以上
损伤期	Scr 升高达 2.0 ~ 2.9 倍基础值；或 GFP 下降 > 50%	< 0.5 ml/（kg·h），持续 ≥ 12 h
肾衰竭期	Scr 升高 ≥ 3.0 倍基础值，或升高值 ≥ 353.6 μmol/L（4 mg/dl）或需肾替代治疗；或 GFP 下降 > 75%	UO < 0.3 ml/（kg·h），持续 ≥ 24 h；或无尿 ≥ 12 h
肾功能丧失	持续肾功能完全丧失 > 4 周	
终末阶段	持续肾功能完全丧失 > 3 个月	

注：Scr：血肌酐；GFP：肾小球滤过率；UO：尿排出量

知识拓展—肾前性 AKI 及急性肾小管坏死尿检鉴别

六、救治措施

AKI 的治疗原则为消除诱因、促进肾功能恢复、防治并发症、降低病死率。

（一）防治休克

正确处理可能引起休克的各种原发病预防休克的发生，如已发生休克并伴有肾前性 AKI，应及时采取有效的抗休克措施，迅速恢复有效循环血量。

（二）治疗

1．病因治疗 尽早明确引起 AKI 的病因，及时采取措施消除或逆转；如解除尿路梗阻、抗休克、清除肾毒物、治疗肾炎、抗感染和处理创伤等。

2．纠正水和电解质平衡紊乱 对有效循环血量减少引起的功能性肾功能不全应充分扩容；而对肾性 AKI，在少尿期应严格控制输液量，量出为入，宁少勿多，防止水中毒的发生，同时积极防治高钾血症、低钠血症、低钙血症和高镁血症。多尿期注意补液及钾、钠等电解质，以防脱水、低钾和低钠。

3．纠正代谢性酸中毒。

4．控制氮质血症 可静脉滴注葡萄糖及必需氨基酸以减轻体内蛋白质分解和促进蛋白质的合成。采用透析疗法以排出非蛋白氮。

5．应用利尿药物。

6．避免使用肾毒性药物。

7．血液净化和血液透析疗法 AKI 血液净化和血液透析疗法紧急指征为：①血清钾＞6.0mmol/L；②体液超负荷，有心力衰竭及肺水肿。

（何辉红）

第六节 急性肠损伤及功能衰竭

一、概念

急性肠损伤与衰竭是两个不同的病理阶段。肠衰竭发生前，肠道内环境出现的特征性病理改变，以肠缺血水肿、肠黏膜通透性增加为病理基础的综合征称急性肠损伤。肠黏膜屏障在机体的特异性和非特异性防御机制中起着重要的作用。在休克、创伤、手术、严重感染等危重疾病应激状况下，患者肠道黏膜结构和功能受到严重损伤，肠道内毒素及细菌移位，发生肠源性感染、脓毒症甚至诱发多脏器功能障碍综合征（MODS），肠黏膜屏障功能受损和肠功能损害导致消化、吸收、营养障碍称肠功能衰竭。

二、肠黏膜屏障损伤的机制

1．肠黏膜屏障的组成

（1）机械屏障：由构成肠上皮层的有吸收功能的肠上皮细胞、制造黏液的杯状细胞和具有内分泌功能的细胞构成。共同维持肠黏膜稳态。肠上皮细胞通过不断更新以保持黏膜屏障的完整性。

（2）化学屏障：由胃肠道分泌的胃酸、胆汁、各种消化酶、溶菌酶、黏蛋白及肠腔内正常寄生菌产生的抑菌物质共同构成化学屏障。

（3）免疫屏障：肠黏膜上皮细胞分泌的 IgA 等抗体及黏膜下淋巴组织共同组成肠黏膜免疫屏障。

（4）生物屏障：肠道是体内最大的微生物库，正常胃肠道栖息着 1000 多种细菌。肠道正常菌群有助于肠道营养的消化、吸收，同人体形成"共生"关系。危重病患者由于长时间使用全肠外营养、营养不良以及肠动力异常等多种因素，致使体内外环境发生变化出现菌群失调，增加肠源性感染的风险。

2．肠黏膜屏障损伤的机制

（1）肠黏膜机械屏障损伤：机体在应激状态下，肠黏膜缺血、缺氧、血管通透性增加、黏膜上皮水肿、上皮细胞膜及细胞间连接断裂、细胞坏死或凋亡，导致肠道通透性增加。

（2）肠黏膜化学屏障损伤：在危重病的应激状态下，胃肠道功能受抑，消化液和黏液分泌减少。肠蠕动减少，导致肠黏膜化学屏障损伤。

（3）肠黏膜免疫屏障损伤：①体液免疫功能受损：肠道产生 IgA 的功能受到抑制，IgA 的含量减少，合成 IgA 的浆细胞数量减少，促进细菌移位。②细胞免疫功能受损：细菌内毒素可直接损伤细胞免疫功能，同时激活局部和全身炎症介质的释放。

（4）肠黏膜生物屏障损伤：应激状态下，胃肠道蠕动受抑，肠黏膜上皮细胞摄氧障碍，肝肠循环紊乱，导致肠道细菌繁殖移位，菌群失调。肠道微生态平衡失调，生物屏障功能障碍。

三、临床表现

除原发病表现外，出现腹胀、腹痛、恶心、呕吐、腹泻、消化道出血及肠梗阻症状等，严重者引起水及电解质平衡紊乱、酸碱平衡失调、营养不良、休克，甚至威胁生命，预后不良。

四、辅助检查

1．X 线检查　①用于可以口服、转运的患者；②钡餐容易粘连，影响效果；③结果受患者排便习惯的影响。

2．胃肠镜检查　在病情允许的情况下进行胃肠镜检查。

3．胃超声检查　安全、无放射性，操作简单，但受超声测量技术、胃近端收缩力、进餐食物及时间、测量时间等因素的影响。

4．血 D- 乳酸水平检测　人体内 D- 乳酸主要由胃肠道细菌发酵产生，肠道菌群中多种细菌均可产生，因此检测外周血水平可反映肠黏膜损害程度。D- 乳酸水平变化在 24h 内维持高水平，有早期预警价值。

5．细菌培养法　通常在无菌条件下取肠系膜淋巴结等进行细菌培养，培养到细菌为阳性，该方法有相当大的创伤性，主要用于动物实验，难以在人体应用。

五、诊断

胃肠道是多器官功能障碍综合征（MODS）时最易受损的靶器官。肠功能障碍或衰竭的诊断满足以下任何一项均可诊断为肠功能障碍：

1． 有引起胃肠衰竭的原发病，如重症感染、休克、黄疸、烧伤、脑血管意外、大手术后，消化道出血以及有急性心、肺、脑、肾、肝等器官受损的临床表现。

2． 胃肠道本身疾病，如重症急性胰腺炎、急性胆道感染等。

3． 肠道菌群失调、肠黏膜屏障结构与功能异常变化，影响消化吸收和水、电解质紊乱者。

六、救治措施

1．胃肠动力药　加速胃排空，减少胃酸及潴留物对胃肠道黏膜的刺激，减少内毒素的吸收，防治肠道菌群易位。

2．胃肠道黏膜保护药

（1）H$_2$ 受体阻滞剂：选择性作用于胃壁细胞 H$_2$ 受体，抑制胃酸分泌，保护胃黏膜细胞和增加胃黏膜血流。

（2）质子泵抑制剂：抑酸作用最强的药物，抑制基础胃酸及刺激后胃酸分泌。

（3）胃黏膜保护剂：刺激胃肠黏膜上皮细胞分泌黏液，促进细胞自身修复。

3．微生态制剂　具有调节肠内微生态的作用，对致病微生物有抑制作用，恢复肠道正常菌群，促进肠道功能恢复。

4．肠道黏膜上皮细胞营养因子　谷氨酰胺是肠黏膜的必需营养物，是蛋白质合成需要的单体和核苷酸合成的必需前体，是肠黏膜氧化呼吸的主要能量物质。

5．肠道营养　除了消化吸收功能丧失外，绝大多数患者可以用肠道内营养。

6．肠外营养　适用于肠功能衰竭的患者。

（王秀杰）

第七节　全身炎症反应综合征与多器官功能障碍综合征

一、概念

全身炎症反应综合征（systemic inflammatory response syndrome，SIRS）是感染或非感染因素作用于机体，炎症细胞过量激活和炎症介质过量释放，产生的全身炎症反应状态。多器官功能障碍综合征（MODS）是指机体遭受严重感染、创伤、休克、大手术等损害 24 小时后 2 个或 2 个以上器官或系统同时或序贯发生功能障碍的临床综合征。MODS 的发病基础是全身炎症反应综合征，也可由非感染疾病诱发，严重者病死率高达 80% 以上，如果经过及时救治，器官功能也可能完全恢复。

二、病因与发病机制

1．病因　SIRS 主要由感染因素引起，也可由创伤、烧伤、手术、休克等非感染因素引起。MODS 的常见病因见表 13-6。

表13-6　MODS的常见病因

病因种类	病因
感染	为最主要病因，常见于严重的腹腔感染、肺部感染等
组织损伤	多发伤、大面积组织或器官缺血再灌注损伤、大手术
休克	休克如延迟复苏，导致组织灌注不良、缺血缺氧
心脏、呼吸骤停	心脏、呼吸骤停复苏后各脏器缺血缺氧，再灌注损伤
体内大量坏死组织	重症急性胰腺炎等

多数情况如机体抵抗力明显低下、大量输血、输液，原有心、肝、肾、糖尿病等慢性疾病均易诱发或促进 MODS 的发生和病情进展。

2．发病机制

（1）炎症反应学说：是目前解释 MODS 发病主要机制之一。感染或创伤引起的毒素释放和组织损伤可能导致器官功能的障碍，但并不是导致器官障碍的直接原因，细菌和（或）毒素和组织损伤所诱导的全身炎症反应的级联放大及失控是导致器官障碍和（或）衰竭的根本原因。机体受细菌、毒素或外伤刺激后释放炎症介质，引起 SIRS，同时释放大量内源性抗炎介质形成代偿性抗炎症反应综合征（compensatory anti-inflammatory response syndrome，CARS）。SIRS 失衡导致 MODS 的发展过程可分为三个阶段：①局限性炎症反应阶段；②有限性全身炎症反应阶段；③ SIRS/CARS 失衡阶段。

二次打击学说认为，创伤、感染、休克等早期直接损伤作为第一次打击所造成的组织器官损伤，可能不足以引起明显的全身临床症状，但可激活机体炎症和免疫系统反应，一旦炎症反应失控，导致全身反应或继发感染时，则构成第二次打击，大量炎症细胞活化、炎症介质过度释放，炎症反应失控，导致组织器官的进一步甚至致命性损害。

（2）缺血再灌注损伤和自由基学说：在机体炎症和损伤的过程中，同时会发生缺血再灌注损伤和产生大量自由基，主要包括三个方面：①氧输送不足导致组织细胞直接缺血缺氧性损害；②缺血再灌注促发自由基大量释放；③白细胞与内皮细胞相互作用，导致组织和器官损伤，最终发生 MODS。

（3）肠道屏障损伤和毒素移位学说：肠道是体内细菌和内毒素最大贮存场所，在感染、创伤或休克时，肠黏膜屏障受损，细菌易位导致菌血症的发生，而肠道毒素的移位可导致大量炎症介质的释放，参与 MODS 的发生。

此外，应激状态下的细胞凋亡、机体能量供应不足等在 MODS 的发生发展中也起着一定的作用。

三、临床表现

1．临床分型　根据 MODS 病因及发病过程可将 MODS 分为原发型和继发型，也称为速发型和迟发型。

（1）原发型（速发型）：通常由损伤引起，损伤早期出现。在损伤因子直接作用下，2个或 2 个以上的器官或系统同时或相继出现器官功能障碍，患者可短期内快速死亡，此型少见。

（2）继发型（迟发型）：机体在创伤、休克等因子的打击下，激发了全身炎症反应，造成远隔器官发生功能障碍。该型在原发损害打击后，往往有一病情相对缓解期，同时易合并感染，随后进行性加重，出现多器官的损伤，重者可危及生命。

2．临床表现　随原发疾病、序贯损害器官的不同、病情严重程度以及是否伴有基础疾病，不同患者间存在较大差异。以下为常见系统损害的临床表现。

（1）循环：患者心率增快，血压下降，需要血管活性药物维持血压，可出现多种心律失常。

（2）呼吸：患者呼吸频率增快、呼吸急促、口唇发绀，出现低氧血症，严重时发生 ARDS 伴有或不伴有高碳酸血症。

（3）肾：患者出现少尿，氮质血症、血肌酐升高，进而无尿、水电解质及酸碱平衡紊乱，需要血液透析维持。

（4）肝：患者出现转氨酶的升高，胆汁淤积胆红素升高，凝血因子及血清白蛋白合成障碍，严重时出现黄疸、肝性脑病。

（5）胃肠：患者出现喂养不耐受、腹痛腹胀、呕血、黑便等，严重者出现腹腔内高压及腹腔间隔室综合征。

（6）血液：患者出现血小板下降，凝血功能障碍，严重时发生 DIC。

（7）神经系统：患者出现意识模糊、烦躁不安，严重者昏睡、昏迷。

四、辅助检查

1．血液学检查　包括血常规、PCT、内毒素、凝血功能、肝肾功能、心肌标志物、NT-proBNP、血气分析、乳酸以及淋巴细胞亚群等。

2. 其他检查 根据原发病的不同，可行 B 型超声、超声心动图、CT、病理学、浆膜腔积液穿刺、病原微生物培养以及血流动力学监测等检查。

五、诊断标准

1. SIRS 的诊断标准 具备下列二项或以上可诊断为 SIRS：①体温＞ 38℃或＜ 36℃；②心率＞ 90 次 / 分；③呼吸频率＞ 20 次 / 分或 $PaCO_2$ ＜ 32 mmHg；④白细胞计数＞ 12×10^9/L 或＜ 4×10^9/L，或幼稚粒细胞＞ 10%。

2. MODS 诊断 MODS 的诊断标准众多，尚未统一。完整的 MODS 诊断应考虑引起 MODS 的病因、病理生理变化、器官功能障碍，我国 2008 年制定的多器官功能障碍诊断标准包括了 7 个器官、系统，指标简单，临床上易于获得，应用方便。具体见表 13-7。

表13-7 多器官功能障碍诊断标准

项目	条件	诊断条件
循环系统	a. 收缩压＜ 90mmHg b. 平均动脉压（MAP）＜ 70 mmHg c. 发生休克、室性心动过速或室颤等严重心律失常、心肌梗死	具备 a、b、c 3 项之一，即可诊断
呼吸系统	氧合指数（PaO_2/FiO_2）＜ 300 mmHg	具备即可诊断
中枢神经系统	a. 意识出现淡漠或躁动、嗜睡、浅昏迷、深昏迷 b. 格拉斯哥指数（GCS）≤ 14	具备 a、b 2 项之一，即可诊断
凝血系统	a. 血小板计数（PLT）＜ 100×10^9/L b. 凝血时间（CT）、活化部分凝血酶原时间（APTT）、凝血酶原时间（PT）、3P 试验阳性	具备 a、b 2 项之一，即可诊断
肝系统	a. 总胆红素（TBil）＞ 20.5μmol/L b. 血白蛋白（ALB）＜ 28g/L	具备 a、b 2 项之一，即可诊断
肾系统	a. 血肌酐（SCr）＜ 123.76μmol/L b. 尿量＜ 500ml/24h	具备 a、b 2 项之一，即可诊断
胃肠系统	a. 肠鸣音减弱或消失 b. 胃引流液、便潜血阳性或出现黑便、呕血 c. 腹内压（膀胱内压）≥ 11cmH₂O	具备 a、b、c 3 项之一，即可诊断

1995 年 Marshall 和 Sibbald 提出的计分法 MODS 诊断评估系统反映了病理生理变化，包括循环、呼吸、肾、肝、血液及神经系统，每个系统评分 0 ～ 4 分不等，总分 24 分，通过每天评分可对 MODS 的严重程度及动态变化进行客观评估。MODS 评分与病死率呈正相关，有利于判断预后，见表 13-8。

不同疾病导致的 MODS 又有其自身特点，针对脓毒症患者，Vincent 等提出的全身性感染相关性器官功能衰竭评分（sepsis-related organ failure assessment, SOFA），反映了脓毒症患者的器官功能障碍的病理生理以及严重程度，SOFA 评分标准见表 13-9。

表13-8 MODS评分与预计病死率

MODS评分	预计病死率
0	0%
9 ～ 12	25%
13 ～ 16	50%
17 ～ 20	75%
＞ 20	100%

表13-9　全身性感染相关性器官功能衰竭评分标准（SOFA）

SOFA评分	1	2	3	4
呼吸系统				
PaO₂/FiO₂ [mmHg]	< 400	< 300	< 200 + 机械通气	< 100 + 机械通气
中枢神经系统				
格拉斯哥评分 [分]	13 ～ 14	10 ～ 12	6 ～ 9	< 6
循环系统				
药物剂量 [μg/(kg·min)]	平均动脉压 < 70 mmHg	多巴胺≤5 或多巴酚丁胺（任何剂量）	多巴胺＞5 或（去甲）肾上腺素≤0.1	多巴胺＞15 或（去甲）肾上腺素＞0.1
肝系统				
胆红素 [mg/dl]	1.2 ～ 1.9	2.0 ～ 5.9	6.0 ～ 11.9	> 12.0
凝血系统				
血小板 [×10⁹/L]	< 150	< 100	< 50	< 20
肾系统				
肌酐 [mg/dl] 或尿量 [ml/d]	1.2 ～ 1.9	2.0 ～ 3.4	3.5 ～ 4.9 或＜500	> 5.0 或＜200

L13-9a

知识拓展—脓毒症、脓毒症休克的新定义和诊断标准

六、救治措施

尽管 MODS 的病因复杂，涉及的器官和系统多，缺乏确定性治疗手段，但 MODS 的治疗应遵循以下原则：积极控制原发病、改善氧代谢、代谢调理及器官支持治疗。

1. 积极控制原发病　是防治 MODS 的关键。心搏骤停的患者进行及时有效的心肺复苏；感染的患者早期清创、引流感染灶，合理使用抗生素；休克的患者争分夺秒地纠正休克、缩短休克时间等。

2. 改善氧代谢　包括增加全身氧输送、降低需氧量。增加氧输送是目前改善组织缺氧最可行的手段，包括氧疗或呼吸机辅助通气增加氧合、保证适当的心脏前负荷或使用正性肌力药物增加心输出量、维持适当的血红蛋白浓度增加血液携氧能力。降低需氧是改善氧代谢的另一重要方法，针对不同病因给予相应处理措施：发热的患者，体温每升高 1℃，氧耗增加约 25%，因此要及时给予物理降温或解热镇痛药，同时要避免寒战；疼痛、烦躁的患者给予适当镇静、镇痛；抽搐的患者及时控制抽搐发作。

3. 代谢调理　MODS 的患者机体出现以高分解为特征的代谢紊乱，蛋白质、脂肪分解和糖异生明显增加，糖的利用能力明显降低，器官和组织的功能维护需要适当的营养底物。具体为非蛋白热卡＜ 35kcal/(kg·d)，一般为 25 ～ 30kcal/(kg·d)，其中 40% ～ 50% 由脂肪提供，以预防糖代谢紊乱减少二氧化碳生成；提高氮的供应量至 0.25 ～ 0.35g/(kg·d) 以减少蛋白分解。此外应用非甾体类抗炎药如布洛芬、吲哚美辛等降低分解代谢、重组人生长激素和生长因子促进蛋白质合成改善负氮平衡以达到代谢调理的作用，从而改善 MODS 患者的预后。

4. 器官功能支持及保护治疗

（1）循环功能支持：维持重要器官的有效灌注以保障其功能，包括适当的液体复苏，必要时应用血管活性药物。非药物治疗包括主动脉内球囊反搏术、体外膜式氧合（ECMO）等。

（2）呼吸功能支持：维持正常的通气和氧合，纠正缺氧和 CO₂ 潴留。包括氧疗和机械通气。针对急性呼吸窘迫综合征，机械通气策略有：①肺保护性通气策略，控制气道平台压＜ 30cmH₂O；②降低潮气量，允许性高碳酸血症。③肺开放策略，应用肺力学参数，准确

调整、寻找最佳 PEEP。可以在小潮气量时，以静态 P-V 曲线低位转折点压力 +2 cmH$_2$O 作为 PEEP，其目的为防止呼气末肺泡萎陷，又避免过度增加肺泡压。

（3）肝功能支持：避免使用伤肝药物；补充足够热量及适当使用保肝药物。有条件可应用人工肝支持。

（4）胃肠道功能支持：目的是维持胃肠道正常结构及功能以进行营养支持、避免肠道菌群易位，包括使用黏膜保护剂、抑酸剂、早期肠道营养，必要时内镜及手术干预等。

（5）脑保护：针对脑功能障碍原因给予改善脑缺血缺氧，控制颅内压，纠正水、电解质及酸碱失衡；适当镇静、控制抽搐；心肺复苏的患者给予控制性低温治疗；促进神经功能恢复的药物 ATP、细胞色素 C 等。

（6）血液系统支持：凝血功能障碍的患者给予补充相应血液成分，高凝的患者给予抗凝治疗。

（7）肾功能支持：目的为清除体内蓄积的有害代谢产物，维持水、电解质、酸碱平衡，主要治疗方式为连续性肾替代治疗等。

5. 免疫调节治疗　MODS 的发生与发展过程中，始终存在炎症反应失控和免疫功能紊乱，理论上阻断过度炎症反应，可以降低 MODS 病死率，但目前尚无明确改善预后的治疗方法。小剂量短疗程糖皮质激素氢化可的松 200mg/d 可能有益。

第 13 章第七节电子资源

（张劲松）

第14章 急诊危重症监测及管理

第一节 概 述

一、危重症监测简述

急救与危重症患者密不可分，需要紧急抢救的患者必然存在影响全身和威胁生命的因素，即为危重症患者；而危重症患者因病情变化大、生命体征不稳定，随时需要紧急抢救，治疗上要求具有连续性。ICU 是救治危重症患者的重要场所，是所有急救患者后续救治的重要基地，是医院对危重症患者综合救治水平的集中体现。危重症监测治疗的发展有赖于计算机技术的崛起，20 世纪 70 年代后出现的一些监测治疗新技术，包括心电监测技术、漂浮导管技术、现代呼吸机支持技术、无创氧饱和度监测技术、无创血压监测技术、胸腔内压与食管内压监测技术、低温技术、血液滤过技术、脉波指示剂连续心排血量监测技术、颅内微探针监测技术、旁流暗视野微血管显像技术、组织二氧化碳分压动态监测技术等，真正实现了加强监护治疗的目标。

二、监测的疾病与目的

危重症是指严重的病理打击因素作用于机体，产生全身性的影响，导致生命体征不稳定及器官功能损伤而出现一系列临床综合征。包括：①心搏、呼吸骤停；②各种类型的休克；③脓毒症；④严重创伤、多发伤；⑤急性呼吸衰竭（ARDS）；⑥急性冠状动脉综合征；⑦急性心力衰竭；⑧严重心律失常；⑨高血压危象；⑩急性肾衰竭；⑪消化道大出血；⑫重症胰腺炎；⑬高危重大手术；⑭水、电解质、酸碱平衡紊乱；⑮内分泌危象；⑯急性呼吸道梗阻 / 重症哮喘；⑰急性中毒；⑱溺水、电击伤；⑲器官移植；⑳ MODS/MOF 等。

这类患者的特点是病情危重，病情变化快，救治时间窗有限。因此需要连续、密切观察，需要及时收集更多的患者信息，危重症监测就是要实现此目的。监测是指医护人员对危重症患者的病情严重程度和累及范围进行及时、客观、动态评价的方法与过程，是在患者病情需要时的反复检查和归纳，即医护人员对危重症患者进行动态诊断的过程。通过监测，医护人员能够了解患者全身各系统、各器官是否存在病变及其严重程度。

三、监测的内容

1. **基础监测** ①体温；②呼吸；③血压；④心电；⑤氧饱和度；⑥神志。监测这 6 项指标可反映患者病情的严重、危急程度，提示是否需要进行抢救。

2. **分级监测**

（1）一级监测：是对生命体征不稳定、随时有死亡可能性患者的监测。要求护士不能离开患者，连续观察并及时记录病情变化，在进行基础监测的同时酌情进行相关检查，医生进行现场抢救。

（2）二级监测：是对生命体征相对稳定、死亡可能性暂时不大患者的监测。要求除进行基础监测以外，酌情进行相关监测，ICU 护士 1 ~ 2 h 观察记录一次病情，发现病情变化及时报告医生，立即到场处理。

（3）三级监测：是对基础监测指标基本正常患者的监测。要求监测 24 h 并有不少于 6 次的病情记录，如患者病情无恶化则可转出 ICU。

3．系统监测

（1）脑功能监测：包括神志、瞳孔、GCS 评分、脑电、颅内压、颅脑 CT 及 MRI 等。

（2）呼吸功能监测：①观察呼吸频率、节律和幅度；②机械通气患者监测潮气量、每分通气量、气道压力、气道阻力、肺顺应性、血管外肺水、呼吸功、肺泡通气 / 灌流比等呼吸机械力学参数；③血气分析包括 pH、PaO_2、$PaCO_2$、HCO_3^-、碱剩余等。

（3）循环功能监测：①心电功能监测主要发现心律失常、心肌损伤和心肌缺血等变化；②心脏泵血功能监测主要评价有无心力衰竭及其程度；③血流动力学监测包括 CVP、PCWP、CI、肺血管阻力、全身血管阻力、左心室搏出做功指数、右心室搏出做功指数、容量、微循环灌注、氧代动力学、胃黏膜 pH、组织二氧化碳分压监测等。

（4）肝功能监测：测定血清胆红素、转氨酶、蛋白和血氨等。

（5）肾功能监测：①尿液监测，包括尿量、尿色、尿比重、尿钠、尿渗透压、尿蛋白等；②尿素氮、肌酐等。

（6）血液功能监测：血常规、凝血功能、纤维蛋白原、D- 二聚体及骨髓象等。

（7）胃肠功能监测：观察有无腹痛、腹胀、肠鸣音变化，胃引流物颜色，粪便隐血试验。

（8）内分泌功能监测：血糖、尿酮体、血气、电解质、渗透压等。

（9）营养、代谢功能监测：测定基础代谢率、白蛋白、前白蛋白、氮平衡，观察有无肌肉萎缩、皮肤弹性减退及体重变化等。

（10）内环境监测：①酸碱度，包括 pH、血乳酸、HCO_3^-、碱剩余；②电解质，包括钾、钠、氯、钙、镁、磷；③血糖；④血浆渗透压等。

（11）免疫功能监测。

（12）致病原监测：细菌、真菌镜检和培养，内毒素定量检测，G 试验、GM 试验，结核菌素试验等。

（13）伤病情评估：创伤评分、APECHE Ⅱ 评分、器官功能评分等。

（马林浩　林兆奋）

第二节　心血管功能监测

维持有效循环的三个要素包括血管内容量、心脏泵功能和血管张力，监测三要素的功能状态，可以了解心血管功能及其代偿情况。

一、血管内容量的监测

脉波指示剂连续心排血量（pulse index continuous cardiac output，PICCO）监测技术具备了对心排血量（cardiac output，CO）进行连续监测和容量、血管阻力监测功能。PICCO 引入胸内血容积及血管外肺水指标，研究表明连续监测胸内血容积及血管外肺水能够更准确、及时地反映体内液体的变化；PICCO 全面反映血流动力学参数与心脏舒缩功能的变化，可实时测量 CO，使治疗更及时。

二、心脏泵功能的监测

心排血量是反映心脏泵功能的一个综合性指标，受下列因素的影响：心脏前、后负荷，心肌收缩性，心率，房室协调性。

1. 心脏前负荷监测指标与方法　前负荷的监测指标包括中心静脉压（central venous pressure，CVP）、肺动脉闭塞压（pulmonary artery occlusion pressure，PAOP）和左心室舒张末期容积（left ventricle end-diastolic volume，LVEDV）等。临床上常以左心室舒张末期压力（left ventricle end-diastolic pressure，LVEDP）来代替 LVEDV，其受顺应性的影响。临床上借助 Swan-Ganz 导管测量 PAOP 来反映肺毛细血管的压力，由于肺静脉与左心房之间没有瓣膜，可反映左心房压力。

（1）中心静脉压（CVP）：反映右心室前负荷，在右心衰竭或输液过多过快、超过心脏容量负荷最大限度时升高。

（2）肺动脉闭塞压（PAOP）：肺动脉闭塞压是通过漂浮导管（Swan-Ganz 导管）尖端的充盈球囊阻断了与其内径相同的肺动脉而产生的压力（正常值 6～12mmHg）。PAOP 反映肺静脉压状况；通常肺循环毛细血管阻力较低，故 PAOP 能较准确地反映左心室舒张末期压力（LVEDP），从而反映左心室前负荷，左心衰竭时可升高。下列情况时 PAOP 可能高于 LVEDP：①二尖瓣狭窄或左心房黏液瘤梗阻左心室流入道；②肺静脉阻塞；③肺泡内压增高（如持续正压通气）。而左心室壁病变僵硬时，PAOP 可能低于 LVEDP。

2. 心脏后负荷监测指标与方法

（1）外周动脉血压：①脉压降低见于：各种原因的低血压、心包积液、缩窄性心包炎、心功能不全、严重主动脉瓣或二尖瓣狭窄、甲状腺功能减退、慢性消耗性疾病等。②脉压增大见于：主动脉瓣关闭不全、甲状腺功能亢进、严重贫血、风湿性心脏病、部分先天性心脏病及高血压性心脏病和老年人的动脉硬化。平均动脉压即一个心动周期中动脉血压的平均值，反映左心室的后负荷，正常值为 70～105 mmHg。

（2）肺动脉压：经 Swan-Ganz 导管可以直接测量肺动脉压，反映右心室后负荷的大小。正常值：收缩压 15～25 mmHg，舒张压 8～14 mmHg，平均肺动脉压 10～20 mmHg。

3. 心肌收缩性监测指标与方法

（1）心排血量：

①心排血量的测量方法：分为无创和有创两种方法。无创法包括心阻抗法、多普勒超声、食管超声心动法；有创法主要采用热稀释法，临床上使用的心排血量监测方法主要是热稀释法。

②每搏心排血量的衍生指标：左心室搏出做功指数（left ventricular stroke work index，LVSWI）：正常值 40～60 g·M·m^{-2}，反映左心室肌收缩能力，如 LVSWI 低于正常值，说明左心室收缩无力，高于正常值则反映左心室收缩力加强，但此时心肌耗氧量亦增加。表示为 LVSWI=0.0136×SI×（MAP−PAOP）。其中的 SI 为每搏指数。

右心室搏出做功指数（RVSWI）：正常值 5～10 g·M·m^{-2}。反映右心室肌收缩能力，表示为：RVSWI=0.0136×SI×（MPAP-CVP）。

③无创心排量监测：

A. 多普勒超声：探头置于胸骨上切迹，朝向主动脉根部及主动脉瓣，测定升主动脉血流及主动脉截面积，相应测得心输出量。

B. 食管超声心动法：探头放置于食管内连续测定降主动脉内血流速度，提供一个连续评估心输出量的参考指标。

C. 心阻抗法：在心动周期中，随着心脏舒缩引起的血流动力学变化，组织的阻抗也随之变化。当心脏收缩时，血液由心脏射出，使血管充盈，管径增大，导致血液阻抗变小，从而使组织的总电阻也稍有变小。当心脏舒张时，血液回流到心脏，血管弹性收缩，管径变小，血液电阻变大，组织总电阻亦增大。总电阻的变化随心动周期的变化而变化，因此电阻的变化可以反映血流量的变化。

（2）心脏射血分数：心脏射血分数（ejection fraction，EF）是指每搏心排血量与心室舒张末期容积比值，是反映心室肌收缩功能的常用指标。心力衰竭时，因每搏心排血量减少，心室舒张末期排出量减少，结果心室舒张末期容积增大，导致 EF 降低。

4．心率监测指标与方法　心率低于 60 次 / 分，称为窦性心动过缓。可见于长期从事重体力劳动的人或运动员；病理性的见于甲状腺功能低下、颅内压增高、阻塞性黄疸及洋地黄、奎尼丁或普萘洛尔等药物过量或中毒。如心率低于 40 次 / 分，应考虑房室传导阻滞。

三、血管张力的监测

1．全身血管阻力（systemic vascular resistance，SVR）　反映体循环血管阻力和左心室后负荷大小。体循环中小动脉病变，或因神经、体液等因素致血管收缩舒张状态改变，均可影响结果。表示为：SVR=60×（MAP-CVP）/CO。正常值 800 ~ 1500 dyne·s·cm^{-5}。经体表面积化后，全身血管阻力指数（SVRI）较 SVR 能更准确地反映左心室后负荷。表示为：SVRI=SVR× 体表面积。正常值 2000 ~ 2400 dyne·s·m^2·cm^{-5}。

2．肺血管阻力（pulmonary vascular resistance，PVR）　反映肺循环血管阻力和右心室后负荷大小，肺血管及肺实质病变时可影响结果。表示为：PVR=60×（MPAP−PAOP）/CO。正常值 100 ~ 250 dyne·s·cm^{-5}。经体表面积化后，肺血管阻力指数（PVRI）较 PVR 能更准确反映右心室后负荷。表示为：PVRI=PVR× 体表面积。正常值 220 ~ 320 dyne·s·m^2·cm^{-5}。

（马林浩　林兆奋）

第 14 章第二节电子资源

第三节　呼吸功能监测

呼吸功能是人体的重要组成部分，其监测在急危重症患者的抢救中具有重要意义。广义的呼吸功能包括氧分子经口鼻腔、气道、肺泡弥散入血，再通过循环系统输送、组织摄取、进入细胞通过呼吸链接受电子生成能量和水分子，以及将细胞产生的二氧化碳以反向途径排出体外的全过程；狭义的呼吸功能则主要包括气道、肺容量、呼吸运动及空气在气道内的流动等方面。前者需要通过一系列的方法才能评估，后者临床上主要通过肺功能检查进行评价。急危重症患者的呼吸功能监测有一定的特殊性，往往由于病情的限制不能进行肺功能检查，但可以通过临床体格检查、监护仪、血气分析、呼吸机、影像学、床旁胸部超声、支气管镜等方法对呼吸功能进行较为全面的监测。

一、临床体格检查

临床体格检查是一切诊疗的基石，对于呼吸功能检测也同样重要，主要包括：面容、口唇及皮肤颜色、呼吸频率及节律、呼吸方式、颈部血管充盈、三凹征、呼吸音等。此外与其他体征的相互关系也非常重要，如：由于心肺在解剖上是一个连通的系统，因此心脏相关的指标也与呼吸功能密切相关。这些体征可以从不同的方面为监测呼吸功能提供重要的线索和证据，如：皮肤口唇发绀提示全身缺氧；三凹征提示大气道梗阻；呼吸音异常提示气道或肺组织病变；呼吸频率及节律异常提示呼吸中枢受累等。

二、监护仪

监护仪是监测急危重症患者常用的设备，其中与呼吸功能直接相关的是呼吸频率、脉搏血氧饱和度、呼吸末二氧化碳等，呼吸频率可以与体格检查相呼应，但经常会受到体位和活动的干扰，因此需要对数值进行重新判定，后两者则可以提供更多的呼吸功能信息。

1. 脉搏血氧饱和度（SpO_2） 是基于分子对特定波长光吸收的原理，用光度仪夹于手指、脚趾、耳垂等末梢血管丰富的部位，测定特定波长（通常为 940nm 和 660nm）的吸收值，经过运算得到的动脉含氧血红蛋白（HbO_2）占全部血红蛋白（Hb）的百分比。与动脉血气对照分析：$SaO_2 > 98\%$ 时，患者基本无缺氧，动脉血气的 $PaO_2 > 70$ mmHg。SaO_2 为 $91\% \sim 97\%$ 时，患者轻度缺氧，动脉血气的 PaO_2 $55 \sim 70$ mmHg。$SaO_2 < 90\%$ 时，患者明显缺氧，动脉血气的 $PaO_2 \leqslant 60$ mmHg。SpO_2 的优点是无创，但是其也会受到血压、末梢循环的影响，尤其是怀疑存在中毒导致的高铁血红蛋白（$metHbO_2$）和碳氧血红蛋白（COHb）时其则无法反应实际的 SpO_2，因此需要进行血气分析的检查。

2. 呼吸末二氧化碳（$P_{ET}CO_2$） 是基于 CO_2 可吸收红外线的原理，将传感器整合到鼻导管或气管插管，链接监护仪读取相应的数值。通常 $P_{ET}CO_2$ 仅比动脉 PCO_2（$PaCO_2$）低 $2 \sim 3$ mmHg，因此可以作为后者的无创监测方法，当两者差值大于 3 mmHg 提示无效腔增加，提示可能存在 COPD、低心输出量、肺栓塞可能；当 $P_{ET}CO_2$ 大于 $PaCO_2$ 时则提示 CO_2 生成增加（高代谢综合征或代谢性酸中毒）、高心排出量、低通气量、吸入氧浓度过高等情况。

三、血气分析

血气分析是急危重症患者诊疗过程中常用的检测手段，随着技术的进步，已经实现了床旁检测，并且整合了离子、乳酸等重要生化指标，为短时间快速评价提供了重要的技术支撑，以下仅就与呼吸功能监测最为密切的动脉氧分压及动脉二氧化碳分压进行介绍。

1. 动脉氧分压（PaO_2） PaO_2 的正常值为 $75 \sim 100$ mmHg。PaO_2 主要作为监测肺换气与通气功能的重要指标，可了解有无低氧血症存在，亦可用来指导氧疗。PaO_2 主要受吸入氧浓度、肺通气功能、弥散功能及肺内分流量的影响，并随着年龄的增长而略有降低。通常治疗中宜使用较低吸氧浓度，保持 $PaO_2 > 60$ mmHg，但当 $PaO_2 < 60$ mmHg 时，可逐步提高吸氧浓度或加用呼气末正压（positive end-expiratory pressure，PEEP）以保证氧供。在持续的低氧血症情况下，应反复查体，以发现有无足以引起低氧血症的肺或胸部病变，如呼吸道是否畅通、有无气道痉挛等；检查机械通气情况，有无呼吸拮抗、单肺通气或呼吸机管道系统是否密闭等。排除可能原因后，逐步提高吸氧浓度，纠正低氧血症。

2. 动脉二氧化碳分压（$PaCO_2$） $PaCO_2$ 的正常值为 $35 \sim 45$ mmHg。由于二氧化碳的弥散能力远大于氧气的弥散能力，肺换气功能障碍对氧气的影响远大于对 CO_2 的影响，单纯换气功能障碍通常不引起 $PaCO_2$ 的明显改变，所以 $PaCO_2$ 主要作为肺通气功能的监测指标。在急性呼吸衰竭患者中，$PaCO_2 > 50$ mmHg 常作为开始机械通气的指标之一。

四、呼吸机

呼吸机是常见的急危重症患者抢救治疗设备之一，可分为无创呼吸机和有创呼吸机，可以提供多项指标，在不能进行肺功能检测的情况下，对相关指标的分析可以为诊断和病情评估提供有价值的信息。

1. 潮气量（tidal volume，VT） VT 为平静呼吸时每次吸入或呼出的气量。VT 过大可导致呼吸性碱中毒，并使胸腔内压增加，回心血量减少。VT 过低则导致通气不足，CO_2 潴留。潮气量正常值为 $7 \sim 12$ ml/kg，在监测中应与呼吸频率相结合。

2．每分通气量（minute ventilation，MV）　是潮气量与呼吸频率的乘积，正常人为 6 ～ 10 L/min。每分通气量 > 10 L/min 提示通气过度；每分通气量 < 4 L/min 提示通气不足，可造成低氧血症和 CO_2 潴留。

3．呼气末正压（PEEP）　PEEP 指呼气末在气道保持一定正压，其作用是增加功能残气、避免肺泡萎陷、提高动脉氧分压，还可以减少呼吸做功。在机械通气过程中，若吸入氧浓度大于 60%，而 PaO_2 仍低于 60 mmHg，就可应用 PEEP，一般不超过 15 cmH_2O。

4．吸气压峰值（peak inspiratory pressure，PIP）　吸气压峰值的高低取决于气道阻力、肺顺应性、潮气量及呼气末压力等。良好的机械通气治疗是以最小的气道压力获得适当的潮气量。潮气量增加、气道阻力升高或顺应性下降均可使 PIP 升高，甚至对循环产生影响。PIP 过高最常见的原因是咳嗽、呼吸道分泌物堵塞、气道痉挛等。PIP 过高，尤其是大于 50 cmH_2O 时易导致气压伤及循环不稳定；PIP 过低，常表示管道漏气或脱落，每分通气量亦随之下降。机械通气时应保持 PIP < 40 cmH_2O，过高会增加发生气压伤的风险。

5．气道平台压（plateau airway pressure，Pplat）　气道平台压是吸气末屏气（吸气阀和呼气阀均关闭，气流为零）时的气道压力，用于克服肺和胸廓的弹性阻力。与潮气量、肺顺应性和呼气末压力有关。若吸入气体在体内有足够的平衡时间，可代表肺泡压。机械通气时气道平台压超过 30 ～ 35 cmH_2O，则气压伤的可能性增加，同时，过高的气道平台压会使循环受到影响。

6．最大吸气压（maximal inspiratory pressure，MIP）　MIP 是指深呼气后，用力吸气时阻塞气道 20s 所产生的最大负压。它是反映吸气肌肌力的指标。正在接受机械通气治疗的患者，MIP 可通过呼吸机测定或气管内插管接压力表测定。一般认为 MIP 不低于 −20 cmH_2O 时，常不能维持自主呼吸而需要机械通气的帮助。已应用机械通气的患者，MIP 若低于 −30 cmH_2O，则预示可成功脱机。若 MIP 大于 −25 cmH_2O，则显示患者吸气肌的肌力尚不足以克服呼气负压，而有需要再次机械通气的可能。

五、影像学

胸部 X 线、CT 检查是绝大多数胸部疾病主要的诊断、评价手段，危重患者如果不宜到固定的检查区域做检查则可以做床旁胸部 X 线检查，甚至床旁 CT 检查，这些均可应用于呼吸功能的监测。可以通过这些检查对慢性阻塞性肺疾病、急性呼吸窘迫综合征、肺部感染、气胸、血胸、纵隔气肿等进行呼吸功能及临床风险分层，制订针对性的治疗方案，并能评价治疗效果。

六、床旁胸部超声

由于超声波在气体界面会发生散射，在进行胸部超声检查的时候，含气的肺会形成回声伪影，因此长期以来除了有限地应用于胸腔积液的定量和穿刺定位以外，超声很少用于呼吸功能的监测。自 20 世纪 80 年代以后医学界对超声伪影有了更新的认识，同时随着超声设备的小型化，其逐渐应用于急危重症患者的诊断和呼吸功能监测，如气胸、胸腔积液、肺实变、肺栓塞、慢性阻塞性肺疾病、急性呼吸窘迫综合征、哮喘及肺炎等。机械通气中可视化肺复张和保护性机械通气常需要在超声指导下进行。患者脱机、拔管的预后与呼吸肌的耐受性直接相关，其中膈肌功能起到了重要的作用，膈肌以及肝、脾随呼吸运动的移动距离、收缩速度与呼吸肌强度密切相关，这些移动也可以利用超声评估。

知识拓展—支气管镜
在急危重症临床领域
的应用

第14章第三节电子资源

七、支气管镜

自 1897 年人类首次应用内镜技术对气管进行诊治后一直发展到电子支气管镜、便携支气管镜，至今已有 120 多年的历史，其间这项技术主要应用在呼吸专科领域，而随着该项技术的成熟和发展，目前已经成为针对急危重症患者重要的诊疗技术。在呼吸功能监测方面，支气管镜主要作用是对气道的评估，这方面作用往往不能被临床体格检查、影像学检查所替代。同时，在进行检查的过程中，除了判断气道病变、狭窄的性质和程度以外，支气管镜还可以通过保护性毛刷采样和肺泡灌洗的方法收集临床样本进行病原微生物培养、清理气道分泌物、止血等，协助诊断和治疗。目前该项技术已经逐渐成为急诊医师的必备技术之一。

（刘京铭　郭　伟）

第四节　肝功能监测

肝的功能主要包括解毒、代谢、分泌胆汁、造血储血和调节循环血量、免疫防御及再生。在急性肝损伤及急性肝衰竭患者中，密切监测肝功能是有指导意义的，肝功能的监测主要包括常规实验室检查及肝形态学和病理学检查。

一、常规实验室检查

（一）肝细胞损伤监测

1. 血清转氨酶及其同工酶　血清转氨酶（transaminase）是肝细胞膜通透性变化或肝细胞破坏程度的敏感监测指标，有数十种，临床用于监测肝细胞损伤的主要是丙氨酸转氨酶（alanine aminotransferase，ALT）和天冬氨酸转氨酶（aspartate aminotransferase，AST）。许多脏器和组织均含有这两种转氨酶，其分布次序大致为 ALT：肝＞肾＞心＞肌肉；AST：心＞肝＞肌肉＞肾；肝内 AST 的绝对值超过 ALT。但应注意：①许多肝外疾病均可导致 ALT 活力升高；②酶活性下降可以是疾病恢复的表现，也可提示预后不良（酶 - 胆分离现象）；③酒精性肝病时 ALT 常无明显升高，此与乙醇导致吡哆醇缺乏有关；④急性胆道梗阻早期酶活性可升高至正常值的 8 倍以上，不论梗阻是否消除，24 ～ 72h 内均可降至正常或接近正常水平。

2. 血清 AST/ALT 含量比值　正常人血清中该比值平均为 1.15。ALT 主要分布在肝细胞的细胞质水相中，AST 主要分布在线粒体中，少数分布在细胞质水相，细胞通透性增加时，从细胞内逸出的主要为 ALT，而肝细胞严重变性坏死时，线粒体内的 AST 释放出来，致 AST/ALT 含量之比升高。

3. 乳酸脱氢酶及其同工酶　乳酸脱氢酶（lactate dehydrogenase，LDH）是一种糖酵解酶，广泛存在于人体组织内。正常人血清 LDH 水平为：$LDH_2 > LDH_1 > LDH_3 > LDH_4 > LDH_5$，肝病时同工酶 LDH_5 增加为主且 $LDH_5 > LDH_4$，往往比转氨酶更敏感地反映肝损害；心肌梗死时 LDH_1 增加为主且 $LDH_1 > LDH_2$；肺梗死时 LDH_3 增加为主。

（二）肝合成功能监测

1. 血清蛋白质测定

（1）血清总蛋白、白蛋白 / 球蛋白比：血清总蛋白的参考值为 60 ～ 80g/L，白蛋白 35 ～ 55g/L，白蛋白 / 球蛋白比为（1.5 ～ 2.5）：1。肝是合成白蛋白的唯一场所，如能除外其他因素，血清白蛋白下降通常反映肝细胞对其合成减少。需要注意的是：白蛋白体内半衰期长达 21 天，即使白蛋白合成完全停止，8 天后也仅减少 25%，所以肝损害后白蛋白的降低常在病后 1 周才能显示出来。

（2）血清前白蛋白：主要在肝合成，正常人血清含量 280～350 mg/L，体内半衰期 1.9 天，远比白蛋白短，因此，能更敏感地反映肝实质的损害，其也是营养不良时的指标。

2．凝血因子测定

（1）凝血酶原时间（prothrombin time，PT）：可以反映凝血因子 Ⅰ、Ⅱ、Ⅴ、Ⅶ、Ⅹ 的活性而不受凝血因子Ⅷ、Ⅸ、Ⅺ、Ⅻ和血小板的影响。在急性肝衰竭患者中，国际标准化比率（international normalized ratio，INR）≥ 1.5，凝血酶原活性（prothrombin activity，PA）≤ 40%。

（2）激活部分促凝血酶原激酶时间（activated partial thromboplastin time，APTT）：为内源性凝血系统的筛选实验，肝细胞损害时 APTT 延长者多见；APTT 缩短见于严重肝损伤所致弥散性血管内凝血的高凝期。

3．脂质和脂蛋白代谢监测 血浆中的脂质包括游离胆固醇、胆固醇酯、磷脂、三酰甘油和游离脂肪酸等，监测血清脂质和脂蛋白的变化可反映肝胆系统的功能状况。胆固醇明显降低是肝衰竭的一个观察指标。

4．血氨（blood ammonia）监测 生理情况下体内氨主要在肝内经鸟氨酸循环合成尿素，再由尿液排出体外。血氨 > 118μmol/L（200μg/dl）者常伴有不同程度的意识障碍，但血氨测定不能作为判断此类肝性脑病的主要依据。

（三）肝排泄功能监测

肝细胞每天分泌 600～1000ml 的胆汁，主要成分为胆色素和胆汁酸。临床主要通过监测血清胆红素与胆汁酸水平及色素（吲哚氰绿等）廓清试验来反映肝的排泄功能。肝原发或继发损害均导致直接胆红素和间接胆红素的升高。如果出现胆红素持续升高而转氨酶下降的情况，提示严重肝坏死，预后不良。

（四）胆汁淤积监测

肝内、外胆汁淤积时，除了内源性的胆红素、胆汁酸和胆固醇代谢异常外，还存在一些血清酶指标异常。

1．碱性磷酸酶（alkaline phosphatase，ALP） ALP 由肝细胞合成分泌，自胆道排泄。血清 ALP 反映肝细胞损害并不敏感。

2．γ- 谷氨酰转肽酶（γ-glutamyl transpeptidase，γ-GT） 正常人血清 γ-GT 主要来自肝，由肝细胞线粒体产生，从胆道排泄。急性肝衰竭累及胆管导致胆汁淤积时 γ-GT 可以明显升高。

（五）肝免疫防御功能监测

肝实质细胞损害时，网状内皮系统也遭受损害，其吞噬、杀灭细菌以及对细菌毒素的解毒功能均受到抑制，加上球蛋白合成功能受到影响，致使免疫功能减退。血清 γ- 球蛋白、免疫球蛋白（immunoglobulin，Ig）、补体和鲎溶解物试验（limulus lysate test，LLT）可以反映肝免疫防御功能的变化。

二、肝的形态学及病理学检查

肝的形态学检查包括超声、影像学检查（CT 及 MRI）、肝血管与胆道造影、放射性核素显像、肝组织活检和病理学检查等，其中腹部 CT 和超声检查可以在无损伤的情况下显示肝的结构及病变，是首选检查方法。肝动脉造影对诊断肝占位性病变和血管病变有较大价值，常在 B 超和 CT 不能确诊的情况下或在介入治疗前施行。部分患者可能需要肝组织活检及病理明确诊断。

（吕瑞娟）

第五节　肾功能监测

肾是调节体液代谢平衡的重要器官，能排泄代谢废物、维持机体体液容量稳定、保持电解质平衡及细胞内外渗透压平衡、保证机体内环境相对恒定。肾是机体最易受损的器官之一，急性肾损伤（acute kidney injury，AKI）是重症患者的常见并发症，加强肾功能监测、对危重患者的救治有重要意义。需要肾功能监测的患者包括：各种药物、毒物造成肾损伤的患者；因各种原因导致有效循环血量不足，致使肾灌注不足的患者。

一、急性肾损伤的定义

急性肾损伤指由各种原因导致肾小球滤过率迅速下降，使机体内环境发生严重失衡的综合征。2005 年 AKI 国际合作研讨会制定 AKI 的诊断标准是：48 小时内血肌酐上升 ≥ 0.3mg/dl（36.5μmol/L）或血肌酐增长等于或大于原肌酐值的 50% 和（或）尿量 < 0.5ml/（kg·h）。

二、急性肾损伤的标准

急性透析质量建议（Acute Dialysis Quality Initiative，ADQI）第二次会议提出，按 AKI 严重程度和损伤的时间分为危险性（risk）、损伤（injury）、衰竭（failure）、肾功能丧失（loss）和终末期肾病（ESKD）5 个分层的诊断依据、即 RIFLE 标准。RIFLE 标准按照 GFR 下降的幅度（血肌酐的变化）和少尿的严重程度和时间将肾损伤分为 5 个层面。

而 2012 年《KDIGO 急性肾损伤临床实践指南》对 AKI 的诊断标准则是，48 h 内血清肌酐（serum creatinine，Scr）水平升高 ≥ 0.3 mg/dl（≥ 26.5 μmol/L）或超过基础值的 1.5 倍及以上，且明确或经推断上述情况发生在 7 天之内；或持续 6 h 尿量 < 0.5 ml/（kg·h）。

AKI 分期：

（1）AKI 1 期：血肌酐升高达基线值的 1.5 ～ 1.9 倍，或升高值 ≥ 0.3 mg/dl（≥ 26.5 μmol/L），和（或）尿量 < 0.5mg/（kg·h），持续 6 ～ 12h。

（2）AKI 2 期：血肌酐升高达基线值的 2 ～ 2.9 倍；和（或）< 0.5 mg/（kg·h），持续 ≥ 12 h。

（3）AKI 3 期：血肌酐超过基线值 3 倍，或升高 ≥ 4 mg/dl（353.6 μmol/L）或需要启动肾替代治疗，或患者 < 18 岁，估计肾小球滤过率降低到 < 35 ml/（min·1.73 m²）；和（或）尿量 < 0.3 mg/（kg·h），持续 ≥ 24 h，或无尿 ≥ 12 h。

三、肾功能监测

1. 尿液检测

（1）尿量：尿量是肾小球滤过率的直接反映；正常成人 24 h 尿量为 1000 ～ 2000 ml。如 24 h 尿量少于 400 ml，或每小时尿量少于 17 ml 称为少尿；如 24 h 尿量少于 100 ml，或 12 h 完全无尿称为无尿；如 24 h 尿量超过 2500 ml 称为多尿。对急性肾损伤患者，往往需要记录每小时及 24 小时尿量，而准确记录尿量需留置导尿。少尿的病因可分为肾前性、肾性、肾后性。

（2）尿液的一般检测：外观、尿比重、酸碱度、渗透压、尿蛋白、尿糖等。

① 外观：正常新鲜尿液清澈透明。病理性尿液如血尿呈洗肉水状、血红蛋白尿呈浓茶样、胆红素尿呈豆油样、脓尿呈白色浑浊等。

② 尿比重：用于评估肾的浓缩稀释功能。尿比重在 1.015 ～ 1.025 之间。尿比重升高：血容量不足导致的肾前性少尿、糖尿病、急性肾小球肾炎、肾病综合征。尿比重降低：大量饮

水、慢性肾小球肾炎、肾小管间质疾病、尿崩症、氨基糖苷类抗生素肾毒损害等。

③ 酸碱度：尿 pH 约 6.5，波动在 5 ～ 7 之间。尿 pH 降低见于酸中毒、高热、痛风、糖尿病等；尿 pH 增高见于碱中毒、尿潴留、膀胱炎等。

④ 尿渗透压：尿渗透压的正常范围为 600 ～ 1000 mOsm/L，血渗透压 280 ～ 310 mOsm/L。尿/血渗透压比值是反映肾小管浓缩功能的重要指标。急性肾衰竭时两者比值＜ 1.1。正常尿液中尿渗透压与尿比重存在如下关系：渗透压（mOsm/L）=（比重 −1.000）× 40 000。

⑤ 尿蛋白：正常人的尿蛋白含量为 40 ～ 80mg/d，尿常规检查为蛋白阴性。＞ 150 mg/d 即为尿蛋白阳性，称为蛋白尿。＜ 1g/d 为轻度蛋白尿，1 ～ 3.5 g/d 为中度蛋白尿，＞ 3.5 g/d 为重度蛋白尿。蛋白尿可分为肾小管性蛋白尿、肾小球性蛋白尿、溢出性蛋白尿和分泌性蛋白尿等。

⑥ 尿糖：正常人尿糖应为阴性，当血糖水平升高超过肾小管的重吸收能力，尿糖阳性。

2. 各种提示肾功能损伤的生化指标

急性肾损伤是危重症患者常见的并发症，发病率高达 30% ～ 50%，其病死率高的重要原因之一是缺乏早期诊断指标。

（1）血肌酐（Scr）、尿素氮（BUN）：血肌酐正常值＜ 133 μmol/L，当肾小球滤过率功能下降时，血肌酐上升。但经研究证实，只有当 GFR 下降至正常的 1/3 时，血肌酐才明显升高。所以血肌酐并非敏感地检测肾小球滤过率的指标。

BUN 正常值 2.9 ～ 7.5 mmol/L，但 BUN 受感染、发热、消化道出血、进食高蛋白饮食等影响。

BUN/Scr 通常为 10/1。当氮质血症时、且 BUN/Scr 增高，常提示为肾前性因素所致；当氮质血症时、且 BUN/Scr 下降，常提示肾本身实质性病变所致。

长期以来，AKI 的诊断依赖于血肌酐等常规指标，但 Scr 往往滞后于肾损伤，对 AKI 缺乏足够敏感性。

（2）肾损伤分子 -1（kidney injury molecule-1，KIM-1）：KIM-1 是一种新型跨膜糖蛋白，在健康成人肝、肾、脾表达甚微，而大量表达于缺血或毒性导致的 AKI 近端肾小管上皮细胞。当近端肾小管上皮细胞受到缺血、损伤后，KIM-1 明显增多，是一种敏感性和特异性均较高的早期检测肾损伤的标志物，不受慢性肾病或尿路感染的影响。尿 KIM-l 对于早期判定脓毒症的预后及转归具有指导意义，对于合理地预防和治疗 AKI，降低脓毒症器官受累率，提高脓毒症患者生存率具有重要意义。

（3）白介素 -18（IL-18）：在肾缺血后，IL-18 释放至尿中。有研究发现，在肾前性肾衰、合并尿路感染、慢性肾功能不全的急性肾损伤患者的 IL-18 明显升高。

（4）中性粒细胞明胶酶相关蛋白（neutrophil gelatinase-associated lipocalin，NGAL）：NGAL 是脂质运载蛋白超家族的新成员，是与明胶酶结合的蛋白，循环中的 NGAL 可能来源于肝，然后被近端肾小管吸收。NGAL 高表达于损伤的肾小管，并可迅速在尿液中监测到，肾缺血后，NGAL 迅速从升支厚壁段分泌至尿液。缺血性、脓毒性及肾毒性的急性肾损伤，尿 NGAL 明显升高。在重症患者中密切监测 NGAL 有利于 AKI 的早期诊断和预防。

（5）胱抑素 C（cystatin C）：是一种含 122 个氨基酸、相对分子质量 13000 的蛋白质，它是半胱氨酸蛋白酶抑制剂这一蛋白质超大家族的成员之一，是一种半胱氨酸蛋白酶抑制剂。胱抑素 C 存在于各种体液之中，其中以脑脊液中含量最高，尿液中最低。由于其分子结构小且呈碱性，所以血中胱抑素 C 几乎完全由肾小球滤过，在近曲小管降解后，完全由肾小管细胞重吸收入血流。但肾小管并不吸收完整的胱抑素 C 分子。因此，血浆或血清中的胱抑素 C 就完全取决于肾小球的滤过率，即胱抑素 C 清除率与尿胱抑素 C 浓度无关。对发生急性肾损伤的高危病例中，血清胱抑素 C 增高的时间比血清肌酐早 1 ～ 2 天。

（6）肝脂肪酸结合蛋白（L-FABP）：L-FABP 属于 FABP 家族成员之一，在哺乳动物的肝

知识拓展—急性肾损伤的临床注意事项

和小肠中表达丰富，只有极少量表达于肾。生理状态下，肝来源的 L-FABP 释放入血循环，经肾小球滤过作用，在肾小管被重吸收。研究发现，对危重病患者的研究发现，尿 L-FABP 监测可预测 AKI 的发生。

（邓宇珺　曾红科）

第六节　肠功能监测

　　肠道包括小肠及大肠，是人体重要的组织器官，其主要功能包括消化吸收功能、消化液的分泌与吸收、免疫功能及肠道屏障功能等。研究表明，肠道参与重症患者全身炎症反应综合征（SIRS）及多器官功能障碍综合征（MODS）的病理生理过程。目前临床上认为肠道可能是 MODS 的枢纽器官，是炎症介质的扩增器。因此，监测肠功能具有非常重要的临床意义。

　　目前常用的监测指标如下：

一、临床观察

　　1. 症状　有无腹痛、腹泻、腹胀、呕吐等。

　　2. 体征　有无腹部压痛、反跳痛、膨隆、胀气、肠鸣音改变等。

　　3. 呕吐物、排泄物和引流液的性状与量等。

二、急性胃肠功能损伤评分

　　欧洲重症监护医学会（ESICM）2012 年正式提出急性胃肠损伤（acute gastrointestinal injury，AGI）的概念，将之界定为"由于重症患者急性疾病本身导致的胃肠道功能障碍"，根据患者粪便或者胃内容物中可见性出血、腹泻次数、下消化道麻痹、喂养不耐受、恶心、呕吐、大便次数、肠鸣音、胃潴留和腹腔内压等客观指标提出 AGI 定义与分级标准。

　　急性胃肠损伤评分按严重程度分成四级：Ⅰ 级是存在胃肠道功能障碍和衰竭的风险；Ⅱ 级为胃肠功能障碍；Ⅲ 级为胃肠功能衰竭；Ⅳ 级是胃肠功能衰竭并伴有远隔器官功能障碍。

三、肠功能监测

　　包括肠黏膜屏障功能监测、胃肠蠕动功能监测、腹内压监测等。

　　1. 血浆内毒素　内毒素是革兰氏阴性杆菌细胞壁的脂多糖成分。当机体肠黏膜屏障功能下降时，肠道内细菌或内毒素向肠腔外迁移，血浆内毒素含量可升高。目前临床上主要采用改良鲎试验进行定量测定。

　　2. 血浆二胺氧化酶（diamine oxidase，DAO）　DAO 是肠黏膜上层绒毛细胞胞质中具有高度活性的细胞内酶。肠黏膜细胞受损或坏死后，该酶释放入血，导致血浆和肠腔 DAO 活性增高而肠黏膜细胞 DAO 活性降低。外周血中 DAO 活性稳定，故可通过测定外周血 DAO 活性变化反映肠黏膜屏障功能。

　　3. 血浆 D- 乳酸　D- 乳酸是细菌发酵的代谢产物，肠道多种细菌均可产生。当肠道发生急性缺血等损伤时，肠黏膜通透性增加，肠道中细菌产生大量 D- 乳酸通过受损黏膜入血。哺乳动物不具备分解代谢 D- 乳酸的酶系统，故血 D- 乳酸水平监测可及时反映肠黏膜损害程度及通透性变化。D- 乳酸水平增高可作为肠系膜缺血患者有价值的标志物，可用于急性肠黏膜损害的早期诊断。D- 乳酸水平检测可用于创伤、应激后肠黏膜损害的预测。

　　4. 糖分子探针比值测定　目前最常采用的是甘露醇和乳果糖探针，具有回收率较高、受肠腔内渗透压影响较小的特点，被广泛用于肠黏膜通透性的测定。乳果糖 / 甘露醇比值增加，表示肠通透性增加。

5．血液内细菌移位检测　通过外周血培养增菌、平板接种的方法，进行革兰氏染色镜检及生化鉴定。

6．外周血中细菌 DNA 片段检测　在外周血中发现肠道细菌，可以间接推断肠黏膜屏障破坏。临床及动物实验表明 PCR 法检测肠道细菌移位较血培养更敏感，且不受抗生素影响，检测迅速。可直接反映细菌移位，间接反映肠黏膜屏障变化。

7．木糖　是一种主要由小肠上段吸收的游离戊糖，通过与葡萄糖竞争性抑制吸收，而不是通过与半乳糖或果糖竞争。木糖的吸收既不受肠黏膜电化学变化影响，也不受葡萄糖吸收率的影响，因此其吸收机制有别于其他单糖。木糖在十二指肠和空肠被吸收后，不参加体内代谢，经肾排出。

8．瓜氨酸　人体中瓜氨酸是氨基酸代谢中间产物，不参与合成蛋白质，正常浓度为 20 ～ 40μmol/L。因其主要由小肠上皮细胞合成，故可在一定程度上反映肠上皮细胞的数量和功能，进而反映肠功能情况。

9．胃肠蠕动功能监测　动物实验中可经肠道给予葡聚糖蓝染色后再测定肠蠕动速度；临床可以用 24 h 钡条全胃肠道通过试验。

10．胃肠道 pH（pHi）监测　是监测肠功能障碍的敏感指标，能够敏感地反应 MODS 发生过程中最易受累的肠道黏膜缺血缺氧状况，较其他指标更早地发现患者病情变化。目前主要的监测方法包括张力计法和胃管法，二者均能够连续测定胃内 pH 值，及时准确反映胃肠功能障碍患者的病情变化。

11．腹腔压力监测　正常情况下腹腔内压（intra-abdominal pressure，IAP）与大气压相近，大多数学者认为 IAP ≥ 10mmHg 即为腹内高压（intra-abdominal hypertension，IAH）。根据 IAP 高低，可将 IAH 分为 4 级。IAP 达 10 ～ 14mmHg 为Ⅰ级，15 ～ 24mmHg 为Ⅱ级，25 ～ 35mmHg 为Ⅲ级，> 35mmHg 为Ⅳ级。腹腔内压增高并伴有循环、肺、肾、胃肠以及颅脑等多器官系统的功能障碍，称为腹腔间隔室综合征（abdominal compartment syndrome，ACS），ACS 被认为是腹腔高压后期的表现。监测方法包括直接法和间接法。间接法包括胃内压、下腔静脉压、直肠测压及膀胱内压（urinary bladder pressure，UBP），UBP 为临床广泛使用的方法。

四、影像学监测

（一）腹部 X 线、CT

腹部 X 线、CT 是大多数腹部疾病的重要诊断、监测手段。腹部器官较多，病情复杂多变，且有时起病隐匿，容易误诊、漏诊。腹部 X 线主要用于肠梗阻、胃肠扭转、胃肠穿孔、胃肠道或腹腔异物及泌尿系结石的诊断与评价。腹部 CT 检查可以发现腹腔积液、腹部包块、腹部血管病变如腹主动脉瘤、腹主动脉夹层及腹腔血管栓塞等，并可用于腹部病变治疗的监测与评价。

（二）腹部 B 超

腹部 B 超检查具有简便、经济的优点，可迅速在床旁实施。腹部 B 超对腹腔实质脏器病变及泌尿系统、妇科疾病诊断价值较高，主要用于腹腔积液、肝脾破裂出血、肝癌破裂出血、肾及输尿管结石、宫外孕破裂出血、急性盆腔炎症等疾病的诊断及监测，对于腹部血管性疾病如腹主动脉瘤、腹主动脉夹层等亦具有一定诊断价值。

（胡　北　曾红科）

第七节　脑功能监测

危重症患者常常合并多系统多器官功能障碍，脑作为管理躯体感觉、运动以及高级神经活动的中枢，监测脑功能对于病情的评估、判断预后、提高救治成功率具有重要意义。由于人脑的结构和功能十分复杂，因此选择合理的参数进行监测显得尤为重要。目前临床上常用的脑功能监测手段主要有颅内压监测、脑电监测、脑血流监测以及脑氧供和代谢监测等。

一、颅内压监测

颅内压成人正常值为 6 ~ 13.5mmHg。脑体积的压缩性很小，而脑脊液和脑血容量相对有一定的缓冲范围。当成年人的颅缝闭合后，颅腔容积就固定不变，因此当颅腔某种内容物的容量或体积增加并超过人体的代偿范围时，即可发生颅内压升高。常见的引起颅内压升高的病因包括：颅内占位性疾病、脑水肿、脑脊液循环失调和脑血容量增加等。

当颅内压持续超过 15mmHg 时称为颅内压增高。将颅内压增高分为 3 级：①轻度增高：颅内压在 15 ~ 20mmHg；②中度增高：颅内压在 20 ~ 40mmHg；③重度增高：颅内压＞40mmHg。颅内压增高到一定程度可发生脑疝，危及生命。

当椎管无梗阻时，通常以侧卧位时在蛛网膜下隙穿刺所测得的脑脊液压力来代表颅内压。临床上还有一些有创性直接监测颅内压的方法，包括脑室内测压、硬膜下测压、硬膜外测压，其优缺点见表 14-1。因为有创颅内压监测的主要并发症是感染和出血，所以上述有创颅内压监测手段主要适用于严重的颅脑疾患，如脑出血、脑水肿、颅内占位性疾病等。目前无创监测颅内压的技术已经比较成熟，有望在临床上进一步开展使用。

表14-1　常用颅内压监测手段的优缺点

监测方法	优点	缺点
脑室内测压	准确、可靠 可做脑脊液引流和采样 可作为给药途径	感染发生率较高 对部分患者操作难度大
硬膜下测压	不穿过脑组织 创伤较小 容易放置导管	准确性有限 有感染风险
硬膜外测压	感染风险低	费用较高
无创颅内压监测	无创、简便、可靠	部分眼病患者不适用

二、脑电监测

常用的脑电监测手段包括脑电图和诱发电位。

1. 脑电图　是一种通过测定自发的脑生物电活动以了解脑功能状态的技术。正常的脑电波波幅在 10 ~ 200μV，癫痫发作时可高达 750 ~ 1000μV。脑皮质锥体细胞排列方向一致又同步放电时，电兴奋通过神经元回路产生节律性 α 波。当放电不同步、电兴奋通过皮质内小神经元回路时，则出现快波。神经细胞代谢速度减慢或形态改变，则出现各种慢波。当神经细胞兴奋性异常增高时，出现超同步放电，则呈现棘波、慢棘波，见表 14-2。

表14-2　基本脑电图的波形、频率及提示状态

波形名称	频率（Hz）	提示状态
δ	< 4	深睡眠、麻醉或脑缺血
θ	4 ~ 7	早产儿或儿童深睡眠的正常波形
α	8 ~ 13	正常成人清醒、安静（闭眼）
β	> 13	清醒、警觉或浅麻醉

　　脑电图是监测患者有无癫痫发作的最佳手段。有时临床不易观察到的癫痫小发作或亚临床癫痫均可通过脑电图明确诊断。同时也可用以评估不同原因昏迷患者的神经功能状态。脑死亡患者的脑电活动消失，呈等电位改变，因此结合临床的其他指标可诊断其脑死亡。需注意脑电图会受麻醉药物的影响，在用其判断脑功能状态时，必须排除麻醉药物的影响。

　　2．诱发电位　当神经系统受外界刺激时，冲动经特殊通路上传至皮质，中枢神经系统感受刺激而产生的生物电称为诱发电位。诱发电位技术主要用于脑干、脊髓和视神经病变的患者。常用的诱发电位包括躯体感觉诱发电位、视觉诱发电位、脑干听觉诱发电位、运动诱发电位等。

三、脑血流监测

　　脑缺血是导致脑损伤患者不良转归的重要因素之一。因此脑血流是此类患者的重要监测指标。当前监测脑血流的方法主要有经颅多普勒血流测定、激光多普勒血流测定、热弥散血流测定和放射性核素清除法等。本节主要介绍经颅多普勒超声测定脑血流。

　　经颅多普勒超声目前主要通过检查颞、枕、眶三个窗口，记录血流的速度、信号音频特点、波形变化等参数特征。包括：

　　1．血流速度参数　主要有收缩期峰流速、舒张末期峰流速和平均流速。

　　2．动脉参数　主要有收缩 / 舒张比值、阻力指数、动脉指数和动脉传递指数。

　　经颅多普勒超声的异常表现主要有血流信号消失、两侧血流不对称、杂音、血流方向异常、血流频谱异常等。临床上主要用于诊断脑血管痉挛，间接评估脑血流量和评价脑血管的自身调节功能。

四、脑氧供和代谢监测

　　当存在脑组织缺氧或脑血流灌注不足时，人脑将发生一系列生化异常。因此对重症患者进行脑氧供和代谢监测是十分必要的。临床上目前最常用的方法是脑氧饱和度监测和颈静脉氧饱和度测定，两者之间存在相关性，可相互印证结果的准确性。

　　脑氧饱和度监测是依据红外光谱学方法，对大脑的局部区域混合血液进行氧饱和度的测定，从而评估脑组织代谢状况的方法。有很多因素可影响脑氧饱和度的监测结果，例如头部的位置、颈动脉狭窄、椎基底动脉供血不足等，此外，患者的血压情况、吸入氧浓度、动脉二氧化碳分压、血红蛋白浓度以及心输出量等均影响着监测脑氧饱和度的准确性。大量研究表明，脑氧饱和度的降低与临床不良结局直接相关。

　　而颈静脉氧饱和度测定的原理是颈静脉血中含有未被脑组织利用的氧，通过测定其饱和度，可以了解脑部氧供与氧耗之间的平衡情况，并间接反映脑血流的情况。健康成人的颈静脉氧饱和度的正常范围是 55% ~ 71%。正常情况下，当脑氧耗增高时，脑血流量随之升高，称之为脑代谢 - 血流偶联，此时颈静脉氧饱和度保持不变。在病理情况下，脑代谢 - 血流偶联受损表现为颈静脉氧饱和度升高或降低。导致颈静脉氧饱和度降低的主要原因包括：①全身缺氧，或由低血压、血管痉挛或颅内高压导致的脑灌注压降低；②脑氧耗增加，常见原因为发热

和癫痫发作。导致颈静脉氧饱和度升高的主要原因包括：①脑血流高动力循环状态；②脑氧耗降低，如低温；③脑组织不能提取利用氧，如当颅内压升高达到平均动脉压水平时；④脑细胞不能利用氧，如脑死亡。

（张　蜀　曹　钰）

第八节　凝血功能监测

危重症患者的凝血功能异常非常常见，除血液系统本身疾病所致外，也可继发于药物、感染、肿瘤、严重创伤、应激等因素，即所谓的获得性凝血功能异常。如果在凝血功能异常的基础上合并出血则将会给患者造成致命打击，常常是病情加重和导致死亡的重要原因。

凝血功能监测主要适用于显性出血或有出血倾向、血液呈高凝状态或正在进行抗凝治疗的危重症患者。目前临床上常用的监测指标有血浆凝血酶原时间（PT）、激活部分促凝血酶原激酶时间（APTT）、血浆凝血酶时间（thrombin time，TT）、血浆纤维蛋白原（plasma fibrinogen）、凝血时间（clotting time，CT）、血浆凝血因子Ⅷ和Ⅸ促凝活性（FⅧ：C 和 FⅨ：C）、血浆 D-二聚体（DD）。

一、血浆凝血酶原时间

1. 参考值　11 ~ 13s。比正常对照延长超过 3s 通常有意义。有条件时最好使用国际标准化比（INR）来进行描述，参考值为 1.0±0.1。

2. 临床意义　PT 延长见于先天性凝血因子如Ⅱ、Ⅶ、Ⅹ缺乏，或严重肝病、维生素 K 缺乏、使用抗凝药物如华法林或灭鼠药中毒等情况。PT 缩短通常见于血液高凝状态，如 DIC 早期、心肌梗死、深静脉血栓等临床情况。

二、激活部分促凝血酶原激酶时间

1. 参考值　32 ~ 43s。比正常对照延长超过 10s 通常有意义。

2. 临床意义　APTT 延长提示内源性凝血系统中的凝血因子活性低于正常水平的 25%，常见于凝血因子Ⅷ、Ⅸ、Ⅺ、Ⅻ缺乏和使用肝素的患者。APTT 缩短见于血栓性疾病和血栓前状态。

三、血浆凝血酶时间

1. 参考值　16 ~ 18s。比正常对照延长超过 3s 通常有意义。

2. 临床意义　TT 延长见于低（无）纤维蛋白血症和异常纤维蛋白原血症，或血中有肝素或类肝素物质存在。

四、血浆纤维蛋白原

1. 参考值　2 ~ 4g/L。

2. 临床意义　血浆纤维蛋白原升高见于休克、急性心肌梗死、急性感染、结缔组织病、急性肾炎、多发性骨髓瘤、恶性肿瘤等疾病及血栓前状态。降低则见于 DIC、重症肝炎、原发性纤溶等。

五、凝血时间

1．参考值　4 ～ 12min（试管法）或 1.5 ～ 32min（硅管法）。

2．临床意义　凝血时间（CT）延长见于：①凝血因子Ⅷ、Ⅸ、Ⅺ明显缺乏，如甲型或乙型血友病；②凝血酶原严重减少，如肝损伤；③纤维蛋白原明显减少；④应用肝素或口服抗凝药物；⑤循环中抗凝物质增加。CT 缩短见于高凝状态。

六、血浆凝血因子Ⅷ和Ⅸ促凝活性

1．参考值　F Ⅷ：C 为 103%±25.7%，F Ⅸ：C 为 98.1%±30.4%。

2．临床意义　增高见于血栓性疾病和血栓前状态。F Ⅷ：C 降低见于甲型血友病，F Ⅸ：C 降低见于乙型血友病。

七、血浆 D- 二聚体

1．参考值　阴性（乳胶凝聚法）或 < 200 μg/L（酶联免疫吸附试验法）。

2．临床意义　DD 阳性或升高提示继发性纤溶，而原发性纤溶时 DD 为阴性或不升高。

临床上对患者进行凝血功能监测时，应做到结合病史，有的放矢，选择最适合于患者的检查。切忌大而全，以免增加患者的痛苦和医疗负担。例如，患者在口服华法林抗凝时，只需监测 PT 即可；若患者使用普通肝素抗凝，则只需监测 APTT；如果患者使用低分子肝素抗凝，则常规无需监测 PT 和 APTT，确实需要了解抗凝效果时，应监测抗 Xa 因子活性；对于既往诊断明确的甲型血友病患者，只需要监测其 F Ⅷ：C。同时还需注意凝血功能监测是一个动态的过程，应定期复查相关指标，不断评估和总结，有助于观察病情的发展，为最终明确诊断提供线索。

但对于一时诊断不清、病情复杂的患者，有明显出血倾向危及生命时，应在积极安排相关检查的同时，早期经验性地给予替代治疗，如给予新鲜冰冻血浆、凝血酶原复合物等，以迅速纠正凝血障碍，挽救患者的生命，并为接下来的诊治赢得时间。

（张　蜀　曹　钰）

第 14 章第八节电子资源

急性内环境紊乱

第一节　概　述

体液是人体的重要组成部分，占体重的 55%～60%，分为细胞内液和细胞外液两部分，细胞外液占体重的 20%，是细胞生存和活动的液体环境，称为机体的内环境，其中最主要的阳离子是 Na^+，主要的阴离子为 Cl^-、HCO_3^- 和蛋白质。机体通过泌尿、呼吸、消化、神经等系统的协同作用，维持内环境的酸碱度、渗透压、电解质等化学、物理性质保持相对的稳定，称之为内环境的稳态。这种稳态是维持细胞正常生理功能的必要条件，是机体各器官系统正常工作的基本保证。

当机体的水、电解质摄入与排出不平衡，或由于大量酸性或碱性物质产生、摄入或丢失，超出机体调节和代偿范围时，就会出现内环境紊乱。内环境紊乱既可以导致疾病，又可以是感染、手术、创伤等疾病引起的后果或同时伴有的现象。严重的内环境紊乱甚至可以是威胁患者生命的主要因素。

（邓　颖）

第二节　水、电解质平衡紊乱

一、概念

水与电解质平衡之间互相影响，是影响机体正常代谢的一个重要环节。急诊常会遇到频繁呕吐、腹泻或长期无法进食等原因造成的水、电解质平衡紊乱的患者，严重的甚至会危及生命。及时、正确地诊断与纠正水、电解质平衡紊乱是急诊工作的一个非常重要的方面。

二、钠代谢紊乱

血钠紊乱是危重患者常见的电解质紊乱，是预后不良死亡率增加的重要危险因素，发生机制依原发病不同而异，及时适宜处置非常重要。

（一）低钠血症

低钠血症是指血清 Na^+ 浓度 < 135mmol/L，伴有或不伴有细胞外液容量改变的病症，临床发生率较高。

1.分类　根据血容量状态可将低钠血症分为 3 类：①低血容量性低钠血症；②正常血容量性低钠血症；③高血容量性低钠血症。

2.病因

（1）低血容量性低钠血症：特点是失钠多于失水。原因包括：呕吐、腹泻、胃肠道减压、瘘管和液体进入"第三腔隙"（如烧伤、腹腔感染、肠梗阻和胰腺炎）。经肾丢失的主要原因包括应用利尿剂、盐皮质激素缺乏、肾小管酸中毒等。

（2）正常血容量性低钠血症：原因较多，包括抗利尿激素分泌异常综合征（syndrome of inappropriate antidiuretic hormone，SIADH），表现为血浆渗透压降低或容量正常时对尿液的不适当浓缩。诊断 SIADH 前，应排除此症的其他可能原因（如肾上腺功能低下、甲状腺功能减退症或肾衰竭）。精神性烦渴是少见的原因，常见于饮水量（通常＞ 1L/h）超过肾排水能力的精神疾病患者。

（3）高血容量性低钠血症：当水潴留超过 Na^+ 潴留时即会发生。常见于充血性心力衰竭、肝硬化和肾衰竭等所致的水肿状态。

3．临床表现　根据失钠的程度分为三级：

（1）轻度失钠，常无明显症状，可有疲乏感、头晕、手足麻木等症状，通常血 Na^+ ＜ 135mmol/L。

（2）中度失钠：除上述表现外，尚有恶心、呕吐，皮肤弹性差，静脉萎陷，血压不稳定或下降，通常血 Na^+ 为＜ 130mmol/L。

（3）重度失钠：除轻中等症状外，还有表情淡漠，肌肉痉挛抽搐，严重时可出现昏迷、休克，血 Na^+ ＜ 120mmol/L。

低钠血症的症状和体征取决于血 Na^+ 浓度下降速度及其绝对水平。慢性低钠血症患者耐受性较好，无明显症状。婴幼儿和老年患者血 Na^+ 浓度轻度下降时即可出现典型症状。

4．实验室检查　尿液检查，尿钠明显降低、尿比重常＜ 1.010；血钠＜ 135mmol/L，根据测定结果可判断失钠程度；血中尿素氮增高；红细胞计数、血红蛋白和血细胞比容均增高。

5．救治措施　由于患者对低钠血症的耐受程度不同，治疗上应结合病程，分析血容量状态，根据症状严重程度及时处理。

（1）低血容量性低钠血症：低血容量性低钠血症患者血容量减少，应补充等渗盐水（0.9% NaCl 溶液）。对低钠血症患者来说，等渗盐水相对于其血液是高渗液，因此可适度升高血 Na^+ 浓度。

（2）正常血容量性低钠血症：对血容量正常的低钠血症患者应限制水的摄入，强调病因治疗。需注意的是，SIADH 患者补充生理盐水可因水潴留而排出高渗尿，进一步降低血 Na^+ 浓度。锂盐和地美环素有抑制抗利尿激素（ADH）作用，也可用于治疗 SIADH。

（3）高血容量性低钠血症：高血容量性低钠血症患者治疗的根本是限制液体摄入，这对大部分患者是有效的。尽管加用利尿剂可增加水排出，但 Na^+ 排出也会增加，应慎用。肾衰竭患者需长期透析以排出大量水分。

对严重神经功能障碍和抽搐患者应立即处理。对于休克或症状性液体负荷过多患者也需要迅速治疗。急性低钠血症患者症状明显，能耐受快速纠正措施，因此对这些患者应积极治疗。慢性低钠血症患者症状轻，快速纠正血钠水平更易出现并发症，无须快速纠正。

对有严重症状（如抽搐）的低钠血症患者需给予 3% 的 NaCl 溶液（Na^+ 浓度为 513 mmol/L）。通常，24 h 内血 Na^+ 浓度升高不应超过 10 mmol/L 或血 Na^+ 浓度不超过 120 mmol/L。低钠血症的纠正速度取决于病程。急性低钠血症纠正速度为 1 ～ 2 mmol/（L·h），慢性低钠血症纠正速度不应超过 0.5 mmol/（L·h）。静脉输注高渗盐水时，应严密监测液体出入量和血清电解质水平。需补充的钠量（mmol）＝［血钠浓度正常值（mmol/L）－血钠浓度测定值（mmol/L）］×体重（kg）×0.6（女性为 0.5）。

（二）高钠血症

血清 Na^+ 浓度＞ 150mmol/L 时称为高钠血症，均为高渗状态，但体内 Na^+ 总量有减少、正常和增多之分。

1．分类　根据细胞外液量的变化可分为低血容量性、高血容量性和正常血容量性高钠

知识拓展—老年患者低钠血症的诊治中国专家建议

血症。

2．病因

（1）低血容量性高钠血症：特点是失水多于失钠，血清 Na⁺ 浓度 > 150mmol/L，血浆渗透压 > 310mmol/L。细胞外液量和细胞内液量均减少，又称高渗性脱水。病因为：①水摄入减少：水源缺乏，昏迷、拒食、消化道病变引起进饮水困难，脑外伤、脑血管意外等导致口渴中枢迟钝或渗透压感受器不敏感，原发性渴感减退（primary hypodipsia）等。②水丢失过多：呕吐、腹泻及消化道引流等可导致等渗或含钠量低的消化液丢失；高热、大量出汗和甲状腺功能亢进时，可通过皮肤丢失大量的水分；使用大量脱水剂及高渗液体、浓缩的高蛋白鼻饲均可导致失水。

（2）正常血容量性高钠血症：特点是血钠浓度升高，血容量无明显变化。此为原发性高钠血症，病变部位多为下丘脑。

（3）高血容量性高钠血症：特点是血容量和血钠浓度均增高。Na⁺ 摄入过多，水分补充不足。肾功能障碍患者因肾无法有效排出过多 Na⁺，引起高钠血症。海水淹溺、肠内或肠外补充高张营养液及应用含 Na⁺ 浓度高的药物如替卡西林钠和羧苄西林钠也会导致高钠血症。

3．临床表现　高钠血症主要引起神经系统的症状。急性高钠血症起病急骤，主要表现为淡漠、嗜睡、进行性肌肉张力增加、颤抖、运动失调、惊厥、癫痫发作，甚至昏迷而死亡。慢性高钠血症症状较轻，初期可不明显，严重时主要表现为烦躁或淡漠、肌张力增高、深腱反射亢进、抽搐或惊厥等。

4．实验室检查　一般有：尿比重增高；血红蛋白、红细胞计数、血细胞比容增高；血 Na⁺ > 150mmol/L，血浆渗透压 > 310Osm/L 等改变。

5．救治措施　尽早祛除病因，减少失液量。早期应补足水分，纠正高渗状态，然后再酌量补充电解质，注意避免补液过快，以免高渗状态降低过快，引起等张性脑水肿、惊厥等。

知识拓展—高钠血症治疗前的注意事项

（1）低血容量性高钠血症：急诊科处理低血容量性高钠血症的首要目标是恢复血容量以满足器官灌注。治疗开始时应给予等渗（0.9%）盐水。待患者血流动力学稳定后，即可补充剩余失水量。

（2）正常血容量性高钠血症：患者不显性体液丢失增多，如多因基础疾病引起的尿崩症患者尿比重（< 1.005）和尿渗透压降低。胃肠道或输注给予 0.45% 盐水。中枢性尿崩症患者需静脉或鼻饲给予抗利尿激素。监测尿渗透压、尿比重和电解质水平，评估抗利尿激素的疗效。

（3）高血容量性高钠血症：治疗重点是增加肾钠排泄，保证水摄入。应用利尿药（如呋塞米）后输注低渗液体，对肾衰竭患者可通过血液透析逐渐降低血 Na⁺ 浓度。

一般急性高钠血症患者可耐受快速补水降钠治疗。慢性高钠血症患者降 Na⁺ 浓度不宜过快，否则可导致威胁生命的并发症。原则上纠正慢性高钠血症患者的水缺乏应超过 48h。因血 Na⁺ 浓度增高引起脑细胞产生渗透性物质（特发性渗透物），有助于维持细胞内容量和张力。过多低渗液摄入极易引起脑水肿。

补水量（ml）=［血钠浓度测定值（mmol/L）– 血钠浓度正常值（mmol/L）］× 体重（kg）×4（女性为 3）。

三、钾代谢紊乱

正常血钾浓度为 3.5 ~ 5.5mmol/L。血清钾浓度过低能使心肌兴奋，可使心脏搏动在收缩期停止。血清钾浓度过高时，对心肌有抑制作用，可使心脏搏动在舒张期停止；血钾对神经肌肉的作用与心肌相反。钾由肠道吸收后，约有 30% 由肾排泄，肾对钾的排泄没有限制，即使机体处于缺钾状态，肾仍继续排钾。

（一）低钾血症

血清 K^+ 浓度低于 3.5mmol/L 时称为低钾血症，低钾血症临床常见，重度低钾血症可引起软瘫，甚至猝死。

1．病因

（1）K^+ 摄入不足：无法进食或进食不足；伴有其他因素（如醛固酮增多症）可出现严重低钾血症。

（2）K^+ 丢失增多：呕吐或腹泻；经肾 K^+ 丢失过多的原因包括渗透性利尿、盐皮质激素增多、Mg^{2+} 减少和尿阴离子排出增多（如应用青霉素）；临床上应用利尿药是低钾血症最常见的原因；血容量减少和高醛固酮血症增加 K^+ 和 H^+ 排出，加重低钾血症。

（3）酸中毒使 K^+ 移出细胞并与 H^+ 交换，碱中毒与之相反。通常碱中毒时伴有低钾血症。

2．临床表现　低钾血症可影响神经肌肉、心血管、消化系统、泌尿系统功能及酸碱平衡等方面。

（1）神经肌肉功能：血清 K^+ 浓度 < 2.5mmol/L 时常出现神经肌肉功能障碍。中枢神经症状包括嗜睡、抑郁、易怒和意识模糊。周围神经系统表现为感觉异常、腱反射减弱，有时可出现肌束震颤、肌痛和明显肌无力。血清 K^+ 浓度 < 2.0mmol/L 时出现肌肉麻痹。严重低钾血症患者因能量代谢受损、膜泵功能障碍和局部肌肉缺血而引起横纹肌溶解。肌肉损伤释放 K^+，而使细胞外 K^+ 浓度正常或升高，细胞内 K^+ 浓度降低，不出现低钾血症表现。

（2）心血管系统症状：心悸、直立性低血压和心律失常。心律失常可出现一、二度心脏传导阻滞，心房颤动，室性期前收缩，心室纤颤和心搏停止。心电图表现为 T 波低平、ST 段压低和 U 波出现。

（3）消化系统症状：低钾血症影响肠道平滑肌运动，引起恶心、呕吐和腹胀。严重低钾血症可引起麻痹性肠梗阻。

（4）泌尿系统症状：低钾血症时肾排尿增多，患者出现烦渴、尿液浓缩功能受损和排酸增多。

（5）电解质平衡紊乱：低钾血症引起代谢性碱中毒。血 K^+ 浓度降低，引起细胞外碱中毒和细胞内酸中毒。细胞内 pH 降低，肾小管细胞排出 H^+ 增多，引起反常性酸性尿，加重细胞外碱中毒。

3．实验室及辅助检查　血清 K^+ 浓度 <3.5mmol/L 可以确诊为低钾血症。特异性的心电图表现，如 T 波低平、Q-T 间期延长、U 波出现等有助于诊断。可进一步检查肾素、血管紧张素、醛固酮、甲状腺激素等。必要时可行 CT、彩超检查了解肾及肾动脉情况。

4．救治措施　由于补钾后 50% 血 K^+ 经尿排出，严重钾缺乏者需持续补钾数天才能纠正。

（1）轻度低钾血症患者可口服补钾，口服补钾较静脉补钾能明显减少高钾血症的风险。

（2）低钾血症症状明显（如心律失常）和不能耐受口服补钾时应予静脉补钾，静脉补钾速度为 10 ~ 20mmol/h。严重低钾血症患者可给予较大剂量或较高浓度，经中心静脉导管补钾并动态监测血 K^+ 浓度及心电图。理论上静脉补钾每升液体中含钾量不宜超过 40mmol（相当于氯化钾 3g），缓慢滴注，输入钾速度应控制在 20mmol/h 以下。若含钾溶液输入过快，血钾浓度可能短期内急剧增高，有致命风险。

知识拓展—补钾注意事项

（二）高钾血症

血清 K^+ 浓度 > 5.5mmol/L 时称为高钾血症。高钾血症对机体的主要威胁是心脏抑制，可导致严重心律失常，有些患者可无症状而突然出现心搏骤停，临床紧急处理非常重要。

1．病因

（1）钾摄入过多，如口服或静脉输入大量含钾药物、大量输入保存较久的库存血。

（2）钾排出减少：慢性肾衰竭、肾上腺皮质功能减退、糖尿病和应用保钾利尿剂。

（3）钾离子跨细胞转运（如急性酸中毒、β肾上腺素受体阻滞剂）。

（4）大量细胞损伤释放 K^+ 可出现危及生命的高钾血症，主要见于横纹肌溶解、肿瘤细胞坏死和溶血。

2.临床表现　主要表现为心血管和神经肌肉功能障碍。心律失常：包括Ⅱ度和Ⅲ度传导阻滞、QRS 波群增宽型心动过速、心室纤颤或心搏骤停。心电图可提供有价值的诊断线索。随着血 K^+ 浓度不断升高，心电图首先出现高尖 T 波，接着 P 波消失、QRS 波群宽大畸形，最后为正弦波，出现心室纤颤或心搏骤停。

神经肌肉功能障碍：表现为肌痉挛、乏力、麻痹、感觉异常、手足抽搐和局灶性神经功能缺损，此表现没有特异性，不足以诊断高钾血症。

3.救治措施　治疗高钾血症引起的血流动力学紊乱，密切监测心血管功能，早期明确病因，应用快速有效的降低血 K^+ 浓度的措施。

（1）氯化钙或葡萄糖酸钙：Ca^{2+} 可抑制 Na^+ 内流，使阈电位上移，静息电位与阈电位的差距加大，从而恢复心肌正常的兴奋性，拮抗高钾血症对心肌细胞的毒性作用。此作用持续短暂（20～40min），应同时采取其他相关措施。

（2）碳酸氢钠：碳酸氢钠可促进 K^+ 进入细胞内，作用持续约2h，但在高渗透性、容量超负荷或碱中毒时慎用。

（3）葡萄糖和胰岛素：静脉输注葡萄糖加胰岛素的作用可持续 4～6h，有助于 K^+ 进入细胞内。由于高渗葡萄糖溶液对细胞的渗透作用，快速输注时可一过性加重高钾血症。

（4）交换树脂：口服或直肠应用，每克聚磺苯乙烯可使约 1.0mmol 钾排出。聚磺苯乙烯能加重容量负荷，心血管功能异常患者慎用。

（5）血液透析：对严重的难以纠正的高钾血症及横纹肌溶解、肾功能损伤引起的高钾血症应行急诊血液透析。

（6）去除潜在病因：如补充液体和碳酸氢钠治疗横纹肌溶解；应用糖皮质激素和葡萄糖治疗艾迪生病；停用可致高钾血症的药物。

四、钙代谢紊乱

正常血钙浓度为 2.25～2.75mmol/L。其中 45% 为离子化钙，它有维持神经肌肉稳定性的作用。

（一）低钙血症

1.病因

（1）甲状旁腺激素缺乏和甲状旁腺激素抵抗。

（2）维生素 D 缺乏，胃肠道钙吸收减少。

（3）大量输血后枸橼酸盐过多、外源性磷酸盐治疗和内源性高磷血症引起的钙螯合作用；急性胰腺炎、高肾上腺素能状态、急性酒精摄入时，游离脂肪酸释放，与 Ca^{2+} 螯合成钙皂形式。

2.临床表现　主要由原发疾病、低钙程度、血钙下降速度及是否合并其他电解质紊乱而定，临床表现多样但主要影响神经肌肉功能。

（1）神经肌肉功能：常出现进行性神经肌肉兴奋性增高。中枢神经系统症状为抑郁、易怒、意识模糊和局部或全身抽搐。周围神经系统临床表现包括口周感觉异常、肌无力和痉挛、肌纤维自发性收缩和手足抽搐。

（2）心血管系统：严重低钙血症时出现心肌收缩力降低、心动过缓、低血压和症状性充血性心力衰竭。心功能不全和服用地高辛或利尿药患者尤其危险。心电图表现为 QT 间期延长。血钙水平与 QT 间期成反向变化，但是，心电图不易诊断低钙血症，也不用于诊断或排除该病。

3．实验室检查　一般需要查血电解质、血糖、肝肾功能等生化检查，如考虑为胰腺损伤所致，应查胰腺彩超以助于明确病因。

4．救治措施　应首先核实是否为真正的离子钙降低。当出现手足抽搐、惊厥、低血压或心律失常而怀疑低钙血症时，在获得结果之前即应开始治疗。

（1）无症状性低钙血症：可口服补充钙剂。口服钙剂包括维生素 C 钙、葡萄糖酸钙和乳酸钙。

（2）症状性低钙血症：应给予静脉钙剂治疗。静脉给予钙剂不易过快推注，最常见不良反应有高血压、恶心、呕吐和脸红。接受静脉钙剂治疗者应行心脏监护，如有心动过缓应停止应用。

（3）纠正低镁血症：经适当钙剂治疗后症状仍不缓解时可能同时存在低镁血症，应及时提高血镁水平。

（二）高钙血症

血钙浓度 > 2.75mmol/L 时称为高钙血症，临床上较为常见。轻度高钙血症无症状且很少需要紧急处理。然而高钙血症常为严重疾病的重要线索。高钙危象是指严重高钙血症（ > 3.5mmol/L）并伴明显症状和体征，此时应立即进行降钙治疗。

1．病因　90% 以上由原发性甲状旁腺功能亢进和恶性肿瘤引起。

（1）25% ~ 50% 高钙血症的原因为甲状旁腺功能亢进。

（2）恶性肿瘤是高钙血症的最常见原因。

（3）应用噻嗪类利尿药可使远曲小管钙重吸收增加约 70%，因此 20% 的高钙血症与应用噻嗪类利尿药相关。

（4）其他原因包括肉芽肿性疾病、维生素 A 中毒、甲状腺功能亢进症、应用碳酸锂等。

2．临床表现　取决于基础疾病、血钙浓度和发病速度。

（1）神经肌肉功能：疲乏、无力、意识模糊、昏睡、共济失调、昏迷、肌张力减低及深反射减退。

（2）心血管系统：高钙血症伴血容量减少时可出现低血压，但高钙血症能增加血管张力，出现血压假性正常。心电图的特征变化包括 QT 间期缩短、轻度 PR 间期延长和 QRS 波群增宽。严重高钙血症患者可出现窦性心动过缓、束支传导阻滞、高度房室传导阻滞，甚至心搏骤停。钙可增强地高辛的药效，高钙血症时应注意地高辛的不良反应。

（3）消化系统：食欲缺乏、恶心、呕吐和腹痛是高钙血症患者常见的非特异性症状。高钙血症可降低平滑肌张力，导致便秘或肠梗阻。血钙水平升高可增加盐酸、促胃液素和胰酶释放，慢性高钙血症患者消化性溃疡和胰腺炎风险增加。

（4）泌尿系统：慢性高钙血症患者伴有血容量减少时，可发生肾结石、肾钙质沉着和钙诱发的间质性肾炎。

（5）电解质平衡紊乱：血钙水平迅速升高可影响肾小管对液体和电解质的重吸收，而呕吐和液体摄入不足又加重脱水。

3．实验室检查　一般需要查离子肾功、血糖、甲状旁腺功能、心电图、超声心动图等。

4．救治措施　高钙血症合并出现明显脱水、意识改变或症状性心律失常时，应立即开始治疗，严重高钙血症患者无论有无症状均需迅速治疗。治疗目的：恢复血容量；增加肾钙排泄；降低破骨细胞活性；治疗原发疾病。

（1）补液：处理严重高钙血症时首先输注等渗盐水，补液速度取决于高钙血症的严重程度、脱水程度和患者心肺功能对补液的耐受程度。

（2）利尿：袢利尿药抑制亨利袢升支粗段对钙的重吸收，增加尿钙排出。静脉输注

10 ～ 40mg，每 6 ～ 8h 一次。静脉应用呋塞米前必须进行扩容，因为呋塞米的作用与进入远端肾单位钙的量有关。噻嗪类利尿药可增加远端肾小管对钙的重吸收，加重高钙血症，避免应用。

（3）应用破骨细胞抑制药：对严重高钙血症的治疗应包括应用减少骨钙动员的药物，包括双膦酸盐类、降钙素、糖皮质激素。

（4）纠正原发病：在纠正高钙血症的同时应注重病因治疗。恶性肿瘤引起的高钙血症应治疗肿瘤。药物引起的高钙血症应停用致病药物。

五、镁代谢紊乱

镁是体内含量占第 4 位的阳性离子，约含镁 23.5 g，约有一半的镁存在于骨骼内，其余几乎都存在于细胞内，仅有 1% 存在于细胞外液。镁具有多种生理功能，对神经活动的控制、神经肌肉兴奋性的传递、肌收缩、心脏激动性及血管张力等方面均有重要作用。

（一）低镁血症

尽管低镁血症较常见，但以下因素可使其诊断困难：临床表现不典型，易被忽视；血清 Mg^{2+} 不是电解质常规检测指标；血清 Mg^{2+} 不是诊断镁缺乏的敏感指标，尽管血清 Mg^{2+} 浓度降低提示镁缺乏，但血清 Mg^{2+} 浓度正常患者仍可严重缺镁；低镁血症常和其他电解质缺乏并存而被忽视。

1．病因

（1）摄入不足：长期禁食、厌食或长期静脉营养又未补镁。

（2）吸收障碍：见于广泛肠切除、吸收不良综合征、胃肠道瘘及急性胰腺炎等。

（3）镁排出过多：经消化道排出过多，见于严重呕吐、腹泻和持续胃肠引流；经肾排出过多，见于应用利尿剂、高钙血症、严重甲状旁腺功能减退、原发性和继发性醛固酮增多症、酒精中毒、肾疾患等。

（4）镁离子在细胞内外的重分布：多见于糖尿病酮症酸中毒、甲状旁腺切除术后、急性出血坏死性胰腺炎、高热能肠外营养等。

（5）其他原因：肝硬化、充血性心力衰竭和心肌梗死、低钾血症等。

2．临床表现　不典型且症状多样，程度不一，并且与血 Mg^{2+} 水平关系不大。但是，血 Mg^{2+} 浓度 ≤ 0.5mmol/L 时可出现严重神经肌肉和心血管系统急性病变。

（1）神经肌肉功能：包括肌无力、震颤、高反应性、手足抽搐和 Chvostek 征或 Trousseau 征阳性。中枢神经症状从情感冷漠、易怒和眩晕到痉挛、视盘水肿和昏迷。

（2）心血管系统：心律失常是低镁血症最常见的心血管表现。镁缺乏患者室上性心律失常（心房颤动、多源性房性心动过速、阵发性室上性心动过速）和室性心律失常（室性期前收缩、室性心动过速、尖端扭转型室性心动过速、心室纤颤）的发生率增加。低镁血症有多种心电图表现，包括 PR、QRS 和 QT 间期延长，ST-T 段改变，T 波低平并增宽，出现 U 波。但这些表现是非特异性的，心电图改变不能直接诊断镁平衡紊乱。

3．实验室及辅助检查　血清镁浓度 < 0.75mmol/L 时诊断低镁血症，但它并不能作为反映体内镁缺乏的可靠指标，同时电解质、血清钙、磷和尿镁检查有助于诊断；心电图可发现心律失常，PR 间期延长，QRS 波群增宽及 T 波低平可见于中及重度镁缺乏等。

4．救治措施　治疗应根据低镁血症的程度和患者的临床情况而定，血 Mg^{2+} 浓度下降不能作为体内镁缺乏的可靠指标；血 Mg^{2+} 浓度正常但有症状提示低镁血症的患者都应予补镁治疗。

无肠道吸收障碍者可口服镁盐，常用的几种口服镁制剂：葡萄糖酸镁、碳酸镁、氧化镁和氯化镁。大剂量镁盐可引起腹泻；不能从肠道吸收者可给予肌内注射硫酸镁；严重低镁同时有明显症状（血清 Mg^{2+} 浓度 < 0.5 mmol/L）可静脉补充硫酸镁或氯化镁。肾功能正常者，50% 硫酸镁 2 ~ 4 g 稀释于生理盐水或右旋糖酐溶液，30 ~ 60 min 静脉滴注。输注过快可引起静脉刺激和静脉炎、心动过缓、不同程度的心脏传导阻滞和低血压。房室传导阻滞或肾功能障碍患者补镁应慎重。通常，多次补镁后数天可恢复总体镁水平。在补镁的同时必须监测心脏和血压情况，合并低镁血症的低钾、低钙患者，必须积极纠正低镁才能纠正低钾和低钙。

（二）高镁血症

血清 Mg^{2+} 浓度 > 1.25 mmol/L 称为高镁血症 (hypermagnesacmia)。临床上以急、慢性肾衰竭者多见，肾功能正常患者很少出现严重的高镁血症。

1. 病因

（1）医源性原因：常因静脉补镁、透析液含镁过高、口服含镁抗酸药或泻药引起镁吸收超过肾排泄能力发生。

（2）少见原因：横纹肌溶解、肿瘤溶解综合征、肾上腺功能不全、甲状旁腺功能亢进、甲状腺功能减退和锂治疗。

2. 临床表现 一般早期表现食欲不振、恶心、呕吐、乏力和皮肤发红、低血压、深部腱反射减退甚至消失。重度高镁血症可以出现肌无力、四肢肌肉软瘫，呼吸抑制、昏迷和高度心脏传导阻滞，当血清镁达到 7.5 ~ 10 mmol/L，可发生心搏骤停。

3. 实验室及辅助检查 血清 Mg^{2+} 浓度 >1.25 mmol/L 可直接诊断。除此之外还应注意电解质、血肌酐和尿素氮，尿镁值可帮助判断血镁升高的病因；心电图可出现 PR 间期延长、QRS 增宽及 QT 间期延长，因高镁常伴高血钾，故而出现高尖 T 波。

4. 救治措施 第一步是停止镁摄入，进一步治疗取决于临床表现、高镁血症程度和肾功能情况。

（1）临床症状轻且肾功能正常患者仅需临床观察。

（2）出现较典型症状时，静脉应用等渗液体和呋塞米以加速镁排泄，治疗时应严密监测血 K^+。

（3）严重高镁血症患者应静脉应用钙剂，钙直接对抗镁对细胞膜的作用，改善呼吸抑制、低血压和心律失常。

（4）致命性高镁血症时，立即给予 100 ~ 200mg 钙，同时应增加镁排出。

（5）对昏迷、呼吸衰竭或血流动力学不稳定和严重高镁血症伴肾衰竭患者应考虑透析治疗。

六、磷代谢紊乱

（一）低磷血症

血清无机磷浓度 < 0.8mmol/L 称为低磷血症。

1. 病因

（1）摄入不足：重度营养不良、慢性酒精中毒、慢性腹泻和维生素 D 缺乏。

（2）磷排泄过多：长时间腹泻、呕吐或经胃肠减压以及利尿药的应用常导致肾磷酸盐丢失过多。

（3）医源性因素：血液净化治疗患者，因置换液中不含磷，往往会发生低磷血症。

（4）磷向细胞内转移：呼吸性碱中毒也是低磷血症的常见原因。

2. 临床表现 轻度或中度低磷血症常无症状，临床表现主要见于重度低磷血症。

（1）急性低磷血症：近端肌无力、食欲缺乏、头晕、感觉异常、鸭步等。

（2）慢性低磷血症：常以骨骼肌系统损害为主要表现，如骨痛、佝偻病、骨质软化、病理性骨折等。

（3）重度低磷血症：可出现乏力、意识模糊、抽搐和昏迷甚至呼吸衰竭。

3．实验室检查　血清磷 < 0.8 mmol/L 时可诊断低磷血症。实验室发现溶血的表现（红细胞膜变形性减弱）、肌酸激酶的升高、血小板降低，定性的血小板功能障碍，出血时间延长等，动脉血气分析、血糖、血清电解质和钙对诊断有帮助。

4．救治措施　治疗取决于血磷水平和症状严重程度。

（1）轻或中度低磷血症：可口服补充，如磷酸钾。

（2）重度低磷血症：应静脉补充磷酸盐。可应用两种制剂，即磷酸钾和磷酸钠。静脉应用磷酸盐的并发症包括急性低钙血症和高磷血症。肾功能不全患者应谨慎使用磷酸盐药物。

（二）高磷血症

血清无机磷浓度 > 1.62 mmol/L 称为高磷血症。

1．病因　常见原因包括肾衰竭、甲状旁腺激素分泌不足、小肠和肾小管对磷酸盐的重吸收增加、溶血、高胆红素血症、急性酸中毒、横纹肌溶解、肿瘤溶解综合征（大量细胞损伤导致磷酸盐释放入血）等。

2．临床表现　高磷血症常合并低钙血症，由过多磷酸盐与钙结合沉积于组织中引起。

（1）神经肌肉功能：神经肌肉兴奋性增强，如感觉异常、反射亢进、手足抽搐。

（2）心血管系统：表现为低血压、心动过缓、左室功能不全等。组织中磷酸钙沉积可导致急性心脏传导阻滞和死亡。

3．实验室检查　血清无机磷浓度 > 1.62 mmol/L 时可诊断高磷血症。从临床病史中可发现高磷血症的特定原因。检查血肌酐、电解质，肿瘤溶解综合征时血清尿酸和钾可增高，在横纹肌溶解时血清肌酸激酶和醛缩酶水平可增高，可出现肌红蛋白尿。因使用磷酸盐导致高磷血症患者，可出现 AG 增高型代谢性酸中毒。

4．救治措施

（1）防治原发病，纠正低钙血症，限制磷酸盐摄入。

（2）肾功能正常患者，输注等渗盐水能增加磷酸盐的清除。

（3）降低肠吸收磷，如口服含铝抗酸药，与磷形成不溶解的化合物以阻止磷的吸收。

（4）应用葡萄糖加胰岛素可促使磷酸盐进入细胞，暂时降低血磷。

（5）肾衰竭时应考虑血液透析或腹膜透析。

（王艳苹）

第 15 章第二节电子资源

第三节　酸碱平衡失调

一、概述

酸碱平衡主要通过肺、肾和体液中缓冲对的相互作用调节。肺的调节一般在酸碱平衡发生变化后 10 ~ 30min 发挥作用；肾的调节在数小时后才能发挥作用，但其作用强而持久，通过 $NaHCO_3$ 的再吸收、排泌可滴定酸、生成和排泌氨、离子交换和排泄四种机制进行调节。体内有 3 种缓冲系统：碳酸氢盐（H_2CO_3-$NaHCO_3$）、磷酸盐（NaH_2PO_4-Na_2HPO_4）和血红蛋白、血浆蛋白系统，其中以碳酸氢盐最为重要。血 pH 的正常范围在 7.35 ~ 7.45。动脉血 pH < 7.35 称为酸中毒，pH > 7.45 称为碱中毒。动脉血 pH < 6.8 或 pH > 7.8 时病死率明显升高。

酸碱平衡失调包括单纯型和混合型。单纯型酸碱平衡失调包括代谢性酸中毒（代酸）、代谢性碱中毒（代碱）、呼吸性酸中毒（呼酸）和呼吸性碱中毒（呼碱）。混合型酸碱平衡失调是指同一患者有两种或三种单纯型酸碱平衡失调同时存在。

二、诊断

临床上诊断酸碱平衡失调应分步进行，特别注意患者的病史、既往史、用药史、毒物摄入可能性、有无呕吐或腹泻、入院时意识状态、呼吸频率、皮肤弹性和尿量。

评估项目包括血清电解质测定、动脉血气分析、阴离子隙（anion gap，AG）和 delta 间隙（delta gap）。通过检验和计算结果鉴别酸、碱中毒类型和是否为混合型酸碱平衡失调。

1. pH 是反映酸碱度的指标。

2. AG 是血浆中未测定阴离子（undetermined anion，UA）与未测定阳离子（undetermined cation，UC）的差值。计算公式为：$AG = [Na^+] - ([HCO_3^-] + [Cl^-])$。正常值为 $10 \sim 14 mmol/L$，反映的是固定酸的水平。AG 增加超过正常上限 10mmol/L 时，应考虑到血中有机酸或酸性物质过多。

3. delta 间隙 有助于了解混合型酸碱平衡失调或进一步鉴别 AG 升高的代谢性酸中毒。计算公式为 $\Delta G = (AG - 12) - (24 - [HCO_3^-])$。计算值超过 +6 表示代谢性碱中毒或呼吸性酸中毒。计算值低于 -6 表明 HCO_3^- 丢失过多，提示混合型酸碱平衡失调。

4. 标准碳酸氢盐（standard bicarbonate，SB） 指全血在标准条件下（$37 \sim 38℃$，血氧饱和度 100%，用 $PaCO_2$ 40mmHg 气体平衡）测得的血浆中 HCO_3^- 浓度。正常值为 $22 \sim 27mmol/L$，反映代谢因素，不受呼吸因素的影响。实际碳酸氢盐（actual bicarbonate，AB）是隔绝空气的全血标本在实际氧饱和度和 $PaCO_2$ 条件下测得的血浆中的 HCO_3^- 浓度。正常时 AB=SB，反映代谢因素，受呼吸因素的影响，AB 与 SB 差值反映呼吸因素的变化。

5. 缓冲碱（buffer base，BB） 指血液中一切具有缓冲作用的碱之总和。正常值：$45 \sim 51 mmol/L$。碱剩余（buffer excess，BE）是在标准条件下（$37 \sim 38℃$，血氧饱和度 100%，用 $PaCO_2$ 40 mmHg 气体平衡及血红蛋白 150 g/L），用酸或碱将 1 L 全血或血浆滴定到 pH 为 7.4 时所用的酸或碱量。用酸滴定称碱剩余（BE），用碱滴定称酸剩余（-BE），正常值：$0 \pm 3 mmol/L$。

6. 应用酸碱计算也可预测休克严重程度 碱缺失或碱剩余是判断休克和复苏效果的有用指标。碱缺失超过 6 mmol/L 提示患者存在明显的代谢性酸中毒，即使患者呼吸系统疾病已缓解。应注意 pH 是动态变化的，碱缺失和碱剩余数值可能与患者实时情况不符。因此，根据这些数值进行治疗时应谨慎。

三、呼吸性酸中毒

呼吸性酸中毒是指肺泡通气及换气功能减弱，不能充分排出体内生成的 CO_2，导致血液 $PaCO_2$ 增加，引起高碳酸血症。临床上本病可以单独存在，也可以与其他酸碱平衡失调同时存在，分为急性呼吸性酸中毒和慢性呼吸性酸中毒两大类。

（一）病因

呼吸性酸中毒由任何引起每分通气量减少和 CO_2 潴留的疾病所致。临床上常见的通气障碍的原因如下：①呼吸中枢抑制：脑外伤、脑疝形成、脑炎或使用过多抑制呼吸中枢的药物等直接造成呼吸中枢节律性功能障碍。②呼吸肌或胸壁障碍：重症肌无力、周期性瘫痪急性发作、严重低钾或低磷血症、格林 - 巴利综合征等。③呼吸道阻塞：急性气管异物、急性喉部痉挛等。④肺部疾病：急性呼吸窘迫综合征、急性心源性肺水肿、气胸、血胸；慢性阻塞性肺疾病或肺组织广泛纤维化等。⑤机械通气不当。

（二）病理生理机制

1. 急性呼吸性酸中毒 非中枢抑制所致的急性呼吸性酸中毒时，$PaCO_2$ 升高可兴奋呼吸中枢，使呼吸加深加快，CO_2 排出增加，从而血液中 H_2CO_3 减少。在中枢性呼吸抑制时，此代偿机制不能发挥作用。肾代偿启动慢，一般需 36h 才发挥作用，3～6d 达到稳定。故主要由细胞内非 HCO_3^- 缓冲碱缓冲，所生成 HCO_3^- 可从细胞进入细胞间液和血浆，但 $PaCO_2$ 每升高 10mmHg，而 HCO_3^- 仅升高 1mmol/L。因此，此类酸中毒多数失代偿，即机体在短时间内对呼吸性酸中毒的代偿能力有限。

2. 慢性呼吸性酸中毒　病程持续进展，肾代偿得以发挥作用，在达到稳态后 pH 下降不大。$PaCO_2$ 每升高 10mmHg，而 HCO_3^- 仅升高 3.5mmol/L。

急性呼吸性酸中毒以细胞内缓冲为主，缓冲作用强大且迅速，对机体损伤小，但脑脊液缺乏代偿，脑血管扩张，神经 - 精神症状明显。而慢性呼吸性酸中毒血液和细胞内的代偿同样显著，脑脊液代偿完全，肾功能的调节充分发挥作用，临床症状不明显。

（三）临床表现

临床表现取决于疾病严重程度、持续时间和基础疾病。

1. 急性呼吸性酸中毒　可出现呼吸困难、频率增快，以及明显的神经系统症状如烦躁不安、意识模糊、谵妄，严重者表现为昏迷。高 $PaCO_2$ 对血管的扩张作用以及酸中毒本身增加脑血流量，颅内压升高，可出现视盘水肿等。另外，明显 pH 下降以及高 CO_2 血症可造成周围血管扩张、血压下降、心排出量下降以及心律失常等，加重神经系统的障碍。

2. 慢性呼吸性酸中毒　由于大多数是因慢性阻塞性肺疾病引起，发病缓慢，缓冲和代谢调节都比较充分，所以除原发病的表现外，呼吸性酸中毒本身引起的临床症状较轻或不明显。

（四）救治措施

急性呼吸性酸中毒的治疗主要是改善每分通气量，使 $PaCO_2$ 恢复正常。

1. 迅速去除引起通气障碍的原因　改善通气功能，使积蓄的 CO_2 尽快排出。初期可使用呼吸兴奋药，一般把尼可刹米（可拉明）加于 5% 葡萄糖溶液中静脉滴注，最大量可在 500ml 溶液中加 7～10 安瓿（每安瓿 0.375g）。如治疗无效，应机械通气解除气道梗阻及呼吸暂停。由吗啡导致呼吸中枢抑制者可用纳洛酮静脉注射。对于慢性阻塞性肺疾病患者，应及时控制感染，加强肺部物理治疗等。

2. 改善通气　治疗慢性呼吸性酸中毒也应改善通气。应用支气管扩张剂（β 受体激动剂、M 受体激动剂）、体位引流，抗菌药治疗可能的感染；氧疗应采取低流量吸氧；若需辅助通气，应缓慢降低 $PaCO_2$，以避免 CO_2 快速排出产生代谢性碱中毒。

四、呼吸性碱中毒

呼吸性碱中毒是指由于肺通气过度，体内生成的 CO_2 排出过多，导致血液 $PaCO_2$ 降低，引起低碳酸血症。根据发病情况可分为急性及慢性两大类。急性者 $PaCO_2$ 每下降 10mmHg（1.3kpa），HCO_3^- 下降约 2mmol/L，慢性时 HCO_3^- 下降为 4～5mmol/L。

（一）病因

过度通气是各种原因引起的呼吸性碱中毒的基本发病机制。①低氧血症：原因常为充血性心力衰竭、肺部慢性疾病、高原反应等。②肺疾患：肺炎、肺梗死、支气管哮喘、间质性肺病等。③刺激呼吸中枢：精神性通气（癔症发作）、中枢神经系统疾病（脑血管病变、脑炎、脑外伤及脑肿瘤）、某些化学物质（水杨酸、氨）可刺激呼吸中枢而引起通气增强。④机械通气不当：过度通气引起严重呼吸性碱中毒。

（二）病理生理机制

1. 急性呼吸性碱中毒　几分钟内 H^+ 由细胞内移出，与细胞外 HCO_3^- 结合形成 H_2CO_3，使 pH 不致过分升高，一般 $PaCO_2$ 每降低 1mmHg，HCO_3^- 下降 0.25mmol/L。

2. 慢性呼吸性碱中毒　肾代偿作用逐渐启动，2～3 天达到最大代偿限度，此时由于肾

代偿性分泌 H^+ 减少，所以尿中 HCO_3^- 增加，血浆 HCO_3^- 降低，同样使 pH 升高减轻。此机制加上细胞代偿可使 $PaCO_2$ 每降低 1mmHg 而 HCO_3^- 降低 0.5mmol/L。

急性呼吸性碱中毒以细胞内代偿为主，但血液和细胞内代偿有限，神经肌肉症状明显，容易发生严重代谢障碍；脑脊液碱中毒严重，且缺乏代偿，神经精神症状明显。慢性呼吸性碱中毒血液和细胞内的代偿同样显著，脑脊液代偿完全，肾功能的调节充分发挥作用，临床症状不明显。

（三）临床表现

1. 原发病的临床表现。

2. 神经肌肉功能障碍　急性呼吸性碱中毒时可出现眩晕、四肢及口周感觉异常，严重时发生意识障碍及抽搐等，甚至不可逆性脑损伤。

3. 电解质紊乱　呼吸性碱中毒时也可因细胞内外离子交换和肾排钾增加而发生低钾血症。

4. 缺氧　血红蛋白氧离曲线左移，使组织供氧不足。

（四）救治措施

1. 首先应防治原发病及去除引起通气过度的原因。

2. 急性呼吸性碱中毒患者可吸入含 5%CO_2 的混合气体；或用纸袋罩于患者口鼻，使其吸入呼出的气体以维持血浆 HCO_3^- 浓度。

3. 对精神性通气过度者可适当镇静。

4. 使用呼吸机者，通过调低呼吸频率或减少潮气量达到减少 CO_2 排出的目的。

五、代谢性酸中毒

最常见。代谢性酸中毒是指原发性 H^+ 增加或 HCO_3^- 减少引起的酸血症。急性状态常以过度通气引起 $PaCO_2$ 下降来代偿。慢性状态时，肾重吸收 HCO_3^- 增加。

（一）病因

1. 内源性酸性物质产生过多或外源性酸性物质摄入过多：如乳酸性酸中毒、酮症酸中毒等。

2. 碱性物质丢失过多或产生不足，常见于严重腹泻、肠道瘘管或肠道引流等大量碱性肠液丢失，大面积烧伤时大量血浆渗出。

3. 静脉快速应用大量不含碳酸氢盐的液体（如大量输注生理盐水或葡萄糖）引起稀释性代谢性酸中毒。

（二）分类

临床上根据 AG 值变化将代谢性酸中毒分为高 AG 型和正常 AG 型。

1. 高 AG 型代谢性酸中毒　提示外源性酸摄入增多或内源性酸产生增多，不能完全被缓冲对中和。特点是除了含氯以外的任何固定酸的血浆浓度增大。病因包括酮症酸中毒、乳酸性酸中毒（生理性或中毒性）、肾衰竭、能被代谢成酸的毒物中毒和罕见的横纹肌溶解。

2. 正常 AG 型代谢性酸中毒　当 HCO_3^- 浓度降低伴有 Cl^- 浓度代偿性升高时，则表现为正常 AG 型或高血氯性代谢性酸中毒。常见于消化道丢失 HCO_3^-；轻度或中度肾衰竭致分泌 H^+ 减少；肾小管性酸中毒致 HCO_3^- 重吸收减少或分泌 H^+ 障碍，碳酸酐酶抑制剂以及含氯的酸性盐摄入过多。

（1）病例生理机制：代谢性酸中毒可由血浆缓冲系统、肺及肾的代偿反应加以校正和调整，以保证下降的 pH 维持或接近正常。

（2）血浆缓冲系统在几分钟内即发挥作用，消耗 HCO_3^- 及其他缓冲碱，导致 AB 和 SB 的降低，BE 负值加大，故 pH 的下降得以缓冲。

（3）H^+ 浓度增加可刺激颈动脉体外周化学感受器，从而兴奋延髓呼吸中枢，使呼吸加深加快，大量排出 CO_2。血浆 H_2CO_3 浓度降低，使 HCO_3^- 和 H_2CO_3 比例改变不大，pH 维持不变或接近正常。此过程可持续数小时。$2 \sim 4h$ 后离子交换发挥作用，50% 的 H^+ 通过离子交换机制转移到细胞内，被细胞内的碱中和。同时 K^+ 移出细胞外，以维持电中性。

（4）肾约经数小时后发挥作用，并持续数日，它通过排酸和保碱功能使 HCO_3^- 逐渐升高。

（三）临床表现

主要引起心血管系统和中枢神经系统的功能障碍和呼吸的代偿性增强等。

1．心血管系统　严重代谢性酸中毒能引起致死性室性心律失常、心肌收缩力降低及血管对儿茶酚胺的反应性降低。

（1）心肌收缩力降低：尤其 pH < 7.20 时更为明显。

（2）心律失常：出现的室性心律失常与血钾升高密切相关，重度高血钾由于导致严重的传导阻滞和心肌兴奋性消失，可造成致死性心律失常和心搏骤停等。

（3）心血管对儿茶酚胺的反应性降低：毛细血管前括约肌最为明显，使血管容量不断扩大，回心血量减少，血压下降。因此在休克时，首先需纠正酸中毒，才能稳定血流动力学，否则会加重休克。

2．中枢神经系统　主要表现为意识障碍、昏迷，最后可因呼吸中枢和血管运动中枢麻痹而死亡。

3．高钾血症　与酸中毒影响细胞内外 H^+-K^+ 交换导致肾排 H^+ 多、排 K^+ 减少有关。

4．骨质脱钙　骨质疏松、软化，多见于肾性骨病。

（四）救治措施

除防治原发病、改善微循环、维持电解质平衡外，还需纠正 pH。

1． 是否积极纠正 pH 取决于患者酸碱平衡失调的严重性、发生原因、患者代偿能力和治疗引起的可能危害。大多数代谢性酸中毒患者无需积极纠正 pH。对乳酸中毒、饥饿性酮症、肺心病合并肾衰竭、中毒等引起的代谢性酸中毒，强调对因处理，补碱为次要。

2． 补充碱性药物首选 $NaHCO_3$，补碱的剂量和方法应根据酸中毒的严重度区别对待。首先补充总量的 1/2，根据患者反应和实验室参数进一步确定 $NaHCO_3$ 用量。

3． 正常 AG 型代谢性酸中毒患者 HCO_3^- 丢失较高 AG 型代谢性酸中毒患者多。因此补充碳酸氢盐时应确定最小的补充量（如血清 HCO_3^- 浓度 < 8mmol/L，应纠正到 $12 \sim 15$mmol/L；高 AG 型应纠正到 10mmol/L）。

4． 每增大一个 BE 负值绝对值，每千克体重可补 $NaHCO_3$ 量为 0.3mmol/L。

5． 补充 HCO_3^- 不宜过量。在轻度代谢性酸中毒（HCO_3^- 浓度 > 16mmol/L）时，可酌情补充。

6． 需注意的是碳酸氢钠治疗本身存在并发症，且快速补充 $NaHCO_3$ 可引起中枢神经细胞内反常性酸中毒、氧运输障碍、低钾血症、低钙血症、"治疗过渡性"碱中毒、高钠血症、容量超负荷和高渗状态。

六、代谢性碱中毒

代谢性碱中毒常由于 HCO_3^- 增加或 H^+ 减少产生。其诊断需明确 $PaCO_2$，因为血浆 HCO_3^- 浓度升高可能继发于肾对慢性呼吸性酸中毒的代偿。

（一）病因

1．H^+ 丢失　主要经胃或经肾丢失。

2．H^+ 向细胞内移动　低钾血症可引起代谢性碱中毒，随着 H^+ 转移到细胞内，K^+ 转移到细胞外。此时，肾对 H^+ 的分泌和 HCO_3^- 的重吸收也增加，可引起反常性酸性尿。

3．HCO_3^- 过量负荷　常见于消化道溃疡患者服用过多的 $NaHCO_3$，或纠正代谢性酸中毒

时滴注过多的 $NaHCO_3$ 之后。

（二）病理生理机制

1． 血液对碱中毒的缓冲作用小，主要由含量不多的弱酸如蛋白类与之中和，生成弱酸的盐类。血浆 H^+ 减少可抑制呼吸中枢，使呼吸减慢变弱，从而 $PaCO_2$ 升高，H_2CO_3 增加。但呼吸抑制又引起低氧血症，后者可兴奋呼吸中枢，因此代偿受限。碱中毒时，H^+ 可由细胞内移出，同时与 K^+ 交换，结果使血钾降低。

2． 肾在代谢性碱中毒的代偿中发挥主要作用。HCO_3^- 升高，H^+ 减少，从而碳酸酐酶和谷氨酰胺酶活性抑制，所以肾小管排 H^+、排 NH_4^+ 减少，对 HCO_3^- 重吸收减少，H^+-Na^+ 交换减少。

3． 患者尿液呈碱性，但在低钾性碱中毒呈反常性酸性尿。

（三）临床表现

轻度的代谢性碱中毒患者通常无症状，严重的患者可出现许多功能代谢变化。

1．中枢神经系统 兴奋、烦躁不安、精神错乱、谵妄等。

2．呼吸系统 呼吸浅慢。

3．神经肌肉系统 神经肌肉兴奋性增高，表现为口角抽动、手足抽搐、腱反射亢进等。

4．低钾血症 由细胞内外 H^+-K^+ 交换及肾排 H^+ 减少、排 K^+ 增多所致。

（四）救治措施

对症治疗的同时应积极进行对因治疗。

1． 持续呕吐或鼻导管抽吸引起的单纯 H^+ 丢失易于治疗，可输注等渗生理盐水或葡萄糖生理盐水，既可恢复细胞外液量，又补充 Cl^-。

2． 治疗严重代谢性碱中毒时，可应用盐酸精氨酸或盐酸的稀释液，盐酸精氨酸既可补充 Cl^-，又可中和过多的 HCO_3^-。

3． 碱中毒几乎都伴有低钾血症，应及时补充氯化钾，但应在尿量超过 40ml/h 时开始补钾，纠正细胞内、外离子的异常交换，终止从尿中继续排 H^+，有利于加速碱中毒的纠正。

4． 纠正碱中毒不宜过于迅速，一般不要求完全纠正，也不急于当天纠正。

七、混合型酸碱平衡失调

混合型酸碱平衡失调是指两种或两种以上原发性酸碱平衡失调并存。

（一）分类

两种原发性酸碱平衡失调并存为双重性酸碱平衡失调，三种并存为三重性酸碱平衡失调。根据并存的原发性酸碱平衡失调的性质，前者又分为两类，即双重性相加型酸碱平衡失调和双重性抵消型酸碱平衡失调。

1．双重性相加型酸碱平衡失调

（1）代酸＋呼酸常见于：①Ⅱ型呼吸衰竭，即低氧血症伴高碳酸血症型呼吸衰竭，因缺氧引起的代谢性酸中毒，又因 CO_2 排除障碍引起的呼吸性酸中毒；②心搏和呼吸骤停，因缺氧引起乳酸性酸中毒，又因 CO_2 呼出受阻引起的呼吸性酸中毒；③急性肺水肿；④一氧化碳中毒。

（2）代碱＋呼碱常见于：①肝硬化患者因通气过度发生呼吸性碱中毒时，若发生呕吐，或接受利尿剂治疗引起低钾血症，可导致代谢性碱中毒；②颅脑外伤引起过度通气时又发生剧烈呕吐；③严重创伤因剧痛可致通气过度，发生呼吸性碱中毒，若大量输入库存血则可因枸橼酸盐输入过多，经代谢后 HCO_3^- 生成过多而发生代谢性碱中毒。

2．双重性抵消型酸碱平衡失调

（1）代酸＋呼碱：血浆 pH 变动不大，甚至在正常范围。血浆 HCO_3^- 浓度和 $PaCO_2$ 均显著下降。SB、AB、BB 均降低，BE 负值绝对值增大。

（2）代碱＋呼酸：血浆 pH 可以正常，也可以略降低或略升高。血浆 HCO_3^- 浓度和 $PaCO_2$ 均显著升高。SB、AB、BB 均升高，BE 正值增大。

（3）代酸＋代碱：血浆 pH、HCO_3^- 浓度、$PaCO_2$ 可以正常，也可以升高或降低。

3．三重性酸碱平衡失调　只存在两种类型：①呼酸＋代酸＋代碱；②呼碱＋代酸＋代碱。

（二）救治措施

在诊断和治疗酸碱平衡失调时，一定要密切结合患者的病史，动态监测血 pH、$PaCO_2$ 的变化，综合分析病情，及时诊断和正确治疗。

（宋振举）

急性中毒

第一节 概 述

急性中毒是指人体在短时间内接触毒物或达到中毒量的药物后，机体产生的一系列病理生理变化及其临床表现。急性中毒病情复杂、变化急骤，严重者出现多器官功能障碍或衰竭甚至危及患者生命。目前世界上记录在案的化学物质已达 1000 万种左右，使用适当可造福人类，使用不当将危害人类健康。急性中毒的早发现、早诊断、早处理对预后事关重大。掌握急性中毒的诊断与救治原则是实施有效救治的基础。

一、诊断依据和评估要点

1. 首先评估患者的生命体征 有无意识障碍、呼吸困难、休克，是否存在心脏搏动，有无威胁生命体征的主要问题，及时、有效地处理威胁生命体征的情况，尽快进行有效通气并建立静脉通路。

2. 快速、准确地了解中毒的相关信息 仔细询问病史，了解与中毒有关的信息：①明确中毒时间、毒物种类、中毒途径、中毒量；②明确有关原发病史及中毒前后情况；③明确中毒现场救治的相关信息。

3. 急性中毒综合征的临床表现 急性中毒综合征主要有以下 6 个方面临床表现：

（1）胆碱样综合征：包括毒蕈碱样综合征和烟碱样综合征。毒蕈碱样综合征表现为心动过缓、流涎、流泪、多汗、瞳孔缩小、支气管分泌液过多、呕吐、腹泻、多尿，严重时可导致肺水肿。烟碱样综合征表现为心动过速、血压升高、肌束颤动、肌无力等。

（2）抗胆碱综合征：主要表现为心动过速、体温升高、瞳孔散大、吞咽困难、皮肤干热、口渴、尿潴留、肠鸣音减弱甚至肠梗阻，严重时甚至出现谵妄、幻觉、呼吸衰竭等。

（3）交感神经样中毒综合征：主要表现为中枢神经系统兴奋、抽搐、血压升高、心动过速、体温升高、多汗、瞳孔散大。

（4）麻醉样综合征：主要表现为中枢神经系统抑制，呼吸抑制、血压下降，瞳孔缩小、心动过缓、肠蠕动减弱、体温降低，严重时昏迷。

（5）阿片综合征：主要表现同麻醉样综合征。

（6）戒断综合征：主要表现为心动过速、血压升高、瞳孔扩大、多汗、中枢神经系统兴奋、定向障碍、抽搐、反射亢进、竖毛、哈欠、幻觉。

4. 在接触中毒患者时，要认真分析中毒的临床表现 急性中毒可产生严重的症状，如发绀、昏迷、惊厥、呼吸困难、休克、无尿等。

（1）眼部表现：①瞳孔扩大：见于阿托品、莨菪碱类中毒。②瞳孔缩小：见于有机磷农药、吗啡中毒。③结膜充血：见于刺激性气体中毒。

（2）神经系统表现：①昏迷：常见于麻醉药、催眠药、镇静药等中毒；有机溶剂中毒、窒息性毒物中毒，如一氧化碳、氰化物等中毒；高铁血红蛋白生成性毒物中毒；农药中毒，如有机磷农药、有机汞杀虫剂、拟除虫菊酯杀虫剂、溴甲烷等中毒。②谵妄：见于阿托品、乙醇中毒。③肌纤维震颤：见于有机磷农药、氨基甲酸酯杀虫剂中毒。④惊厥：见于窒息性毒物中毒以及异烟肼、有机磷农药、拟除虫菊酯杀虫剂等中毒。⑤瘫痪：见于可溶性钡盐、箭毒、蛇毒等中毒。⑥精神失常：见于四乙基铅、二硫化碳、一氧化碳等中毒。

（3）呼吸系统表现：①呼吸气味：有机溶剂挥发性强，而且有特殊气味，如酒味。氰化物有苦杏仁味；有机磷农药有大蒜味；苯酚、甲酚皂有苯酚味。②呼吸加快：引起酸中毒的毒物如水杨酸、甲醇等可兴奋呼吸中枢，使呼吸加快。刺激性气体引起肺水肿时，呼吸加快。③呼吸减慢：见于催眠药、镇静药、吗啡中毒，也见于中毒性脑水肿。呼吸中枢过度抑制可致呼吸麻痹。④肺水肿：刺激性气体、安妥、磷化锌、有机磷农药等中毒可引起肺水肿。⑤其他：刺激性气体中毒可引起咽部充血、剧烈咳嗽等。

（4）循环系统表现：①心律失常：见于阿托品、拟肾上腺素能药物、洋地黄、夹竹桃、蟾蜍等中毒。②心搏骤停：见于洋地黄、奎尼丁、吐根碱、河豚等中毒；窒息性毒物中毒。③休克：如砷、锑、吐根碱中毒等。

（5）泌尿系统表现：中毒后肾小管受损伤，出现少尿以至无尿，常见于3种情况：①肾中毒伴肾小管坏死：如升汞、苯酚、磺胺、头孢菌素、蛇毒、毒蕈等中毒。②肾缺血：导致休克的毒素可致肾缺血。③肾小管堵塞：磺胺结晶可堵塞肾小管；砷化氢等毒物所致血管内溶血，游离血红蛋白由尿排出时可堵塞肾小管。

（6）血液系统表现：①溶血性贫血：中毒后红细胞破坏增速，量多时发生贫血、黄疸。砷化氢中毒发生急性血管内溶血，严重者可发生血红蛋白尿和急性肾衰竭。②白细胞减少：见于氯霉素、抗癌药等中毒。③出血：见于由阿司匹林、氯霉素、抗癌药等引起的血小板的质或量异常，由蛇毒、杀鼠剂、肝素、水杨酸等引起凝血异常。

5．针对性查体，明确与中毒相关体征　急性中毒的急救中，应边抢救边针对性查体。首先要明确患者的生命体征，是否有危及生命体征的险情，若有应先努力稳定生命体征，然后行严格的系统查体：

（1）与中毒相关的皮肤黏膜体征：①皮肤潮湿提示中毒严重，导致循环衰竭，大汗提示有机磷农药中毒。②皮肤黏膜发绀提示亚硝酸盐中毒。③口唇黏膜樱红色与皮肤潮湿，提示一氧化碳或氰化物中毒。④皮肤出血、瘀斑及肌肉震颤，提示敌鼠钠盐中毒。⑤皮肤及口腔黏膜灼伤：见于强酸、强碱、甲醛、苯酚、甲酚皂溶液（来苏）等腐蚀性毒物灼伤。硝酸可使皮肤黏膜痂皮呈黄色，盐酸使痂皮呈灰棕色，硫酸使痂皮呈黑色。

（2）与中毒相关的呼吸功能体征：①呼吸浅而慢，提示催眠药及一氧化碳中毒。②呼吸加快，提示有机磷农药中毒。③呼出气味似酒味，提示酒精中毒。

（3）与中毒相关的心血管功能体征：①血压降低，多与氯丙嗪类、催眠药中毒有关。②心动过速，多与阿托品类中毒有关。③心动过缓，多与洋地黄类制剂中毒有关。④心搏骤停，多与氰化物、硫化氢、有机磷农药中毒有关。

（4）与中毒相关的脑神经功能体征：①躁动不安、幻听幻视，可能与阿托品类中毒有关。②四肢抽搐，可能与有机磷农药或异烟肼、杀鼠剂如毒鼠强中毒有关。③低血钾性软瘫，可能与食用大量棉子油（棉酚）中毒有关。④昏迷提示大量毒物进入身体。

（5）与中毒相关的胃肠功能体征：①恶心、呕吐、腹痛、腹泻，提示中毒途径为消化道。②黄疸，提示毒物已导致肝功能受损或急性溶血。

（6）急性肾衰竭：提示与鱼胆、百草枯等中毒有关。

（7）与中毒相关的血液系统功能体征：①急性溶血，提示毒蕈类或砷化物、硫酸铜中毒。②出、凝血功能障碍，提示与蛇毒、灭鼠灵及敌鼠钠盐中毒有关。③白细胞总数下降，多与化疗药物中毒有关。

（8）与中毒相关的瞳孔变化体征：①瞳孔散大，提示阿托品类中毒。②瞳孔缩小，提示有机磷农药、吗啡、催眠药中毒。

6．实验室检查

（1）临床急性中毒毒物检测方法：

1）常用毒物实验室检测取样标本：人体的体液，如胃内容物、血液、尿液等；人体组织，如头发、皮肤等；患者所接触的可疑中毒物质，如水源、食物、药物等。

2）便携式毒物检测：

①检气管：可以快速检测有毒性气体，辨别有毒气体种类。

②便携式气体测定仪：如德国研制的便携式有毒气体检测仪（GDA-FR），用于现场有毒有害气体检测。

③毒物测定箱：主要采用化学法进行常见毒物的测定。

④快速综合毒性检测仪：主要用于快速检测污染饮用水中的化学毒物和病原体。

⑤便携式酒精测试仪：检测酒精中毒。

⑥便携式醇类速测箱：检测甲醇、乙醇中毒。

⑦常见食物中毒快速检测箱：可检测有机磷农药、有毒性气体、亚硝酸盐、毒鼠强、敌鼠钠、安妥定、氰化物以及部分有毒动植物毒物等。

（2）实验室毒物检测方法：

①色谱气相色谱、高效液相色谱和薄层色谱法。

②质谱电感耦合等离子体质谱、气相色谱 - 质谱联用、液相色谱 - 质谱联用法。

③光谱原子吸收光谱、原子荧光光谱、红外吸收光谱、紫外吸收光谱、磁共振波谱及 X 射线光谱法。

④其他快速广谱药物筛选系统（REMEDi HS 分析法）、化学法、胶体金法等。

7．鉴别诊断　除了毒物之间的鉴别，还必须与一些急症相鉴别。在诊断急性中毒时须与下列疾病相鉴别：

（1）脑血管意外：昏迷时多有偏瘫或脑膜刺激征和局灶定位体征。

（2）心源性肺水肿：有心脏病史和相应的体征。

（3）肺性脑病、发绀：有慢性肺病史。

（4）周期性瘫痪：血钾降低，补钾后症状改善快。

（5）细菌性食物中毒。

二、中毒的救治

1．迅速脱离中毒环境　现场参加抢救人员必须采取符合要求的个体防护措施，确保自身安全，切断毒源，使中毒患者迅速脱离染毒环境。如果现场中毒为有毒气体，应迅速将患者移离中毒现场至上风向的空气新鲜场所。

2．迅速判断患者的生命体征，及时处理威胁生命的情况　脱离中毒环境后，迅速判断患者的生命体征，对于心搏停止患者，须立即进行心肺复苏。对于存在呼吸道梗阻的患者，立即清理呼吸道，开放气道，必要时建立人工气道通气。

3．清除未被吸收的毒物，促进吸收入血毒物清除　有衣服被污染者，应立即脱去被污染的衣物，用清水洗净皮肤，对于可能经皮肤吸收毒物或引起化学性烧伤的毒物更要充分清洗，并可选择适当中和剂中和处理。若毒物遇水能发生反应，应先用干布抹去沾染的毒物后再用清水冲洗，冲洗过程中尽量避免热水，以免增加毒物的吸收。对于眼部的毒物，要优先彻底冲洗，应用温水冲洗 10 ～ 15min 以上，必要时反复冲洗。

（1）清除经口消化道未被吸收的毒物的方法：

①催吐：对于清醒的口服中毒患者，催吐仍可考虑为清除毒物的方法，尤其是小儿中毒患者。

②洗胃：洗胃的原则为愈早愈好，一般建议在服毒后 1 小时内洗胃，但对某些毒物或有胃排空障碍的中毒患者，也可延长至 4 ～ 6 小时，对于无特效解毒的急性中毒患者，即使就诊时服毒已超过 6 小时，仍可以考虑洗胃。

③吸附剂：一般选择活性炭，服用或胃管置入后可减少毒物从胃肠道吸收入血。

④导泻：常用导泻药物有复方聚乙二醇电解质散、甘露醇、硫酸镁等。

（2）促进吸收入血毒物清除：

①利尿：通过快速补液，增加血容量，增加尿量，促进毒物经肾随尿液快速排泄。

②血液净化：主要包括血液透析、血液滤过、血液灌流等，应根据不同的药物特点，选择不同的血液净化治疗方式。

③氧气与高压氧疗法：为急性一氧化碳中毒的适应证。

4．解毒药物的应用（表16-1）

（1）金属中毒解毒药：此类药物多属螯合剂，常见的有氨羧螯合剂和巯基螯合剂。

①依地酸钙钠（CaNa2EDTA）：可与多种金属形成稳定而可溶的金属螯合物并排出体外，主要用于铅中毒。

②二巯丙磺钠（DMPS）：作用与二巯丙醇相似，但疗效较高，副作用较少，用于治疗砷、汞、铜、锑等中毒。汞中毒时，用 5% 二巯丙磺钠 5ml，肌内注射，每天 1 次。用药 3 天为一个疗程，休息 4 天后可再用药。

（2）高铁血红蛋白血症解毒药：小剂量亚甲蓝（美蓝）可使高铁血红蛋白还原为正常血红蛋白，用于治疗亚硝酸盐、苯胺、硝基苯等中毒引起的高铁血红蛋白血症。

（3）有机磷农药中毒解毒药：复方氯解磷定注射液、阿托品、盐酸戊乙奎醚注射液、氯解磷定等。

表16-1　常见特效解毒药物

常用特效解毒药	对抗的毒物
阿托品	有机磷农药及毒蕈，毛果芸香碱、新斯的明
氯解磷定，碘解磷定	有机磷农药
重金属螯合物，二巯丙醇（BAL）	砷、汞、锑、铋、锰、铅
硫代硫酸钠	砷、汞、铅、氰化物、碘、溴
亚硝酸异戊酯	氰化物、木薯
亚硝酸钠	苦杏仁、桃仁、枇杷仁
亚甲蓝	小剂量急救亚硝酸盐中毒及高铁血红蛋白血症，大剂量用于治疗氰化物中毒
纳洛酮	吗啡类、乙醇、镇静催眠药
乙酰胺（解氟灵）	灭鼠药
氟马西尼	苯二氮䓬类药物
乙醇	甲醇、乙二醇
乙酰半胱氨酸	对乙酰氨基酚

5．对症支持治疗与并发症的处理　目前绝大多数毒物急性中毒无特效解毒药，因此尽早进行对症支持治疗就显得尤为重要，其目的就是保护重要器官功能，稳定内环境，维持生命体征。

（1）中毒性脑病：主要由亲神经性毒物中毒引起，表现为惊厥、谵妄、昏迷、颅内压增高等，救治重点是防治脑水肿、保护脑细胞。惊厥、抽搐可选用地西泮，防治脑水肿可选择糖皮质激素、呋塞米、白蛋白等。

（2）肺损伤：主要分为中毒性呼吸机麻痹与肺损伤，应积极抢救急性肺水肿，合理氧疗，应用机械通气与糖皮质激素。

（3）低血压、休克：常见于抗抑郁药、镇静药、催吐药中毒，应注重补充血容量，同时应用血管活性药物。

（4）肝损伤：多种毒物及其代谢产物均会造成不同程度的肝损伤，应注意保肝治疗，对于急性肝衰竭患者应及时应用人工肝技术。

（5）肾损伤：补充血容量、维持有效循环，必要时 CRRT 应用。

（6）维持内环境稳定：救治过程中应密切监测患者酸碱平衡状况、电解质水平、血糖水平等，维持内环境稳定。

6．重症患者管理 对于昏迷、呼吸和循环不稳定、急性心功能不全、严重心律失常患者建议入住重症监护室治疗。

三、注意事项

1．应该及时、准确地判断威胁患者生命体征的主要矛盾，首要和次要的问题，以及解决问题的最快捷有效的方法（图 16-1）。

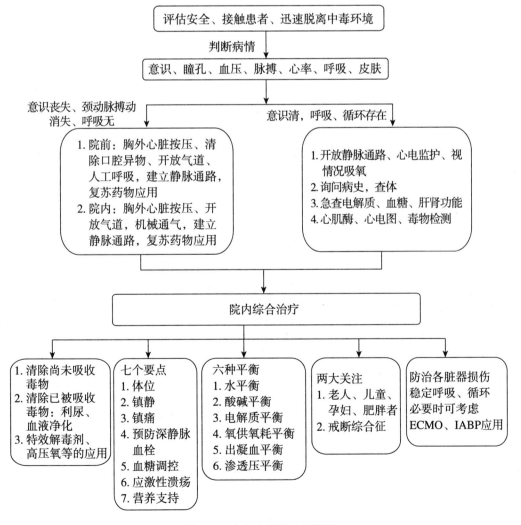

图 16-1 急性中毒救治流程图

2．应根据具体病情，及时联系相关专科会诊，协同抢救，使患者能在最短的时间得到最佳的救治。

3．在抢救过程中必须认真、准确、及时地记录（一切抢救措施、病情交代、与单位及家属的谈话内容等）并注意记录时间的准确性。

4．应根据实际病情向家属或单位详细告知病情的严重状况及预后，以取得必要的理解和配合。

5．在抢救急性中毒患者时，发生3人以上成批中毒应及时向上级医师及有关领导报告，涉及法律问题时应向有关公安部门汇报。

6．在抢救成批急性中毒患者时，应及时启动应急救援预案，尤其重要的是在救治成批中毒患者时要分清是化学性中毒还是细菌性中毒，最危重的患者是哪些，当前急需处理的问题是什么。

7．在运送与交接中毒患者的过程中，应保持呼吸道通畅，必要时建立人工气道，建立静脉通路，稳定循环，密切观察患者神志、呼吸、心电、血压的变化。发现险情及时处理。同时向接收医院预报，交代患者的评估情况、初步诊断、目前处理以及进一步处理所需的条件，如洗胃、复苏和相关科室急会诊等情况。

（史继学）

第二节　有机磷农药中毒

一、概念

有机磷农药中毒（organophosphorus pesticide poisoning）是接触或口服有机磷农药后引起的以胆碱酯酶活性下降，出现毒蕈碱样、烟碱样和中枢神经系统症状为主要表现的中毒性疾病。严重病例可出现肺水肿、脑水肿、昏迷和呼吸衰竭。有时在急性中毒期出现中间综合征，治疗恢复期可发生反跳、猝死和迟发性多发性神经病。

二、毒理学特点及发病机制

有机磷农药的毒性按大鼠急性经口半数致死量（LD_{50}）可分为以下四类，见表16-2。

表16-2　有机磷农药分类

类型	半数致死量（LD_{50}）	有机磷农药品种
剧毒类	＜ 10mg/kg	甲拌磷（3911）、内吸磷（1059）、对硫磷（1605）、硫特普（苏化203）、八甲磷等
高毒类	10～100mg/kg	甲基对硫磷（甲基1605）、甲胺磷、氧化乐果、水胺硫磷、毒死蜱、甲基内吸磷（甲基1059）、敌敌畏、稻瘟净（EBP）
瘟净（EBP）中等毒类	100～1000mg/kg	美曲膦酯、乐果、乙硫磷、辛硫磷、倍硫磷、二嗪农（地亚农）、灭蚜松（灭蚜灵）、杀虫畏（杀虫灵）
低毒类	1000～5000mg/kg	马拉硫磷、四硫特普、异稻瘟净（IBP）、甘草磷等

有机磷农药可经消化道、呼吸道、皮肤侵入机体，吸收后迅速分布于全身各脏器，以肝中的浓度最高，肾、肺、脾次之，脑和肌肉最少。其吸收后6～12小时血中浓度可达高峰，24

小时内通过肾由尿排泄，48 小时候完全排出体外。一般来说，有机磷农药经代谢转化后毒性增强，如对硫磷形成对氧磷、乐果形成氧化乐果等。但最终能被体内磷酸酯酶或羟基酶所分解而解毒，分解产物可直接经尿排出。

有机磷农药主要抑制乙酰胆碱酯酶，能与乙酰胆碱酯酶的酯解部位结合成磷酰化胆碱酯酶，后者化学结构稳定，无分解乙酰胆碱的能力，从而使乙酰胆碱蓄积，胆碱能神经持续冲动，产生先兴奋后抑制的一系列毒蕈样症状、烟碱样症状以及中枢神经系统症状，严重者常死于呼吸衰竭。中间综合征的发病机制与神经肌肉接头传递功能障碍、突触后膜上骨骼肌型烟碱样乙酰胆碱受体失活有关，其发生有众多因素，可能与有机磷排出延迟、再吸收或解毒剂用量不足有关。中毒后发生迟发性多发性神经病，目前认为可能与神经靶酯酶的抑制、老化及轴突发生变性有关。

三、临床表现

发病时间与有机磷农药的中毒途径、种类、剂量及胃内容物的多少有关，口服中毒者 10 min 至 2 h 内出现症状，吸入者在数分钟至 30 min 可发病，经皮肤吸收者多在 2 ~ 6 h 发病，但很少超过 12 h。敌敌畏、美曲膦酯、对硫磷、内吸磷接触皮肤后可引起过敏性皮炎或出现水疱和脱皮；溅入眼内可引起结膜充血和瞳孔缩小。

1. 中枢神经系统症状　早期可出现头痛、头晕、疲乏、无力等症状，继而出现烦躁不安、意识模糊、言语不清、惊厥、昏迷、抽搐，甚至出现中枢性呼吸循环衰竭而死亡。

2. 毒蕈碱样症状　主要是副交感神经末梢过度兴奋，表现为平滑肌痉挛和腺体分泌增加。平滑肌痉挛表现为：食欲缺乏、恶心、呕吐、腹痛、腹泻、瞳孔缩小甚至针尖样；腺体分泌表现为：多汗、流涎、流泪、呼吸道分泌物增多、呼吸困难、肺水肿。

3. 烟碱样症状　主要由乙酰胆碱在横纹肌神经肌肉接头处蓄积过多所致，可表现为：肌束颤动、肌肉痉挛、肌力减退、血压升高、心搏加快、面色苍白，严重者可因呼吸肌麻痹而致死。

4. 中间综合征（intermediate syndrome，IMS）　在急性中毒后 24 ~ 96h，个别 7 天后出现的以屈颈肌、四肢近端肌肉、以第 3 ~ 7 对和第 9 ~ 12 对脑神经所支配的部分肌肉以及呼吸肌麻痹为特征的临床表现综合征。患者可表现为转颈、耸肩、抬头、咀嚼无力、睁眼、张口、四肢抬举困难，腱反射减弱或消失，不伴有感觉障碍。严重者可引起呼吸肌麻痹，并可进展为呼吸衰竭。

5. 反跳　反跳多发生于治疗恢复后 24 ~ 96h（乐果可在 1 周后），突然再现急性胆碱能综合征并迅速进展，严重者再度昏迷、呼吸衰竭或骤停。其发生多与洗胃不彻底，或阿托品化后停药过早、过快，或间隔时间过长等因素有关。

6. 迟发性多发性神经病（delayed polyneuropathy）　多发生于中毒后 1 个月左右，主要表现为周围运动、感觉和自主神经障碍。其临床特点：①首发症状多为无力，下肢重于上肢。②运动障碍为其突出表现，可出现垂足、垂腕或不同程度肌萎缩和瘫痪。③感觉障碍以肢体末梢灼痛、疼痛和麻木为主。④腱反射随瘫痪加重而减弱或消失。

（1）心脏损害：与有机磷对心脏的直接毒性作用和间接毒性作用有关。心电图多表现为：T 波倒置、低平、平坦或双向，ST 段压低，除此之外可有窦性心动过速、传导阻滞，并有心肌酶学的改变，个别患者可因此猝死。

（2）肺损害：除与腺体分泌增加导致肺水肿外，有机磷及其氧化产物对肺毛细血管及间质会直接产生损害作用，引起毛细血管通透性增加，加重肺水肿。

（3）肝、肾损害：有机磷及其代谢产物对肝细胞有直接损害作用，可引起肝细胞变性、坏死，部分患者可出现不同程度的肝功能异常，并有发生急性爆发性肝衰竭的可能。肾损害表现多轻微，以血尿、蛋白尿为主，多无急性肾衰竭。

（4）血液系统损害：可发生急性溶血，临床少见。

（5）局部损害：皮肤接触者可有过敏性皮炎、剥脱性皮炎；口服者可有消化道黏膜糜烂、消化道出血；眼睛接触者有结膜充血、接触性结膜炎。

四、辅助检查

1. 全血胆碱酯酶活力测定　有助于本病的诊断、分级及判断治疗效果与预后。中毒后一般低于正常值 70%，系特异性指标。

2. 尿中有机磷农药代谢产物测定　如美曲膦酯中毒者尿中三氯乙醇水平增高，对硫磷中毒者尿中对硝基酚水平增高等。

3. 毒物鉴定　可对口服者的呕吐物或胃内容物进行毒物鉴定。

4. 其他　心电图可显示心律失常、QT 间期延长、ST 段下降、T 波低平倒置等。必要时进行肌电图检查等。

五、诊断标准

1. 依据有机磷农药接触史、胆碱能神经毒性（瞳孔缩小、多汗、流涎、肌束震颤）的临床表现、全血胆碱酯酶活力下降等做综合分析，并排除其他病因后才能获得正确诊断。

2. 对接触史不明者，临床表现不典型而疑为有机磷农药中毒时可进行阿托品试验以诊断，即阿托品 1～2mg 皮下或肌内注射并观察其反应，有机磷农药中毒者注射后症状、体征好转或无明显反应。无有机磷农药中毒者则立即出现阿托品样作用。

3. 诊断分级

（1）轻度中毒：短时间接触较大量的有机磷农药后，在 24h 内出现头晕、多汗、胸闷、视物模糊、无力等症状，瞳孔可缩小。全血胆碱酯酶活性一般在 50%～70%。

（2）中度中毒：除较重的上述症状外，还有肌束震颤、瞳孔缩小、轻度呼吸困难、流泪、腹痛、腹泻、步态蹒跚、意识清楚或模糊。全血胆碱酯酶活性一般在 30%～50%。

（3）重度中毒：除上述症状外，有下列症状之一者可诊断：肺水肿，昏迷，脑水肿。全血胆碱酯酶活性一般在 30% 以下。

六、鉴别诊断

应与氨基甲酸酯类农药中毒、中暑、急性肠炎、食物中毒、急性脑血管意外、脑炎等鉴别。口服中毒者还应与急性砷中毒、镇静催眠药类中毒、阿片类中毒及毒蕈中毒等鉴别。与急性肠炎、中暑的鉴别见表 16-3。

表16-3　有机磷农药中毒与急性肠炎、中暑的鉴别要点

	有机磷农药中毒	急性肠炎	中暑
接触史	有机磷农药接触史	暴饮暴食史、不洁食物史	高温接触史
体温	多正常或偏低	稍高或增高	38℃，干热
皮肤	多汗	正常	轻症者多汗
瞳孔	小	正常	正常或小
流涎	有	无	无
肌颤	有	无	无

续表

	有机磷农药中毒	急性肠炎	中暑
呕吐	明显	明显	不明显
腹泻	有	明显	无
腹痛	明显	明显	无
胆碱酯酶活性	抑制	正常	正常

七、救治措施

（一）现场急救

现场救治时，在现场环境安全，患者脱离中毒环境后，应首先注意评估患者生命体征，维持生命体征稳定，呼吸、心跳停止者应立即给予心肺复苏。无催吐禁忌者应尽早进行催吐，去除污染的衣物，清洗被污染的毛发、皮肤。有条件时应尽早给予解毒剂治疗并尽快转运至有救治条件的机构。

（二）消除未吸收毒物

立即脱离现场，脱去染毒的衣物，皮肤染毒者立即用大量清水或肥皂水冲净，对口服中毒者采取先抽出胃液再用洗胃液洗胃的方法，洗胃后进行导泻。

（三）消除已吸收毒物

在预防肺水肿、脑水肿与维持酸碱及水和电解质平衡原则下，视病情可积极补液，配合利尿剂以促进毒物从肾排出。血液净化适用于重度急性有机磷农药中毒患者。首选血液灌流，应在中毒后 24 h 内应用，一般 2 ~ 3 次即可，需根据患者病情及毒物浓度检测结果决定。在灌流进行中阿托品、胆碱酯酶活化剂等药可被吸附衰减，应予补充。对于合并急性肾衰竭、多脏器功能障碍综合征的患者应考虑联合应用血液滤过治疗。

知识拓展—洗胃及导泄的方法

（四）解毒疗法

胆碱酯酶活化剂是解救有机磷农药中毒的特效解毒剂，阿托品是对抗中毒所致 M 样症状的有效药物。其应用原则：①合并用药；②尽早用药；③足量用药；④重复用药。

1. 抗胆碱能药物

（1）阿托品：要求 4 ~ 6 h 以内达到阿托品化，参考用量见表 16-4。当出现阿托品化后应减少阿托品用量，重度患者一般维持阿托品给药 3 ~ 5 天，一旦出现阿托品中毒表现应立即停用。阿托品化征象为：瞳孔较前扩大、口干、皮肤干燥和颜面潮红、肺部啰音消失及心率加快等。目前认为阿托品化的可靠指征是口干、皮肤干燥、心率 90 ~ 100 次 / 分。如出现瞳孔过分扩大、神志模糊、躁狂、谵妄、抽搐、心率 > 130 次 / 分、体温 ≥ 39℃、面干而红则提示阿托品中毒。

（2）东莨菪碱：对中枢 M、N 受体作用大，对外周 M 受体作用小，且能较好地减轻或消除有机磷农药中毒出现的躁动不安、惊厥和呼吸中枢抑制。用法和常用首次剂量为：轻度中毒 0.3 ~ 0.6 mg 肌内注射，中度中毒 0.6 ~ 0.9 mg 肌内或静脉注射，重度中毒 1.2 ~ 1.5 mg 静脉注射。

（3）盐酸戊乙奎醚（长托宁）：有较强的中枢及外周抗胆碱能作用，比阿托品作用强，持续作用时间长，毒副作用小。用法、常用首次剂量为：轻度中毒 1 ~ 2 mg 肌内注射，中度中毒 2 mg 肌内或静脉注射，重度中毒 2 ~ 3 mg 静脉注射，必要时减量重复。本药阿托品化的指征在心率增幅方面比阿托品低，为 80 ~ 90 次 / 分，出现躁动应视为过量的分界线。

2. 胆碱酯酶活化剂　活化剂的应用是促进胆碱酯酶恢复活力的有力措施，应尽早使用，一般48h后效果较差，国内主要有氯解磷定、碘解磷定、复方氯解磷定注射液（解磷注射液）等，首选氯解磷定。参考用量见表16-5。

表16-4　不同病情的阿托品参考用量

程度	轻度	中度	重度
开始	1～2 mg 肌注，每1～2 h 一次	2～5 mg 静注，每30 min 一次	5～10 mg 静注，每10～30 min 一次
以后	0.5～1 mg 肌注，每4～6 h 一次至症状消失	1～2 mg 静注，每4～6 h 一次	2～5 mg 静注，每2～4 h 一次
阿托品化后	不要求阿托品化	酌情减量	酌情减量

表16-5　不同病情的复能剂参考用量

程度		轻度	中度	重度
碘解磷定	开始	可用0.5 g 静脉缓注或静滴	0.5～1 g 静脉缓注，2～3 h 后可重复1次	1～2.0 g 静脉缓注，1～2 h 后可重复1次
	以后	0.5 g 静滴	0.5～1g 静滴	1.0～1.5 g 静滴
氯解磷定	开始	可用0.25～0.5 g 肌注或静滴	0.5～0.75 g 肌注或静注，2～4 h 可重复1次	0.75～1 g 静脉缓注，1 h 后可重复1次
	以后	0.5 g 静滴	0.5 g 静滴	0.75～1 g 静滴
解磷注射液	开始	1～2 ml 肌注	2～4 ml 肌注	4～6 ml 肌注
	以后	3 h 后重复1次	30～60 min 可重复，1～2 ml，连用2～3次	30～60 min 可重复，2～4 ml，连用3～4次

（五）对症治疗

1. 防治肺水肿与脑水肿　以强化阿托品治疗为主，及早使用胆碱酯酶活化剂，必要时辅以利尿剂、脱水剂及强心剂，加强氧疗，早期应用糖皮质激素，预防二者的发生。一般用地塞米松10～30mg/d，必要时应用20%甘露醇或呋塞米20mg，每4～8h一次。

2. 维持呼吸功能　进行氧疗，保持呼吸道通畅。出现中间综合征呼吸减弱或停止时尽早行气管内插管或切开、呼吸机辅助通气，发生急性呼吸窘迫综合征（ARDS）者则加用呼气末正压（PEEP）通气，防治呼吸机相关性肺炎。

3. 维持循环功能　出现中毒性休克者及时应用升压药并补充血容量。出现各种心律失常者应根据病因和性质及时给予相应治疗。

4. 防治感染　一般无须抗感染治疗，在存在相关抗感染证据时，应根据抗感染部位、病原菌等选择合适抗生素治疗。

5. 营养支持　胃肠功能良好的应鼓励尽早进食，合并消化道出血者应禁饮食，给予肠外营养。

6. 维持内环境平衡　积极补液，及时纠正电解质平衡紊乱和酸碱失衡。

（史继学）

第三节　急性镇静催眠药及抗精神病药中毒

一、概念

镇静催眠药是中枢神经抑制药，具有镇静、催眠和抗惊厥等作用。一般来说，服用小剂量时可产生镇静作用，使患者安静，减轻或消除激动、焦虑不安等；中等剂量时引起近似生理性催眠；大剂量时则产生抗惊厥等作用。剂量过大可全身麻醉，包括延髓中枢，一次服用大剂量可导致急性镇静催眠药中毒，长期滥用可引起耐药性和依赖性而导致慢性中毒，突然停药或减量则可引起戒断综合征。抗精神病药物是指能治疗各类精神病及各类精神症状的药物。早期死亡多因呼吸抑制、心律失常或癫痫反复发作，晚期死亡常因循环衰竭及多器官衰竭等。镇静催眠药的分类见表 16-6。

表16-6　镇静催眠药的分类

分类	主要药物	
苯二氮䓬类	长效类：氯氮䓬、地西泮、氟西泮	
	中效类：阿普唑仑、奥沙西泮、替马西泮	
	短效类：三唑仑	
巴比妥类	长效类：巴比妥、苯巴比妥	
	中效类：戊巴比妥、异戊巴比妥、布他比妥	
	短效类：司可巴比妥、硫喷妥钠	
非巴比妥非苯二氮䓬类	水合氯醛、格鲁米特、甲喹酮、甲丙氨酯	
吩噻嗪类	氯丙嗪、硫利达嗪、奋乃静、氟奋乃静、三氟拉嗪	

二、毒理学特点及发病机制

1. 巴比妥类药物中毒　一般口服 0.6 g 戊巴比妥可发生轻度中毒，口服催眠剂量的 5 ~ 10 倍能引起中度中毒，15 ~ 20 倍则发生重度中毒并有生命危险。作用机制主要包括：

（1）促进 γ- 氨基丁酸与其受体在突触后膜的结合，引起神经细胞超极化而抑制神经传导。

（2）使钠离子及电压依赖钾离子通道的神经兴奋作用受抑制。

（3）通过抑制周围神经的烟碱受体而影响神经肌肉传递以及血压水平。

（4）大剂量摄入后可直接抑制延髓呼吸中枢而导致呼吸衰竭，抑制血管运动中枢引起休克及肾衰竭，抑制体温调节中枢导致低体温。

（5）长期应用巴比妥类药物可影响细胞色素 P450 酶而导致肝损害。

2. 苯二氮䓬类药物中毒　大剂量使用后除可抑制中枢神经系统外，还可抑制心血管系统。静脉注射有明显的呼吸及心血管抑制作用。

3. 吩噻嗪类药物中毒　氯丙嗪、奋乃静为此类药的代表。氯丙嗪有扩血管作用，易造成直立性低血压。阻断突触前或突触后多巴胺受体及 α 受体，这种不平衡可诱发致死性心律失常。也可发生毒性过敏反应，表现为黄疸、中毒性肝炎。

4. 抗抑郁药中毒　阿米替林为常用三环类抗抑郁药，主要代谢产物去甲替林仍有活性。血浆半衰期为 32 ~ 40 h，1.5 ~ 3.0 g 剂量可致严重中毒而死亡。进入体内后能选择性地抑制中枢突触去甲肾上腺素的再摄取从而发挥抗抑郁效应。除此尚有中枢与外周抗胆碱能作用、心脏毒性、拟交感作用、H_1 受体阻断作用。与单胺氧化酶抑制剂、吩噻嗪类、拟交感胺类药及巴比妥类药物合用，可使心血管、神经系统毒性及呼吸抑制作用增强。

三、临床表现

（一）不同药物中毒状态

1. 镇静催眠药 轻度中毒可出现头痛、头晕、乏力、动作不协调、语言不流利、视物模糊、皮肤湿冷有汗、脉率快、嗜睡；重度中毒出现昏睡、昏迷、血压下降、发绀，同时角膜反射、瞳孔反射、咽喉反射消失。同服乙醇或其他镇静催眠药物则易发生深度昏迷和呼吸抑制等。

2. 抗精神病药 锥体外系反应有三种表现，即震颤麻痹、静坐不能、急性张力障碍反应（如斜颈、吞咽困难、牙关紧闭）；意识障碍、嗜睡、昏迷、大小便失禁，重者出现瞳孔缩小、呼吸抑制、肌肉震颤；体温调节紊乱导致低温或高温；原有癫痫或器质性脑病者可出现癫痫。四肢发冷、心悸、血压下降、直立性低血压，严重者可出现持续性低血压，心律失常。心律失常和低血压是本品中毒的主要心血管系统表现。抗胆碱能症状主要表现为口干、视物模糊、瞳孔扩大、皮肤潮红干燥、心动过速、尿潴留。

3. 抗抑郁药 症状于吞服后 4h 内出现，24h 达高峰，持续 1 周左右。可出现锥体外系反应症状、意识障碍、体温异常、心血管系统症状及抗胆碱能症状。典型表现为昏迷、惊厥发作和心律失常三联征。

（二）特殊症状

地西泮中毒时有锥体束征、震颤；格鲁米特中毒时有抗胆碱能作用；甲喹酮中毒时有过敏现象；巴比妥类中毒时对肝有损害；苯妥英钠中毒时有眼球震颤、抽搐；三环类抗抑郁药中毒表现为心动过速、血压先升高后下降；水合氯醛中毒时有恶心、呕吐、胃出血等。对吩噻嗪类药物过敏者可致剥脱性皮炎、粒细胞缺乏症及胆汁性肝炎等。氯丙嗪有胆碱酯酶抑制作用，中毒时可发生肺水肿。

四、诊断标准

1. 病史 有误用或自服大剂量本类药物史，或现场查出有残留的药物。

2. 临床表现 中毒症状的轻重主要取决于进入人体内药物的种类、途径、剂量、作用时间长短，以及抢救时间和患者基础状态。主要是中枢神经系统、呼吸及心血管系统的抑制症状和体征。轻度中毒出现动作不协调、语言不清、皮肤苍白、冷汗，严重者出现呼吸、循环障碍。

3. 实验室检查 血液、呕吐物、洗胃液及尿液中药物的测定有助于确立诊断。

五、鉴别诊断

根据有无原发性高血压、癫痫、肿瘤、肝病、糖尿病、肾病等病史以及一氧化碳、有机溶剂等接触史，有无头部外伤、发热、脑膜刺激征、偏瘫、发绀等体征以及必要的实验室检查，进行综合分析。应与导致昏迷的其他疾病如脑血管意外、癫痫、脑肿瘤、肝性脑病等鉴别。

六、救治措施

（一）一般措施

1. 口服中毒者早期用清水或者 1：5000 高锰酸钾溶液洗胃，洗胃后应用硫酸钠导泻。忌用硫酸镁导泻，因镁离子可部分吸收抑制中枢神经系统。

2. 对重症患者应监测生命体征。

3. 保持呼吸道通畅，高流量吸氧，对昏迷、呼吸抑制者可行气管内插管、人工通气。

4. 维持水、电解质和酸碱平衡，碱化尿液，保持充足的尿量。

5. 高热者行物理降温，禁用氯丙嗪、异丙嗪。

6. 急性肌张力障碍者可肌内注射东莨菪碱 0.3 ～ 0.6 mg 或苯海拉明 20 ～ 40 mg。

7. 水合氯醛对胃黏膜具有腐蚀作用，故洗胃时要特别注意防止消化道穿孔。

（二）特效解毒药

氟马西尼是苯二氮䓬受体阻断药，能通过竞争性抑制苯二氮䓬受体而阻断此类药物的中枢神经系统作用。0.2 ～ 0.3 mg 缓慢静脉注射，必要时可给予 0.2 mg/min 重复静脉注射直至有反应，总量可达 2 mg；因本药半衰期短（0.7 ～ 1.3 h），故对有效者应重复给药 0.1 ～ 0.4 mg/h，以防症状复发，但禁用于已合用可致癫痫发作的药物，特别是三环类抗抑郁药。对有癫痫病史的患者可诱发难以控制的癫痫发作，长期服用苯二氮䓬类的患者可出现戒断综合征。对于中毒原因不明患者的昏迷，氟马西尼有显著的诊断价值。碳酸氢钠对急性三环类抗抑郁药有明显的解毒效果，可用 5% 碳酸氢钠 125 ～ 250 ml 静脉滴注，维持血 pH 7.45 ～ 7.55。

（三）血液净化疗法

对存在肾功能不全或严重中效巴比妥类药物中毒者，可考虑透析疗法，以排除体内过多毒物，纠正高血钾和酸中毒，降低氮质血症。对于肝功能不全的危重患者可试用药用炭树脂血液灌流。对肝肾功能正常的危重患者，可首选血液灌流。

（四）对症治疗

1. 中枢神经兴奋剂的应用　纳洛酮具有兴奋呼吸、催醒、解除呼吸抑制的作用，0.8 ～ 2.0 mg 静脉注射，必要时可 2 h 后重复给药直至清醒。多沙普仑（佳苏仑）1 ～ 2 mg/kg 静脉注射，必要时每隔 10 ～ 15 min 静脉注射一次，或起效后用 5% 葡萄糖注射液稀释为 1 mg/ml，静脉滴注，每小时总量不宜超过 300 mg，可直接兴奋延髓呼吸中枢并作用于颈动脉化学感受器，解除呼吸抑制。

2. 中毒性低血压或休克　及时进行液体复苏，如血压仍低则加用升压药，主张用去甲肾上腺素、间羟胺及去氧肾上腺素等 α 受体激动药。具有 β 受体激动药作用的肾上腺素、异丙肾上腺素及多巴胺等应慎用，否则可加重低血压。

3. 纠正心律失常

（1）缓慢性心律失常：严重心动过缓伴血压下降者应行紧急临时心脏起搏，也可用异丙肾上腺素 1 mg 加入 5% 葡萄糖注射液 500ml 中静脉滴注。

（2）室上性心动过速：可选用胺碘酮、普罗帕酮等静脉注射；对血流动力学不稳定者可行同步电复律，或行经食管心房调搏超速抑制。

（3）室性心动过速：可选用利多卡因、胺碘酮等，但不宜用普鲁卡因胺，因可能加重心脏毒性。对伴有血流动力学不稳定的室性心动过速，首选同步电复律治疗。扭转型室性心动过速者首选硫酸镁治疗，及时纠正低钾血症等。

4. 控制癫痫发作　癫痫发作时可用丙戊酸钠治疗，避免应用地西泮及巴比妥类药物。如有震颤麻痹综合征可选用苯海索、东莨菪碱等；若出现肌肉痉挛及张力障碍可用苯海拉明口服或肌内注射。抗胆碱能症状常自行减轻或消失，不宜选用毒扁豆碱，因可能加重传导阻滞，引起心肌收缩不全，加剧低血压、心动过缓，甚至心脏停搏和诱发癫痫发作。

（五）并发症的治疗

昏迷患者易并发肺部感染，应重视护理，针对病原菌给予抗菌药治疗，需注意并发真菌感染的可能。急性肾衰竭多因休克所致，应及时抗休克，避免使用肾毒性药物，必要时给予利尿药及血液透析治疗。

（史继学）

第四节　急性灭鼠药中毒

一、概念

灭鼠药中毒多经消化道吸收，多数中毒者有消化道症状，严重者出现全身抽搐、器官衰竭或凝血功能障碍而危及生命。根据中毒机制、化学结构，灭鼠药主要分为以下 5 类：①抗凝血类，如敌鼠钠、华法林钠（杀鼠灵）等；②氮环类，如毒鼠强等；③有机氟类，如氟乙酰胺、氟乙酸钠和甘氟；④有机磷类，如毒鼠磷、除鼠灵；⑤无机化合物类，如磷化锌、磷化铝等。

二、毒理学特点及发病机制

1. 抗凝血类灭鼠药中毒　系慢性灭鼠药，可干扰肝对维生素 K 的作用，使凝血酶原和凝血因子 II、VII、IX、X 等的合成受阻，导致凝血时间及凝血酶原时间延长而产生皮肤及内脏广泛出血。敌鼠（第一代抗凝血类灭鼠药）对大鼠 LD_{50} 为 3mg/kg，溴敌隆（第二代抗凝血类灭鼠药）为 1.75mg/kg。此类灭鼠药毒性特点是连续给药时毒性明显增大，具二次中毒特征，即其他动物吃了中毒死鼠能引起中毒。

2. 中枢神经系统兴奋类灭鼠药中毒　典型代表是毒鼠强，毒作用强，潜伏期短，病情进展快，有的抽搐症状难以控制。毒鼠强又名"没命鼠""三步倒"等，为有机氮化合物，作用机制可能是拮抗 γ-氨基丁酸（GABA）的结果。毒鼠强对大鼠 LD_{50} 为 0.1 ~ 0.3mg/kg，对人致死量为 5 ~ 12mg。毒鼠强具有强烈的脑干刺激作用，对周围神经、骨骼肌及神经肌肉接头无明显的作用，由于其剧烈的毒性和稳定性，易造成二次中毒。

3. 有机氟类灭鼠药中毒　典型代表是氟乙酰胺，进入人体后可中断三羧酸循环，从而引起中枢神经系统和心血管系统为主的毒性损害。对大鼠 LD_{50} 为 15mg/kg，人口服致死量为 0.1 ~ 0.5g。对人、畜具有剧毒性，在通常情况下，经长期保存或高温、高压处理，毒性不变，可造成人、畜二次中毒。

4. 有机磷类灭鼠药中毒　与急性有机磷农药中毒类同。

5. 无机磷类灭鼠药中毒　典型代表是磷化锌，中毒机制是口服后在胃酸作用下分解产生磷化氢和氯化锌；磷化氢抑制细胞代谢，主要损害中枢神经系统、呼吸系统、心血管系统等；两者对胃肠黏膜有强烈的刺激与腐蚀作用，导致炎症、充血、溃疡、出血。

三、临床表现

1. 抗凝血类灭鼠药中毒　潜伏期为 2 ~ 3 天，中毒早期表现为恶心、呕吐、腹痛、低热、进食少。中晚期可发生鼻出血、肺出血、消化道和泌尿及生殖道出血、女性子宫及阴道出血。可并发脑出血、蛛网膜下腔出血、血性胸膜炎、失血性贫血、出血性休克及急性肾衰竭等，甚至导致死亡。

2. 毒鼠强中毒　潜伏期短，多在 10 ~ 30 min 内发病。神经系统症状为毒鼠强中毒的突出表现，先有惊厥，后出现阵挛性抽搐，随即转变为强直性痉挛。重度中毒表现为突发癫痫大发作，在进食中或进食后突然倒地抽搐，持续 1 ~ 2 min 自行停止，间隔数分钟后再次发作。个别患者表现为癫痫持续状态，部分患者抽搐控制后出现精神症状。有不同程度的意识障碍，表现为谵妄昏迷，呈恐怖面容，惊恐不安，发作时全身肌张力极度增高，伴发绀或面色苍白，严重者表现为呼吸暂停。惊厥发作时大多双眼睁开，瞳孔扩大，对光反射迟钝。

3. 氟乙酰胺中毒　潜伏期很短，为几分钟至数小时。前驱症状通常为感觉异常、幻觉、癫痫样抽搐，随后出现心律失常、神志不清、血压下降、肠麻痹、二便失禁、心力衰竭等。脑水肿、抽搐是病情恶化的重要征象，也是中毒死亡的重要原因。

4．有机磷类灭鼠药中毒　与急性有机磷农药中毒类同。

5．磷化锌中毒　口服后首先出现消化道症状，恶心、呕吐、腹痛、腹泻、口腔及咽部有烧灼感，剧烈呕吐可带有胆汁和少量咖啡样液体，逐渐出现烦躁不安、血压下降、全身麻木、运动障碍，严重者出现意识障碍、抽搐、呼吸困难、肺水肿等。

四、辅助检查

1．抗凝血类灭鼠药中毒　凝血酶原时间、凝血时间延长，出血时间正常或延长。简易凝血活酶生成试验或白陶土部分凝血活酶时间延长，凝血酶原时间及简易凝血活酶生成试验的纠正试验均延长。血管脆性试验可阳性，肾功能指标可显著增高，肝功能指标出现异常。

2．毒鼠强中毒　可见血象升高、氨基转移酶异常及肌酶升高等。其中，磷酸肌酸激酶明显升高是其典型特点。脑电图在症状控制当天或次日检查有 θ 波阵发性节律性活动明显增多。δ 波阵发性分布并有高电位慢棘波综合发放。

3．氟乙酸钠中毒　血氟、血柠檬酸及尿氟常增高，血钙、血糖降低。心电图检查可见 QT 间期延长，ST 段及 T 波改变，出现 U 波等。

4．有机磷类灭鼠药中毒　与急性有机磷农药中毒类同。

5．磷化锌中毒　血红蛋白降低，电解质紊乱，肝、肾功能及心肌酶学指标出现异常。肺部放射线检查部分可出现肺水肿表现。

五、诊断

1．抗凝血类灭鼠药中毒　主要依据服毒史、广泛性出血表现和凝血酶原时间及凝血时间延长等检查做出诊断。诊断困难时，应做简易凝血活酶生成纠正试验。也可取胃内容物或呕吐物做毒物鉴定。

2．毒鼠强中毒　可根据毒物接触史、潜伏期短和典型的阵发性抽搐或惊厥做出临床诊断，毒物鉴定可以确诊。依据症状、脑电图检查、血药浓度可做出中毒程度分级：

（1）轻度中毒：出现恶心、呕吐，伴上腹部烧灼感和腹痛，头晕、头痛、视物模糊，部分有肌束震颤或肢体小抽搐，脑电图大多正常，血毒鼠强浓度一般 < 50 ng/ml，预后良好。

（2）中度中毒：中毒后阵发性全身抽搐、发绀、意识模糊，抽搐间歇期无昏迷，脑电图轻 - 中度异常，血毒鼠强浓度在 70 ~ 180 ng/ml，经适当处理一般能完全治愈。

（3）重度中毒：意识持续昏迷，二便失禁，全身性阵挛性抽搐频繁发作，间歇期短，脑电图中 - 重度异常，血毒鼠强浓度在 200 ~ 400 ng/ml。一般能治愈，部分患者可死亡，或留后遗症。

（4）极重度中毒：深昏迷，全身强直性惊厥发作，呈持续状态，几乎无间歇期，甚至呈角弓反张状，可伴中枢性高热，甚至呼吸停止和（或）心搏停止；脑电图重度异常，血毒鼠强浓度高达 400 ~ 800ng/ml，病死率极高，存活者多有后遗症。

3．氟乙酰胺中毒　有氟乙酸钠接触史，数小时内出现神经系统症状及反复抽搐等，血、尿氟乙酸盐阳性，即可考虑诊断。中毒程度分为：

（1）轻度中毒：头痛、头晕、视物模糊、黄视、乏力、倦怠、四肢发麻、面部和肢体小抽搐。口渴、恶心、呕吐、上腹部烧灼感、腹痛。窦性心动过速，体温下降。

（2）中度中毒：除上述症状外，出现烦躁不安、肌束震颤、肢体间歇性抽搐。呼吸道分泌物增多，有时溢出白色泡沫样分泌物，呼吸困难。轻度心肌损害和血压降低。

（3）重度中毒：除上述症状外，尚可出现昏迷、谵妄、阵发性强直性痉挛。二便失禁，呼吸衰竭。严重心肌损害，心律失常，心室纤颤，心力衰竭。

4．有机磷类灭鼠药中毒　与急性有机磷农药中毒类同。

5．磷化锌中毒　依据服毒史，消化道症状明显，呼气及呕吐物有特殊的磷化氢的气味（蒜臭味），多个脏器损害特别是肝、肾、肺损害的表现，可作为诊断的依据。

六、鉴别诊断

1．敌鼠及其钠盐中毒　应与血小板减少性紫癜、过敏性紫癜、再生障碍性贫血等出血性病症进行鉴别。凝血因子Ⅱ、Ⅶ、Ⅸ、Ⅹ缺乏是其特征。

2．毒鼠强中毒　氟乙酰胺等也会引起惊厥，但吸收后需要经体内代谢才导致惊厥，潜伏期相对较长。而毒鼠强经口腔黏膜及胃肠吸收后，直接导致惊厥，故潜伏期较短。毒物鉴定有助于鉴别。诊断原发性癫痫时要排除毒鼠强中毒。有机磷中毒一般无毒鼠强的特征性惊厥表现，血胆碱酯酶水平降低、毒物鉴定可资鉴别。

七、救治措施

1．清除毒物　包括催吐、洗胃、导泻等。氟乙酸钠中毒宜用 0.2% ～ 0.5% 氯化钙或稀石灰水反复洗胃，给中毒者饮豆浆、牛奶或蛋白水等，并服钙盐，如葡萄糖酸钙或乳酸钙 1 ～ 2g。导泻可用 30% ～ 50% 硫酸镁 30 ～ 60ml 或用硫酸钠 30 ～ 50g 吞服或用番泻叶 30 ～ 50g 开水冲饮。

2．解毒治疗

（1）维生素 K$_1$：对敌鼠及其钠盐中毒有特殊疗效，应尽早使用。轻症患者每次 10mg，每天 2 ～ 6 次肌内注射，严重者可用 80 ～ 120mg，加于 5% 葡萄糖液静脉滴注，待凝血时间、凝血酶原时间恢复正常后再用 3 ～ 7 天，如停药过早出血现象可能复发。也可给予凝血酶复合物（含凝血因子Ⅱ、Ⅶ、Ⅸ、Ⅹ）静脉滴注，首剂 40U/kg，以后每天 15 ～ 20U/kg 维持至不出血。

（2）乙酰胺：为氟乙酸钠中毒特效解毒剂。按每天 0.3g/kg 的剂量，分 2 ～ 4 次肌内注射，或 50% 乙酰胺溶液，首次剂量为全日量的一半，以后每隔 6 ～ 12h 注射一次，一般应用 5 ～ 7 天。乙酰胺剂量过大可引起血尿，加用肾上腺糖皮质激素能使血尿减轻。

（3）二巯丙磺钠：能拮抗毒物的神经肌肉阻滞和呼吸抑制作用，用于解救毒鼠强中毒，疗效尚有争议。

3．血液净化　血液灌流及血液透析法对服毒量大、洗胃不彻底者可选用。但对敌鼠及其钠盐中毒出现广泛出血者不宜采用。

4．应用糖皮质激素　一般选用地塞米松 20 ～ 60mg 静脉滴注。

5．控制抽搐发作　毒鼠强和氟乙酸钠中毒可选用地西泮或丙戊酸钠，其用量以达到控制抽搐为度。对反复抽搐者应每 6h 使用脱水剂。①地西泮 10 ～ 20mg 缓慢静脉注射，必要时可重复；也可以 5 ～ 10mg/h 的速度静脉滴注。②丙戊酸钠 0.2 ～ 0.4g 缓慢静脉注射。提倡应用早，减量慢，持续时间长，直至痊愈。重度中毒患者意识清醒后发生一过性精神错乱，给予氟哌啶醇可有效控制。

6．对症治疗　防治呼吸、循环衰竭。心肌损害者禁用洋地黄制剂。可选用高压氧疗、呼吸机辅助呼吸、维持血压及脱水降颅内压等治疗。注意水、电解质及酸碱平衡，加强护理，防治并发症的发生。

（史继学）

第五节　急性酒精中毒

一、概念

急性酒精中毒（acute alcohol intoxication）是指由于短时间摄入大量酒精或含酒精饮料后出现的中枢神经系统功能紊乱状态，多表现行为和意识异常，严重者损伤脏器功能，导致呼吸循环衰竭，进而危及生命，也称为急性乙醇中毒（acute ethanol intoxication）。

二、毒理学特点及发病机制

（一）乙醇的吸收与代谢

乙醇经胃和小肠在 0.5 ～ 3 h 内完全吸收，分布于全身，包括脑和肺中，90% 在肝代谢分解。成人每小时可清除乙醇 7 g（100% 乙醇 9 ml）。对大多数成人，致死量为单次饮酒量相当于 100% 乙醇 250 ～ 500 g。

（二）中毒机制

1. 中枢神经系统抑制作用　乙醇具有脂溶性，可迅速透过大脑神经细胞膜，并作用于膜上的某些酶而影响细胞功能。血中乙醇浓度增高，作用于小脑，引起共济失调，作用于网状结构，引起昏睡和昏迷。极高浓度乙醇抑制延髓中枢而引起呼吸、循环衰竭。

2. 代谢异常　乙醇在肝细胞内代谢生成大量还原型烟酰胺腺嘌呤二核苷酸（NADH），使之与氧化型的浓度比值（NADH/NAD）增高，可高达正常的 2 ～ 3 倍。相继可发生如乳酸、血酮体蓄积导致的代谢性酸中毒；糖异生受阻后可出现低血糖。

三、临床表现

（一）轻度（单纯性醉酒）

仅有情绪、语言兴奋状态的神经系统表现，如语无伦次但不具备攻击行为，有轻度运动不协调，嗜睡能被唤醒，简单对答基本正确，神经反射正常存在。

（二）中度

具备下列之一者为中度酒精中毒。

1. 昏睡或昏迷，Glasgow 评分 > 5 分且 ≤ 8 分。

2. 具有经语言或心理疏导不能缓解的躁狂或攻击行为。

3. 意识不清伴神经反射减弱的严重共济失调状态。

4. 具有错幻觉或惊厥发作。

5. 有代谢紊乱的表现之一者如酸中毒、低血钾、低血糖。

6. 在轻度中毒基础上并发脏器功能明显受损表现如心律失常，心肌损伤表现或上消化道出血、胰腺炎等。

（三）重度

具备下列之一者为重度酒精中毒。

1. 昏迷，Glasgow 评分 ≤ 5 分。

2. 出现微循环灌注不足表现，如脸色苍白，皮肤湿冷，口唇微紫，心率加快，脉搏细弱或不能触及，血压代偿性升高或下降，昏迷伴有失代偿期临床表现的休克时也称为极重度。

3. 出现严重代谢紊乱，如酸中毒（pH ≤ 7.2）、低血钾（血清钾 ≤ 2.5 mmol/L）、低血糖（血糖 ≤ 2.5 mmol/L）之一者。

4．出现心、肝、肾、肺等急性脏器功能不全表现。

四、急性酒精中毒的诊断

（一）具备以下两点可以临床诊断急性酒精中毒

1． 明确的过量酒精或含酒精饮料摄入史。

2． 呼出气体或呕吐物有酒精气味并有以下之一者：①表现易激惹、多语或沉默、语无伦次，情绪不稳，行为粗鲁或攻击行为，恶心、呕吐等；②感觉迟钝、肌肉运动不协调，躁动，明显共济失调，眼球震颤，复视；③出现较深的意识障碍，神经反射减弱、微循环灌注不足表现，呼吸节律或频率异常、心搏加快或减慢，二便失禁等。

（二）临床确诊急性酒精中毒

在临床诊断的基础上血液或呼出气乙醇浓度大于 11mmol/L（50mg/dl）。

五、救治措施

轻者无需特殊处理，有共济失调者严格限制活动以免发生外伤。重症患者采取以下治疗措施：

（一）急救措施

1．维持呼吸功能 保证气道通畅、供氧，必要时行气管内插管及机械通气辅助呼吸。

2．维持循环功能 监测血压、心律（率）和心功能状态。

（二）常规治疗

1．清除毒物 由于酒精吸收迅速，催吐、洗胃和导泻不适用于轻度中毒患者。2h 内中、重度中毒患者，可考虑应用 1% 碳酸氢钠或温开水洗胃，同时注意气道保护。

2．药物治疗

（1）促酒精代谢药物：美他多辛是乙醛脱氢酶激活剂，可以试用于中、重度中毒特别伴有攻击行为，情绪异常的患者。每次 0.9 g，静脉滴注给药。适当补液及补充维生素 B_1、B_6、C 有利于酒精氧化代谢。

（2）促醒药物：纳洛酮能特异性拮抗内源性吗啡样物质介导的各种效应。中度中毒首剂用 0.4 ~ 0.8 mg，稀释后静脉推注，必要时加量重复；重度中毒时首剂用 0.8 ~ 1.2 mg，用药后 30 min 神志未恢复可重复 1 次，或 2 mg 加入 5% 葡萄糖或生理盐水 500 ml 内，以 0.4 mg/h 速度静脉滴注或微量泵注入，直至神志清醒。

（3）镇静剂：应慎重使用镇静剂，烦躁不安或过度兴奋、有攻击行为可肌注地西泮；躁狂者首选氟哌啶醇，避免用氯丙嗪、吗啡、苯巴比妥类镇静剂。

（4）胃黏膜保护剂：抑酸剂可常规应用于重度中毒特别是消化道症状明显的患者。

3．血液净化疗法与指征 血液透析可以作为首选，持续床旁血滤（CRRT）也是可行的选择。具备下列之一者可行血液净化治疗：①血乙醇含量超过 87 mmol/L（400 mg/dl）；②呼吸循环严重抑制的深昏迷；③酸中毒（pH 在 7.2）伴休克表现；④重度中毒出现急性肾功能不全；⑤复合中毒或高度怀疑合并其他中毒并危及生命。根据毒物特点酌情选择血液净化方式。

4．支持治疗 注意保暖，给予适当的保护性约束。维持水、电解质、酸碱平衡，纠正低血糖，脑水肿者给予脱水剂，中药醒脑静等可以应用。

（邱建清）

第六节　急性有害气体中毒

急性一氧化碳中毒

一、概念

一氧化碳（CO）是一种无色、无臭、可燃、有毒的气体，是煤气的主要成分。吸入人体后可与血红蛋白结合生成碳氧血红蛋白（HbCO），影响氧的运输与利用，导致机体急性缺氧，出现神经、呼吸和循环系统的病变。临床上称为急性 CO 中毒。急性 CO 中毒是我国中部及北部中毒的主要原因，一般冬季高发。

二、临床表现

1. 症状　急性 CO 中毒症状与吸入空气中 CO 的浓度、持续时间、个体差异、机体健康状况以及性别、温度、湿度、气压、位置、睡眠习惯有关。一般男性、温度高、湿度大、气压低、靠墙居住、较高卧位等因素导致中毒较重。神经系统可有头晕、头痛、视物模糊、定向障碍，病情较重时可出现嗜睡或浅昏迷，严重者可出现昏迷、抽搐，并可并发脑梗死，眼底镜检查可见视盘水肿。

2. 迟发性脑病　急性 CO 中毒意识障碍恢复后，经 2 ~ 60 天的"假愈期"，又出现下列临床表现之一者：①精神及意识障碍呈痴呆状态、谵妄状态或去大脑皮质状态；②锥体外系神经障碍，出现帕金森综合征的表现；③锥体系损伤（如偏瘫、病理反射阳性或排尿失禁等）；④大脑皮质局灶性功能障碍，如失语、失明等，或出现继发性癫痫。颅脑 CT 检查可发现脑部有病理性密度减低区；脑电图检查可发现中度及高度异常。

3. 其他脏器损害　不同程度的呼吸困难，严重者可出现呼吸衰竭、肺水肿、呼吸停止。昏迷患者易并发吸入性肺炎。可有恶心、呕吐，病情较重者可出现应激性溃疡。皮肤、口唇黏膜、甲床偶可呈现樱桃红色，部分病例可出现皮肤红斑、水疱。昏迷时间较长者可出现挤压综合征、骨筋膜间隙综合征、横纹肌溶解。

知识拓展—迟发性脑病发病机制

三、辅助检查

1. 碳氧血红蛋白浓度测定　可高于 10%，注意要现场采血，阳性结果有诊断价值，阴性结果需排除氧疗、脱离现场时间较长等因素的影响。

2. 常规检查　白细胞总数增高，血气分析可有低氧血症、酸中毒、乳酸水平增高，出现横纹肌溶解的患者可见肌酸激酶增高。

3. 颅脑影像学检查　颅脑 CT 检查可发现脑部有病理性密度减低区，有白质损伤的患者往往预后较差，同时可用以排除脑血管病变。

4. 心电图　部分患者可出现 ST-T 段改变，亦可见窦性心动过速、室性期前收缩或传导阻滞。

四、诊断标准

1. 就诊患者如意识清楚，则通过一氧化碳接触史结合临床表现、群体发病等情况诊断，多不困难。诊断有困难时可结合碳氧血红蛋白、环境卫生学检查结果综合考虑。

2. 职业性一氧化碳中毒的诊断参照国家标准《职业性急性 CO 中毒诊断标准》（GBZ23-

2002）进行，非职业性一氧化碳中毒的诊断也可参考上述标准进行。临床分级如下：

（1）轻度中毒：具有以下任何一项表现者：①出现剧烈的头痛、头昏、四肢无力、恶心、呕吐；②轻度至中度意识障碍，但无昏迷者。血碳氧血红蛋白浓度可高于10%。

（2）中度中毒：除有上述症状外，意识障碍表现为浅至中度昏迷，经抢救后恢复且无明显并发症者。血碳氧血红蛋白浓度可高于30%。

（3）重度中毒：具备以下任何一项者：①意识障碍程度达深昏迷或去大脑皮质状态；②患者有意识障碍且并发下列任何一项表现者：脑水肿、休克或严重的心肌损伤、肺水肿、呼吸衰竭、上消化道出血、脑局灶损害如锥体系或锥体外系损伤体征。血碳氧血红蛋白浓度可高于50%。

五、鉴别诊断

一氧化碳中毒应与脑血管意外、颅内感染、镇静药物中毒、低血糖反应、糖尿病酮症酸中毒以及其他气体中毒相鉴别。

六、救治措施

1. 迅速脱离中毒环境　发现中毒患者，应立即开窗通风，并将患者移至空气新鲜处。

2. 纠正缺氧　如有条件，现场即应给予吸氧，可选择鼻导管或面罩吸氧。对于昏迷或有昏迷病史者、伴有神经精神症状或明显心血管症状患者、碳氧血红蛋白浓度明显增高者（＞25%），应考虑行高压氧疗。高压氧治疗压力0.20～0.25MPa。舱内吸氧时间为60min。治疗次数应根据患者病情而定，但连续治疗次数不应超过30次。

3. 防治脑水肿　一氧化碳中毒后可发生脑水肿，一般2～4h出现，24～48h达到高峰并持续多天。可选用甘露醇等脱水药物治疗，脑水肿严重者可并用利尿剂及糖皮质激素治疗。

4. 防治迟发性脑病　目前尚无有效方法预测迟发性脑病，对有昏迷病史者均应严密观察，加强护理。

5. 对症支持治疗　对伴有呼吸衰竭的中毒患者及早进行气管内插管及机械通气；加强呼吸道管理，预防吸入性及坠积性肺炎。对呼吸、心搏停止患者应立即行心肺复苏。

急性硫化氢中毒

一、概念

硫化氢是一种无色而具有刺激性和窒息性的气体，密度较空气略高，易于在低洼处聚集，其具有特殊的"臭鸡蛋"气味，但极高浓度时因可迅速导致嗅觉疲劳而使人嗅不到其气味。短期内吸入较大量硫化氢气体后引起的以中枢神经系统、呼吸系统为主的多器官损伤的全身性疾病称为急性硫化氢中毒。职业性硫化氢中毒多见，占职业性急性中毒的第二位，多见于生产意外。

二、发病机制

硫化氢主要经呼吸道进入人体，对眼和呼吸道黏膜产生强烈的刺激作用，导致肺毛细血管通透性增加。硫化氢抑制细胞色素氧化酶活性，与谷胱甘肽的巯基结合，使之失活，造成组织缺氧。极高浓度硫化氢可刺激颈动脉窦和主动脉体的化学感受器，引起呼吸肌麻痹或猝死；也可直接麻痹呼吸中枢而导致"电击样"死亡。

三、临床表现

短时间吸入高浓度硫化氢可引起以中枢神经系统、眼和呼吸系统损伤为主的急性中毒。

1. 轻症者出现眼胀痛、畏光、咽干、咳嗽等刺激性症状，并可伴有头痛、头昏、乏力、恶心，体格检查可见眼结膜充血，肺部可有干啰音。

2. 较重者上述症状加重，并出现视物模糊、胸闷、心悸等症状，体格检查可见轻度意识障碍，眼结膜水肿及角膜糜烂，肺部有干、湿啰音，X 线片可见肺纹理增多及片状阴影。

3. 重症患者可昏迷，出现肺水肿、脑水肿，呼吸、循环衰竭，少数患者有心律失常、心肌酶谱和心电图异常等心肌损伤征象，并有出现心肌梗死的报道。极重度患者可出现"电击样"死亡。存活患者可发生神经精神后遗症。

四、诊断及鉴别诊断

职业性硫化氢中毒的诊断参照国家标准《职业性急性硫化氢中毒诊断标准》（GBZ31-2002）进行，非职业性硫化氢中毒的诊断也可参考上述标准进行。主要与其他窒息性气体中毒相鉴别。

五、救治措施

治疗以对症治疗为主，应迅速脱离中毒环境，有条件者给予吸氧，对呼吸、心搏骤停患者应立即行心肺复苏；院内治疗可行高压氧疗，适当应用糖皮质激素及呼吸兴奋剂，维护重要脏器功能。眼部损伤者可用 2% 碳酸氢钠溶液清洗，再用 4% 硼酸溶液洗眼，并滴入可的松滴眼剂，以预防角膜炎。

（邱建清）

第 16 章第六节电子资源

第七节　急性毒品中毒

一、概念

短时间内摄入大量毒品超过个体耐受量而产生相应的临床表现，称为急性毒品中毒，严重者出现呼吸、循环衰竭，甚至死亡。毒品是指鸦片、二醋吗啡（海洛因）、甲基苯丙胺（冰毒）、吗啡、大麻、可卡因以及国家规定管制的其他能够使人形成瘾癖的麻醉药品和精神药品。毒品在临床上用于治疗目的即为药品，非治疗目的滥用时则为毒品。国际禁毒公约将具有依赖特性的药品分为麻醉药品和精神药品两大类进行管制，这些药物如果被滥用即是毒品。广义的毒品还包括毒品原植物和毒品直接前体，如制造鸦片和海洛因的罂粟、提取可卡因的古柯、大麻植物及制造冰毒的麻黄碱等。

我国目前将毒品分为麻醉镇痛药品和精神药品两大类，本节重点介绍当前常见的急性毒品中毒。吸毒是导致急性毒品中毒的主要原因，吸毒的方式主要有烟吸、烫吸、鼻嗅、口服、注射五种常见方式。另外，体内藏毒也可导致毒品吸收中毒死亡。我国与国际上主要的毒品生产地毗邻，吸毒患者呈上升趋势，禁毒形势严峻。目前我国吸毒者主要吸食海洛因、苯丙胺类毒品和氯胺酮等。毒品中毒及毒瘾已经成为我国某些地区的高发疾病之一，常伴有感染、多脏器损害等严重的并发症，并给社会安定带来很大的隐患。

二、毒理学特点及发病机制

1．海洛因 海洛因（即"白粉"）是鸦片毒品系列中最纯净的精制品，毒性强烈，是目前我国吸毒者吸食和注射的主要毒品之一。海洛因的水溶性、脂溶性都比吗啡大，故它在人体内吸收更快，易透过血脑屏障进入中枢神经系统，产生强烈的反应，具有比吗啡更强的抑制作用，其镇痛作用亦为吗啡的 4 ~ 8 倍。它同时具有比吗啡更强的药物依赖性，常用剂量连续使用 2 周甚至更短时间即可成瘾，由此产生严重的药物依赖性。

2．苯丙胺类 苯丙胺类与儿茶酚胺神经递质相似，有强烈的中枢兴奋作用及外周 α、β 受体兴奋作用，有收缩周围血管、兴奋心脏、升高血压、松弛支气管平滑肌、散大瞳孔、收缩膀胱括约肌等作用。苯丙胺中毒剂量为 15 ~ 20mg，30mg 即有严重反应。成人致死量为 0.15 ~ 2g，快速静脉注射 120mg 即可致死。甲基苯丙胺的中枢兴奋作用比苯丙胺强，使用 1.5mg/kg 的甲基苯丙胺即可导致死亡。亚甲基二氧甲基苯丙胺（即"摇头丸"）兼有兴奋性和致幻作用，也称为致幻型苯丙胺类兴奋剂。

3．氯胺酮 氯胺酮（即"K 粉"）可抑制丘脑 - 新皮质系统，选择性地阻滞痛觉，故具有镇痛的药理学作用；另外，氯胺酮对大脑边缘系统具有兴奋作用，由此造成意识与感觉的分离状态，这是造成氯胺酮滥用的毒理学基础。滥用氯胺酮后可以抑制神经细胞活性，致使大脑中正在发育的神经细胞凋亡，导致神经精神中毒反应、幻觉和精神分裂症状。

4．苯环利定（苯环己哌啶，phencyclidine，PCP） PCP 是一种有麻醉作用的致幻类药物。PCP 通过影响人的大脑及中枢神经活动对人体产生多种作用。小剂量服用会出现与大多数抑制剂相似的镇静效果；中等剂量服用则产生感觉障碍，表现为痛觉缺失或感觉缺失现象；大剂量服用将产生幻觉和惊厥、昏迷甚至死亡等急性中毒症状。

三、临床表现

1．急性海洛因中毒 以非心源性肺水肿和心律失常更常见，可引起猝死。具体表现为呼吸极慢，每分钟 4 ~ 6 次，呼吸中枢麻痹，呼吸衰竭；瞳孔呈针尖样；深昏迷，压眶无反应；口唇及四肢末端发绀；心率减慢；皮肤湿冷；肌肉无力。另外，海洛因吸食者极易发生感染，如脓肿、败血症、破伤风、病毒性肝炎、艾滋病等。戒断症状一般表现为类流感症状如流涕、流泪、打哈欠、发冷、头痛、肌肉关节痛；交感神经亢进症状如体温升高、血压升高、脉搏加快、呼吸浅快、腹痛、腹泻或遗精；焦虑症状包括坐立不宁、攻击、自伤、自残；睡眠障碍；出现难以间断的渴求吸毒表现以期重复体验吸毒时的快感。

2．急性苯丙胺中毒 主要表现为不安、头昏、震颤、腱反射亢进、多言、易激惹、烦躁、幻觉或惊恐状态，有的会产生自杀或杀人倾向。可出现头痛、寒战、面色苍白、心悸、心律失常、心绞痛、血压升高、血压降低或休克表现；还可出现口干、口中金属味、食欲缺乏、恶心、呕吐、腹泻、腹部绞痛症状；严重者可产生惊厥、脑出血、昏迷甚至死亡。也会发生继发感染如病毒性肝炎、感染性心内膜炎、败血症、性传播疾病如艾滋病等。

3．急性氯胺酮中毒 主要表现包括神经精神症状，轻者有做梦感和漂浮感，重者出现幻觉和谵妄或伴有异常行为；心血管系统症状如血压升高、心率加快，严重者导致心力衰竭，甚至死亡。氯胺酮还可增加脑血流量和颅内压以及眼压。

4．急性苯环己哌啶中毒 主要表现为情绪不稳、兴奋躁动、失去痛感、神经麻木、自感失重，继而注意力不能集中，产生思维障碍，逐渐出现幻觉，有的还因此导致进攻行为或自残行为等。

四、实验室及辅助检查

1. 常规检查　主要有血、尿常规，肝肾功能，肌酶谱，动脉血气分析，心电图检查等。上述检查结果与不同的发病时期、阶段以及是否有并发症以及并发症的种类有关。

2. 血源性疾病检查　吸毒患者应常规进行病毒性肝炎、梅毒、艾滋病等相关血源性疾病的血清学检查。上述血源性疾病的检出率明显高于正常人群。

3. 毒物分析　可进行定性和定量检测。定性分析可采用各种毒品快速检测试剂盒或试纸。定量检测常用的方法有气相色谱法、高效液相色谱法及气相 - 质谱联用法等。

4. 磁共振及 CT 检查　吸食海洛因者颅脑 MRI 和 CT 检查可有海绵状白质脑病表现。吸食氯胺酮者 CT 可有泌尿系统损伤表现。合并肺部感染患者，特别是特殊感染患者肺 CT 可有独特的表现。

5. 病原微生物检查　合并感染者血液、痰液及皮肤感染部位分泌物细菌培养可有阳性结果，特别是对于某些条件致病病原微生物的确诊有重要意义。

五、诊断标准

有明确的毒品摄入史，出现典型的临床表现，毒物检测呈阳性发现，排除其他疾病即可确诊。

六、鉴别诊断

主要是不同毒品中毒之间的鉴别，以及毒品中毒同其他中毒性疾病等进行鉴别。急性有机磷农药中毒患者也可出现昏迷、针尖样瞳孔和呼吸抑制三联征，但是胆碱酯酶活力明显降低。应警惕存在吸毒者同服其他毒物自杀的可能。毒物检测有助于鉴别诊断。

七、救治措施

1. 急性中毒的治疗

（1）口服中毒者常规给予洗胃、药用炭吸附剂导泻处理。如系皮下或静脉注射，可用弹力绷带在注射部位近心端绷扎，同时冷敷注射部位，以延缓毒物吸收，禁忌力度过大。结扎部位应每 20 ~ 30min 放松 1 ~ 2min，到医院就医后立即解开。

（2）吸氧，保持呼吸道通畅，呼吸抑制者可给予呼吸兴奋剂，呼吸衰竭时给予机械通气治疗。

（3）输液、利尿：快速补液，纠正水、电解质平衡紊乱和维持酸碱平衡，使用利尿剂加速毒物及其代谢产物的排出。

（4）合理使用糖皮质激素，积极防治脑水肿。

（5）对苯丙胺类毒品中毒可给予地西泮治疗，普萘洛尔等用于治疗肾上腺能危象，酚妥拉明或硝普钠对高血压危象有效。

（6）吗啡类中毒尽早使用解毒药纳洛酮，纳洛酮治疗的原则为及早、迅速、足量。立即静脉注射 0.4 ~ 0.8mg，如呼吸未见改善，3 ~ 5min 后可重复推注，直至意识恢复，呼吸改善。纳美芬对吗啡中毒的疗效优于纳洛酮，0.1 ~ 0.5mg 稀释后静脉注射，根据病情可反复给药。

2. 戒断综合征的治疗　美沙酮用于阿片类依赖的替代维持治疗，10 ~ 20mg，口服，用药第 1 天给予足量，以后每天递减首次剂量的 10% ~ 20%，直至停用。遇到有吸毒史的昏迷患者，如呼吸浅促则应高度怀疑重度海洛因戒断综合征，静脉应用吗啡是抢救成功的关键。可静脉推注吗啡 5 ~ 10mg，病情常迅速缓解。

（菅向东　张忠臣）

第八节　急性百草枯中毒

一、概念

急性百草枯中毒是指短时间接触较大剂量百草枯后出现的以急性肺、肾损伤为主，常伴有严重肝及其他脏器损害的全身中毒性疾病。口服中毒患者多伴有口腔黏膜及胃肠道损伤；眼接触可以引起严重的局部损害；皮肤接触除可以引起严重的局部损害以外，经皮吸收致死的病例也时有报道；重症患者多死于以呼吸衰竭为主的多脏器衰竭。

20 世纪 50 年代末，百草枯的除草作用首次被发现，1962 年市场上开始出现百草枯产品。90 年代初，除草剂逐渐在我国农业生产中推广使用，因其价格低廉，除草效果甚佳，受到广大农民的欢迎，但是由于我国农药管理尚不规范，随之而来的是百草枯中毒病例逐年增多。2016 年 7 月 1 日，我国政府停止了百草枯水剂的生产和使用，粉状及膏状百草枯产品也将逐渐停产。但是，近年来标为“敌草快”实为百草枯或混有百草枯的除草剂却大行其道，百草枯中毒病例并没有明显减少。百草枯中毒没有特效解毒剂，具有极高的病死率。口服自杀是我国百草枯中毒的主要原因，临床也有喷洒农药时经呼吸道吸入或经污染皮肤吸收的病例报告，误服是儿童百草枯中毒的主要原因之一。

二、毒理学特点及发病机制

百草枯为联吡啶类化合物，大鼠经口 LD_{50} 为 100mg/kg。肺和肾是百草枯中毒损伤的主要靶器官，它同时还能造成严重的肝损伤及其他脏器损害。百草枯中毒晚期则出现肺泡内和肺间质纤维化，称为“百草枯肺”，为急性呼吸窘迫综合征的一种变异形式。百草枯为剧毒化学物，在体内很少降解，常以原型随粪、尿排出，少量经乳汁排出。目前关于其机制的研究主要有以下几个方面：

1. 对机体抗氧化防御系统的毒性作用　百草枯毒性的主要机制是对机体氧化还原系统的破坏和细胞内的氧化应激反应。

2. 引起细胞因子变化　细胞因子在百草枯中毒大鼠急性肺损伤致肺纤维化中可能起关键的作用。

3. 引起基因表达的变化　基因表达改变可能会成为以后百草枯中毒肺损伤的研究方向之一。

三、临床表现

1. 潜伏期　根据接触途径和剂量不同，潜伏期可从数分钟到数天。口服量大者即刻出现恶心、呕吐症状。

2. 呼吸系统损伤　呼吸系统损伤的表现最为突出，主要有咳嗽、咳痰、胸闷、气短、低氧血症、进行性呼吸困难，严重者 1～3 天内可迅速发生肺水肿及肺炎，可因急性呼吸窘迫综合征、多器官衰竭致死。7 天后存活患者的病情变化以进行性肺渗出性炎性病变和纤维化形成、呼吸衰竭为主，21 天后肺纤维化进展减慢，但仍有不少患者 3 周后死于肺纤维化引起的呼吸衰竭。有些患者早期可无明显症状或仅有其他脏器损伤表现，在数日后可迅速出现迟发性肺水肿及炎症表现，提示预后较差。

3. 消化系统损伤　主要表现为口咽部及食管灼伤、恶心、呕吐、腹痛，甚至出现呕血、便血和食管内膜脱落，部分患者出现中毒性肝病表现，如重度黄疸及肝功能异常，有些患者表现为肝内胆汁淤积引起的阻塞性黄疸。口服量大者可有胰腺损害的表现如上腹痛、血清淀粉酶和脂肪酶升高等。

4. 泌尿系统损伤　肾损害早于肺损害，中毒早期即可出现蛋白尿、管型尿、镜下血尿，严重者发生进行性急性肾衰竭，多数尿量不减少，少数少尿患者提示预后不良。

5. 循环系统损伤　重者可有心率增快、ST-T 段改变及血压下降等。

6. 神经系统损伤　多见于严重中毒患者，可出现头痛、头晕、精神异常、幻觉、嗜睡，并可有脑水肿等，出现上述表现者多提示预后不良。

7. 血液系统损伤　多数患者白细胞可增高，明显增高者（$> 20 \times 10^9$/L）多提示预后不良。个别患者可出现三系减低，多预后不良。

8. 局部表现　皮肤污染可引起严重的接触性皮炎，有不少经皮肤接触吸收后引起肺纤维化改变甚至致死的病例报告。眼污染百草枯后可出现刺激症状及结膜或角膜损害。

四、辅助检查

1. 常规检查　血常规检查可以出现白细胞计数增高。早期尿常规检查即可有尿蛋白阳性。血清丙氨酸氨基转移酶、天冬氨酸氨基转移酶、γ- 谷氨酰转肽酶可升高，总胆红素、结合胆红素和未结合胆红素均可升高。肾损伤时血肌酐、尿素氮、胱抑素可明显升高，严重的低钾血症是百草枯中毒常见的电解质平衡紊乱表现之一。动脉血气分析可有氧分压降低，二氧化碳分压也可降低或正常。

2. 毒物分析　可行血液、尿液百草枯测定，注意样本要保存在塑料试管内，不可用玻璃试管。血液、尿液百草枯浓度测定可采用高效液相色谱法、高效液相色谱 - 质谱联用法。尿液百草枯也可采用碳酸氢钠 - 连二亚硫酸钠定性及半定量快速检测方法。

3. 肺部影像学检查　肺部高分辨 CT 动态观察有助于发现中毒患者肺部病变的规律和判断预后，胸部 X 线检查的作用不如肺部高分辨 CT。

4. 肺功能检查　对于恢复期患者及随诊患者有帮助，部分患者可有不同程度的小气道病变和肺弥散功能降低。

5. 心电图检查　可出现心律失常及 ST-T 段改变。

6. 血浆 D- 二聚体测定　部分患者血浆 D- 二聚体水平可明显升高。

五、诊断标准

1. 根据短期内接触较大剂量百草枯病史，出现以急性肺、肾损伤为主，伴有严重肝及其他脏器等损伤的临床表现，参考血液或尿液中百草枯含量的测定，经过综合分析，排除其他原因所致的类似疾病后即可诊断。

2. 2014 年百草枯中毒诊断与治疗泰山共识专家组提出的百草枯中毒诊断分级方法，将临床表现与毒物分析结果有机地结合在一起，去除了受主客观因素影响比较大的服毒量的估计内容，病情评估更加切合实际（表 16-7）。

表16-7　2014年百草枯中毒诊断与治疗泰山共识诊断分级

诊断分级	临床表现及实验室检查
轻度中毒	除胃肠道症状外，可有急性轻度中毒性肾病（见 GBZ79-2013），早期尿液快速半定量检测（碳酸氢钠 - 连二亚硫酸钠法）百草枯浓度＜ 10 μg/ml
中度中毒	在轻度中毒基础上，具备下列表现之一者：a）急性化学性肺炎（见 GBZ 73-2009）；b）急性中度中毒性肾病（见 GBZ79-2013）；c）急性轻度中毒性肝病（见 GBZ59-2010）。早期尿液快速半定量检测百草枯浓度 10 ~ 30 μg/ml
重度中毒	在中度中毒基础上，具备下列表现之一者：a）急性化学性肺水肿（见 GBZ 73-2009）；b）急性呼吸窘迫综合征（见 GBZ 73-2009）；c）纵隔气肿、气胸（见 GBZ 73-2009）或皮下气肿；d）胸腔积液或弥漫性肺纤维化；e）急性重度中毒性肾病（见 GBZ79-2013）；f）多器官功能障碍综合征（见 GBZ 77-2002）；g）急性中度或重度中毒性肝病（见 GBZ59-2010）。早期尿液快速半定量检测百草枯浓度＞ 30 μg/ml

同时该分级方法指出，其他影响因素例如服毒后是否立即进行催吐、服毒后至洗胃的时间间隔、服毒时是否空腹以及服毒后至正规治疗的时间间隔等，在诊断时也应该充分考虑。

六、鉴别诊断

主要应与其他除草剂如敌草快、乙草胺、草甘膦等中毒鉴别，应注意百草枯与其他除草剂混配中毒的可能。另外还应与其他原因引起的肺间质病变鉴别。

七、救治措施

1．现场急救和一般治疗　接触量大者立即脱离现场。皮肤污染时立即用流动清水或肥皂水冲洗 15 min，眼污染时立即用清水冲洗 10 min，口服者立即给催吐和洗胃，然后采用"白＋黑方案"进行全胃肠洗消治疗，"白"即十六角蒙脱石（思密达），"黑"即药用炭，具体剂量：十六角蒙脱石（思密达）30 g 溶于 20% 甘露醇 250 ml，分次服用，药用炭 30 g 溶于 20% 甘露醇 250 ml，分次服用。首次剂量 2 h 内服完，第 2 天及以后分次服完即可，连用 4 天。

2．早期胃肠营养及消化道损伤的处理　口咽部及食管损伤往往在中毒 1 ~ 3 d 后出现，早期以流质饮食为主，除非患者有口咽部、食管严重损伤及消化道出血，否则不建议绝对禁食。康复新液局部使用和口服对于口咽部和食管损伤有治疗作用。口腔真菌感染多发生在治疗 1 周后，一旦发生可给予抗真菌药物如制霉菌素局部治疗。

3．积极开展早期血液净化　血液灌流是清除血液中百草枯的有效治疗手段，早期血液灌流可以迅速清除毒物，宜在洗胃后马上进行，可根据服毒量和病情评估情况选择合理的治疗方案。应考虑到血液灌流技术也存在同时把治疗药物一起清除的可能性。血尿毒物检测结果对血液灌流治疗的次数和方法的选择具有指导意义。CRRT 对于纠正中毒导致的内环境紊乱具有明显疗效。随着血液灌流技术的普及，血浆置换不再作为百草枯中毒首选的血液净化方法。但是，对于伴有严重肝损害的中毒患者仍然可以使用。

4．糖皮质激素　糖皮质激素是治疗百草枯中毒的主要治疗药物，应早期足量使用糖皮质激素，重症患者可给予甲泼尼龙每日 500 ~ 1000 mg，或地塞米松 40 ~ 80 mg 静脉滴注，每日 1 次冲击治疗，连用 3 ~ 5 天后，根据病情逐渐减量。

5．抗凝及抗氧化治疗　百草枯中毒可伴有肺部局部血液循环障碍，可给予低分子肝素 5000 U，皮下注射，每日 1 次。有出血倾向者暂缓使用。还原型谷胱甘肽可有效对抗百草枯的过氧化损伤，剂量 1.8 ~ 2.4 g，加入液体中静脉滴注，每日 1 次。

6．防治晚期肺纤维化　传统的加勒比方案包括环磷酰胺、地塞米松、呋塞米、维生素 B 和维生素 C，但是鉴于百草枯中毒可以引起严重的肝肾损害，目前对于百草枯中毒，特别是重度中毒早期是否使用环磷酰胺尚存在不同意见。我们认为肝肾功能恢复后（一般在中毒后 10～14 天），此时如果仍有肺损伤，可以使用环磷酰胺 800 mg，加入生理盐水中静脉滴注 1 次，1 个月后根据肺 HRCT 情况决定是否重复使用。糖皮质激素联合新型免疫抑制剂治疗百草枯中毒肺纤维化的临床研究正在进行中。

7．氧疗和机械通气　应注意保持呼吸道通畅，确保呼吸功能正常。百草枯中毒早期吸氧可促进氧自由基形成，加重百草枯引起的肺损伤。但是对于百草枯中毒导致缺氧的患者，以往临床实践证实，严格地限制吸氧并没有使中毒患者受益。百草枯中毒患者一旦出现下列情况之一者应给予氧疗：①动脉血氧降低：呼吸空气时，患者 $SpO_2 \leqslant 92\%$；②平卧位时，患者呼吸频率增快（呼吸频率 > 24 次 / 分），呼吸困难或窘迫。晚期呼吸衰竭患者可考虑机械通气辅助呼吸，但是是否能够改善预后尚不确定。

8．治疗肝肾损害及黄疸　积极给予保肝、利胆治疗，重视胆汁淤积性黄疸治疗；积极给予保护肾功能治疗，给予输液、利尿改善循环等综合治疗。

9．纠正电解质紊乱，维持酸碱平衡　百草枯中毒往往出现严重的低钾血症，应积极给予补钾治疗，对于其他电解质紊乱及酸碱平衡失调也应积极对症处理。

10．中医药及其他治疗　中医中药在治疗百草枯中毒中具有一定的作用，一些临床及基础研究均证实丹参等中药制剂对于改善病情有效。

11．其他治疗　关于肺移植治疗百草枯中毒肺损害，由于受到诸多条件的限制，目前国内外成功者仅为个案。ECMO 是一种呼吸循环支持技术，对于百草枯中毒患者依靠 ECMO 维持生命目前来讲仍为权宜之策。其他如干细胞治疗正在研究中。

12．重视远期随诊评估，达到临床治愈　所有百草枯中毒存活患者均需要较长期的随诊，动态观察病情变化，以期达到临床治愈标准。

（菅向东　张忠臣）

第 16 章第八节电子资源

第九节　急性有毒动、植物中毒

有毒动、植物中毒是指进食有毒的动、植物组织或被有毒动物咬伤、蜇伤引起的中毒性疾病。一次接触大剂量可以引起急性中毒，长期摄入小剂量可以引起慢性中毒。常见的有毒动物及其组织有：毒蛇、毒蝎、毒蜘蛛、蜈蚣、蜂类、河豚、鱼类组胺、鱼胆、有毒贝类、蟾蜍、动物甲状腺等。常见的有毒植物有：含氰苷类植物、棉子、发芽马铃薯、未熟的豆角、鲜黄花、附子和乌头、钩吻、马钱子、雷公藤、巴豆、蓖麻、鱼藤等。有些毒物如毒蕈酷似植物，实为真菌。本节主要介绍毒蛇咬伤中毒。

一、概念

毒蛇咬伤中毒是由毒蛇咬破人体皮肤后毒液经毒牙侵入人体，引起全身组织损伤的一种中毒性疾病，其临床特点是发病急、进展快、病情重，往往并发多器官衰竭并可致死。全世界毒蛇有 600 余种，对人有致命危险的毒蛇有 300 多种。在我国目前已知的毒蛇有 60 余种，对人类危害较大的毒蛇有 20 余种，均为剧毒蛇。长江以南和西南地区蛇的种类与数量较多，主要有蝰蛇、竹叶青蛇、五步蛇、金环蛇、银环蛇、海蛇、眼镜王蛇、眼镜蛇、蝮蛇、烙铁头蛇等。长江以北地区主要为蝮蛇。据统计，我国每年蛇伤病例达 10 万～30 万例之多，病死率在 3%～5%。

二、毒理学特点及发病机制

毒蛇有毒牙、毒腺，能够分泌蛇毒。蛇毒主要由酶、多肽、糖蛋白和金属离子等组成。咬伤人时，其毒液经毒牙注入伤口，经淋巴和血液循环扩散，可分布到全身各组织，蛇毒由肝分解代谢，经肾排泄。体内蛇毒作用可持续 3 ~ 4 天，72h 后体内蛇毒含量已经很少。蛇毒的作用机制主要包括：

1. 对神经系统的作用 蛇毒主要的神经毒素分为两类：突触前神经毒素和突触后神经毒素。其共同特点是抑制神经肌肉传导，在临床上表现为肌肉麻痹，引起呼吸衰竭。另外，有些神经毒素还可以影响神经干和神经节中神经之间的传导，有些还对中枢神经系统起作用。

2. 对血液系统的作用 主要表现为蛇毒的促凝作用、纤溶与抗凝作用、对血小板凝集的诱导作用和抑制作用。

3. 对心血管的作用 有些蛇毒组分中含有直接作用于心肌的心脏毒素。响尾蛇蛇毒在血流动力学方面表现出降压特性，黄绿烙铁头蛇蛇毒还有使冠状动脉舒张和加强收缩作用的因子。

4. 对肌肉的作用 目前知道至少有 4 种物质可以影响骨骼肌，它们是肌肉毒素（或称膜毒素）、响尾蛇胺及其类似物、蛋白水解酶和磷脂酶 A_2。

5. 致生理活性物质的释放 蛇毒引起人体释放的常见生理活性物质有组胺、5- 羟色胺、激肽和慢反应物质。

6. 对肾的作用 蛇毒可以引起肾病变，包括肾小球肾炎、肾小管 - 间质病变、肾衰竭等。例如海蛇蛇毒可以引起肌红蛋白尿、肾衰竭和高钾血症。

三、临床表现

根据蛇毒的主要毒性作用，毒蛇咬伤的临床表现可以归纳为血循毒、神经毒、混合毒三种类型。

（一）血循毒表现

蝰蛇科和五步蛇、烙铁头蛇、竹叶青蛇的蛇毒主要含血循毒，血循毒类毒蛇咬伤中毒潜伏期短，发病急，来势凶猛，病程持久，危险期长。局部易形成组织坏死、慢性溃疡，伤口经久不愈。被咬伤后数分钟即出现伤口剧痛或灼痛，出血不止，肿胀迅速向肢体上端蔓延。伤口周围的皮肤常伴瘀斑、水疱，局部淋巴管炎和淋巴结肿大。重者可有高热、烦躁不安、黄疸、少尿、全身性出血，患者可因休克、心力衰竭、肾衰竭而死。竹叶青蛇咬伤者，全身中毒症状较轻。五步蛇和蝰蛇咬伤以广泛出血及溶血为特征，可有血压下降、心律失常、急性肾衰竭或弥散性血管内凝血发生。

（二）神经毒表现

银环蛇、金环蛇、海蛇等的蛇毒主要含神经毒。伤口初期仅有麻木感或轻微痛感，齿痕无渗液，常在 1 ~ 6h 后出现头昏乏力、视物模糊、复视、恶心、呕吐、全身肌肉疼痛。随后病情迅速进展，很快即出现神志恍惚、表情淡漠、言语不清、眼睑下垂、流涎、呼吸浅慢、瞳孔扩大、对光反射消失、抽搐、四肢瘫痪、昏迷等，严重者可因呼吸衰竭而死亡。

（三）混合毒表现

蝮蛇、眼镜蛇、眼镜王蛇等咬伤属混合毒，兼有血循毒和神经毒两种表现。混合毒类毒蛇咬伤中毒潜伏期短，局部症状类似血循毒类毒蛇咬伤。伤后即出现局部疼痛、肿胀明显，伤口周围有水疱、血疱、瘀点、瘀斑，易形成局部溃疡、组织坏死。全身症状类似神经毒类毒蛇咬伤，伤后 1 ~ 6h 出现头昏、视物模糊、四肢乏力、恶心、呕吐，继之病情迅速恶化，抽搐、昏迷、呼吸困难。严重者可死于急性呼吸衰竭、休克、心力衰竭、肾衰竭。

有些毒蛇如海蛇咬伤后还可出现横纹肌大量溶解，释放钾离子可引起严重的心律失常，肌红蛋白堵塞肾小管引起少尿、无尿和急性肾衰竭。

毒蛇咬伤中毒的临床分型：①轻型：毒蛇咬伤后仅有局部症状或一般的全身反应；②中型：局部症状明显，并出现全身中毒的典型症状和体征；③重型：局部症状明显，并出现全身中毒严重的典型症状或体征；④危型：局部症状明显，伴心、肺、肾衰竭。

除上述分型外，有些毒蛇咬伤虽无明显的局部症状，但有典型的全身中毒症状或危象发生，应视为重型或危型。对于毒性猛烈的毒蛇咬伤患者，在全身症状尚未出现之前，就应视为中型或重型蛇伤而进行救治。

四、实验室及辅助检查

1. 血常规检查　可有白细胞计数增多及中性粒细胞比值升高；溶血性贫血时可有血红蛋白下降；弥散性血管内凝血时可有相应的凝血功能异常。

2. 尿常规检查　可有血尿、蛋白尿、血红蛋白尿、肌红蛋白尿、管型尿等异常表现。

3. 粪常规检查　消化道出血时粪隐血试验可呈阳性。

4. 肝肾功能、肌酶谱和电解质等生化全套检查　可有氨基转移酶、胆红素及肌酶升高等异常表现；可有酸碱平衡失调和电解质平衡紊乱；肾衰竭时血清尿素氮、肌酐、胱抑素水平可升高。

5. 动脉血气分析　可有血乳酸水平升高等代谢性酸中毒表现。呼吸衰竭时可有 PO_2 下降。

6. 心电图检查　心肌损伤时心电图检查可有 ST-T 段改变及心律失常表现。

7. 毒蛇鉴定　根据捕获的毒蛇或打死的蛇体可进行毒蛇的种类鉴定。但是捕获较困难。

8. 特异性指标　蛇伤的免疫学诊断主要用于鉴别是何种毒蛇咬伤，目前临床上此项检查开展的并不多。

五、诊断

有明确的被毒蛇咬伤的病史，典型的局部伤痕以及血循毒、神经毒、混合毒等临床表现，结合实验室检查，排除其他疾病后可以确诊。

六、鉴别诊断

毒蛇咬伤应注意与无毒蛇咬伤、毒虫咬伤中毒等鉴别。

（一）有毒蛇咬伤与无毒蛇咬伤的鉴别

主要根据症状、体征和实验室检查进行鉴别。

（1）牙痕：毒蛇有 1 对或 3～4 个深且较大的牙痕，无毒蛇只有锯齿状、浅小且呈弧形排列的牙痕。

（2）疼痛：毒蛇咬伤除神经毒外均有剧痛，灼痛且明显加剧；无毒蛇咬伤疼痛不明显、不加剧。

（3）出血和坏死：毒蛇咬伤除神经毒类蛇伤外伤口常出血不止，周围组织有出血表现。血循毒、混合毒类毒蛇咬伤局部组织常有坏死和溃疡；无毒蛇咬伤出血少，无瘀斑和血疱，除伤口有时感染外无坏死。

（4）淋巴结：毒蛇咬伤附近淋巴结肿大、触痛，无毒蛇咬伤则无。

（5）全身症状：毒蛇咬伤全身症状明显，无毒蛇咬伤常无。

（6）实验室检查：毒蛇咬伤有异常，无毒蛇咬伤无异常。

（二）毒蛇咬伤与毒虫咬伤的鉴别

夜间或在草丛中被毒虫咬伤，患者未看清毒虫，极易被误诊为毒蛇咬伤。蜈蚣咬伤牙痕呈楔状，无下颌牙痕，伤口无麻木，全身症状轻或无。毒蝎蜇伤常有流泪、流涎反应，毒蜘蛛咬伤无典型蛇伤伤痕。

七、救治措施

被毒蛇咬伤后，切忌慌张乱跑，否则会加速毒素的吸收。通常蛇毒于 3 ～ 5min 内入血，救治愈早愈好。

（一）局部紧急处理

1. 制动伤肢与绷扎　患者被毒蛇咬伤后首先要冷静，不要惊慌乱跑，应制动伤肢以延缓毒素扩散。可用弹力绷带在伤口近心端绷扎，禁忌力度过大，应间断开放，必须警惕绷扎过紧所带来的加重肢体缺血坏死的严重后果。在局部伤口有效排毒后或注射抗蛇毒血清后应立即解除绷扎。

2. 清创排毒　用清水、盐水、1：5000 高锰酸钾溶液反复冲洗伤口及周围皮肤，常规消毒，采用小切口排毒法，沿牙痕方向纵向切开，若发现毒牙，应立即用镊子取出。在牙痕伤口处再用 1：5000 的高锰酸钾溶液或 2% 过氧化氢溶液洗涤，用大注射器或吸引管负压吸引，彻底排毒。对于血循毒蛇咬伤国外学者和国内部分学者不主张切开，以免加重伤口出血及伤口感染。

3. 局部封闭　可给予 2% 利多卡因 5 ml 加地塞米松 5 ～ 10 mg，在伤口周围做环形局部封闭。胰蛋白酶或糜蛋白酶能直接破坏蛇毒，胰蛋白酶分解蛇毒的作用强于糜蛋白酶，具体用法为以 0.25 ～ 0.5% 盐酸普鲁卡因注射液溶解成 5000 U/ml 浓度的溶液以牙痕为中心，在伤口周围做浸润注射或在肿胀部位上方做环状封闭，每次用量 5 万～ 10 万 U。胰蛋白酶用药前先用针头蘸本品溶液做皮肤划痕试验，显示阴性反应，方可注射。糜蛋白酶 5 ～ 10 mg 加 0.9% 氯化钠注射液 5 ～ 10 ml，以牙痕为中心，局部浸润注射或伤肢近心端做环状封闭，糜蛋白酶使用前需要做皮肤过敏试验。

（二）抗蛇毒血清

抗蛇毒血清是中和蛇毒的特效解毒药，起效迅速，被毒蛇咬伤后应尽快使用。抗蛇毒血清对已造成的脏器损伤无直接保护作用。目前国内生产的抗蛇毒血清均为单价血清，分别是抗眼镜蛇毒血清（每支 1000U）、抗银环蛇毒血清（每支 10000U）、抗蝮蛇毒血清（每支 6000U）、抗五步蛇毒血清（每支 2000U）。根据毒蛇咬伤的种类使用对应的抗蛇毒血清治疗，如不明蛇种，可按照有神经毒表现给予抗银环蛇毒血清，有血循毒表现给予抗蝮蛇毒血清或抗五步蛇毒血清，混合毒则用抗银环蛇毒血清联合抗蝮蛇毒血清或抗五步蛇毒血清。抗蛇毒血清需尽早使用，部分患者可发生过敏反应，应用前必须做过敏试验。皮试阴性者方可使用，一般采用静脉途径给药。皮试阳性者应在常规脱敏后给药，必要时可使用糖皮质激素。过敏性休克可在注射中或注射后数分钟至 10min 内发生，表现为烦躁、面色苍白或潮红、胸闷、冷汗、脉搏细速、血压下降。出现上述情况立即停用抗蛇毒血清，皮下注射肾上腺素并用抗过敏药物和糖皮质激素等综合救治措施。

（三）糖皮质激素

糖皮质激素具有非特异性抗毒抗炎作用，对于毒蛇咬伤中毒具有较好的疗效，应尽早使用，可根据不同的病情选择不同的剂量。

（四）脏器支持治疗

毒蛇咬伤后的数日内病情较重，中毒症状明显，严重者会出现呼吸衰竭、心力衰竭、弥散性血管内凝血、休克、急性肾衰竭、溶血性贫血、水及电解质平衡紊乱等，因此，维持主要脏器的功能非常重要。呼吸衰竭者立即给予气管内插管、机械通气。发生心力衰竭时积极给予强心、利尿、扩血管等治疗。弥散性血管内凝血时可给予肝素等治疗。对休克患者积极给予补液、血管活性药物等抗休克治疗。急性肾衰竭时给予血液净化治疗。溶血性贫血时给予糖皮质激素和输注洗涤红细胞治疗。积极补充电解质，维持水、电解质平衡。常规注射破伤风抗毒素。抗胆碱酯酶药新斯的明、溴吡斯的明能间接使胆碱能神经兴奋，对眼镜王蛇的神经毒有逆转作用。

（五）中医中药

临床实践证实中医中药在抢救毒蛇咬伤中毒中有丰富的经验和实际疗效。季得胜蛇药片以及很多中草药等均可用于当地毒蛇咬伤中毒的治疗。

（六）毒蛇喷毒伤眼的处理

能够喷毒的毒蛇有眼镜蛇、五步蛇、眼镜王蛇、莽山烙铁头蛇等蛇种。当遭到毒蛇喷毒伤眼后应立即用大量清水或 0.9% 氯化钠注射液冲洗局部，也可用胰蛋白酶或糜蛋白酶 5 mg 加入 0.9% 氯化钠注射液 10 ～ 20 ml 稀释后冲洗眼结膜。有条件时可给予抗蛇毒血清 1 ～ 2 ml 加入 0.9% 氯化钠注射液稀释后冲洗局部，疗效较好。也可用含糖皮质激素滴眼剂滴眼，每日数次。

（菅向东　宁　琼）

第十节　急性亚硝酸盐中毒

一、概念

急性亚硝酸盐中毒是指进食了含有较大量亚硝酸盐的食物后，在短期内引起的以高铁血红蛋白血症为主的组织缺氧性疾病，重者可有皮肤和黏膜明显发绀、心律失常、呼吸困难、昏迷甚至死亡，又称肠源性青紫症。

亚硝酸盐的主要成分为亚硝酸钠，在工业上用作染料生产和某些有机合成剂、氧化剂、防冻液、防腐剂、着色剂，在医疗上用作血管扩张剂和氰化物中毒的解毒剂。临床上亚硝酸盐的来源及引起中毒的常见原因有：

（1）蔬菜在生长过程中从土壤中吸收大量的硝酸盐，储存过久尤其腐烂及煮熟放置过久时，菜内的硝酸盐在还原菌的作用下转化为亚硝酸盐；5 ～ 8 天的腌菜中亚硝酸盐含量最高；当罹患胃肠疾病时，胃肠道硝酸盐还原菌大量繁殖，可使肠道内亚硝酸盐形成速度过快或数量过多以致机体不能及时分解亚硝酸盐。

（2）误将亚硝酸盐当做食盐食用，往往引起群体食物中毒。

（3）食用了在加工过程中用作着色剂的硝酸盐或亚硝酸盐加入过量的食品。

（4）个别地区的井水含硝酸盐较多，在细菌作用下还原成亚硝酸盐。过夜的笼锅水也含有较多的硝酸盐和亚硝酸盐。

（5）某些药物过量使用可以产生亚硝酸阴离子引起高铁血红蛋白血症。

二、毒理学特点及发病机制

亚硝酸钠（$NaNO_2$）属剧毒类，大鼠经口 LD_{50} 为 0.18g/kg。亚硝酸盐能使血红蛋白中的二价铁氧化成三价铁，形成高铁血红蛋白，使血红蛋白失去携氧和释氧的能力，造成机体缺氧。人误服 0.3 ～ 0.5g 可引起急性中毒，也有专家认为低于上述摄入量仍然可以引起中毒。大剂量亚硝酸钠可使中枢神经麻痹，并能使周围血管扩张、血压降低。另外，亚硝酸盐为致癌物，其在胃肠道酸性环境中可以转化为亚硝胺，其具有强烈的致癌作用。

三、临床表现

1. 潜伏期　潜伏期与摄入途径有关。急性口服中毒多在进食后数分钟到 3h 发病，最迟 20h。中毒表现及严重程度与亚硝酸盐摄入量有关。

2. 皮肤黏膜　根据病情轻重，口唇、颜面、耳廓、指（趾）甲可出现程度不等的发绀，严重者可出现全身皮肤青紫。

3. 消化系统　主要有恶心、呕吐、腹痛、腹泻等症状。腹部可有压痛。

4. 呼吸系统　可有胸闷、气短、呼吸困难、肺水肿表现。双肺可闻及湿啰音。

5. 循环系统　可有心悸、血压下降、心律失常、休克等表现。

6. 神经系统　主要有头晕、头痛、乏力、烦躁不安、精神萎靡、反应迟钝、手指麻木等表现，严重者可出现嗜睡、抽搐、脑水肿甚至昏迷、死亡。

7. 其他　发热、耳鸣、视物模糊等。

临床分级为：①轻者有头晕、头痛、乏力、胸闷、恶心、呕吐，口唇、耳廓、指（趾）甲轻度发绀等，高铁血红蛋白水平为 10%～30%。②重者可有心悸、呼吸困难，甚至心律失常、惊厥、休克、昏迷、急性呼吸窘迫综合征、皮肤及黏膜明显发绀，高铁血红蛋白水平往往超过 50%。

四、实验室及辅助检查

1. 血尿常规检查　急性中毒可以出现白细胞计数及中性粒细胞比例增高。

2. 肝肾功能、肌酶谱及电解质等生化全套检查　可有氨基转移酶水平升高等肝功能异常表现，心肌酶谱可升高。

3. 动脉血气分析　可以出现高铁血红蛋白血症、低氧血症及代谢性酸中毒，血液高铁血红蛋白含量超过 10%。

4. 心电图检查　表现为窦性心动过缓、房室传导阻滞、窦性心动过速、室上性心动过速、房性期前收缩、室性期前收缩、室性心动过速、室颤及 ST-T 段改变等。

5. 影像学检查　胸部 X 线或肺部 CT 检查、颅脑 MRI 检查等，根据不同临床表现可以出现相应的影像学改变。

6. 毒物分析　可对剩余食物、呕吐物或胃内容物做亚硝酸盐定性和定量测定。中毒患者上述定性试验为阳性。食品中亚硝酸盐常用定量方法为盐酸萘乙二胺法，结果超过限量。

7. 高铁血红蛋白定性检查　静脉血为紫褐色，向试管中加入 5% 的氰化钠或氰化钾数滴，或将试管在空气中振荡 15min 或通入氧气，若血液变为鲜红色则提示含有高铁血红蛋白。

五、诊断标准

有明确的亚硝酸盐接触史，临床上出现高铁血红蛋白血症的典型表现，血液中高铁血红蛋白含量超过 10%，参考《食源性急性亚硝酸盐中毒诊断标准及处理原则》（WS/T86-1996），排除其他疾病即可确诊。

六、鉴别诊断

1. 苯的氨基和硝基化合物中毒　中毒多见于生产事故，以皮肤接触吸收为主，同时伴有粉尘或蒸气吸入，消化道吸收则少见。中毒后可以形成不同程度的高铁血红蛋白血症，产生溶血作用、肝肾损伤，某些种类可引起出血性膀胱炎，对皮肤有强烈的刺激和致敏作用，可有眼晶状体损伤和致癌作用等。苯胺还可以在红细胞内使珠蛋白形成变性珠蛋白小体（Heinz 小体）。

2. 硫化血红蛋白血症 正常人血红蛋白中有不超过 2% 的硫化血红蛋白，硫化氢、三硝基甲苯、代森锌、非那西丁及磺胺类药等中毒可以产生硫化血红蛋白。患者皮肤和颜面呈蓝灰色，重者有头晕、头痛、气急、晕厥等表现。含有硫化血红蛋白的血液呈蓝褐色，在空气中振荡后不变色。用分光镜检查，光吸收带在 620nm 处，加入氰化钾后光吸收带不消失。用亚甲蓝治疗无效。

3. 先天性高铁血红蛋白血症 还原型辅酶Ⅰ（NADH）- 高铁血红蛋白还原酶缺乏症属于隐性遗传病，发绀在出生时即可出现。患者明显发绀，但是其他全身症状轻微。实验室检查可发现还原型辅酶Ⅰ（NADH）- 高铁血红蛋白还原酶缺乏。

4. 血红蛋白 M 病 血中高铁血红蛋白占血红蛋白含量的 15% ~ 25%，属于显性遗传病。发绀自幼出现，血液在分光镜下呈现特殊的吸收带。用亚甲蓝治疗无效。

5. 心肺疾病引起的发绀 心肺疾患尤其是右向左分流的心脏病，其发绀是由于还原型血红蛋白过多，动脉氧饱和度显著降低所致。常出现其他缺氧症状和心肺体征。动脉血气分析显示高铁血红蛋白在正常范围。

七、救治措施

1. 对于群体亚硝酸盐中毒事件应立即进行分类检伤，根据危重患者优先救治原则，积极维持其生命体征稳定。常规给予催吐、洗胃、导泻治疗，并给予药用炭吸附。给予高流量吸氧，纠正缺氧，保持气道通畅。

2. 特效解毒药治疗 亚甲蓝是高铁血红蛋白血症的特效解毒药，需使用小剂量（1 ~ 2mg/kg）。1% 亚甲蓝 10ml 加入 25% 葡萄糖注射液 20 ~ 40ml 中缓慢静脉推注，可还原高铁血红蛋白，根据病情可重复给予。也可应用大量维生素 C，维生素 C 5g 加入注射液中静脉滴注。亚甲蓝可加速高铁血红蛋白还原为氧合血红蛋白，恢复其正常携氧功能。但高浓度（5 ~ 10mg/kg）则对血红蛋白起氧化作用，使其生成高铁血红蛋白。因此，亚甲蓝应早期、小剂量使用。当亚甲蓝疗效不明显时，应积极寻找原因。亚甲蓝用量过大或注射过快，可产生副作用或中毒症状，如头晕、无力、恶心、呕吐、心悸、气短、血压下降、心律失常，甚至抽搐、惊厥、循环衰竭。全身皮肤呈紫蓝色，尿液和粪便呈蓝色，一旦出现上述情况应立即停用，对症处理。另外，亚甲蓝的刺激性大，外渗可引起组织坏死，宜缓慢静脉推注，注意回血，确保针头在血管内。

3. 对症治疗和支持治疗 合理使用糖皮质激素，使用脱水剂和利尿剂治疗脑水肿。呼吸衰竭时及早行气管内插管，并给予机械通气辅助呼吸。血压降低时可使用多巴胺、间羟胺等升压药物，并注意补充血容量。此外，还应维持水、电解质平衡，积极纠正酸中毒，加强营养支持，防止负氮平衡等。

（菅向东 任英莉）

第十一节 急性重金属中毒

重金属在人体内以极其微量的浓度存在。重金属中毒是指相对原子质量大于 65 的重金属元素或其化合物引起的中毒，在临床上表现为一定的神经、消化和呼吸等系统症状。常见的重金属中毒包括铅中毒、汞中毒、铊中毒等。铅中毒以腹痛、贫血为主要表现；汞中毒则以呼吸衰竭、肝肾衰竭为特点；铊中毒则以神经系统症状为主要表现。下面以铊中毒为例阐述。

一、概念

铊曾用于治疗梅毒、淋病、结核、头癣等，后因出现中毒致死并发现剧毒性而被禁用。目前，铊时常被用作投毒工具或污染中药材等食品、药品而使人中毒。其中毒后发病较为隐匿，引起全身各系统受损，不易诊断，从而导致死亡。20世纪90年代初以来，我国发生了多起使用铊进行的校园投毒案，影响恶劣。

二、毒理学特点及发病机制

铊中毒的主要方式为职业性接触以及口服（误服、投毒以及自杀等），可以通过粉尘吸入、由破损皮肤进入人体；暴露后快速吸收。铊在全身各器官组织分布，但以肠道、肝、肾、心、脑及肌肉中的浓度最高。半衰期为1.7天，主要经过肠道排泄（51.4%）；其次是尿排泄（26.4%），经肾小球滤过，但肾小管可以重吸收；其他途径如胆汁也可分泌。

铊中毒机制复杂，至今尚不明确，在体内发生三相代谢：第一时相发生于4h内，铊在血中迅速向血运丰富的器官如肝、肾、肌肉分布；第二时相是中毒后4～24h，铊向中枢神经系统分布，此时脑脊液中浓度升高；第三时相也就是排泄相，始于中毒后24h。

铊离子和钾离子具有相似的离子半径和电荷量，且铊与Na^+-K^+-ATP酶的亲和力远远超过K^+，铊在体内通过竞争性抑制K^+的生理作用而产生毒理作用；铊与蛋白质的巯基结合，影响体内的能量代谢，其中铊与谷胱甘肽结合会使体内自由基生成增多。铊可造成动物脑区的脂质过氧化，引起神经系统损伤。此外，铊还具有细胞毒性；拮抗钙离子对心肌的激活作用；致突变效应。

三、临床表现

多数患者中毒后症状不特异、发病时间不一。潜伏期多为2～24h。早期表现为腹痛、恶心、呕吐等消化系统症状，几天后出现肌肉震颤、眼睑下垂、下肢疼痛、手脚感觉异常等周围神经系统症状。各种症状见表16-8，其中，脱发和以疼痛为主要表现的上行性周围神经病最具特征性。

1. 脱发　多见于慢性暴露者。脱发为铊中毒的特异性症状，常于急性中毒后1～3周出现，毛发成簇状脱落。脱发虽然严重，是因铊干扰半胱氨酸的代谢所致，并不破坏毛囊，故接受治疗后毛发可重新生长。

2. 皮肤　患者的指（趾）甲根部的米氏线在暴露后2～4周出现。其他症状还包括皮肤干燥、皮疹、痤疮、色素沉着等。

3. 消化系统　与其他重金属中毒不同，其胃肠道症状较轻微甚至缺乏，可表现为腹痛、呕吐、腹泻或便秘。

4. 心血管系统　心动过速、高血压常见，常见于毒物摄入后第1～2周。持续的、显著的心动过速提示预后不好。

5. 中枢神经系统　症状常见于暴露后2～5天，为剧痛、快速进展的上行性周围神经病。疼痛及感觉异常在下肢，尤其是足底常见，手指、足趾常有麻木。运动功能障碍程度不一，以远端为重。有程度不一的昏迷、幻觉、抽搐、精神异常、头痛、失眠、焦虑、共济失调等。多数脑神经可受损，常表现为动眼神经受累，出现单侧眼睑下垂。视神经受累后，表现为程度不同的视力下降，甚至失明。重度中毒者可发生中毒性脑病，出现嗜睡、癔症样表现，提示预后不良。

6. 泌尿系统　危重症患者可以出现肾衰竭，表现为少尿、蛋白尿、尿肌酐水平升高等。

7. 其他　铊还可对生殖系统造成损伤，引起阳痿、性欲降低等。

表16-8　急性铊中毒的临床表现

器官	症状起始时间			
	早期（小于6h）	中期（数天至2周）	晚期（大于2周）	残留效应
胃肠道				
恶心	有			
呕吐	有			
腹泻	有			
便秘	有	有		
心血管				
非特异性心电图表现	有	有		
高血压		有		
心动过速		有		
呼吸系统				
胸膜炎疼痛	有	有		
呼吸抑制		有	有	
肾				
蛋白尿		有		
肾功能不全		有		有
皮肤				
干燥		有		
脱发		有		有
米氏线			有	有
神经系统				
上行性周围神经痛		有	有	有
运动神经元病		有	有	有
脑神经受损		有		
神志改变		有		有
抽搐		有	有	

四、辅助检查

1．**X线检查**　与其他急性重金属中毒一样，在中毒后的数小时内，X线检查食物及患者腹部，可以发现金属影，有助于辅助判断。但其敏感性、特异性还不明确。

2．**常规检查**　血常规、电解质、尿常规及心电图的诊断作用有限。

3．**毛发检查**　95% 患者的头发发根可以在显微镜下发现黑色素沉着。

4．**毒物分析**　确定性诊断依赖于发现血铊水平增高。正常情况下，血铊水平 < 9.78 nmol/L（< 2 μg/L），24 h 尿铊水平 < 24.5 nmol/L（< 5 μg/L）。铊在头发、指甲、粪便、唾液及尿中亦可被发现。

五、诊断

具有上述临床表现，尤其是感觉异常性上行性周围神经病、脱发；查体发现米氏线；实验室检查发现血、尿铊水平升高，即可诊断。对于有明确的铊接触史的患者，结合铊中毒典型三联征：胃肠道炎、多发性神经病和脱发，可做出早期诊断；无明确接触史的患者，常就诊于消化科或神经内科而误诊。

六、鉴别诊断

铊中毒极易误诊，应注意与砷、汞等其他物质中毒，吉林 - 巴雷综合征（Guillain - Barré syndrome，GBS），肉毒杆菌中毒，艾滋病，维生素 B_1 缺乏等鉴别。

1. 铊中毒患者，尤其是服毒量小或者慢性中毒时，多以脱发或各类神经病就诊。

2. 铊中毒时感觉异常性上行性周围神经病及各种反射的存在，有利于鉴别 GBS 和其他原因导致的急性神经病。一个肢体以上进行性无力、腱反射消失是临床诊断 GBS 的必备条件。可借此与铊中毒鉴别。

3. 当胃肠道症状与神经病、器官功能不全合并存在时，应考虑砷、汞等中毒。

4. 脱发可见于砷、硒、秋水仙碱、长春新碱等中毒，但砷中毒一般没有脑部受损的表现。

5. 米氏线不是铊中毒的专有特征，可见于砷等其他物质中毒。

七、救治措施

与所有的中毒抢救一样，其治疗原则是稳定生命体征、阻断吸收及增强排泄。详见表16-9。

1. 清除肠道毒物 4h 内服毒者应给予洗胃。若已经超过上述时间或有剧烈呕吐者，则不必洗胃。应给予药用炭，可以清除尚未吸收的毒物，并阻断肠肝循环。使用聚乙二醇可以进行全胃肠道灌洗，对于尚未吸收的铊的清除效果肯定。因此，若腹部 X 线片提示胃肠内尚存有铊，则应该彻底清除，直至粪便呈水样、无渣、腹部 X 线片阴性为止。

2. 特效解毒剂 普鲁士蓝是美国食品和药品管理局批准用于铊中毒的特效解毒药物。口服后，其作为离子交换器交换单价阳离子，吸附力随阳离子的价数升高而升高，通过与钾离子交换，干扰铊的肠肝循环，从而增加粪便中的排泄，降低血中毒物水平。一旦铊中毒诊断确定，就应该立即使用普鲁士蓝，否则待到铊引起全身各器官、组织的毒性作用，则治疗效果极其有限。普鲁士蓝 250 mg/（kg·d）分成 2～4 次口服或通过胃管给予，直至血铊、尿铊水平恢复正常。若患者便秘，则建议与甘露醇同时服用。不建议使用硫酸镁，因其有神经系统抑制效应。

3. 血液净化 依据病史或临床表现高度怀疑铊中毒或血铊浓度 > 1.0 mg/L 者需要使用。应该在中毒后 24 h～48 h 内使用，直至血铊浓度 < 0.1 mg/L，并维持至少 72 h。

表16-9 急性铊中毒的治疗

早期（服毒后 1h 内来诊）
- 稳定患者的气道、呼吸及循环功能
- 若患者没有呕吐，则考虑洗胃
- 若患者摄入量大，或者在腹部 X 线片上可以看到金属影，使用聚乙二醇进行全胃肠道灌洗
- 开始多剂药用炭治疗。若患者没有腹泻则在首剂药用炭后加用泻剂
- 普鲁士蓝 250 mg/（kg·d），分 2～4 次溶于水口服，若没有腹泻则给予 20% 甘露醇导泻
- 同时考虑应用药用炭进行血液灌流及血液透析，尤其是患者合并肾功能不全时

后期（服毒后 24h 来诊或慢性中毒）
- 依照旧的心肺复苏 ABC 原则，稳定患者的气道、呼吸及循环功能
- 开始多剂药用炭治疗。若患者没有腹泻则在首剂药用炭后加用泻剂
- 普鲁士蓝 250 mg/（kg·d），分 2～4 次溶于水口服，若没有腹泻则给予 20% 甘露醇导泻

第 16 章第十一节电子资源

（燕宪亮）

理化因素损伤

第一节　概　述

　　理化因素所致疾病是指人接触有害的物理因素和化学因素所导致的疾病。理化因素所致疾病的临床特点包括：①病因明确；②不同病因所致疾病临床表现迥异；③具有特殊的靶部位和损伤机制；④剂量 - 效应关系和时间 - 效应关系明显；⑤疾病可群体发生但无传播性；⑥临床后果与作用强度密切相关。

　　有害物理因素可以引起中暑、冻伤、电击伤、高原病、减压病、淹溺、晕动病、放射性疾病、噪声性聋、手臂振动病、电光性眼炎等。有害化学因素所致疾病主要是指各种急慢性中毒性疾病，常见的急性中毒性疾病有农药中毒、药物中毒、工业性毒物中毒、有毒动植物中毒、生活性中毒、军事毒剂中毒、放射性毒物中毒等。有些疾病的发生是理化因素共同作用的结果，例如粉尘可以引起尘肺病，是我国最主要的职业病。高温有毒环境作业时既有高温物理因素的作用，又存在毒物化学因素的影响。

一、诊断

　　理化因素所致疾病的诊断主要是根据有害理化因素接触史、典型的临床表现，结合实验室及辅助检查结果，排除其他疾病后可以确诊，必要时可以进行诊断试验性治疗。既要考虑到常见病和多发病，同时也要考虑到少见病和罕见病。临床上有些多次误诊的疑难病症往往与理化因素所致疾病有关。

　　1. 病史　病史对于理化因素所致疾病的诊断和鉴别诊断至关重要，详细的病史采集是疾病正确诊断的首要环节。病史主要内容应该包括发病时环境情况、环境中是否存在可疑的有害理化因素、是否有群体发病情况、既往当地有无类似疾病发生、首发症状及临床特点、当地治疗情况及治疗效果等，然而，当遇到理化因素所致急危重症时，往往是先简单地采集主要病史，随即立即投入抢救治疗，待基本生命体征稳定后，再完善详细的病史。

　　2. 症状和体征　理化因素所致疾病特别是急危重症来势凶猛，进展迅速，表现复杂，损伤累及多个器官，往往在短时间内产生严重的症状，如发绀、昏迷、惊厥、呼吸困难、休克、无尿等。作为临床医师，首先应熟悉具有诊断意义的特殊症状和体征，体格检查可以在询问病史的同时进行。在紧急情况下，根据患者的临床表现和简单病史，即可做出初步诊断，迅速采取相应的救治措施。对于临床出现不明病因的多脏器损伤者或突然出现的不能解释的严重症状，应考虑理化因素所致疾病的可能。

　　3. 辅助检查

　　（1）常规检查：血液、尿液及粪常规检查，肝、肾功能检查，血清电解质检查，心电图检查，动脉血气分析，颅脑 CT 等对于理化因素所致疾病的病情判断非常有益，应根据不同的有害理化因素选择不同的常规检查项目。

　　（2）特异性检查：某些毒物中毒有特异性检查指标，例如：有机磷农药中毒时测定全血胆碱酯酶活性；一氧化碳中毒时测定血中碳氧血红蛋白含量。可根据病情选择。

（3）毒物分析：血液、尿液中的毒物分析对中毒患者的诊断和救治具有重要意义，但是毒物分析往往需要较长的时间，只有具备检测条件的医院才能开展，不能等待检查结果报告后再进行抢救。

4. 鉴别诊断　主要是与具有相似临床表现的其他内科疾病鉴别，同时还要与不同的理化因素所致疾病进行鉴别，应注意存在多种有害因素的联合作用的可能性。

二、治疗原则

理化因素所致疾病的治疗原则是：①立即脱离有害理化因素环境，终止有害理化因素接触；②紧急复苏并维持基本生命体征稳定；③对中毒患者积极清除体内毒物；④如有可能尽早使用特效疗法；⑤重要脏器支持治疗及对症治疗；⑥积极防治各种严重的并发症。

应当指出的是，很多理化因素所致疾病并无特效疗法，积极对症支持治疗、保护重要脏器的功能对于患者的成功救治和防止致残、改善预后具有非常重要的作用。某些脏器支持技术如ECMO、血液净化、亚低温治疗等在理化因素所致疾病的治疗中发挥了关键作用。同时，具体治疗方案应该个体化，并且随病因和病情的不同而选择不同的方法，诊疗计划要根据病情的不断变化和实时评估结果及时调整。

理化因素所致疾病具有明确的病因，通过控制有害理化因素、切断其作用途径、保护高危人群等措施完全可以控制和预防。

（菅向东）

第 17 章第一节电子资源

第二节　中　暑

一、概念

中暑是在高温、高湿和无风的环境条件下，出现以体温调节障碍，水、电解质代谢紊乱，中枢神经系统和心血管系统功能障碍为特征的疾病的总称。临床表现为头痛、头晕、口渴、多汗、四肢无力发酸、注意力不集中、动作不协调等症状，严重者体温可高于40.5℃并出现多系统组织损伤和器官功能障碍。虽然近年来诊疗技术提高，重症中暑的死亡率已有明显下降，但仍高达10% ~ 50%。因此，迅速而准确的诊断和及时有效的治疗在降低死亡率和后遗症发生率方面就显得尤为重要。

二、发病机制与分类

1. 发病机制　人体通过产热和散热维持体温平衡。当外界环境温度过高（> 32℃）、湿度较大（> 60%）和无风环境下，长时间工作、强体力劳动或者机体高代谢状态而产热过多，超过了机体的散热能力时，体温就会逐渐升高，从而导致中暑的发生。热痉挛的发病机制是高温环境中，人的散热方式主要是出汗，因此大量出汗使水和钠盐过多丢失，是肌肉痉挛，并引起疼痛。热衰竭的发病机制主要是由于人体对热环境不适应引起周围血管扩张、循环血量不足、发生虚脱。热射病的主要发病原因是人体受外界环境中热源的作用和体内热量不能通过正常的身体性散热以达到热平衡，导致体内热蓄积，引起体温升高。

2. 分类　根据发病机制和临床表现不同，可将中暑分为先兆中暑、轻症中暑和重症中暑，重症中暑又分为热痉挛（heat cramp）、热衰竭（heat exhaustion）和热射病（heat stroke）三种类型。热射病又可以分为经典型热射病（classic heat stroke，CHS）和劳力性热射病（exertional heat stroke，EHS）。

先兆中暑是指高温环境下出现头痛、头晕、口渴、多汗、四肢无力发酸、注意力不集中、动作不协调等，体温正常或略有升高，如及时转移到阴凉通风处，补充水和盐分，短时间内即可恢复。轻症中暑是指体温在 38℃ 以上，除头晕、口渴外往往有面色潮红、大量出汗、皮肤灼热等表现，或出现四肢湿冷、面色苍白、血压下降、脉搏增快等，如及时处理，往往可于数小时内恢复。以下重点分析重症中暑。

三、重症中暑

（一）热痉挛

1. 临床表现　主要表现为大部分参与运动的肌群短暂性、间歇性痉挛发作。常见于运动员、瓦工、钢铁工人等，且运动时大量出汗、大量饮用低渗液体，不出现过度通气。热痉挛有时易与热衰竭时过度通气致手足抽搐相混淆，后者常出现手足腕痉挛和四肢末端及口周麻木。如合并全身症状，热痉挛可能是失盐型热衰竭的一部分。

2. 救治措施　迅速转移到阴凉通风处休息或静卧。补充盐水或饮用商品类电解质溶液可迅速缓解症状。无脱水轻症患者可口服 0.1% ~ 0.2% 盐水，严重病例应静脉滴注等渗生理盐水。冰盐水会刺激胃黏膜并延迟胃排空，不推荐使用。

（二）热衰竭

热衰竭是指热应激后以血容量不足为特征的一组临床综合征。

1. 临床表现　包括多汗、疲劳、乏力、眩晕、头痛、判断力减弱、恶心和呕吐，有时可表现为肌肉痉挛、体位性眩晕和晕厥。体温轻度升高，无明显神经系统损伤表现。热衰竭若得不到及时诊治，可发展为热射病。

2. 救治原则　迅速降温、补液后通常可迅速缓解症状。补充液体或电解质的量应根据血清电解质测定结果及临床和实验室检查对脱水程度的评估来判断。

血容量严重减少及电解质平衡紊乱患者需静脉输液。若患者症状与体位相关，应补充足够生理盐水直到血流动力学稳定。缺水可在 48h 内缓慢纠正，血浆渗透压下降速度不应大于 2 mOsm/h。过快纠正高钠血症可引起脑水肿，导致痫性发作。

（三）热射病

热射病是中暑最严重的一种类型，死亡率高达 40% ~ 50%，且存活患者中约 30% 可遗留神经系统及其他系统后遗症。

1. 分类　临床上以病因中是否有高强度体力运动的参与分为：经典型热射病（CHS）和劳力性热射病（EHS）。经典型热射病发生于持续高温、高湿环境，如夏季热浪期。患者常为住处无空调、通风差的年老体弱和伴有基础疾病者（如慢性心血管疾病患者、皮肤病患者和服用抗胆碱能或抗精神病药物的患者），主要是由体温调节和散热能力下降所致。劳力性热射病通常是由于内源性产热过多而热量不能及时有效地散发出去而导致。最常见于运动员和新入伍士兵。多在高温、高湿和无风天气进行重体力劳动或剧烈体育运动时发病（表 17-1）。

2. 发病机制

（1）细胞因子介导的全身炎症反应：一旦全身炎症反应失控，即可产生级联反应式多器官功能障碍。

（2）高体温对血管内皮损伤明显，激活凝血及纤溶系统，全身炎症反应和凝血功能障碍相互交织，最终导致多器官衰竭。

（3）高温还会导致脑血流下降，从而引起血脑屏障通透性增加和脑损伤。

3. 临床表现　热射病起病急，常见临床表现包括高热（中心体温高于 40.5℃）、严重中枢神经系统功能障碍、呼吸急促、心动过速、休克等。

（1）前驱症状：无特异性，包括眩晕、恶心、呕吐、食欲缺乏、前额疼痛、意识不清、嗜睡、定向障碍、肌肉抽搐、共济失调、其他小脑功能障碍体征及精神症状（从焦虑易怒到精神失常）等，可持续数分钟至数小时。

（2）血液系统症状：凝血功能障碍通常在热损伤后 2 ~ 3 天发生，并迅速进展为弥散性血管内凝血（DIC）；血小板呈进行性下降。

（3）横纹肌溶解：常表现为肌肉酸痛、僵硬，并伴有酱油色尿。大量释放的肌红蛋白极易堵塞肾小管，导致急性肾损伤和少尿。横纹肌溶解时肌酸激酶、血肌红蛋白水平显著升高。

（4）肝功能受损：谷丙转氨酶、谷草转氨酶升高，在发病 3 ~ 4 天达到高峰。

（5）水、电解质、酸碱平衡紊乱：通常表现为低血压、低血钾、低钠血症；血气分析常提示代谢性酸中毒和呼吸性碱中毒。

表17-1　热射病的一般特征

劳力性热射病	经典型热射病
健康人	有易感因素 / 服用药物
年轻人	中老年
运动	静息
散发	炎热期
多汗后无汗	少汗
低血压	血压正常
DIC	轻度凝血功能障碍
横纹肌溶解	CK 轻度升高
急性肾衰竭	少尿
显著乳酸性酸中毒	轻度酸中毒
低钙血症	血钙正常

4. 诊断　在夏季高温、高湿的天气遇有体温过高（> 40.5℃，现场处理后体温也可较低）并伴有严重中枢神经系统功能障碍体征（昏迷、抽搐、精神错乱）的患者应首先考虑热射病的诊断。诊断时热射病要与乙型脑炎、胸膜炎、中毒性痢疾、中毒性肺炎等发热性疾病相鉴别。热痉挛伴腹痛要与各种急腹症相鉴别。热衰竭要与消化道出血、异位妊娠、低血糖等相鉴别。

5. 救治措施

（1）降温治疗：快速降温是治疗的基础，可有效减少并发症和后遗症。对于高热患者，降温的速度决定预后，降温目标是迅速将中心体温降至 39℃ 以下。现场主要以物理降温为主，包括给患者通风，脱掉衣物，应用冰帽与冰毯，冷盐水洗胃、灌肠。在临床中可应用冰毯机亚低温技术；也可将患者浸泡于冷水（20 ~ 25℃）中，监测直肠温度在初期 0.5h 降到 40℃，2h 降至 38.5℃，4h 内保持在 34.5 ~ 35.5℃，可达到良好的治疗效果。特别需要指出的是，非甾体类抗炎药物降温对热射病作用不佳。有研究认为药物降温可尽早采用地塞米松、氯丙嗪，用药过程应持续监测血压。血管内降温是最新的降温理念，有条件的医院可以行低温血滤治疗，将置换液降温至 25℃。

（2）其他治疗：

①改善通气：保持患者呼吸道通畅，并给予吸氧。对于昏迷患者应进行气管内插管，防止误吸。

②治疗中枢神经症状：对疑有脑水肿患者应给予甘露醇脱水；对谵妄、躁狂的患者可给予

镇静治疗，常用药物有地西泮、咪达唑仑和丙泊酚。

③纠正水、电解质平衡紊乱和酸中毒：热射病患者常有不同程度的脱水，低血压时应静脉输注生理盐水或乳酸林格液。开始几小时补液量为 500 ～ 1500ml/h，在积极扩容维持血流动力学的同时予以利尿，减轻心脏负荷。避免使用阿托品和其他抑制发汗的副交感神经阻滞药。及时纠正水、电解质平衡紊乱和酸中毒。

④抗凝治疗：强调早期补充大量血浆后同时予以抗凝治疗。除了常用的凝血检测指标外，血栓弹力图也可作为补充血浆和抗凝治疗的指导。根据患者血小板计数及出血倾向酌情选用肝素、低分子量肝素及磺达肝癸钠。危重期禁止手术（筋膜切开、气管切开等），主要目的在于避免手术后无法控制的出血，导致凝血物质的进一步消耗，加重凝血功能紊乱。

⑤保肝：出现感染时也应避免使用肝毒性较大的抗菌药。

⑥改善肾功能：如出现横纹肌溶解，应在大量补液的基础上碱化尿液，特别是酸中毒、脱水和既往有基础肾病患者。利尿剂的使用尚有争议，不建议采用利尿剂预防急性肾损伤。

⑦抗炎治疗：主要药物是糖皮质激素和乌司他丁。

⑧血液滤过：越来越受到重视。目前常用的方式为持续性静脉 - 静脉血液滤过（continuous veno-venous hemofiltration，CVVH），具有多靶点治疗作用：有效降温；有效清除肌红蛋白等毒性物质；清除大量炎性介质，减轻全身炎症反应综合征，缩短病程。然而，热射病患者凝血功能紊乱，给 CVVH 的顺利实施带来困难，需慎重选用持续抗凝的药物，枸橼酸抗凝是目前认为安全有效的方式。

⑨保护肠黏膜：热射病患者常伴有低血压、组织器官灌注不良以及凝血功能障碍，这些因素可以增加肠黏膜的渗透性。因此应早期给予肠道营养，保护肠黏膜屏障，减轻细菌易位。

6．预后　中暑的病死率介于 20% ～ 70%，影响预后的因素与高热持续时间以及器官受累情况有关。降温可以改善热射病的预后，减轻器官功能损伤，但高龄、低血压、凝血功能障碍和需要气管内插管等因素仍提示预后较差。劳力性热射病患者病情危重，且大部分患者可能会遗留神经系统症状。

（张　华）

第 17 章第二节电子资源

第三节　电　击　伤

一、概念

一定强度电流或电能量（静电）通过人体，引起组织器官损伤、功能障碍甚至呼吸、心搏骤停而死亡，称为电击伤。致伤同时可能伴有电火花，电弧等高温以及其引燃衣服致火焰的烧伤，包括雷电击伤。而高空作业者还可因触电后从高处坠落导致二次损伤。

二、病因与发病机制

1．病因　多由电源直接接触人体，也可因高压电或超高压电产生的电弧而导致损伤。引起电击伤的原因很多，如生活中缺乏安全用电知识，用电、接电时违规操作等。

2．发病机制　电击对人体造成的损害程度取决于接触电流的电压高低、电流强度、电阻、路径、接触时间及电流种类。①低压电电击可造成心室纤颤、心搏骤停，1000V 以上电流可使呼吸中枢麻痹、呼吸肌强直收缩、呼吸停止。②电流强度大于 25mA 时，可导致心室纤颤、心搏骤停。③电阻较小的血管、肌腱、肌肉、神经等组织器官更容易受到损伤。④电流穿过胸部时可直接损伤心脏，导致心室纤颤、心搏骤停；经过脑部可出现脑出血、脑水肿、脑坏死。⑤直流电、交流电、静电荷均可对人体造成伤害。

三、临床表现

1. 全身表现 轻者出现头晕、头痛、心悸、恶心、面色苍白、肌肉酸痛、全身无力。重者可出现昏迷、抽搐。

2. 心脏 可出现心室纤颤、心搏骤停。

3. 皮肤 入口及出口处皮肤呈焦黄色、褐色或灰色，一般为三度烧伤。一般低压电流的烧伤面积较小，高压电流烧伤面积较大。

4. 神经系统 触电后，常有短暂性的昏迷，占 20% ~ 50%，意识多能恢复，若头部有击伤区，除短暂的昏迷外还可出现神志恍惚、兴奋，CT 检查可发现有局部脑水肿，继之脑软化。轻者可仅有头晕、头痛，严重者可出现脑出血、脑水肿、意识障碍，脊髓损伤者可出现肢体瘫痪。

5. 循环系统 可出现血压下降、休克。

6. 呼吸系统 可出现气胸、血气胸、肺水肿、ARDS、呼吸衰竭，严重者可出现呼吸停止。

7. 肾 可出现急性肾衰竭，多继发于肌肉组织坏死、横纹肌溶解症。

8. 消化系统 少数受高压电击的患者可能会出现肠穿孔、胰腺坏死、肝损伤等脏器损伤而出现相应的消化道症状。

9. 肌肉骨骼 电流走行区域肌肉组织大面积坏死，发生在四肢的可出现骨筋膜室综合征。触电时可因剧烈的肌肉痉挛、收缩引起骨折、脱位。有出入口的伤区，沿电流经过的区域出现夹花状肌肉坏死，骨周围软组织坏死常见，骨关节损伤外露；严重的可损伤头部，形成洞穿性缺损；腹部洞穿性缺损；肠损伤和肺损伤等。

四、辅助检查

1. 血常规 可有白细胞增高，高处坠落合并实质脏器破裂出血患者可出现血红蛋白下降。

2. 尿常规 可出现肌红蛋白、血红蛋白增高。

3. 心电图 可仅表现为心肌缺血、心肌损伤或急性心肌梗死的心电图变化，严重者可见心律失常，甚至心室纤颤、心搏骤停。

4. 心肌酶谱 CK-MB、LDH、肌红蛋白、肌钙蛋白可不同程度地增高。

5. 电解质、肾功能 早期电解质及肾功能可正常，随着病情进展，出现肾衰竭时可有肌酐、尿素氮增高，高钾血症。

五、诊断

主要依据明确的触电、雷电电击史诊断。对不能提供病史的患者，若能发现电击后特征性的入口及出口，结合患者临床症状、体征不难诊断。

应注意对潜在的组织脏器损伤的及时判断和对危重症患者的准确识别：

1. 呼吸、心搏骤停为电击伤最为严重的后果，需立即进行心肺复苏。对心室纤颤患者立即进行电除颤。尽快纠正心律失常。

2. 心电图存在心肌缺血或梗死表现、心肌酶谱增高，提示电流经过心脏，存在心肌损伤，有潜在的发生心律失常、心搏骤停的可能，需严密监测。

3. 出现骨筋膜室综合征者易出现肾小管堵塞、肾衰竭、高钾血症，需尽快切开减张。已经合并肾衰竭的患者，根据情况行血液净化治疗。

六、救治措施

1. 院前救治　立即使患者脱离电源，将电源电闸关闭或用绝缘的物品将患者与电源分开、砍断带电电线。施救者切勿用手或导电的金属等物品碰触患者，以保自身安全。脱离电源后立即判断患者的生命体征，对呼吸、心搏停止的患者立即进行心肺复苏。现场急救后，尽快将患者转运至医院救治。

2. 急诊室救治　立即对患者病情进行评估，完善相关检查。病情评估完毕后，依据患者病情及危重程度收住相应科室进一步治疗。

（1）液体复苏：高压电击伤时，深部组织的损伤很大，渗出多，补液量不能根据其表面烧伤面积计算，应对深部组织损伤应充分估计。进行输液治疗时，主要根据患者对输液治疗的反应调整输液量，包括每小时尿量，周围循环状况及对中心静脉压的监测。

（2）焦痂清创及筋膜切开：高压电击伤时，由于深部组织损伤，大量液体渗出，筋膜下水肿明显，内压力增加。增高的组织间压，将使循环受到障碍并造成更多的继发性肌肉坏死。对环状区，应尽早实行清创及筋膜切开术以减低肌间隙压力，改善循环。

（3）早期全身应用较大剂量的抗生素（可选青霉素）：因深部组织坏死供氧障碍，应特别警惕厌氧菌感染，局部应暴露，过氧化氢溶液冲洗、湿敷。注射破伤风抗毒素是绝对指征。

3. ICU 救治　危重症患者及存在心肌损伤的患者，应收住 ICU 进行加强监护治疗，依据患者病情适当调整治疗。

4. 留观室救治　对于触电时间短、电压小、病情轻的患者，因部分存在不易发现的损伤，故应留院密切观察。

5. 其他专科救治　已经发生或存在潜在的骨筋膜室综合征的患者，应尽早切开减张，避免发生肢体坏死、肾衰竭。尽早对电击创面进行清创，面积较大者可外涂磺胺嘧啶银预防感染，同时根据患者情况合理使用抗菌药，常规应用破伤风抗毒素及破伤风类毒素以预防破伤风。对于需要截肢的患者，应严格把握手术适应证。电击伤对患者造成的损害可能多种多样，甚至多种内科、外科病症共存，治疗应根据患者病情综合而定，注意避免漏诊误诊。

（张　华）

第 17 章第三节电子资源

第四节　淹　溺

一、概念

淹溺指一种于液态介质中而导致呼吸障碍的过程，液体充塞于呼吸道及肺泡或反射性引起喉痉挛，发生窒息和缺氧，处于濒临临床死亡［呼吸和（或）心搏停止］状态称为淹溺。由此导致呼吸、心搏停止而致死亡称溺死。浸没后出现暂时性窒息，尚有大动脉搏动，经救治后至少存活 24 h 或浸没后经紧急心肺复苏存活者称近乎淹溺。近乎淹溺后数分钟到数日死亡为继发淹溺，常因淹没并发症所致。浸没冰水后的猝死称为淹没综合征。淹没后综合征是急性肺水肿、ARDS 的一种类型，常因肺泡表面活性物质减少或灭活继发肺泡毛细血管内皮损伤和渗漏，导致肺部炎症反应引起 ARDS 所致，见于 72 h 内近乎淹溺患者。淹溺是全世界各年龄组意外死亡的第四位原因。在我国，淹溺是伤害死亡的第三位原因。

二、病因与发病机制

由于缺氧不能坚持屏气，被迫进行深呼吸，使大量水分、泥、杂草等进入呼吸道和肺泡，堵塞气管，引起窒息，使肺失去通气、换气功能，加剧缺氧，导致严重的低氧血症、CO_2 潴留和酸中毒。淹溺者双肺含水量增多、重量增加，伴有不同程度的肺出血、水肿，肺泡壁破裂。淹溺死亡者有肺泡上皮细胞脱落、出血，透明膜形成和急性炎性渗出。

人体淹溺后出现高碳酸血症和低氧血症，刺激呼吸中枢，随着水进入呼吸道和肺泡，充塞呼吸道引发严重缺氧、代谢性酸中毒和高碳酸血症。淹溺分为：①湿性淹溺：大量水进入呼吸道数秒钟后神志丧失，继而发生呼吸和心搏停止。②干性淹溺：喉痉挛导致窒息，呼吸道和肺泡很少或无水吸入，如在不可逆性脑损害前重建通气，有希望完全恢复。

根据浸没的介质不同，分为淡水淹溺和海水淹溺，都可导致肺水肿、肺顺应性降低、低氧血症和混合性酸中毒。大部分淹溺猝死的原因是严重心律失常。冰水淹溺迅速致死的原因常为寒冷刺激迷走神经，引起心动过缓或心搏停止、神志丧失。

三、临床表现

1. 症状 近乎淹溺患者可有头痛、视觉障碍、剧烈咳嗽、胸痛、咳粉红色泡沫样痰、呼吸困难。溺入海水者口渴感明显，可伴有寒战、发热。

2. 体征 淹溺者口、鼻腔内充满泥污或泡沫。颜面肿胀、皮肤发绀，烦躁不安、抽搐、昏睡或昏迷，球结膜充血，肌张力增高，呼吸浅表、急促或停止，肺部闻及干、湿啰音，心律失常、心音微弱或心搏停止，腹部膨隆，四肢厥冷。有时可发现头部或颈椎损伤。

四、辅助检查

1. 血、尿检查 外周血白细胞轻度增高。淡水淹溺者血钾升高，尿液和血中能检测出游离血红蛋白。海水淹溺者可出现短暂性血液浓缩，出现轻度高钠血症或高氯血症。严重者可出现凝血功能障碍。淹溺者罕见致命性电解质平衡失常。

2. 心电图检查 常见窦性心动过速、非特异性 ST 段和 T 波改变。可发生窦性心律失常或完全性心脏传导阻滞，部分数小时内可恢复正常。

3. 动脉血气分析 几乎所有淹溺患者都有不同程度的低氧血症，大约 75% 病例有严重的混合性酸中毒。

4. X 线检查 早期胸部 X 线片可无异常改变，继之常显示斑片状浸润或典型肺水肿征象。住院 12 ~ 24h 吸收好转或进展恶化。疑为颈椎损伤时要及时做颈椎 X 线检查。

五、救治措施

(一) 院前急救

1. 现场处理 尽快将淹溺者从水中救出；迅速清除口、鼻腔污水、污物、分泌物及其他异物，将患者置于平卧位，头高足低位会降低脑血流灌注，头低足高位则会导致颅内压增高。如患者存在自主有效呼吸，应置于稳定的侧卧位（恢复体位），口部朝下，以免发生气道窒息。

2. 心肺复苏 对心搏、呼吸停止者，立即现场施行心肺复苏，复苏期间注意防止呕吐物误吸。在转送过程中心肺复苏不能中断，有条件时行气管内插管和给氧。

3. 早期除颤 在 CPR 开始后尽快对患者进行电除颤。

(二) 院内处理

进入医院后入住重症监护病房进行生命体征监测，进一步生命支持，纠正或预防 ARDS。

1. 给氧 动脉血气分析监测氧合情况。吸入高浓度氧或行高压氧疗。根据病情可采用机械通气进行呼吸支持。

知识拓展—淹溺现场救护倒水的方法

2．复温　体温过低者，可采用体外或体内复温措施。

3．脑复苏　对颅内压升高者应用呼吸机增加通气，使 $PaCO_2$ 保持在 25 ~ 30mmHg。静脉注射甘露醇脱水、降颅内压，缓解脑水肿。

4．处理并发症　对合并低血压、肺水肿、心律失常、惊厥、ARDS、感染、应激性溃疡并发消化道出血、电解质平衡失常和酸碱平衡紊乱者进行相应处理。

（张　华）

第 17 章第四节电子资源

第五节　冻　僵

一、概念

冻僵又称意外低体温，是寒冷环境（-5℃以下）中机体中心温度＜35℃引起以心血管系统和神经系统损伤为主要表现的全身性疾病。常在暴露于寒冷环境后 6h 内发病。冻僵患者体温越低，病死率越高。

二、病因与发病机制

冻僵是寒冷刺激丘脑体温中枢，通过肾上腺素能交感神经使体表血管收缩以保持体温，同时通过运动神经增加肌肉张力和颤抖来产生热量。寒冷使氧耗量和心排出量增加，血红蛋白与氧亲和力增高，氧释放减少，组织缺氧。

冻僵的严重程度与暴露于寒冷环境的时间长短、温度、湿度、身体的耐受情况、暴露部位及营养状态等有关。机体受寒冷刺激后，外周血管收缩，血管内皮损伤，管壁通透性增强，导致微循环障碍、血栓形成和组织坏死。冻僵分为：

（1）轻度冻僵（体温 32 ~ 35℃）：皮肤血管收缩，血流和散热减少，基础代谢率增加。

（2）中度冻僵（体温 28 ~ 32℃）：易引起多器官功能障碍或衰竭。

（3）严重冻僵（体温＜ 28℃）：基础代谢率下降50%，可出现呼吸变慢、神志丧失，处于濒死状态。

三、临床表现

1．轻度冻僵　肌肉震颤，多尿，血压升高，心率和呼吸加快，头痛，皮肤苍白冰冷。

2．中度冻僵　嗜睡，精神错乱，反应迟钝，语言障碍，心率和呼吸减慢。

3．严重冻僵　出现昏迷，血压下降，少尿，呼吸减慢，心律失常，体温降至24℃时可出现僵死状态、心搏和呼吸停止。

四、诊断

根据受冻病史和临床表现，并测中心体温。测温方法有：①直肠测温；②食管测温。注意普通的体温计不适用于诊断，因只能测到35℃。

五、救治措施

1．院前急救　将患者快速移至温暖环境，用厚棉被或毛毯包裹患者身体，谨慎搬动以防骨折。

2．院内处理

（1）急救处理：积极复苏救治，保持气道通畅，必要时行气管内插管或气管切开。

（2）复温技术：包括被动复温和主动复温。

（3）支持治疗及监护：补充循环容量和热量，监测和稳定生命体征。

（4）治疗并发症：低体温持续时间较长时，易发生应激性溃疡，心律失常，酸中毒，脑水肿，肺水肿、心肌梗死、血栓形成，心肾功能不全及脑血管意外等并发症，要早期防治处理。

（王秀杰）

L17-4a
第17章第五节电子资源

第六节　强酸、强碱灼伤

一、强酸类灼伤

（一）病因与发病机制

强酸类灼伤多见无机酸类，包括盐酸、硫酸、硝酸等，具有极强腐蚀性，引起细胞脱水、组织蛋白凝固，发生凝固性坏死；浓硫酸、浓硝酸还能以气体或酸雾形式对皮肤黏膜、呼吸道产生刺激性炎症损害。有机酸如醋酸、草酸等的腐蚀性稍弱。

（二）临床表现

1．皮肤灼伤　低浓度强酸直接污染皮肤时，可出现皮肤刺激或灼痛，局部充血发红，形成水疱。皮肤接触高浓度硫酸、硝酸后，灼伤局部呈橙黄色，继而结痂；严重者局部皮肤溃烂，形成坏死性溃疡。

2．眼部灼伤　眼部因受酸雾刺激或直接溅入可引起结膜炎、角膜灼伤、混浊甚至穿孔；严重者可引起失明。

3．口服灼伤　主要是消化道黏膜接触部位灼伤，口腔、咽喉、食管、胃部疼痛、肿胀，可出现血性呕吐物，黏膜脱落、溃疡，食管、胃肠穿孔，消化道大出血等。可因喉头水肿致声嘶，甚至窒息。部分灼伤患者因酸吸收，引起严重酸灼伤，肝、肾损害。治愈后部分患者有食管、幽门狭窄等后遗症。

4．吸入灼伤　出现呛咳，痰呈泡沫状或带有血性分泌物，可致喉痉挛、支气管痉挛、呼吸困难、发绀、肺炎及肺水肿；吸入高浓度强酸类烟雾，不仅可引起急性肺损伤，还可因呼吸中枢反射性抑制而发生猝死。

（三）辅助检查

灼伤后的呕吐物或清洗液中可检测到相应的强酸类物质，尿中可有蛋白、红细胞、白细胞及管型。胃镜检查可见急性食管、胃黏膜病变改变。胸部影像学检查可见急性肺损伤或肺水肿改变。

（四）救治措施

1．皮肤灼伤　强酸灼伤者立即脱去污染衣物，接触部位迅速用大量清水反复冲洗，再用4%碳酸氢钠溶液冲洗中和。局部水疱要剪掉，以免酸液残留。

2．眼部灼伤　眼部灼伤者立即用清水或生理盐水冲洗，再用1%～2%碳酸氢钠溶液冲洗，之后做湿热敷，每天3～4次，同时以可的松溶液和抗菌药滴眼剂滴眼。

3．口服灼伤　禁忌洗胃和催吐，防治胃穿孔及反复灼伤；可口服牛奶或蛋清保护胃黏膜。饮服7.5%氢氧化镁混悬液或氢氧化铝凝胶，中和酸性物质。再口服橄榄油作为润滑剂。保留胃管，以防止灼伤后食管严重挛缩狭窄以致不能进食。禁止口服碳酸氢钠以免产生气体，引起消化道胀气而造成胃肠穿孔。

4．吸入灼伤　迅速撤离灼伤现场，移到空气新鲜处进行相应处理。

二、强碱类灼伤

（一）病因与发病机制

强碱类灼伤主要见于氢氧化钾、氢氧化钙（即石灰）、氢氧化铵（即氨水）等。强碱吸收组织水分，使组织细胞脱水、蛋白变性、脂肪皂化，破坏细胞膜结构，从而使组织溶解性坏死，严重者形成不易愈合的坏死性溃疡。粉尘、蒸气对眼睛、上呼吸道有刺激作用，口服可造成消化道灼伤，超过机体的调节功能时可发生代谢性碱中毒。

（二）临床表现

1．皮肤灼伤　创面呈白色，周围红肿、剧痛，出现水疱，也可呈皮炎样改变；局部灼痒、红斑、丘疹。

2．眼部灼伤　强碱溅入眼内引起急性结膜炎、角膜溃疡性坏死及穿孔，严重者导致失明。

3．口服灼伤　口腔黏膜呈红色或棕色，口腔、食管、胃部剧烈灼痛，腹部绞痛，呕血性胃内容物，血性腹泻。声嘶，吞咽困难。较强酸类更易发生食管、胃肠溃疡及穿孔，愈合后常遗留食管狭窄。重症者可发生碱中毒，并发急性肺损伤、胸膜炎、心包炎、声门水肿而窒息、休克和昏迷，甚至死亡。

4．吸入灼伤　可损伤呼吸道黏膜，少数可因反射性声门痉挛致呼吸骤停。可出现咳血性痰，重者可出现急性肺水肿、休克和昏迷，甚至死亡。

（三）辅助检查

灼伤后可检测呕吐物或清洗液中的相应强碱类物质。

（四）救治措施

1．皮肤灼伤　迅速用清水冲洗，再用1%～5%醋酸或3%硼酸溶液冲洗中和，然后外用抗碱药膏。氢氧化钙（石灰）灼伤者，先用矿物油或植物油擦掉皮肤上的石灰颗粒，再用3%硼酸或2%稀盐酸冲洗中和。石灰灼伤忌用生理盐水冲洗，因氢氧化钙与氯化钠作用，可生成碱性更强的氢氧化钠。中和剂忌在冲洗前应用，以免中和后产生的热量加重损伤。

2．眼部灼伤　立即用清水冲洗，可的松和抗菌药滴眼剂。不可用酸性液体中和强碱类物质。眼部剧痛可用2%丁卡因滴眼。灼伤明显者，应积极按眼灼伤处理。

3．口服灼伤　禁止洗胃和催吐，防止促发穿孔，可通过鼻胃管抽出碱性液体，再注入或口服3%～5%醋酸或5%稀盐酸、食醋、柠檬汁以中和强碱，然后服鸡蛋清或植物油150～200ml。抽搐可静脉注射10%葡萄糖酸钙10ml。纠正水、电解质平衡紊乱，防治休克及急性肾衰竭。酌情应用肾上腺皮质激素，以减轻瘢痕形成。

4．吸入灼伤　立即将患者移到空气新鲜处，保持呼吸道畅通，如发生急性喉水肿考虑气管切开，防治肺水肿。

（王秀杰）

第17章第六节电子资源

第七节　高　原　病

一、概念

由长期或短期不适应高原环境引起的以缺氧为主要表现的一组疾病，称高原病，也称高原适应不全症，或高山病。高原病分为：①急性高原病；②亚急性高原病；③慢性高原病。

二、病因与发病机制

1. 病因　高原地区气压和氧分压低，吸入气体和肺泡氧分压及动脉血氧饱和度降低，易发生机体组织细胞缺氧。高原病的发病快慢、病情严重程度与海拔高度、攀登高原速度、高原停留时间和个体易感性有关。儿童易发病，男性较女性发病率高。

2. 发病机制

（1）神经系统：大脑皮质对缺氧最敏感，缺氧引起脑组织肿胀、高原脑水肿，还可引起缓激肽、一氧化氮等介质的释放，加重脑水肿。

（2）呼吸系统：动脉氧分压降低导致动脉血 pH 升高，$PaCO_2$ 降低，引起呼吸性碱中毒。急性缺氧引起肺动脉压升高。血管内皮损伤导致高原肺水肿。

（3）心血管系统：缺氧早期出现心率增快，易引起冠状动脉扩张、血压升高。长期缺氧可使血液黏度增高，加重心脏负荷。

（4）血液系统：缺氧刺激红细胞磷酸甘油酯生成增加，引起红细胞增多症。

三、临床表现

（一）急性高原病

1. 急性高原反应　多见于快速攀登高原的健康人，发病与攀登速度和高度有关。轻者出现心悸、胸闷、气短、恶心、乏力、呕吐等。体征可有口唇和甲床发绀、手足及颜面水肿。重者可发生高原肺水肿和（或）高原脑水肿。

2. 高原肺水肿　常是致命的高原病，发生率为 5% ~ 15%。初期表现为劳力性呼吸困难、干咳，胸部闻及干、湿啰音，继而出现发绀、心动过速、端坐呼吸、咳粉红色泡沫样痰，逐渐出现昏迷。部分患者可伴有发热，病情重者不经治疗可在 6 ~ 12h 死亡。过劳、寒冷、感染时更易发病。

3. 高原视网膜出血　表现为短暂视物障碍，眼底镜检查可见视网膜出血、视神经盘水肿，是高原脑水肿的先兆。

4. 高原脑水肿　最危重的急性高原病，表现为剧烈头痛伴精神异常、呕吐、共济失调、幻听、幻视、木僵或昏迷，也可发生抽搐、惊厥。大脑功能障碍是高原脑水肿的主要特点。症状出现 12h 内昏迷者，病死率在 60% 以上。

（二）亚急性高原病

主要有心功能障碍、肺心病、红细胞增多症表现。常常发生于驻防高原边防战士。

（三）慢性高原病

1. 慢性高原反应　急性高原反应持续 3 个月以上不恢复称慢性高原反应。表现为头痛、头晕、失眠、记忆力减退、心悸、气短、消化不良、手足麻木，重者出现心律失常或短暂晕厥。

2. 高原红细胞增多症　是继发于高原缺氧的一种生理代偿反应。表现为头晕、头痛、失眠、颜面发绀或杵状指。由于血液黏度升高，可导致脑微血栓形成，出现短暂性脑缺血发作及血栓栓塞性疾病。

3. 高原血压改变　久居高原者血压偏低，出现头痛、头晕等症状。血压升高者可诊断为高原高血压。临床表现与原发性高血压相似。

4. 高原心脏病　表现为心悸、气短、胸闷、咳嗽。右心衰竭时有发绀、水肿、心律失常、肝大和腹水。

四、辅助检查

1. 血液学检查　急性高原病患者白细胞轻度增多；慢性者红细胞计数升高，血红蛋白浓度高。高原肺水肿者动脉血气分析示低氧血症、低碳酸血症。

2. 心电图检查　可见肺型 P 波、电轴右偏、T 波改变或心律失常。

3. 胸部 X 线检查　双肺有弥漫性斑片或云絮状模糊阴影。肺动脉突出，右肺下动脉干增宽等。

4. 肺功能检查　肺活量下降，峰值呼气流速降低，每分通气量下降。

五、鉴别诊断

1. 急性高原反应　与病毒综合征、急性胃肠炎和基础原发病鉴别。

2. 高原肺水肿　与肺炎、肺栓塞、气胸、哮喘或心血管疾病鉴别。

3. 高原脑水肿　与代谢性碱中毒或中毒性脑病、脑卒中或颅脑创伤鉴别。

六、救治措施

1. 急性高原反应　出现症状应终止继续攀登，大部分可自行恢复。①休息、补液；②氧疗；③药物治疗：对症治疗为主；④移地：将患者转至低海拔区。

2. 高原肺水肿　①休息保暖；②氧疗；③药物治疗；④移地：氧疗无效时转运到低海拔区。

3. 高原脑水肿　①通畅气道；②移地；③氧疗；④药物治疗：可应用甘露醇和呋塞米降低颅内压。

4. 慢性高原病　①移地；②氧疗；③药物治疗；④血液净化治疗。

（王秀杰）

第 17 章第七节电子资源

第18章 儿科急症

第一节 儿童及婴儿心肺复苏

一、概念

心搏呼吸骤停（cardiopulmonary arrest）属最危急的临床疾病状态。采用急救手段恢复已中断的呼吸及循环称心肺复苏（cardiopulmonary resuscitation，CPR），是最重要的抢救生命的基本技术。

二、病因与发病机制

小儿心搏呼吸骤停的原因具有年龄特点。常见原因为呼吸系统疾病、严重脓毒症、神经系统疾病、捂热综合征和气道阻塞（包括气道异物）等导致的缺氧或心肌缺血。5%～20%为心律失常所致，最常见为心室纤颤（ventricular fibrillation，VF，室颤）或室性心动过速（ventricular tachycardia，VT，室速）。

缺氧是心搏呼吸骤停最突出的问题。心搏一旦停止，有效循环中断，供氧立即终止，随之发生代谢性酸中毒。严重缺氧使心肌传导受抑制，脑对缺氧更敏感，心搏停止1～2 min，脑微循环自动调节功能可因酸中毒的影响而丧失，4 min即发生脑部不可逆性损害。

心搏呼吸骤停时，二氧化碳以每分0.4～0.8 kPa（3～6 mmHg）速度增加。二氧化碳在体内潴留可抑制窦房结和房室结的兴奋与传导，直接减弱心肌收缩力并扩张脑血管。心脏复搏后扩张的脑血管血流量增加，造成脑血流过度灌注，血管内流体静力压增高，同时缺氧与酸中毒使毛细血管通透性增强，均促使脑水肿形成。二氧化碳持续过多会造成二氧化碳麻醉，直接抑制呼吸中枢。

成功复苏后会发生一系列独特而复杂的病理生理过程，包括心搏骤停后脑损伤、心肌功能不全、全身性缺血再灌注损伤等。

三、临床表现

1. **突然昏迷** 心脏停搏后即出现，部分病例可有一过性抽搐。
2. **瞳孔扩大** 心脏停搏后30～40s瞳孔开始扩大，对光反射消失。
3. **大动脉（颈、肱、股动脉）搏动消失。**
4. **心音消失或心率＜60次/分，伴体循环征象消失。**
5. **呼吸停止** 呼吸过于浅弱，是不能进行有效气体交换所造成的病理生理改变。
6. **心电图异常** 常见等电位线、严重心动过缓、室颤和无脉性电活动（pulseless electrical activity，PEA）。

四、病情评估、危险分层及诊断

凡突然昏迷伴大动脉搏动或心音消失者即可确诊。凡呼吸频率极慢或节律不整、心率＜60 次 / 分且有灌注不良表现，均为心搏呼吸骤停的前兆，应及时复苏，不可因反复检查生命体征而延误抢救。

五、救治措施

儿童 CPR 流程与成人相似，包括儿童基础生命支持（pediatric basic life support，PBLS）和儿童高级生命支持（pediatric advanced life support，PALS）。复苏开始无需强调寻找病因，不同病因所致心搏呼吸骤停，其 CPR 方法基本一致。

（一）儿童基础生命支持

1．检查反应及呼吸　发现患儿倒地后轻拍双肩，大声与其说话或大声唤其姓名。同时检查是否有肢体活动或语言。对于婴儿轻拍足底，检查是否有反应。如患儿有反应，可回答问题、哭闹或肢体活动，则快速检查是否存在外伤及是否需要其他医疗帮助。可离开患儿并拨打当地急救电话，但应快速回到患儿身边反复评估。对于呼吸窘迫的患儿，允许患儿保持使其舒适的体位。

如患儿无反应，没有肢体活动或语言活动，快速检查患儿是否有呼吸。如没有自主呼吸或仅有叹息样呼吸，须大声呼救，并激活紧急反应系统，获得自动体外除颤仪（automatic external defibrillator，AED）并准备开始进行心肺复苏。

2．启动紧急反应系统　在医院内复苏时或有多人在场时，应立即派人启动紧急反应系统并获取除颤 / 监护仪或 AED；院外单人复苏时，应首先进行 5 个回合心肺复苏，再去启动紧急反应系统。但对目击的心搏骤停（如：运动员在参加体育活动时突然昏倒），应高度怀疑是 VF 造成的心搏骤停，首先启动紧急反应系统，获得除颤仪，再回到患者身边进行心肺复苏。

3．评估脉搏　医疗人员可最多用 10s 触摸脉搏（婴儿肱动脉，儿童颈动脉或股动脉），如 10s 内无法确认触摸到脉搏，或脉搏明显缓慢（＜ 60 次 / 分），立即开始胸外心脏按压。当患者无自主呼吸或呼吸衰竭，但存在大动脉搏动，且脉搏＞ 60 次 / 分时，无需给予胸外心脏按压，可仅予每分 12 ~ 20 次的人工呼吸。

4．胸外心脏按压　是最简便易行的复苏措施，只有快速有力的按压才能产生效果。应将患儿仰卧于地面或硬板上进行胸外心脏按压。对儿童使用单手或双手按压法，即单手或双手掌根按压胸骨下 1/2（乳头连线中点以下）；对婴儿进行按压时，单人复苏可使用双指按压法，双指位于乳头连线中点下；双人复苏使用双手环抱法，拇指置于胸骨下 1/2 处。双手环抱法与双指按压法相比，能产生较高的动脉灌注压以及一致的按压深度及力度，是双人复苏时首选的胸外心脏按压方法。按压的频率至少为 100 次 / 分，按压深度不低于胸廓前后径的 1/3，婴儿为 4 cm，儿童为 5cm。单人复苏时按压 30 次后、双人复苏时按压 15 次后打开气道，予以 2 次人工呼吸。

5．打开气道　在无头颈部损伤情况下，使用"仰头 - 提颏"法打开气道，使其咽后壁、喉和气管成直线，维持气道通畅。颈部过度伸展或过度屈曲都会导致气道阻塞。如怀疑存在头颈部外伤，应使用"推举下颌"法打开气道，这种方法能减少移动患儿颈部或头部。当"推举下颌"法无法有效打开气道时，仍使用"仰头 - 提颏"法。

6．人工呼吸　若患者无自主呼吸或呼吸不正常，予以 2 次人工呼吸。在院外，打开患儿气道后，采用口对口方式，捏紧患者鼻子，张大嘴完全封闭患者口腔，平静呼吸后给予通气，观察患者胸部是否抬举。如患儿胸廓未抬举，应调整头部，重新打开气道再试一次。对于婴儿，可张口的同时封闭患儿口、鼻进行通气。每次吹气持续 1s，观察胸廓是否随呼吸抬举。

在院内进行人工呼吸可使用气囊面罩通气。选择大小合适的面罩，面罩覆盖鼻、口腔。使用EC形手法扣紧面罩并打开气道，左手拇指与示指呈C状将面罩紧扣于患儿脸部，左手中指、环指及小指呈E状打开气道。勿在下颌软组织上施加过多压力，这样可能阻塞气道。右手挤压球囊给予通气，观察胸廓是否抬起。医疗人员充足的情况下，考虑双人面罩加压通气。气囊面罩人工通气过程中，最好使用100%的氧气。

7. 按压与通气的协调　未建立高级气道（气管内插管）时，按压通气与单人复苏比为30∶2，双人复苏比为15∶2。为防止胸外心脏按压者疲劳而降低按压质量，一般要求每2min两名施救者交换职责，但每次交换应在5s内完成。建立高级气道后，负责按压的医疗人员以100次/分的频率进行不间断按压，负责通气者以8～10次/分进行通气。

8. 使用自动体外除颤仪　儿童大部分心搏骤停由呼吸衰竭引起，仍有部分患儿可能发生心室纤颤，此时单纯心肺复苏不能挽救患儿生命。尤其是目击儿童突然心搏骤停时，发生VF或无脉性VT的可能性较大，应快速激活紧急反应系统，取得并使用AED。1岁以下婴儿首选手动除颤仪，如无法获得可考虑使用能量衰减型AED，如两者均无法获得，使用标准型AED。

9. 高质量心肺复苏的要求　①胸外心脏按压频率至少为100次/分；②按压幅度至少达到胸廓前后径的1/3，婴儿不少于4cm，儿童不少于5cm；③每次按压后保证胸廓完全回弹复位；④尽量缩短中止按压的时间；⑤避免过度通气。

（二）儿童高级生命支持

在CPR过程中，PBLS适用于单人复苏，PALS适用于紧急动员多人参加的复苏。第一复苏者开始胸外心脏按压的同时，第二复苏者准备好气囊面罩人工通气，其他复苏者应尽快准备好监护仪、除颤仪，建立血管通路，并准备好预计需使用的药物。重点应注意如下几个方面：

1. 尽快做好监护　心电监护有助于及早确认是否为VF或无脉性VT等需除颤的心律，早除颤可提高存活率。气管内插管后监测呼气末二氧化碳可帮助快速确认气管内插管的位置，当其突然或持续增加时，提示自主循环恢复，可缩短因反复检查心搏是否恢复而停止胸外心脏按压的时间。

2. 建立高级气道　尽快行气管内插管。型号选择依其是否带有套囊而异。若不带套囊，1岁以内婴儿可选择内径为3.5mm的气管内插管，1～2岁选择内径为4.0mm的插管，年龄＞2岁者可按公式：气管内插管内径（mm）=4+年龄（岁）/4。若为带套囊者，相同年龄的患儿其内径减小0.5mm。气管内插管前，先予气囊面罩加压通气以使患儿有足够的氧储备。插管插入后验证位置，确认后固定插管，开始经气管内插管正压通气。

3. 建立血管通路　尽快建立血管通路，以周围静脉穿刺最常用。周围静脉穿刺困难时可予骨髓穿刺，建立骨髓通路。所有需静脉输入的复苏药物均可经骨髓通路给予。

4. 药物治疗　复苏药物最好经血管通路输入。对于血管通路建立困难、已经气管内插管者，可经气管内插管给予肾上腺素、利多卡因、阿托品和纳洛酮，其他药物不能经气管内插管给予。常用药物的适应证、剂量和给药途径见表18-1。

5. 除颤　发现VF或无脉性VT应尽快除颤，越早使用除颤器，抢救成功概率越大。除颤前先心肺复苏。首次除颤剂量为2J/kg。对顽固性VF，应提高除颤剂量，第2次及以后除颤应至少达4J/kg，但最高不超过10J/kg或成人剂量。每次除颤后立刻开始CPR，2min后评估心律是否恢复。

6. 终止心肺复苏的指征　对自主循环不能恢复者，目前尚无证据支持何时终止心肺复苏。意识和自主呼吸等中枢神经系统功能未恢复的表现不能作为终止复苏的指征；在复苏期间不做脑死亡判断，必须待心血管功能重新恢复后再做判断。只要心脏对各种刺激（包括药物）有反应，心脏按压至少应持续1h。

续表

表18-1　儿童复苏常用药物

药物名称	适应证	剂量和用法
肾上腺素	无脉性心搏骤停、有症状的心动过缓	IV/IO：1∶10000 浓度 0.01 mg/kg（0.1ml/kg），3 ~ 5 min 一次。单次最大剂量 1 mg ET：1∶1000 浓度，0.1 ml/kg（0.1 mg/kg）
胺碘酮	室颤、无脉性室速	IV/IO：5 mg/kg，最大 300 mg，无效可重复，每日最大剂量 15 mg/kg（或总量 2.2g）
硫酸阿托品	有症状的心动过缓	IV/IO：0.02 mg/kg，单次最小剂量 0.1 mg；单次最大剂量儿童 0.5 mg，青少年 1 mg。无效可重复一次。总剂量最大儿童 1 mg，青少年 2 mg ET：0.04 ~ 0.06 mg/kg
氯化钙（10%）	低钙血症、高钾血症、高镁血症、钙通道阻滞剂过量	IV/IO：20mg/kg（0.2ml/kg），必要时重复
利多卡因	室颤或室速	IV/IO：1 mg/kg，若无效 15 min 后可重复注射，最大量 5 mg/kg。维持量 25 ~ 50 μg/（kg·min） ET：2 ~ 3 mg/kg
纳洛酮	逆转阿片类麻醉药作用	IV/IO：0.1 mg/kg，必要时每 2 min 重复一次，最大剂量 2 mg ET：剂量为静脉剂量的 2 ~ 3 倍
碳酸氢钠	严重代谢性酸中毒、高钾血症	IV/IO：1 mEq/kg，使用时要保证有效通气
葡萄糖	低血糖	IV/IO：0.5 ~ 1 g/kg

注：IV/IO：静脉或骨髓内注射。ET：气管插管内给药。

7. 复苏后稳定　经人工呼吸、胸外心脏按压及药物急救治疗心搏恢复并能维持者，视为一期复苏成功。心脏复搏只是心肺复苏成功的第一步，可能相继出现心、脑、肺、肾等重要生命器官严重缺氧和代谢紊乱。心脏复搏后须严密监护患儿，维持各种高级生命支持措施，争取自主呼吸尽早出现，对相继发生的各种异常采取有效措施。包括维持有效循环；积极进行脑复苏；加强呼吸道管理；维持肾功能，防止水、电解质平衡紊乱；避免继发感染，查找病因，治疗原发病等，否则将再度引起心搏呼吸骤停。

自主循环恢复后，要特别注意吸入氧浓度。在 CPR 时给予 100% 氧是合理的。一旦自主循环恢复，应监测氧饱和度，逐渐调节吸入氧浓度，使动脉氧饱和度 ≥ 94%，防止发生高氧血症。

对心肺复苏后昏迷的儿童，除避免体温过高、控制惊厥、降低颅内压等措施外，应采用亚低温疗法（32 ~ 34℃），以保护和促进脑功能恢复，减少神经系统后遗症，提高生存质量。

（高恒森　钱素云）

第 18 章第一节电子资源

第二节　急性呼吸衰竭

一、概念

急性呼吸衰竭（acute respiratory failure，ARF）是指由于呼吸功能严重障碍，以致动脉血氧分压（PaO_2）低于 60mmHg，伴或不伴有二氧化碳分压（$PaCO_2$）增高，从而产生一系列生理功能紊乱及代谢障碍的临床综合征。

二、病因

引起小儿急性呼吸衰竭的原因很多，多数是呼吸系统的疾病，但也有相当比例系肺外其他系统疾病所致。近年因神经肌肉病、先天性遗传代谢病等引起的呼吸衰竭所占比重呈增多趋势。急性呼吸衰竭的病因见表18-2。

表18-2　急性呼吸衰竭的病因

呼吸系统疾病	呼吸泵异常	组织缺氧
上气道梗阻	神经和/或肌肉病变	各种原因引起的休克
下呼吸道梗阻	胸廓外伤或畸形	心功能不全或衰竭
肺部疾病	胸腔积液、气胸	代谢紊乱
	脑、脊髓病变	中毒
		严重贫血

三、发病机制

呼吸衰竭是由肺通气和（或）换气功能障碍所致。在急性呼吸衰竭发生过程中，单一机制引起呼吸衰竭的情况较少，往往是一种以上的病理生理学改变同时存在或相继发生作用的结果。

1. 通气功能障碍　根据原因不同，又分限制性和阻塞性通气功能障碍。限制性通气不足指吸气时肺泡的扩张受到限制所致肺泡通气量不足。阻塞性通气不足则指由气道狭窄或阻塞所引起的通气功能障碍。无论何种通气功能障碍，最终均导致肺泡总通气量不足，引起 PaO_2 降低和 $PaCO_2$ 升高。

2. 弥散功能障碍　肺泡气与肺泡毛细血管血液之间的气体交换通过弥散实现。弥散速度取决于肺泡毛细血管膜两侧的气体分压差、肺泡膜的面积与厚度以及气体弥散常数。当肺实变、不张等致肺泡膜面积明显减少，或因肺水肿、肺泡透明膜形成、肺纤维化等致肺泡膜厚度增加时，均可引起弥散速度减慢。因 CO_2 弥散速度比氧快20倍，血液中的 CO_2 很快就能充分地弥散入肺泡，因此疾病早期或病情相对较轻时主要表现为低氧血症，随着病情加重，逐渐出现 CO_2 潴留。

3. 通气与血流比例失调　血液流经肺泡时能否获得足够的氧和充分地排出 CO_2 使血液动脉化，还取决于肺泡通气量与血流比例（V/Q）。V/Q比例失调不仅是引起低氧血症最常见的病理生理改变，也是肺部疾患引起呼吸衰竭最常见、最主要的机制。正常情况下，两者总比率约为0.8。依据发生原因，V/Q比例失调可分成以下两种类型：

（1）肺泡通气不足：肺炎、肺水肿、支气管哮喘、肺纤维化等引起的限制性通气功能障碍，均可导致肺泡气分布严重不均。病变重的部位肺泡通气明显减少，但因血流未相应减少，使V/Q显著降低，以致流经这部分肺泡的静脉血未经充分气体交换即掺入动脉血内，相当于肺内动静脉分流，严重影响换气功能，导致呼吸衰竭。

（2）肺泡血流不足：肺动脉栓塞、弥散性血管内凝血等可使部分肺泡有通气无血流或血流不足，使无效腔样通气增多，导致呼吸衰竭。

四、临床表现

低氧血症和高碳酸血症所引起的症状和体征是急性呼吸衰竭时最主要的临床表现，但同时也需注意造成呼吸衰竭的各种原发病表现。

1．**原发病表现**　根据原发病不同而异。如急性肺部感染常有发热、咳嗽、咳痰等。

2．**呼吸系统**　不同程度的呼吸困难，可见三凹征、鼻扇；早期呼吸频率增快，严重者呼吸减慢无力。上气道梗阻时以吸气性呼吸困难为主，而下气道阻塞以呼气困难为主。中枢性呼吸衰竭主要为呼吸节律改变，可呼吸浅慢、潮式呼吸、抽泣样呼吸、叹息样呼吸、呼吸暂停等。神经肌肉病可表现为呼吸动度减弱甚至消失。

3．**心血管系统**　缺氧和 CO_2 潴留早期，引起交感 - 肾上腺髓质系统兴奋，出现心率增快，血压升高等。严重时血压下降，右心功能不全。一般 $PaO_2 < 50$ mmHg 或 $SaO_2 < 85\%$ 时，口唇和甲床出现发绀。

4．**神经系统**　烦躁不安，年长儿可述头痛。随着缺氧和 CO_2 潴留程度的加重，患儿意识障碍程度加深，可出现定向障碍、球结膜和视盘水肿、抽搐、昏睡甚至昏迷等。

5．**消化系统**　可出现消化道黏膜糜烂或溃疡出血、肠麻痹；还可引起肝损害，转氨酶升高等。

五、辅助检查

1．**血气分析及呼吸衰竭分型**　呼吸衰竭诊断很大程度上依靠血气分析的结果。在海平面水平、静息状态、呼吸空气时，若 $PaO_2 < 60$ mmHg，$PaCO_2$ 正常或降低时为低氧血症型或 I 型呼吸衰竭；若 $PaO_2 < 60$ mmHg，伴 $PaCO_2 \geq 50$ mmHg，为高碳酸血症型或 II 型呼吸衰竭。

2．**影像学检查**　胸部平片是明确呼吸衰竭的发生原因和病变范围、程度的重要的辅助检查。CT 较胸片更为灵敏。

3．**其他辅助检查**　纤维支气管内镜既可对气道灼伤、支气管阻塞或肺不张以及气管狭窄、软化、内出血等进行诊断，也可兼作治疗手段。对于非呼吸道本身疾病所致的呼吸衰竭，应根据可能的原发病进行相应的辅助检查。

六、诊断和鉴别诊断

根据患儿的临床表现、体征、血气分析结果，做出呼吸衰竭的诊断往往不难。但更重要的是做出病因诊断，以便及早开始病因治疗。对于存在肺部病变的患儿，要特别注意与心源性肺水肿、神经源性肺水肿的鉴别。

1．**心源性肺水肿**　发生原因是急性左心衰竭，儿童常见于急性或暴发性心肌炎、扩张型心肌病等。临床常无明显感染中毒症状，肺部在短时间内快速出现湿啰音，查体除肺部体征外，常有心界增大、杂音或心律失常。胸片可见心影增大，两侧肺门血管扩张增粗、阴影扩大，并自肺门向外呈扇形扩散。

2．**神经源性肺水肿**　常见于脑干功能严重受损的患儿，如创伤、脑干脑炎等。患儿常在脑干功能障碍的基础上，首先出现心率增快、血压增高、外周血管收缩等表现，随后出现呼吸频率增快、呼吸困难，肺部短时间内出现大量湿啰音。胸片肺水肿表现与心源性肺水肿相似，但一般无心影增大等心脏异常表现。

七、救治措施

急性呼吸衰竭是需要紧急抢救的急症，治疗的原则是尽快纠正缺氧和 CO_2 潴留，明确并治疗原发病。

1．**保持气道通畅**　是进行各种呼吸支持治疗的先决必要条件。昏迷引起舌后坠时，可予口咽通气道保证气道开放，并将头偏向一侧，防止误吸；对急性喉炎、会厌炎等引起的严重上气道梗阻，必要时可气管插管。对痰液堵塞者，除雾化外，注意体位引流、翻身、拍背、吸痰等；对于深部大量分泌物积聚不易排除者，可考虑通过纤维支气管镜吸除。

2．氧疗和机械通气　常用方法有鼻导管、面罩或头罩吸氧，适用于轻度呼吸衰竭，严重呼吸衰竭普通吸氧通常不能缓解者需机械通气治疗。

一般首先考虑无创通气，如无创双水平气道正压通气（bilevel positive airway pressure，BiPAP）、经鼻持续气道正压通气（nasal continuous positive airway pressure，NCPAP），无创通气不能缓解或因各种原因不能进行无创通气者予气管插管有创通气。一般首选常频机械通气，常用通气模式包括间歇正压通气、间歇指令通气、呼气末正压等，需根据患者的病情、病理生理机制等选择通气方式和参数。常频机械通气效果不佳可用高频通气，常用高频震荡通气，病情仍不能缓解者可考虑体外膜式氧合技术。

3．病因治疗　病因治疗是最终治愈的根本。上气道梗阻者应尽快解除梗阻；异物引起者及时清除异物；急性喉炎等导致的梗阻应及时应用药物缓解喉头水肿，上气道梗阻暂时不能解除者需气管插管或切开；支气管哮喘、毛细支气管炎等所致的下气道梗阻应及时使用支气管扩张剂；肺部感染者积极控制感染。因气胸或胸腔积液导致的限制性通气障碍应及时胸腔穿刺或引流；神经肌肉疾病所致者应积极治疗原发病，促进神经肌肉功能恢复。

4．维持循环稳定　急性呼吸衰竭治疗过程中，维持血流动力学及循环功能稳定是一个重要环节。除需密切观察各项心血管系统功能的指标外，对危重患者可采用心脏超声、无创心排血量监测等。对血流动力学不稳定者，除及时纠正低血容量及强心、利尿外，必要时应用心血管活性药物如肾上腺素、去甲肾上腺素、多巴胺等。

5．纠正酸碱失衡，维持内环境稳定　呼吸衰竭时以呼吸性酸中毒为主，主要依赖于改善通气，不能擅自补碱。重症患儿常存在混合性酸中毒，当出现混合性酸中毒或代谢性酸中毒、血气 pH < 7.20 时，在保证通气的前提下给予碱性液。常用 5% 碳酸氢钠溶液，每次 2 ～ 5 ml/kg，稀释为 1.4% 等渗溶液后静脉注射，并密切监测血气。

6．其他药物　物理或药物降温；机械通气患儿应适当镇痛镇静；颅内高压时予以 20% 甘露醇降颅压等。

（钱素云）

第三节　惊　厥

一、概念

惊厥（convulsion）又称抽搐，是小儿常见的急症，系多种原因使神经元功能紊乱所致脑细胞突然异常放电，表现为突然的全身或局部肌群强直或阵挛，常伴有意识障碍。惊厥持续状态是指热性惊厥发作时间 ≥ 30 min，或反复发作、发作间期意识未恢复达 30 min 及以上。3 ～ 5 min 之内短暂的惊厥几乎对大脑没有明显的影响，惊厥频繁发作或持续状态可导致脑组织损伤，使患儿遗留严重的后遗症，甚至危及生命。

二、病因与发病机制

小儿惊厥的发病率高，尤多见于婴幼儿，6 岁以下儿童发病率为 4% ～ 6%，年龄愈小发生率愈高。其原因为：婴幼儿大脑皮质发育未完善，分析鉴别及抑制功能较差；神经纤维髓鞘尚未完全形成，绝缘和保护作用差，受刺激后兴奋冲动易于泛化；免疫功能低下，血脑屏障功能差，各种病原微生物及感染后毒素容易透入脑组织；某些特殊疾病如产伤、脑发育缺陷和先天性代谢异常等。

惊厥的原因按感染的有无可分为感染性及非感染性两大类，可按病变累及的部位进一步分为颅内病变与颅外病变。

1. 感染性病因

（1）颅内感染：由细菌、病毒、支原体、真菌等侵入中枢神经系统，引起脑膜和脑实质的损害及脑水肿。病毒感染可致病毒性脑炎、乙型脑炎；细菌感染可致化脓性脑膜炎、结核性脑膜炎、脑脓肿；真菌感染可致新型隐球菌脑炎；支原体感染可致支原体脑炎；寄生虫感染如脑囊虫病、脑血吸虫病、脑型疟疾等。小婴儿宫内感染（TORCH 感染）也可以出现惊厥。

（2）颅外感染：热性惊厥是小儿时期（首发年龄为 6 月龄～ 5 岁）颅外感染中最常见的类型。急性严重感染如脓毒症、重症肺炎、菌痢等，由于高热、急性中毒性脑病及脑部微循环障碍引起脑细胞缺血、组织水肿可导致惊厥。其特点如下：① 可见于任何年龄段患儿；② 惊厥发作大多频繁或持续时间较长；③ 常有意识障碍等脑病表现；④ 神经系统无定位症状，脑脊液检查除压力稍高外，无其他异常。

2. 非感染性病因

（1）颅内疾病：常见于癫痫（包括各种癫痫综合征）、颅脑损伤（如产伤、颅脑外伤）、颅脑缺氧（如新生儿窒息、溺水）、颅内出血（如晚发性维生素 K 缺乏症、脑血管畸形）、颅内占位性疾病（如脑肿瘤、脑囊肿）、脑发育异常（如先天性脑积水）、遗传代谢性脑病（线粒体病、溶酶体病、脑白质营养不良等）、自身免疫性脑病（多发性硬化、急性播散性脑脊髓炎、自身免疫性脑炎等）和其他各种脑病如胆红素脑病等。

（2）颅外疾病：①水电解质紊乱：重度脱水、低血钙、低血镁、低血钠、高血钠等；②代谢性疾病：低血糖、半乳糖血症、苯丙酮尿症、肝豆状核变性等；③中毒：如药物过量（中枢兴奋药、阿托品、氯丙嗪等），误食有毒植物（如毒蘑菇、白果、滴水观音等），误服农药（如有机磷、有机氯等），有毒气体（磷化铝遇湿热后、CO 等），重金属（汞、铅等）；④心脏疾病：如阿 - 斯综合征、先天性心脏病并发脑血栓、脑栓塞等；⑤肾疾病：急慢性肾小球肾炎所致高血压脑病、尿毒症等；⑥其他：Reye 综合征、脑或脑膜白血病、维生素 B_6 缺乏症或依赖症、肝衰竭等。

三、临床表现

惊厥发作前少数可有先兆。多数为骤然发作，典型发作表现为突然意识丧失或跌倒，两眼上翻或凝视、斜视，头向后仰或转向一侧，口吐白沫，牙关紧闭，面部、四肢呈强直性或阵挛性抽搐，伴有屏气、发绀、大小便失禁，经数秒、数分或十数分钟后惊厥停止，进入昏睡状态。在发作时或发作后不久查体可见瞳孔散大、对光反应迟钝、病理反射阳性等体征，发作停止后不久意识恢复。低钙血症抽搐时，患儿可意识清楚。若意识尚未恢复前再次抽搐或抽搐反复发作呈持续状态者，提示病情严重，可因脑水肿、呼吸衰竭而死亡。如局限性抽搐部位恒定，常有定位意义。部分病例，仅有口角、眼角轻微抽动，或一侧肢体抽动或两侧肢体交替抽动。新生儿惊厥表现为全身性抽动者不多，常表现为呼吸节律不整或暂停，阵发性青紫或苍白，两眼凝视、眼球震颤、眨眼动作或吸吮、咀嚼动作等。

四、辅助检查

1. 三大常规　血常规提示有无感染或白血病；尿常规有无蛋白、红细胞、白细胞和各种管型；大便常规有无脓细胞和（或）吞噬细胞。

2. 血液生化检查　疑有低血糖、低钙血症、低镁血症或其他电解质紊乱时，选做血糖、血钙、血镁、血钠、尿素氮、肌酐等测定。

3. 脑脊液（CSF）检查　疑颅内感染者需做脑脊液常规、生化检查，必要时做涂片染色和培养。

4．影像学检查 颅脑超声适用于前囟未闭合的婴儿，对颅内出血、脑积水的诊断有帮助；疑颅内出血、占位性病变和颅脑畸形者，可选做头颅 CT、MRI 及脑血管造影等检查。

5．脑电图和心电图检查 脑电图是判断脑功能是否有障碍的主要手段，但不能确定功能障碍的性质，对癫痫的诊断有重要价值；怀疑心源性惊厥者可选做心电图。

五、病情评估、危险分层及诊断

（一）病情评估、危险分层

惊厥持续状态或惊厥伴生命体征不平稳，需紧急处理，控制发作；惊厥时间短于 3 ~ 5 min 或惊厥后生命体征平稳、惊厥持续状态已控制，可给予常规处理（表 18-3）。

表18-3 惊厥的病情评估分为两级

	危急	常规
持续时间	≥ 3 ~ 5 min 或惊厥持续状态	≤ 3 ~ 5 min
生命体征	不正常	正常
惊厥后意识	昏迷或意识不清	清醒或昏睡
对止惊药物反应	对药物无反应或反应差	发作控制

（二）诊断

惊厥的诊断关键在于寻找病因，在进行急救的同时应详细采集病史，观察临床表现并进行细致的体格检查，根据线索选做必要的辅助检查。

1．病史

（1）年龄：由于不同年龄发生惊厥原因不同，故寻找病因时要考虑到年龄因素。

新生儿期：产伤、窒息、颅内出血、败血症、脑膜炎、破伤风和胆红素脑病多见，有时也应考虑到脑发育缺陷、代谢异常、巨细胞包涵体病及弓形体病等。

婴幼儿期：热性惊厥、中毒性脑病、颅内感染、手足搐搦症、癫痫多见，也应注意脑发育缺陷、脑损伤后遗症、药物中毒、低血糖症等。

年长儿：中毒性脑病、颅内感染、癫痫、中毒多见，有时须注意颅内占位性病变和高血压脑病等。

（2）季节：某些传染病的发生具有明显的季节性。

（3）病史：应详细询问出生史、喂养史、智力与体格发育情况，既往类似发作史和误服有毒物质及（或）脑外伤史，传染病接触史及当地的流行情况。

2．体格检查 注意神经系统的查体（神志变化、意识状态、有无脑膜刺激征、定位症状、颅内高压症状）。

3．根据病史、体检及其他线索，选择性地进行实验室及其他辅助检查。

热性惊厥（febrile seizures，FS）是小儿时期最常见的惊厥性疾病，儿童时期的患病率在 3% ~ 5%。根据 2011 年美国儿科学会（APP）标准，热性惊厥为发热状态下（肛温 ≥ 38.5℃，腋温 ≥ 38℃）出现的惊厥发作，无中枢神经系统感染证据及导致惊厥的其他原因，既往也没有高热惊厥病史。热性惊厥与年龄密切相关，90% 的热性惊厥发生于 6 个月 ~ 5 岁，平均发病年龄为 18 ~ 22 个月，3 岁后发作频数减低，6 个月以下、6 岁以上极少发生。上呼吸道感染引起者占 70%，常在病初体温急剧升高时发生。热性惊厥的发病与遗传和环境有关，遗传因素在热性惊厥发病中起重要作用。

知识拓展—热性惊厥分型

六、救治措施

治疗原则是维持生命体征，控制惊厥发作，解除高热，治疗原发病，预防复发。

（一）急救措施

1．一般处理　惊厥发作时取卧位，头转向一侧，清除口咽部分泌物或呕吐物，保持呼吸道通畅、防止窒息。有条件时可立即给予氧气吸入，建立静脉通道。

2．控制惊厥　惊厥持续状态时除了止惊外，注意预防控制并发症，维持内环境稳定，特别注意处理脑水肿、酸中毒、低血糖等。另外，需注意抗惊厥药物疗效不满意的一个重要原因是未给足剂量。

（1）苯二氮䓬类：为首选药物，常用地西泮和咪达唑仑。地西泮按 0.2 ~ 0.3 mg/kg 静脉缓注（速度为 1 mg/min），作用快，1 ~ 3 min 可生效，但作用时间短，必要时 10 ~ 20 min 后重复用一次，一日可重复 3 ~ 4 次。注意一次最大量儿童不超过 10 mg，婴儿不超过 3 mg。咪达唑仑剂量为 0.15 ~ 0.3 mg/kg 缓慢静脉注射，注射后仍有反复发作者，可持续静脉泵入咪达唑仑，剂量为 0.02 ~ 0.4 mg/(kg·h)。该类药物有抑制呼吸、心跳和降低血压之弊，曾用过巴比妥药物者，尤须注意。

（2）苯巴比妥钠：本药肌内注射起效较慢，不宜用于急救，应选用静脉制剂，但目前国内静脉制剂少。负荷剂量 15 ~ 20 mg/kg，新生儿 20 ~ 30 mg/kg 缓慢静脉注射（时间 10 ~ 30 min），惊厥控制后维持剂量为每日 3 ~ 5 mg/kg，分 2 次。

（3）苯妥英钠：多用于惊厥持续状态，负荷量为 15 ~ 30 mg/kg，惊厥控制 12 ~ 24 小时使用维持量为 3 ~ 9 mg/kg，分 2 次。本药无抑制呼吸现象，有潜在的心律不齐危险，需监测血压及心电。

（4）10% 水合氯醛：本药作用较快，持续时间较短，每次 0.4 ~ 0.6 ml/kg 加入 1 ~ 2 倍生理盐水灌肠或鼻饲，止惊快。

（5）麻醉药：经上述治疗，惊厥仍无法控制，可考虑应用麻醉药物，必须监测生命体征，气管插管呼吸机辅助呼吸状态下应用。临床可用丙泊酚、异戊巴比妥钠 / 硫喷妥钠等。

（二）对症处理

1．降温　高热者应用物理及药物等积极降温。

2．治疗脑水肿　持续抽搐，视盘水肿，瞳孔两侧不等，提示脑水肿。可用地塞米松每次 0.2 ~ 0.4 mg/kg，每 6 h 静脉注射 1 次。同时给予 20% 甘露醇每次 1 ~ 2 g/kg 快速静脉滴注，每 6 ~ 8 h 一次。必要时可同时选用呋塞米（速尿），增强脱水效果。

3．维持水和电解质平衡　惊厥患儿无严重液体丢失时液体总量按 80 ml/(kg·d) 或 1000 ~ 1200 ml/(kg·m²) 体表面积，钠 1 ~ 2 mmol/kg、钾 1.5 mmol /kg 补充，使患儿保持轻度脱水及血钠正常或偏低状态，以利于控制脑水肿。

（三）病因治疗

1．感染性疾病　宜选用有效抗感染药物。

2．低钙血症　5% 葡萄糖酸钙 10 ~ 20 ml 静脉缓推，或用 10% 氯化钙每次 5 ~ 10 ml 口服，连用 7 天。第 3 天可用维生素 D。

3．低镁血症　25% 硫酸镁每次 0.2 ~ 0.4 ml/kg 肌注，4 次以上或 5 天为一疗程。

4．低血糖症　50% 葡萄糖液每次 2 ml/kg 静注，并以 10% 葡萄糖液静脉滴注，直至症状完全缓解。

5．维生素 B_6 缺乏症　可给予维生素 B_6 50 ~ 100 mg 静脉注射或口服，惊厥可于数分钟后停止。

6．脑脓肿和脑肿瘤　可行手术治疗。

（四）预防复发

下列情况可考虑给予预防性抗惊厥药物：惊厥时间＞30 min；惊厥后1～2周脑电图异常；家族中有癫痫史的热性惊厥患儿；1年内高热惊厥＞5次者。首选药物为苯巴比妥3～5 mg/(kg·d) 分2次口服，或全日量睡前1次口服，疗程为2年或最后一次惊厥后1年。

（杨　杰）

妇产科急症

妇产科急症是与妇女生殖系统相关的、严重威胁妇女及胎儿生命安全的急性病症的统称，包括妇科急症和产科急症两部分。妇科急症包括妇科急腹症、急性阴道出血和女性生殖器官损伤。产科急症特指发生在孕期、产期、分娩期和产褥期的严重威胁孕产妇和婴儿生命的突发危急病症，包括产科出血、妊娠期抽搐和孕产期外伤。

妇产科急症的临床表现多样，患者主诉多为阴道大出血、急性剧烈下腹痛甚至休克，尤其妊娠妇女往往合并多器官或系统的疾病，病势凶险，严重威胁着母胎双方的安全。女性生殖系统血供丰富、腔隙陷窝多，故妇产科急症病情多危重，且感染后炎症易扩散。当女性受性摧残或骑跨伤时，有些患者羞于诉说或神志不清，体表常无创口而易被忽略。因此，应密切监测患者的生命体征，重点询问患者的月经史、婚育史和性生活史。注意腹部和盆腔检查，动作要轻柔，有阴道出血者应消毒外阴以避免感染，对无性生活的患者必要时可行直肠 - 腹部诊，合并妊娠者应检查宫高、腹围、胎位、胎心。同时应特别注意患者的血常规、凝血功能和妊娠试验结果，对可疑腹腔内出血的患者可行阴道后穹隆穿刺或诊断性腹腔穿刺。经阴道 B 超对妇科疾病的诊断具有重要价值，无性生活的患者或有禁忌证的患者可行经直肠 B 超或腹部 B 超。

第一节　异位妊娠

一、概念

孕卵在子宫体腔以外着床称为异位妊娠（ectopic pregnancy），俗称宫外孕。异位妊娠可发生在输卵管、卵巢、腹腔、阔韧带及剖宫产后子宫瘢痕等处，其中以输卵管妊娠（tubal pregnancy）最为常见，占异位妊娠总数的 90% ~ 95%。慢性输卵管炎影响孕卵的正常输送，是发生输卵管妊娠最常见的病因。输卵管妊娠破裂大量内出血可危及生命。以下内容重点介绍输卵管妊娠。

二、病因与发病机制

导致异位妊娠的病因与发病机制见表 19-1。

表19-1　导致异位妊娠的病因与发病机制

病因	发病机制
输卵管炎症	炎症导致输卵管管腔不通畅，影响输卵管蠕动及抓卵功能
盆腔手术史	手术会增加盆腹腔粘连机会，影响输卵管蠕动
输卵管发育异常	延迟孕卵进入宫腔的时间
子宫内膜异位症	异病灶侵入使输卵管间质增厚、管腔狭窄或阻塞

续表

病因	发病机制
子宫内膜炎	造成宫腔粘连、瘢痕形成，不利于孕卵着床
子宫肿瘤	黏膜下肌瘤造成宫腔变形，影响孕卵着床
宫腔手术	损伤子宫内膜，造成宫腔粘连、瘢痕形成、变形
子宫畸形	残角子宫、双角子宫宫腔不利于孕卵着床
宫内节育器	释放孕激素的宫内节育器抑制输卵管的蠕动频率和次数
辅助生殖技术	可致宫内孕合并异位妊娠
吸烟	造成输卵管肌层类固醇激素受体数量及亲和力改变
胚胎因素	精子畸形、染色体异常使受精卵发育停滞

三、临床表现

输卵管妊娠的临床表现与受精卵着床部位、有无流产或破裂、腹腔内出血的多少及时间长短等有关。

（一）症状

1. **停经**　除输卵管间质部妊娠有较长的停经史外，大多停经 6 ~ 8 周，20% ~ 30% 的患者无明显停经史。

2. **腹痛**　是输卵管妊娠患者就诊的主要原因。输卵管妊娠流产或破裂前，表现为一侧下腹部隐痛或酸胀感。当发生流产或破裂时，患者突感一侧下腹部撕裂样疼痛，常伴有恶心、呕吐，若血液积聚在子宫直肠陷凹，肛门有坠胀感。内出血时血液由盆腔流至全腹，导致全腹痛，刺激膈肌可引起肩胛放射性疼痛。

3. **阴道出血**　患者常有不规则阴道出血，色暗红、量少、淋漓不尽，一般不超过月经量，随阴道出血可排出蜕膜管型或碎片。

4. **晕厥与休克**　由于腹腔内急性出血及剧烈腹痛，轻者晕厥，重者发生失血性休克。其严重程度与腹腔内出血速度及出血量成正比，与阴道出血量不成正比。

（二）体征

1. **一般检查**　腹腔内出血多时呈贫血貌。失血性休克时，患者面色苍白，四肢湿冷，脉快、细、弱，血压下降，体温一般正常或略低，腹腔内血液吸收时体温可略升高。

2. **腹部检查**　下腹有明显压痛、反跳痛，尤以患侧为著，但腹肌紧张较轻，内出血多时可出现移动性浊音。少数患者下腹部可触及包块。

3. **盆腔检查**　阴道内可有少量暗红色血液，后穹隆可饱满、触痛，宫颈可有举痛或摆痛，子宫相当于停经月份或略大而软，宫旁可触及有轻压痛的包块。内出血多时，子宫有漂浮感。

四、辅助检查

1. **尿妊娠试验**　简单快捷，阳性者可协助诊断，但不能确定妊娠在宫内还是宫外；阴性者需待血清人绒毛膜促性腺激素（human chorionic gonadotrophin，hCG）定量予以排除。

2. **血清 hCG 定量**　是早期诊断异位妊娠的重要方法，水平通常低于正常宫内妊娠。异位妊娠时血清 hCG 倍增在 48 h 内常小于 53%。

3. **血孕酮测定**　早孕期孕酮值比较稳定，孕 8 周时孕酮 < 45 nmol/L（15 ng/ml）提示异位妊娠或黄体发育不良，灵敏度达 95%。

4. **超声检查**　阴道超声优于腹部超声，诊断异位妊娠准确率为 70% ~ 94%，在输卵管部位见到妊娠囊（"输卵管环"）、胚芽及原始心管搏动可确诊，盆腹腔液性暗区对诊断有帮助。有剖宫产史者应重点观察其前壁瘢痕部位，以避免漏诊瘢痕妊娠。

5．腹腔穿刺　包括阴道后穹隆穿刺和经腹壁穿刺，当移动性浊音阳性时可直接经腹壁穿刺。抽出不凝血提示腹腔内出血，当形成血肿或粘连时可能抽不出血液，故穿刺结果阴性时不能排除异位妊娠。

6．子宫内膜病理检查　诊断性刮宫后见到蜕膜而无绒毛、血清 hCG 水平下降不明显或上升时可考虑输卵管妊娠；绒毛极少时应密切随访。

7．腹腔镜检查术　是诊断输卵管妊娠的"金标准"，明确诊断的同时可进行镜下手术，创伤小、恢复快。但出血量多、严重休克时不宜行腹腔镜检查。

五、病情评估及诊断

输卵管妊娠未发生流产或破裂前，临床表现不明显，诊断较困难，应结合辅助检查以尽早明确诊断。每一位性活跃的育龄期妇女表现为腹痛或阴道出血来就诊时都应该进行妊娠检查，尤其对有异位妊娠史的患者应高度警惕。妊娠试验阳性者，需行阴道超声检查以明确妊娠部位，输卵管部位见妊娠囊、胚芽或原始心管搏动可诊断输卵管妊娠。若阴道超声检查妊娠部位不明确，应行血清 hCG 定量测定：①当血清 hCG ≥ 1500 IU/L、阴道超声未见宫内及输卵管妊娠囊时，应 2 天后复查血清 hCG 及阴道超声，若子宫内仍未见妊娠囊，而血清 hCG 值增加或不变，可考虑输卵管妊娠。②当血清 hCG 值 < 1500 IU/L、阴道超声未见宫内与输卵管妊娠囊时，应 3 天后复查血清 hCG 及阴道 B 超，若血清 hCG 倍增，可待阴道 B 超见到宫内或输卵管妊娠囊时再诊断；若血清 hCG 值未倍增或下降、阴道 B 超仍未见宫内妊娠囊，可考虑即使宫内妊娠，胚胎也无继续存活可能，可按输卵管妊娠处理。血孕酮水平 ≤ 15 nmol/L 可确定异常妊娠，但是不能确定妊娠部位，大多数异位妊娠患者的血孕酮水平介于 30 ～ 60 nmol/L。对于阴道 B 超未明确妊娠部位、血清 hCG 水平异常升高、血孕酮水平低于 15 nmol/L 者，可通过诊断性刮宫来鉴别异位妊娠。腹腔镜检查是诊断异位妊娠的"金标准"，对于血清 hCG 异常而阴道超声结果不满意者，可行腹腔镜检查以明确诊断并治疗。

输卵管妊娠流产或破裂后，多有典型的临床表现。若临床表现不典型，则应密切监测病情变化。当患者出现剧烈腹痛伴内出血体征、休克症状时，若腹腔穿刺抽出不凝血，应行急诊手术以明确诊断。输卵管妊娠需与宫内妊娠流产、急性阑尾炎、急性输卵管炎、卵巢黄体破裂和卵巢囊肿蒂扭转等疾病鉴别。

六、救治措施

1．手术治疗　可行开腹或腹腔镜手术。

（1）输卵管切除术：对于严重内出血并发休克的患者，应在积极纠正休克、补充血容量的同时进行手术抢救。迅速打开腹腔，用卵圆钳钳夹病变输卵管系膜以迅速控制出血，加快输液，血压上升后实施患侧输卵管切除术。术中可行自体输血，但必须符合以下条件：妊娠小于 12 周、胎膜未破、出血时间 < 24 h、血液未受污染、镜下红细胞破坏率 < 30%。每次输 100 ml 血液加 3.8% 枸橼酸钠 10 ml 抗凝，用输血漏斗垫 6 ～ 8 层纱布或经 20 μm 微孔过滤器过滤后方可输回体内。自体输血 400 ml 应补充 10% 葡萄糖酸钙 10 ml。

（2）保守性手术：适用于有生育要求的年轻妇女。包括输卵管造口术、输卵管切开术及输卵管伞部压出术。术式的选择应根据输卵管妊娠部位和损伤情况而定。术后 3 ～ 7 天应复查血清 hCG，若下降不显著，可考虑加用甲氨蝶呤治疗。

2．非手术治疗　包括期待疗法、化学治疗、中药治疗和介入疗法等，应根据病情慎重选择。

（1）期待疗法：适于满足以下条件者：①无临床症状或临床症状轻微；②异位妊娠包块直径＜3cm，无胎心搏动，无腹腔内出血或估计内出血量少于100ml；③血清hCG＜1000IU/L并持续下降。嘱患者休息，每周复查血清hCG，期间腹痛加重则随时就诊。

（2）化学治疗：适于患者有生育要求，特别是对侧输卵管已切除或有明显病变者，无明显腹痛、包块最大直径3.5～5.0cm、血清hCG低于2000～3000IU/L、生命体征平稳、无腹腔内出血征象且肝肾功能、血常规正常者。常用药物为甲氨蝶呤，肌内注射，给药后4～7天血清hCG水平下降小于15%，可重复给药或手术干预。血清hCG水平降至正常平均需35天，治疗期间注意监测血常规及B超，情况恶化者需手术治疗。

（3）中药治疗：是我国治疗输卵管妊娠的方法之一，免除了手术创伤，保留患侧输卵管并恢复其功能。

（4）介入疗法：血管造影后，于子宫动脉内缓慢注射甲氨蝶呤50～100mg，孕囊大者加氟尿嘧啶500mg，灌注完毕以吸收性明胶海绵颗粒栓塞子宫动脉。栓塞术后密切观察患者的生命体征，每周复查血清hCG及超声。因其费用较高，现临床仅用于一些特殊类型异位妊娠的治疗。

治疗后监测血清hCG水平可早期发现持续性异位妊娠，故在保守性手术治疗和非手术治疗后，应监测血清hCG水平直到达到非妊娠期水平。

（王甲莉）

第二节　卵巢囊肿蒂扭转

一、概念

卵巢囊肿属广义上的卵巢肿瘤的一种。卵巢囊肿蒂扭转是指供应卵巢囊肿的血管发生了扭曲，使卵巢囊肿缺血，甚至坏死破裂，引起剧烈腹痛，为妇科急腹症之一，约10%的卵巢囊肿发生蒂扭转。

二、病因与发病机制

导致卵巢囊肿蒂扭转的病因及发病机制见表19-2。

L19-1a
第19章第一节电子资源

表19-2　导致卵巢囊肿蒂扭转的病因及发病机制

病因	发病机制
急剧的体位变动或腹压变化	为最常见诱因，如体育运动、舞蹈、体力劳动、膀胱充盈或排空、咳嗽、肠蠕动剧烈
卵巢肿瘤蒂较长	儿童时期卵巢位置较高，固有韧带较长，肿瘤居于腹腔，易发生蒂扭转；纤维瘤等游离的实性肿瘤蒂较长，变动体位易扭转；妊娠时盆腔充血，骨盆漏斗韧带变长变软
肿瘤活动度良好	多见于中等大小、比较光滑、与周围无粘连的肿瘤
肿瘤位置变动	妊娠时肿瘤随子宫升高进入腹腔，活动空间增大；产褥期子宫突然缩小、腹压下降，肿瘤位置变动
肿瘤重量不均衡	囊性畸胎瘤、黏液性及浆液性囊腺瘤重心偏向一极；卵巢冠囊肿或卵巢旁囊肿呈长椭圆形，重心偏于一侧

卵巢囊肿蒂由骨盆漏斗韧带、输卵管和卵巢固有韧带组成，韧带中有卵巢动静脉及子宫支走行。急性蒂扭转时，由于静脉管壁薄，较动脉先受压迫，引起静脉循环阻断，继而肿瘤发生坏死、梗死，颜色变黑紫，周围继发腹膜炎性反应。由于右侧盲肠蠕动多，盆腔活动空间大，卵巢囊肿蒂扭转多发于右侧。扭转不到 1 周者为不完全扭转，临床症状较轻，有自然回复松解的可能；超过 1 周者为完全扭转，临床症状典型，一般不能自然回复松解。

三、临床表现

1. 症状　突然发生一侧下腹剧痛，常伴恶心、呕吐甚至休克，系腹膜牵引绞窄引起。

（1）腹围增粗、腹内肿物：最常见，患者常觉察衣服或腰带变紧，触及腹内肿物，伴腹胀等不适。

（2）腹痛：肿瘤无并发症时极少疼痛，故当患者感觉腹痛，尤其突然发生者，多系瘤蒂发生扭转，偶为囊肿破裂、出血或感染。此外，恶性囊肿多引起腹痛、腿痛，疼痛使患者以急症就诊。

（3）月经紊乱：少数患者因囊肿使盆腔血管分布改变导致子宫内膜充血，引起月经紊乱。内分泌性卵巢肿瘤亦可能引发月经紊乱。

（4）压迫症状：巨大卵巢囊肿可因压迫膈肌而引起呼吸困难及心悸，合并大量腹水者也可引起此症状；有时由一侧或双侧胸腔积液所致，并且往往合并腹水。

2. 体征　妇科检查可扪及附件区肿物，张力较大，有压痛，以瘤蒂部最明显，伴有肌紧张。有时扭转自然复位，腹痛随之缓解。

四、辅助检查

1. 超声检查　患侧卵巢消失，子宫周边探及囊性或囊实性包块，扭转部位见"绳索状"或"囊实性"双肿块，可见盆腔液性暗区；彩色多普勒超声见扭转处无血流信号时高度怀疑蒂扭转，但可探及血流时也不能排除卵巢囊肿蒂扭转的可能。

2. 肿瘤指标　CA-125、CA-199、CEA、AFP。

3. CT 或 MRI 检查　可见盆腔囊性肿块及其连向子宫的索状结构，蒂周围见淤血扩张的血管；肿瘤内及盆腔内可有出血征象；增强扫描时肿瘤和蒂强化不明显或无强化，T_1WI 上可见高信号环。

五、病情评估及诊断

根据病史、急剧发作的腹痛、盆腔触及包块和宫角蒂部的压痛，结合影像学检查，不难作出诊断。妊娠合并卵巢囊肿蒂扭转，多见于孕 6 ~ 16 周，临床表现缺乏特异性，易误诊导致卵巢功能丧失甚至坏死，重者危及母胎生命。老年患者发生卵巢囊肿蒂扭转时，因其对疼痛刺激反应不敏感，常表现为持久发作的腹部钝痛为主，伴有腹胀、肛门停止排气排便，临床表现类似肠梗阻。

六、救治措施

卵巢囊肿蒂扭转一经确认，应尽快行开腹手术或腹腔镜探查。术时应在蒂根下方钳夹，将肿瘤和扭转的瘤蒂一并切除，钳夹前不可回复扭转，以防栓塞脱落。卵巢囊肿蒂扭转的传统治疗方法是行患侧附件切除术，不采取患侧附件松解、囊肿剔除是为了避免来自卵巢静脉的血栓栓塞的危险。妊娠合并的卵巢囊肿多为良性肿瘤或生理性囊肿，若临床症状轻、影像学检查提示卵巢不完全扭转，可在密切观察下保守治疗；若腹痛进行性加重或不排除恶性肿瘤，需及时开腹探查。术中是否保留卵巢与囊肿性质、扭转程度及患者年龄有关。病理证实为交界性或恶性肿瘤者，根据肿瘤分期决定手术方式。对于年轻的良性肿瘤患者，应根据扭转程度尽量保留患侧卵巢。

（范西真）

第三节　卵巢黄体破裂

一、概念

在黄体（corpus luteum）的发育过程中卵巢表面的小血管破坏，导致黄体内部出血、内压增加，引起破裂称为卵巢黄体破裂，严重者可造成大量腹腔内出血，即为卵巢破裂。

二、病因与发病机制

1. 自动破裂　①黄体内出血多、黄体内压力增大导致黄体破裂；②血管黄体化期间功能不全，易发生黄体内毛细血管出血。

2. 外力作用　①下腹受到撞击、剧烈体育运动、用力咳嗽或排便时，腹腔内压力突然升高，促使成熟黄体破裂；②性生活时女性生殖器官扩张充血，黄体内张力升高，男方动作粗鲁使妇方下腹部受到强烈冲击也可导致黄体破裂。

三、临床表现

1. 症状　一般出现在排卵期后（月经周期最后1周），偶可在月经周期第1、2天，少数在月经周期的第20～26天。临床表现不典型，多为腹痛，疼痛程度不一，部分有不同程度肛门坠胀感，严重时发生大出血甚至失血性休克。

2. 体征　腹部触痛不明显，双合诊盆腔触痛极为明显。

四、辅助检查

1. 妊娠试验协助与异位妊娠破裂的鉴别。

2. 超声检查见回声不均匀的囊性包块，内有条带状高回声，可有盆腔积液。彩色多普勒超声可在囊壁周边探及少许环状血流信号。

3. 阴道后穹隆穿刺抽出不凝血提示腹腔内出血。

4. CT检查见囊性或囊实性的包块，可显示血块旁或血块内的黄体囊肿，判断腹腔出血量。

五、病情评估及诊断

卵巢黄体破裂好发于卵巢功能旺盛年龄段，即20～40岁，发病率低，不易引起重视。患者一般无卵巢功能障碍病史，多数具有排卵周期，易与异位妊娠、急性盆腔炎、急性阑尾炎、输尿管结石、卵巢囊肿蒂扭转等急腹症相混淆，若合并妊娠，不易与异位妊娠破裂相鉴别，故当妊娠试验阳性、B超提示盆腔积液而宫内无孕囊时，除考虑异位妊娠可能外，还应高度警惕有无妊娠合并卵巢黄体破裂的发生。由于目前尚无特殊检查方法明确诊断，因此了解卵巢黄体破裂的发生因素、发展过程及临床特征并与超声检查相结合很重要，以期早期诊断、治疗。

六、救治措施

1. 保守治疗　卵巢黄体破裂一次出血后自行凝血，反复发作机会少。故可在病情稳定后，应用抗炎、止血药物，严密观察腹痛情况及 B 超监测盆腔积液、附件区包块的变化。

2. 手术治疗　适用于发病急、临床症状重、内出血多或者合并异位妊娠者。应急诊开腹探查止血，出血较多者术中可行自体输血，剔除破裂的黄体后再行缝合，尽量保留卵巢功能。

（范西真）

第 19 章第三节电子资源

第四节　子痫和先兆子痫

一、概念

子痫（eclampsia）是妊娠 20 周以后妊娠高血压（gestational hypertension）的特殊表现，包括水肿、高血压和蛋白尿，特别于妊娠晚期发展为最严重而紧急的情况，以抽搐及昏迷为特点，可并发肾衰竭、心力衰竭、肺水肿、颅内出血、胎盘早剥等。先兆子痫（preeclampsia）则是于抽搐前，在妊娠高血压综合征基础上伴有头痛、头晕、眼花、上腹不适、恶心等症状，预示子痫即将发生的阶段。

二、病因与发病机制

1. 主要诱因　①高血压病史；②先兆子痫病史；③年龄 ≤ 20 岁或 > 35 岁的初孕妇；④多胎妊娠、巨大胎儿、羊水过多等；⑤种族差异（黑色人种妇女具有高风险性）及家族遗传因素；⑥怀孕后 BMI 过高；⑦潜在的肾功能障碍、高血压等病史。

2. 发病机制　导致先兆子痫、子痫的发病机制见表 19-3。

表19-3　导致先兆子痫、子痫的发病机制

病因学说	发病机制
胎盘形成不良	绒毛膜滋养细胞侵蚀不良，螺旋小动脉血管重铸异常，引起管腔狭窄，使胎盘血流减少，释放胎盘因子，引起系统炎性反应
氧化应激反应	胎盘缺血、缺氧后释放的炎性因子（如 TGFα、白介素、前列环素等）可导致氧化应激和血管内皮细胞受损
免疫失调	胎儿母体间免疫平衡失调引起一系列免疫反应
遗传因素	调节血管舒缩功能、血管内皮功能、炎性因子、脂质代谢、氧化应激、免疫的相关基因可能发生改变
营养缺乏	蛋白质、钙、镁、锌、硒、维生素 C、维生素 E 等（可保护血管内皮细胞、降低血管和神经肌肉敏感性、抗氧化）缺乏
胎盘缺血	子宫张力增高（如羊水过多、双胎、巨大胎儿等）影响子宫胎盘血供

血管内皮细胞受损和系统炎性反应可引起全身小动脉痉挛、血管通透性增加、体液及蛋白质渗漏，表现为血压升高、水肿、蛋白尿和血液浓缩；全身各系统靶器官血流灌注减少，引发心、肝及肾衰竭，肺水肿及脑水肿甚至抽搐昏迷。子宫血供减少，重者导致胎盘梗死，危及母胎安全。

三、临床表现

1.症状　妊娠晚期除具有水肿、血压高和蛋白尿等妊娠高血压症状外，出现剧烈头痛、头晕、恶心呕吐、右上腹痛、胸闷、视物模糊、眼花、忧虑、易激动等。子痫发作首先表现为眼球固定，斜视一方，瞳孔扩大，从嘴角开始出现面部肌肉痉挛，数秒钟后全身肌肉收缩，头偏向一侧，双手臂屈曲握拳，腿部旋转，持续10余秒。下颌及眼皮一开一合，四肢迅速强烈阵挛，口吐白沫，舌被咬破时口吐血沫。眼结膜充血，面部发紫发红，历时1～2min进入昏迷。昏迷后常有鼾声。抽搐中可能发生坠地摔伤、骨折。昏迷中如发生呕吐可造成窒息或吸入性肺炎，亦可发生胎盘早剥、肝破裂、颅内出血及分娩发动。

2.体征　抽搐后血压上升，少尿或无尿，尿蛋白增加。昏迷后体温上升，呼吸加深。

四、辅助检查

1.血、尿常规　血液浓缩常使血细胞比容及血红蛋白偏高，合并贫血时正常及降低；血小板计数正常或减少；出、凝血时间正常或延长；白细胞计数偏高；周围血涂片有时可见形态不规则的红细胞或碎片。

2.肝、肾功能及电解质　血清尿酸、肌酐、尿素氮升高提示肾功能损害；二氧化碳结合力下降提示酸中毒；肝转氨酶及胆红素上升提示可能有病理性溶血；血糖偏低提示肝受损；白球蛋白比例倒置；测血清电解质以备补液参考。

3.24 h尿量及24 h尿蛋白定量、尿比重及尿肌酐测定。

4.血气分析了解缺氧及酸中毒情况。

5.胎儿、胎盘情况特殊检查

（1）胎儿监护：了解胎儿宫内缺氧是否存在，如非应力试验、催产素负荷试验。非应力试验无反应及基线平直、心动过缓、晚期减速等预示胎儿缺氧。

（2）B超：测量胎儿双顶径及腹围，计算胎儿体重，估计胎儿宫内生长迟缓可能性。了解胎盘成熟度以及羊水量，以便适时终止妊娠。

（3）测定24 h尿或血清雌三醇（estriol，E_3）及人胎盘催乳素（human placental lactogen，HPL）：估计胎盘、胎儿情况。

6.视病情发展和诊治需要　应酌情增加以下检查项目：①眼底检查；②超声等影像学检查肝、肾等脏器及胸腹水情况；③动脉血气分析；④心脏彩超及心功能测定；⑤超声检查胎儿生长发育指标；⑥头颅 CT 或 MRI 检查。

五、病情评估及诊断

无慢性高血压、肾病及糖尿病史，亦无抽搐发作情况，妊娠晚期有水肿、高血压和尿蛋白，先有先兆子痫的症状，特别是初产妇、双胎妊娠及羊水过多等情况，则可诊断为先兆子痫。凡妊娠高血压患者，血压较高、水肿较重、尿蛋白阳性者均应收入院治疗。出现先兆子痫症状者应立即入院，积极对症治疗，以免子痫发作。如患者来院已发作过抽搐，应扼要询问病史，重点了解抽搐时的表现、尿量及用药情况，测量血压及体温，进行尿蛋白和肾功能及眼底检查，尽快作出诊断。在诊治过程中，应注意与其他强直痉挛性抽搐疾病的鉴别，如癫痫（无高血压、水肿、蛋白尿及眼底变化）、高血压脑病及脑出血（有慢性高血压病史，无水肿及蛋白尿）、脑炎（季节性发病，常有发热、脑脊液特征性改变）等。

《妊娠期高血压疾病诊治指南（2015）》将重度子痫前期的诊断标准减为10条，下述标准至少一条符合者可诊断为重度子痫前期，包括：①血压持续升高：收缩压≥ 160 mmHg 和（或）舒张压≥ 110 mmHg。②持续性头痛、视觉障碍或其他中枢神经系统异常表现。③持续性上腹部疼痛及肝包膜下血肿或肝破裂表现。④肝酶异常：血清丙氨酸转氨酶（ALT）或天冬氨酸转氨酶（AST）水平升高。⑤肾功能受损：尿蛋白＞2.0 g/24 h、少尿（24 h 尿量＜400 mL 或每小时尿量＜17 mL）或血肌酐＞106 µmol/L。⑥低蛋白血症伴腹腔积液、胸腔积液或心包积液。⑦血液系统异常：血小板计数呈持续性下降并低于 $100×10^9$/L；微血管内溶血表现有贫血、黄疸或血 LDH 水平升高。⑧心功能衰竭。⑨肺水肿。⑩胎儿生长受限或羊水过少、胎死宫内、胎盘早剥等。

六、救治措施

先兆子痫和子痫的治疗应以预防为主，一旦子痫发作须立即采取紧急抢救措施。

（一）紧急处理

1. 保持呼吸道通畅，避免呕吐物及异物吸入。

2. 鼻导管给氧，如有呼吸障碍行气管加压给氧。

3. 抽搐发作时，立即静脉注射地西泮 10mg，待抽搐止后再行检查及继续治疗。

（二）药物治疗

以解痉、镇静、降压、利尿为主，辅以其他支持疗法。

1. 止抽搐、镇静、解痉　首选地西泮 10mg 静脉注射（注射速度不得超过 2～3 mg/min）。硫酸镁具解痉、止抽搐作用，降压效果短暂，25% $MgSO_4$ 16 ml+10% 葡萄糖 20 ml，10～20 min 静脉推注，然后加入 5%～10% 葡萄糖并以 1g/h 静脉滴注，注意监测膝腱反射，尿量不少于 100 ml/h，呼吸频率不少于 16 次/分。冬眠 I 号合剂（哌替啶 100 mg，异丙嗪 50 mg，氯丙嗪 50 mg）具有较强的镇静作用，发作时可用 1/3～1/2 剂量加入 50% 葡萄糖 20 ml 静脉注射，于 5～10 min 注射完。苯巴比妥钠大剂量止抽搐（0.1 g 肌内注射），小剂量镇静（30 mg 口服）。吗啡具有镇静、止抽搐作用（0.015 皮下注射），产时子痫要慎用。

2. 降压　肼屈嗪具有强而迅速的降压效果，肼屈嗪 5 mg+ 生理盐水 20 ml，静脉推注，20 min 注射完，同时每分钟测量血压 1 次。甲基多巴一般口服，每次 0.25 g，3 次/日。双肼屈嗪利舍平片口服，1 片/次，3 次/日。硝普钠为强效血管扩张剂。用法：50 mg 加入 5% 葡萄糖溶液 500 ml 按 0.5～0.8 µg/（kg·min）缓慢静脉滴注。孕期仅适用于其他降压药物无效的高血压危象孕妇。产前应用时间不宜超过 4 h。

3. 利尿　一般不宜用利尿剂。若水肿严重，特别是肺水肿、心力衰竭、视盘水肿、少尿或无尿及肾衰竭时可以应用利尿剂，注意复查血细胞比容及血电解质。常用呋塞米 20～40 mg 静脉注射或肌内注射或口服，每次 20 mg，3 次/日，同时应注意补钾。

4. 扩容　在解痉基础上扩容可改善重要脏器的血液灌注，纠正组织缺氧。如有低蛋白血症，可输注白蛋白或血浆或低分子量右旋糖酐，同时给予 5% 葡萄糖以增加扩容时间，改善微循环。对心功能不佳、肺水肿产妇禁用。每日液量不得超过 2500 ml，扩容时监测血细胞比容及尿比重，注意心力衰竭、肺水肿征兆。

（三）产科处理

1. 适时终止妊娠　患者停止抽搐后视血压、尿蛋白情况，如有好转，可等待胎儿存活，至胎肺成熟后终止妊娠。如情况严重，血压控制不满意，胎儿有宫内缺氧表现，抽搐病情稳定 24 h 后，考虑终止妊娠。

2. 选择分娩方式　阴道分娩时尽量缩短第二产程，除非引产失败，或宫缩时胎儿有缺氧表现、胎儿监护显示异常羊水过少、病情严重或有产科指征时采取剖宫产。阴道分娩时应进行胎心连续监护，产程中应用镇静剂、镇痛剂，防止抽搐再发或发生。可应用胎头吸引器或产钳协助缩短产程。

3. 做好新生儿复苏准备　先兆子痫和子痫患者常合并胎儿宫内生长迟缓，分娩时应请儿科医师到场，协助抢救婴儿。

4. 预防产后出血 产妇合并 DIC、血小板偏低、长期应用解痉药物、高血压等都是易出血因素，加之血容量低，一旦出血易发生低血容量性休克。因此当胎儿娩出后应常规给予缩宫素，必要时补充血容量，如出血多，尽量补充新鲜血。尽量避免应用强烈收缩子宫药物如麦角新碱。

（四）特殊护理

房间应安静、避光、空气流通，备有麻醉机、吸痰器、各种抢救器械及药品，子痫抽搐后留置导尿管，记录出入量，安床档，防止摔伤。每 2 ～ 4h 记录血压、脉搏、呼吸，每天测体温 4 次，安排特别护理，专人看守不得离开，记录特殊记录单。

（五）产后处理

子痫患者产后需继续应用硫酸镁 24 ～ 48h，住院密切观察至少 4 天，监测及记录产后出血量。由于高血压、蛋白尿等症状在产后 3 ～ 6 天仍可能反复出现甚至加剧，因此这期间应每天监测血压及尿蛋白，待患者重要器官功能恢复正常后方可出院。

七、预防

加强教育，提高公众对妊娠期高血压相关疾病的认识；强化医务人员培训，注意识别子痫前期的高危因素；应在孕前、孕早期和对任何时期首诊的孕妇进行高危因素的筛查、评估和预防。对于钙摄入低的人群（＜ 600 mg/d），推荐口服钙补充量至少为 1 g/d 以预防子痫前期。推荐对存在子痫前期复发风险如存在子痫前期史（尤其是较早发生子痫前期史或重度子痫前期史），有胎盘疾病史如胎儿生长受限、胎盘早剥病史，存在肾疾病及高凝状况等子痫前期高危因素者，可以在妊娠早中期（妊娠 12 ～ 16 周）开始服用小剂量阿司匹林（50 ～ 100 mg），可维持到孕 28 周。但是，仍需注意对孕妇的基础疾病和前次子痫前期发病因素进行排查；对于存在基础疾病如自身免疫性疾病等的孕妇，不能仅给予小剂量阿司匹林，建议孕前在专科行病情评估，以便能获得针对性药物的及早治疗和子痫前期预防的双重目的。

（燕宪亮）

第 19 章第四节电子资源

皮肤急症

第一节 药 疹

一、概念

药疹（drug eruption）亦称药物性皮炎（dermatitis medicamentosa），是药物通过口服、注射、吸入、栓剂、灌注、透皮吸收等各种途径进入人体后引起的皮肤、黏膜炎症反应。严重者可累及机体多个系统，甚至危及生命。

二、病因与发病机制

药疹发生的个体因素包括遗传因素（过敏体质）、酶缺陷以及机体病理生理状态的影响等。不同个体和同一个体在不同时期对药物的致敏反应存在很大差异。

临床上引起药疹的药物种类很多，常见的药物如表20-1所示。

表20-1 常见的引起药疹的药物

药物种类	常见药物
抗生素	以青霉素多见，磺胺类、四环素类等
解热镇痛药	阿司匹林、氨基比林、对乙酰氨基酚等
抗痛风药	别嘌醇
镇静抗惊厥剂	苯巴比妥、苯妥英钠、卡马西平等
异种血清制品及疫苗	破伤风抗毒素、狂犬病疫苗、血浆等
中药	鱼腥草、云南白药及各种注射剂

三、临床表现

同种药物在不同的个体可以引起不同类型的临床表现，而同一临床表现亦可由不同的药物引起。药疹多在药物治疗开始后7～10天经过致敏而出现，但如果以前曾接触过同种或同类药物，则可于数小时或1～2天内迅速出现。急诊常见或较为严重的药疹有：

1. 荨麻疹及血管性水肿型 为急性荨麻疹表现，风团遍布全身、潮红水肿，可有呼吸道阻塞、消化道反应等症状，偶尔出现血管性水肿，严重者可出现过敏性休克。多由血清制品、青霉素等β-内酰胺抗生素、呋喃唑酮、破伤风抗毒素以及阿司匹林等非甾体类抗炎药引起。

2. 固定型药疹 每次发病常在同一部位，皮疹常为圆形或椭圆形水肿性紫红色斑，微高出皮面，严重者斑上有大疱，边缘鲜明，红斑消退后留下紫褐色色素沉着斑，可经久不退，再服该药时原位复发。皮损可发生于全身任何部位，常见于口唇、龟头、外阴、手足等处。常为1个或数个，分布不对称。常由解热镇痛药、磺胺类药和镇静催眠药及四环素类等引起。

3. 麻疹型或猩红热型 又称发疹型药疹，是药疹中最常见的类型。常于用药后 1 ~ 2 周内发生，偶见于停药后。突然起病，开始为小片红斑及斑丘疹，自面颈部向下发展，1 ~ 3 天遍布全身，以躯干为主，并融合呈水肿性鲜红色，伴瘙痒，严重者可见小出血点（图 20-1）。常伴有发热、头痛、全身不适。如未能及时停药可发展为剥脱性皮炎等重型药疹。

4. 多形红斑型 以多形性损害为特征。可有水肿性红斑、丘疹、疱疹及大疱、糜烂渗出及虹膜样红斑（图 20-2），多对称分布于四肢伸侧、躯干，伴有瘙痒和疼痛，常累及口腔及外生殖器黏膜。皮疹可泛发全身，伴高热、外周血白细胞可升高、肝肾功能损害及继发感染者，称为重症多形红斑型药疹，为重型药疹之一，病情凶险，可导致死亡。主要是磺胺药、解热镇痛药、巴比妥类及别嘌醇等药物引起。

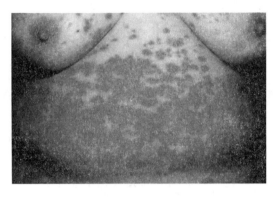

图 20-1　麻疹型药疹

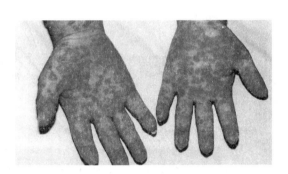

图 20-2　多形红斑型药疹

5. 大疱性表皮松解型 为药疹中最严重的类型。起病急骤，皮疹开始为弥漫性鲜红或紫红色斑片，迅速出现松弛性大疱，表皮大片剥脱，严重者表皮似腐肉，黏膜多受累（图 20-3）。伴有高热、多脏器功能损害。预后差，病死率为 25% 左右。常见的致病药物有磺胺类、解热镇痛药、青霉素、头孢菌素类、巴比妥类、卡马西平、抗结核药等。

6. 剥脱性皮炎型 为危重型药疹之一。潜伏期长，常在 1 个月左右。发病初期表现为寒战、高热等全身症状。皮损开始为麻疹样，后为大片水肿性红斑，面颈部肿胀，常伴渗液、结痂。红肿减轻后，全身皮肤脱屑并逐渐增多（图 20-4）。病程为 2 ~ 4 周，严重者可伴有肺部

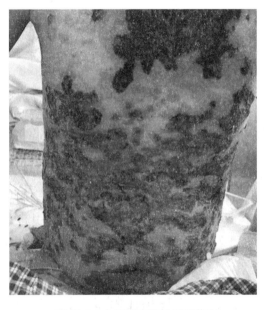

图 20-3　大疱性表皮松解型药疹

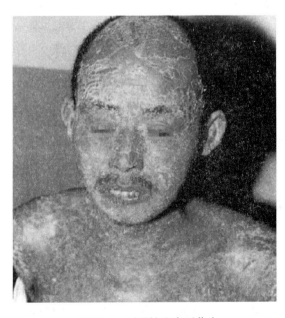

图 20-4　剥脱性皮炎型药疹

感染、肝损害、皮肤感染、败血症、水及电解质平衡紊乱，甚至危及生命。常见的致病药物有磺胺类、解热镇痛药、青霉素、头孢菌素类、巴比妥类、卡马西平等。

7. 药物超敏反应综合征　常于首次用药后 2 ~ 6 周内发生，再次用药可在 1 天内发病。初始表现为高热、面部、躯干上部红斑、丘疹或麻疹样皮损，逐渐变为暗红色，可有水疱、脓疱。融合成片时，类似剥脱性皮炎样皮损。毛囊明显水肿，致皮损浸润变硬，面部水肿为其特征性表现。常合并肝损伤，甚至发生肝衰竭。血液系统异常表现为非典型性淋巴细胞增多、白细胞计数减少或溶血性贫血。可导致多器官系统受累、衰竭，甚至死亡。

四、诊断

药疹起病突然，发病迅速，其病情发展趋势往往难以预料，急诊医师要时刻警惕发生药疹的可能性。目前药疹的诊断主要依靠病史和皮疹表现，其要点包括：

1. 明确的近期用药史。
2. 有一定规律的潜伏期。
3. 一般以突然起病较多见，且进展迅速。
4. 皮疹多呈广泛对称性分布，数量多，色泽鲜红，1 ~ 2 天可遍及全身。
5. 常伴有不同程度的瘙痒或发热等全身症状。
6. 为自限性病程。除重型药疹外，一般 2 ~ 4 周可痊愈。
7. 除外其他有类似表现的皮肤疾病。

五、救治措施

停用一切可疑致病药物是首要的治疗原则，应仔细询问药物使用情况和药物过敏史，查找病因，防治并发症。可根据病情表现和严重程度采取相应措施。

1. 轻型药疹　酌情选用 1 ~ 2 种抗组胺药、维生素 C 及钙剂等。必要时加用小剂量泼尼松。一般 1 周左右皮疹消退。

2. 重型药疹　加强生命体征监护，积极处理并发症，避免再次发生交叉过敏反应。

（1）抗休克及解除气道梗阻：对过敏性休克者必须争取时间，就地抢救，待病情稳定后方能转院。一般抢救措施如下：①立即肌内注射 1：1000 肾上腺素 0.5 ~ 1.0 ml，病情严重的可考虑静脉给药；②积极进行液体复苏，必要时予以血管活性药物维持血压；③喉头水肿造成呼吸道梗阻者应及时予以气管插管，必要时进行气管切开，情况紧急时可行环甲膜穿刺术。

（2）激素：应及早、足量、持续使用，根据病情选择剂量，病情稳定好转后可逐步减量，病情迁延反复者可延长维持量给药时间。

（3）防止继发感染：皮损严重、伴发感染者酌情选用抗生素，但需注意交叉过敏。

（4）纠正水、电解质平衡紊乱及进行脏器功能支持。

（5）静脉注射人血丙种免疫球蛋白：用于重型药疹，尤其是大疱性药疹，常与激素联合应用。

（6）血浆置换：常可控制病情发展。

3. 局部治疗　选用无刺激性、具有保护性并有一定收敛作用的药物。

（卿国忠）

第 20 章第一节电子资源

第二节　急性荨麻疹及血管性水肿

一、概念

急性荨麻疹（acute urticaria）是由于病变部位小血管扩张及通透性增加所致的皮肤及黏膜暂时性局限性充血与水肿，为一种常见的皮肤黏膜过敏性疾病。血管性水肿（angioedema）是一种发生于真皮深层和皮下组织疏松部位或黏膜的局限性水肿，属荨麻疹的一种特殊类型，病因、发病机制与急性荨麻疹相同，二者常同时发生。

二、病因与发病机制

本病病因复杂，多数患者无确切病因。常见病因见表 20-2。

表20-2　急性荨麻疹的常见病因

病因及常见致敏因素
食物：蛋、虾、蟹、贝类、鱼、肉等动物性蛋白食物，水果、蔬菜等如葡萄、香蕉、蘑菇、食品添加剂、柑橘、草莓
药物：青霉素及头孢菌素类、血清制品、各种疫苗、呋喃唑酮、阿司匹林、吗啡、可待因等
呼吸道吸入物及皮肤接触物：动物的皮屑、羽毛，昆虫叮咬，螨类产物，海蜇，植物叶刺或花粉，烟尘、挥发性化学物质
感染性致敏因子：细菌、真菌、病毒、寄生虫等
物理因素：冷、热、日光、潮湿、机械摩擦、压力和振动
全身性疾病：过敏性紫癜、自身免疫性疾病（如系统性红斑狼疮、类风湿关节炎）、淋巴瘤
精神因素：精神紧张、抑郁
遗传因素：家族性寒冷性荨麻疹
昆虫叮咬：蜜蜂、黄蜂等虫咬，毛虫、飞蛾等毛鳞刺入皮肤

本病的发病机制尚不十分清楚，肥大细胞在发病中起中心作用，其活化并脱颗粒，导致组胺、白三烯、前列腺素等释放，是影响荨麻疹发生、发展、预后及治疗反应的关键。

三、临床表现

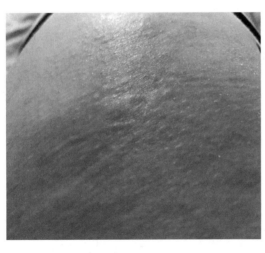

图 20-5　急性荨麻疹

本病可见于任何年龄，不分性别。急性荨麻疹的皮损为风团。常突然先有皮肤瘙痒，随即出现风团，风团呈鲜红色或淡白色，周围有红晕，大小不等，周身疏散分布，可相互融合呈环形、地图形或不规则形。皮疹骤起速消，持续数分钟至数小时，一天之内可反复多次，消退后皮肤无痕迹。病程一般为 1～2 周（图 20-5）。

本病起病急，可伴或不伴全身症状。如感染诱发的可有发热，累及喉头、支气管时可有气急、胸闷、头晕、声嘶，胃肠道黏膜受累时可有恶心、呕吐、腹痛，严重者可出现血压下降、休克，甚至昏迷。

少数患者合并血管性水肿，血管性水肿好发于眼睑、口唇、包皮、肢端、耳郭、口腔黏膜等部位，多为单发。表现为突发的局限性肿胀，边界不清。肤色呈苍白色或淡红色，表面光滑，触之有弹性，为压凹性水肿，无瘙痒感或有轻度瘙痒感。皮损一般持续数小时或 2 ～ 3 天后消退，退后不留痕迹。累及舌、喉时可出现严重的气道梗阻。

遗传性血管性水肿是一种常染色体显性遗传病。多于儿童期发病，均有家族史。临床表现与一般原因导致的血管性水肿相同，但反复发作，全身症状突出，部分患者首次就诊就出现气道梗阻或休克。常由损伤（如拔牙）、温度骤变、病毒感染、情绪激动等应激因素诱发。

四、辅助检查

发病期间外周血可有嗜酸性粒细胞增多。伴感染时白细胞计数增多、中性粒细胞增多。补体 C_2、C_4 水平明显下降，血清 C_1-INH 水平降低有助于遗传性血管性水肿的诊断。皮肤划痕试验阳性。必要时可以完善变应原筛查、食物日记等检查。

五、病情评估、危险分层及诊断

由于急性荨麻疹的病因与发病机制复杂，致病因素、个体因素、受累部位、血管扩张及渗出速度与程度不同，临床表现差异较大。以皮损为单一表现时，一般经对症处理后很快得到缓解。严重病例可在短时间内出现呼吸系统和循环系统表现，甚至危及生命。因此在询问病史和进行快速重点体格检查时，应观察有无全身症状，如出现呼吸困难、发音不清、头晕、面色苍白则表明患者为高危状态，应加强呼吸、脉搏、心电监护，并根据情况及时给予恰当处理。

急性荨麻疹可根据暂时性风团皮损、退后不留痕迹等临床表现，结合皮肤划痕试验阳性做出诊断。但应与丘疹性荨麻疹、多形红斑、外科急腹症相鉴别。血管性水肿应与丹毒、蜂窝织炎、接触性皮炎、虫叮咬等相鉴别。

六、救治措施

首先积极处理呼吸系统和循环系统的危险情况，同时寻找病因并去除。

1．单纯皮损表现者　首选镇静作用较轻的抗组胺药 H_1 受体阻断药，维生素 C 及钙剂可降低血管通透性，与抗组胺药有协同作用，必要时可加用糖皮质激素。

2．伴发全身表现者　血管性水肿、胸闷、头晕等患者，应首选 0.1% 肾上腺素 0.5 ～ 1 mg 肌内注射，糖皮质激素静脉注射，严重的患者可以静脉给予肾上腺素，并联合抗组胺药物。对出现呼吸道梗阻和缺氧表现者，应立即给予吸氧，并做好气管插管和（或）气管切开准备，紧急情况可行环甲膜穿刺，同时给予上述药物处理。

3．伴发过敏性休克者　①置患者于平卧位，抬高下肢，同时建立静脉通路。②立刻肌内或皮下注射肾上腺素。③实施有效的液体复苏。④肌内注射糖皮质激素，特别严重的患者可以考虑静脉给予肾上腺素。⑤支气管痉挛严重时可静脉注射氨茶碱。⑥喉头水肿者可行气管插管，必要时气管切开，心搏、呼吸骤停时，应立即进行心肺复苏。

（卿国忠）

五官急症

第一节　急性喉阻塞

一、概念

急性喉阻塞（acute laryngeal obstruction）又称急性喉梗阻，是短时间迅速出现的喉部组织或邻近组织病变导致喉部呼吸道阻塞，引起的以吸气性呼吸困难为主的症候群。如不及时正确处理，可迅速导致窒息死亡。喉腔声门区是上呼吸道最狭窄部位（图21-1），是最容易发生急性喉阻塞的部位。

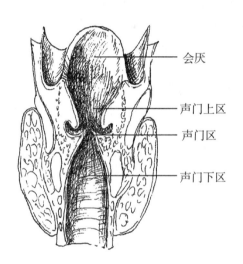

会厌

声门上区

声门区

声门下区

图21-1　喉冠状位后面观

二、病因与发病机制

1. **小儿急性喉炎**　幼儿喉腔较小，声带短，黏膜下组织疏松，炎症组织稍肿胀即可导致声门区狭窄或声门关闭；小儿神经系统不稳定，咳嗽力不强，喉神经易受刺激而痉挛，发生喉阻塞的机会较成人多。

2. **急性会厌炎**　又称急性声门上喉炎，是一种突然起病、发展迅速、危及生命的严重感染。成人、儿童均可患病，全年均可发生。感染为本病最主要的原因。吸入有害气体、误咽化学物质及放射线损伤均可引起。由于会厌舌面黏膜下组织较松弛，故会厌舌面肿胀明显，可呈球状，阻塞喉部。

3. **气管、支气管异物**　通常指气管、支气管的外源性异物在气管内随呼吸上下活动，易嵌顿于声门下区和气管内。嵌顿于声门可引起死亡。常见异物有花生、瓜子、豆类等。

4. **急性咽喉水肿**　药物及过敏反应易引起咽喉血管神经性水肿。

5. **双侧喉返神经麻痹**　各种原因引起双侧声带外展瘫痪，双侧声带固定于中线、不能外展，声门裂狭小或闭合（图 21-2、图 21-3）。

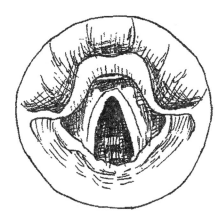

图 21-2 双声带外展正常

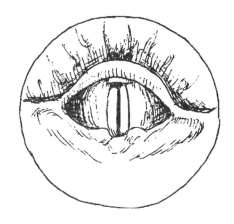

图 21-3 双声带呈中位线闭合

6. 喉肿瘤 良性和恶性肿瘤均能引起喉阻塞。

7. 外伤 喉部损伤、切割伤、烧灼伤、毒气或高热蒸汽吸入等。

8. 其他 慢性喉阻塞病变突然感染、先天性畸形（巨大喉蹼、先天性喉喘鸣等）。

三、临床表现

短时间迅速出现呼吸困难，可突然加重。表现为：

1. 吸气性呼吸困难 吸气运动加强，时间延长，吸气深而慢，通气量不增加，如无显著缺氧，则呼吸频率不变。呼气困难并不显著。

2. 吸气性喉喘鸣 吸气时气流通过狭窄声门裂，发出高调尖锐的哮鸣声。喉哮鸣声的大小与阻塞程度呈正相关。

3. 吸气性软组织凹陷 吸气时气体不易通过狭窄声门进入肺部，胸腹辅助呼吸肌均代偿性加强运动，将胸部扩张，而肺叶不能相应膨胀，故胸腔内负压增加，胸壁及其周围软组织胸骨上窝、锁骨上下窝、胸骨剑突下和肋间隙于吸气时向内凹陷，称之为"四凹征"。儿童肌张力较弱，此凹陷尤为显著。"四凹征"的程度与呼吸困难的程度一致。

4. 缺氧、发绀 因缺氧而面色、口唇青紫，坐卧不安，烦躁不能入睡。严重者出现面色苍白、冷汗、脉搏细弱、心律失常、心力衰竭，最终发生昏迷、二便失禁、窒息死亡。

5. 声嘶 若病变位于声带，则出现声音嘶哑，甚至失声。

6. 伴发其他特异性表现

（1）急性会厌炎：咽喉痛，吞咽加重，无声音嘶哑。言语含糊如口中含物。间接喉镜检查可见会厌红肿，呈半球形或球形肿胀。

（2）小儿急性喉炎：声嘶伴犬吠样咳嗽。

（3）小儿气管异物：多有异物吸入史或进食呛咳史，异物较大时呼吸困难明显，异物较小常伴阵发性、持续性呛咳。

（4）急性咽喉水肿：接触致敏原后 30min 到数小时迅速出现症状。可见咽黏膜水肿。

四、辅助检查

可行直接或间接喉镜、纤维喉镜检查，但小儿一般不做喉部检查，避免刺激喉而导致喉痉挛。可行喉部侧位片检查，显示肿大会厌。X 线片可显示金属等不透 X 线异物、确定异物位置及形状。可透 X 线异物不能显示，早期胸部 X 线片可基本正常。CT 喉扫描等。

五、病情评估、危险分层及诊断标准

根据病史、症状和体征，对喉阻塞的诊断并不难，重要的是对呼吸困难进行准确分度。把握药物治疗的时间和气管切开的时机，对呼吸困难加重者应果断行气管切开术，可提高患者的治愈率，减少死亡。查明病因后根据病情轻重决定。呼吸困难严重者，应先解除其呼吸困难，再进行检查以明确病因。

1. 呼吸困难分度

一度：安静时无呼吸困难表现。轻度活动或哭闹时稍有呼吸困难，无软组织凹陷。

二度：安静时有轻度呼吸困难，活动后加重，并有吸气喘鸣及软组织凹陷，无缺氧症状，脉搏正常。

三度：安静时呼吸困难明显，喘鸣及"四凹征"明显，并出现烦躁不安，不易入睡，口唇轻度发绀。有脉搏加快等症状。

四度：呼吸极度困难。有三度的所有症状并手足乱动、出冷汗、面色苍白或发绀。随着脑缺氧和脑水肿加剧，发生意识不清或完全丧失；二便失禁，昏迷等。有循环衰竭表现，如心律失常、脉搏细弱、血压下降、心力衰竭、窒息死亡。

三度和四度呼吸困难属危险状态，需高度重视。

2. 与支气管哮喘、气管支气管炎等引起的阻塞性的吸气性、呼气性、混合性呼吸困难相鉴别。关键点为病变阻塞部位不同。鉴别诊断要点见表21-1。

表21-1　三种阻塞性呼吸困难的鉴别要点

鉴别点	吸气性呼吸困难	呼气性呼吸困难	混合性呼吸困难
病因	气管上段及咽喉部的阻塞性疾病，如喉部气管炎症、咽后脓肿、肿瘤、白喉、异物、双侧声带（麻痹）瘫痪等	小支气管疾病，如支气管哮喘、肺气肿等	气管中下段或上、下呼吸道同时患病，如喉气管支气管炎、气管肿瘤等
呼吸相	吸气相延长，吸气运动增强，呼吸频率基本不变或减慢	呼气相延长，吸气运动略强，呼吸运动增强	吸气与呼气均增强
四凹征	明显（吸气时）	无	不明显，若以吸气性呼吸困难为主则有
喘鸣音	有（吸气期）	有（呼气期）	一般不明显
检查	咽喉部有阻塞性病变、肺部充气不足体征	肺部有充气过多的体征	可闻及呼吸期哮鸣音

六、救治措施

1. 明确病因

重点解除呼吸困难，争分夺秒使严重缺氧患者尽早脱离缺氧状态，挽救生命。依据呼吸困难分度决定药物和手术治疗。

一度：病因及药物治疗。若由炎症引起，使用足量抗菌药和糖皮质激素。糖皮质激素可全身应用加局部雾化吸入。

二度：由炎症及过敏引起者，用足量有效的抗菌药和大剂量糖皮质激素，大多可避免气管切开术。若为异物，应尽快取除；喉肿瘤、喉外伤、双侧声带瘫痪等一时不能去除病因者应做气管切开术。

三度：由炎症引起且喉阻塞时间较短者，除密切观察外可积极使用药物治疗，同时做好气管切开术的准备。若应用药物治疗未见好转、全身情况较差，立即行气管切开术。

四度：立即行气管切开术。病情十分紧急时行环甲膜切开、环甲膜穿刺或紧急气管切开术。待呼吸困难解除后，再根据病因给予相应治疗。

对一些咳嗽功能差和有下呼吸道分泌物阻塞的严重喉阻塞患者，在气管切开术进行过程中可能发生窒息，因而在行气管切开术前先行气管插管或气管镜，抽吸分泌物并吸氧，保证呼吸道通畅，然后再行气管切开术，更为安全。

气道异物的紧急处理：如出现窒息和四度呼吸困难，迅速将患儿卧向一侧，拍击其背部，使位于隆突处或声门下的阻塞异物活动，呼吸困难缓解再行异物取出。如位于声门较大异物，难以喉镜下取出时，应先行紧急气管切开，再于直接喉镜下取出异物。

2. 吸氧　吸入混合氧。注意高浓度氧抑制呼吸。

3. 快速建立静脉通路。

（任　天　张春阳）

第二节　开放性喉外伤

一、概念

开放性喉外伤（open injury of larynx）是指颈部软组织裂开，累及喉软骨及周围组织的喉部外伤。包括喉切割伤、刺伤及火器伤。如贯通喉腔，称为贯通性喉外伤（penetrating injury of larynx）。这类喉外伤常可累及颈部大血管（颈动脉、颈内静脉），引起大出血和呼吸困难。弹片、枪弹等火器伤可累及颈椎。因此，及时正确的急救处理是挽救患者生命、避免或减少并发症的关键。

二、病因与发病机制

1. 斗殴或自杀刎颈时喉部被锐器切割。

2. 交通事故中喉部被玻璃切伤或被尖锐的金属物刺伤。其他意外或爆炸事故中的喉部被碎片击伤、锐物刺伤。

3. 战争中喉部被弹片、枪弹击伤。弹片可将喉部击碎，创伤范围大。枪弹伤多为贯通伤，创伤范围相对较小。

三、临床表现

1. 出血　颈部伤口出血一般多来自于面动脉，喉上、下动脉，甲状腺上、下动脉及甲状腺组织。出血严重时，可引起休克。血液流入下呼吸道，引起刺激性咳嗽，加重出血，可导致窒息。如伤及颈动脉、颈内静脉，常来不及救治而立即死亡。

2. 呼吸困难　原因包括：①喉软骨骨折、环状软骨弓骨折、喉黏膜肿胀或血肿等导致喉腔狭窄。②血流入下呼吸道，血凝块、分泌物、异物阻塞气管。③纵隔气肿及气胸使肺受压。

3. 休克　大出血后发生。面色苍白，四肢湿冷，脉搏细数，血压下降。

4. 皮下气肿　颈部皮下气肿多因咳嗽所致。受伤者咳嗽时，空气通过破损的喉黏膜进入颈部皮下，引起颈部皮下气肿。空气可沿颈深筋膜进入纵隔，引起纵隔气肿。如肺尖壁胸膜损伤，可引起气胸。

5. 声嘶　如伤及声带、环杓关节、喉返神经均可引起声嘶或失声。

6. 吞咽困难　喉切割伤、刺伤及火器伤引起喉痛，吞咽时喉要上、下运动，可使喉痛加剧，因此患者不敢吞咽。如开放性喉外伤与喉咽或食管上端相通，则发生伤口漏气，唾液、食物从颈部伤口流出。

四、辅助检查

伤口检查和喉镜检查有助于明确受伤的部位和器官及其严重程度；X 线检查可了解气胸、颈椎伤位置；CT 和 MRI 检查了解喉结构损伤。

五、诊断

根据外伤史、呼吸时自颈前伤口漏气、出现血性泡沫即可诊断。正确判定伤情，阻止伤口继续出血。出血导致失血性休克，血液流入呼吸道可发生窒息，甚至死亡。静脉破裂出血为暗红色血液涌出。动脉出血常为鲜红色喷射状或涌出。呼吸道梗阻表现为呼吸困难，提示喉腔受损。

六、救治措施

抢救原则是解除呼吸困难、控制出血、抗休克及修复损伤。

（一）现场急救

1. 保持呼吸道通畅　凝血块、异物、气管塌陷是喉外伤呼吸道梗阻的主要原因，迅速寻找原因并解除呼吸困难。如因血液流入下呼吸道，立即从气管破口处插入气管导管或麻醉插管，抽出气管内分泌物及血凝块，气囊充气，避免血液流入下呼吸道。待情况稳定后，再行气管切开。如因纵隔气肿或气胸则行胸腔闭式引流。紧急情况下可行环甲膜切开。

2. 止血　立即压迫止血，忌用绷带环形加压包扎，以免压迫颈内动静脉和气管。如有明显的活动性出血，须找到出血点结扎，出血剧烈者可手指压迫止血后，再查找出血点。如出血位置深，出血点不易寻找，可在喉气管两侧填塞止血。

3. 如有休克症状应快速建立静脉通路，实施静脉输液或输血等抗休克治疗。

4. 及早应用抗菌药、止血药物和破伤风抗毒素。

（二）手术治疗

1. 清创缝合　多数患者在清理伤口前先行气管切开，利于保持气道通畅。术后吸引下呼吸道血液及分泌物，有助于喉部伤口愈合。可局部麻醉或全身麻醉。如为喉切割伤、刺伤，则尽量保留破碎的喉软骨及组织；如为火器伤，应切除无生机的组织。颈部组织血供丰富，切除时尽量保留。清创时还应注意检查伤口有无异物，一旦发现及时取出。

2. 修复　将喉部组织创缘仔细对合，缺损较小的只需缝合软骨外膜；破碎的软骨予以复位并缝合固定，逐层缝合喉腔内黏膜、软骨膜、颈前肌肉、皮下组织和皮肤。缝合时注意消除喉腔内创面。若气管软骨已完全破碎或断离，将气管上下端游离后对端吻合。估计术后可能发生气管狭窄者，复位后放置扩张管。胸段气管损伤者应行开胸术。

3. 放置鼻饲管　关闭喉腔前放置鼻饲管比手术结束后放置要方便，目的是减少术后吞咽，以利伤口愈合。5 ～ 7 天后可拔出。

4. 放置喉模　如喉腔损伤严重，喉腔内放置喉模并固定，防止喉狭窄。

5. 应用有效足量的抗菌药。适当镇静、镇痛。

（任　天　张春阳）

第三节　鼻　出　血

一、概念

鼻出血（epistaxis）指各种原因引起的鼻腔、鼻窦黏膜血管或周围血管破裂，血液经前后鼻孔流出的临床现象。鼻出血可因鼻腔、鼻窦局部原因，如外伤、炎症、畸形和肿瘤所致，也可为全身系统性血管和凝血机制功能障碍的局部表现或与局部因素协同所致。出血部位以鼻中隔居多，单侧出血多发，亦有双侧出血。

二、病因与发病机制

（一）局部病因

1. 外伤　各种鼻、鼻窦及邻近组织外伤可损伤血管或黏膜引起出血。如鼻骨、鼻中隔及鼻窦的外伤；骨折；鼻及鼻窦手术；用力擤鼻；剧烈喷嚏；鼻腔异物等。严重的头颈外伤引起鼻及毗邻大中血管破裂，出血迅猛。

2. 肿瘤　鼻腔、鼻窦及鼻咽部恶性肿瘤溃烂出血经鼻流出。血管性良性肿瘤，如鼻腔血管瘤或鼻咽纤维血管瘤出血一般较剧。

3. 血管性炎症　各种鼻腔、鼻窦的感染，导致黏膜血管壁张力降低，通透性增加，血管损伤而出血。

（二）全身病因

凡可引起动脉压或静脉压升高、凝血功能障碍或血管张力改变的全身性疾病均可导致鼻出血。

1. 心血管疾病　出血多因动脉压升高所致。鼻出血为一侧性，来自动脉的出血凶猛。静脉压增高的肺气肿、肺心病等，鼻和鼻咽静脉怒张淤血，遇剧烈咳嗽或其他诱因，血管破裂出血。

2. 急性发热性传染病　多因高热及鼻黏膜重度充血、肿胀或发干，致毛细血管破裂出血。出血部位多位于鼻腔前段，量较少。

3. 血液病　出血由于毛细血管受损和血液成分改变所致。常伴身体其他部位的出血。鼻出血为双侧性、持续性渗血，可反复发生。如白血病、再生障碍性贫血、血小板减少性紫癜等。

4. 慢性肝、肾疾病　肝功能损伤致凝血障碍，尿毒症易致血小板、小血管损伤。

5. 其他少见原因　长期服用水杨酸类药物，女性内分泌失调，各种理化因素刺激，中毒，遗传性出血性毛细血管扩张症等。

三、临床表现

1. 一侧或双侧鼻出血，从前鼻孔流出或经口中吐出，出血量大时可咽下。

2. 出血量达 500ml 时，可出现头晕、口渴、乏力、面色苍白等。出血量为 500 ~ 1000ml 时，有肢冷出汗、血压下降、脉速无力等休克表现。

3. 鼻腔检查可见小动脉搏动性出血。

四、辅助检查

止血后可行：

1. 血常规检查、凝血功能检查　初期急性鼻出血红细胞计数及血红蛋白测定尚不能完全反映出血量。

　　2．影像学检查　鼻窦 X 线、CT、MRI 检查。

　　3．间接鼻咽镜、纤维喉镜。

五、病情评估、危险分层及诊断

　　根据外伤史，出血、失血症状及体征诊断。快速确定出血部位。测量血压、脉搏以评估出血量。判断出血原因。鼻中隔前下方黏膜下血管交织成丛（图 21-4）。儿童、青少年的鼻出血多数发生在鼻中隔前下方的易出血区。中、老年者多发生在鼻腔后段。高血压患者血压降至正常常是严重失血的表现。

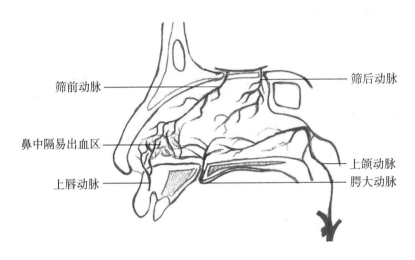

图 21-4　鼻中隔动脉分布简图

六、救治措施

　　救治原则为止血、抗休克，病情稳定后进行病因治疗。

　　（一）鼻局部处理

　　1．指压止血法　多数情况下出血位于鼻中隔前下部易出血区，距前鼻孔 1.5 ～ 2 cm。在出血侧鼻孔迅速填入棉纱球，用手指压紧出血侧鼻翼（图 21-5）或紧捏两侧鼻翼并向鼻中部压迫 10 ～ 15 min(图 21-6)，同时用冰袋或湿冷毛巾敷前额和颈部，促使血管收缩，减少出血。

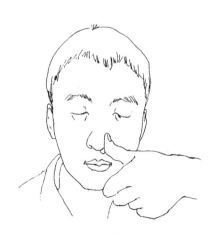

图 21-5　单侧鼻孔指压止血

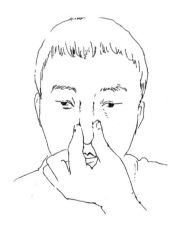

图 21-6　双侧鼻孔指压止血

指压患侧上唇于颌骨处可减轻来源于上唇动脉的出血。

2. 鼻腔填塞法　为治疗鼻出血的主要方法。适用于出血较剧烈、出血部位不明确或后鼻孔出血者。

（1）鼻腔和后鼻孔止血气囊和水囊：使鼻腔填塞由繁变简，操作简单迅速有效，且患者痛苦小。有单腔气囊和双腔气囊（图 21-7）。根据出血情况选择气囊，直接将止血气囊送至鼻腔或鼻咽部，前鼻孔或后鼻孔囊内充气或充水 10 ~ 20 ml。气囊囊壁周边由止血成分包绕有助于止血。视出血情况将气囊继续充气或放气（图 21-8）。

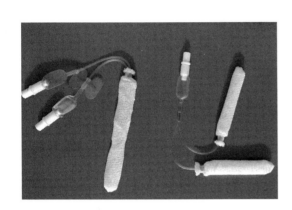

图 21-7　鼻腔止血气囊

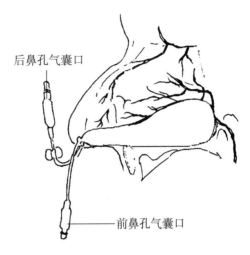

图 21-8　经前鼻孔置入气囊后鼻孔压迫止血

（2）鼻腔新型高分子止血材料：适用于渗血面较大（如血液病）的鼻出血。可吸收性材料有高分子膨胀止血棉、数字止血纱布等。其优点是膨胀迅速，快速止血，选择多样。必要时辅以小块凡士林油纱条以加大压力。可吸收性材料止血棉可自行吸收。膨胀止血棉 1 ~ 3 天后经引线拉出。

（3）鼻腔纱条填塞：是较常用的有效止血方法。适用于出血较剧或其他止血方法无效者。鼻内镜在良好照明下视野清晰，出血部位明确。填塞物一般在 48h 内取出。年纪大或血压高者取出时间可适当延长。鼻腔填塞可致血氧分压降低和二氧化碳分压升高，老年者应用鼻腔纱条填塞时应注意心、肺、脑功能，慎用止血药物，防止并发心脑血管意外。

3. 血管结扎法　适用于对鼻腔填塞无效的严重鼻出血患者。结扎部位由鼻出血部位决定。鼻腔血供来源：①颈内动脉 - 筛前、筛后动脉。②颈外动脉 - 上颌动脉、面动脉分支。中鼻甲下缘平面以下出血者可考虑结扎上颌动脉、颈外动脉；中鼻甲下缘平面以上出血者应结扎筛前动脉。

4. 血管栓塞法　对严重出血者可采用此法，包括数字减影血管造影（digital subtraction angiography，DSA）和超选择栓塞（superselective embolization，SSE）技术。在 DSA 下，动脉导管插入出血侧动脉并栓塞之。此法费用较高，有失语和一过性失明等风险。

5. 烧灼法　其原理是使出血点组织蛋白凝固，血管封闭或凝血而止血。一般由鼻科处理。适用于反复少量出血且明确出血点的患者。

（二）全身治疗

患者取坐位或半坐卧位，休克者应取侧身平卧低头位，按休克急救。意识障碍者，血液流入气管造成窒息，应保持呼吸道通畅，必要时给予吸氧。

1. 镇静剂　患者安静有助于减少出血。

2. 止血剂　常用肾上腺色腙（安络血）、氨甲苯酸、酚磺乙胺（止血敏）等。

3. 补液输血　有贫血或休克者应纠正贫血或进行抗休克治疗。

4. 病因治疗。

（任　天　张春阳）

第四节　眼化学伤

眼外伤（ocular trauma）是指机械性、物理性和化学性等因素直接作用于眼部，引起眼球或附属器的结构和功能的损害。眼是人体暴露的器官，眼的结构特殊、精细，即使是"轻微"外伤也可引起严重后果，视力障碍甚至眼球丧失，是单眼失明的最主要原因。眼化学伤对视器官损害严重，现场进行急救处理对于保护和挽救伤眼视力极为重要。

一、概念

眼化学伤（ocular chemical burn）是指化学物质引起的眼损伤。由化学物品的溶液、粉尘或气体接触眼部所致。常见酸、碱性物质烧伤。需要紧急处理。

二、病因与发病机制

酸、碱性物质烧伤的损伤机制各异。

1. 酸性物质烧伤　酸性物质对蛋白质有凝固作用。低浓度酸仅有刺激作用；高浓度酸能使组织蛋白凝固坏死，形成一凝固层，可阻止其向深层渗透，起到屏障作用，组织损伤相对较轻。

2. 碱性物质烧伤　多由氢氧化钠、生石灰、氨水等引起。碱性物质接触组织后发生皂化反应，溶解脂肪和蛋白质，渗透入组织深层和眼内，导致细胞分解坏死，后果较酸性物质烧伤严重。

三、临床表现

根据酸碱烧伤后的组织反应，分为轻、中、重度三种烧伤。

1. 轻度　多由弱酸或弱碱引起。眼睑与结膜轻度充血水肿，角膜上皮呈点状脱落或水肿。数日后水肿可消退，上皮修复，不留瘢痕。视力多不受影响，无明显并发症。

2. 中度　由强酸或稀释的碱引起。眼睑皮肤有水疱或糜烂；结膜水肿，小片缺血坏死；角膜混浊水肿，上皮层完全脱落或形成白色凝固层。治愈后可遗留角膜斑翳，影响视力。

3. 重度　多为强碱引起。结膜广泛缺血性坏死，呈灰白色混浊样改变；角膜全层灰白，出现角膜溃疡或穿孔。碱性物质可引起葡萄膜炎、继发性青光眼和白内障。愈合后形成角膜白斑、眼球萎缩、睑球粘连、眼睑畸形、眼睑闭合不全、溢泪等，最终引起视功能或眼球的丧失。

四、诊断

根据眼接触化学物质、外伤史和临床表现即可诊断。第一时间判断化学物质的性质。化学物质的浓度和性质、受伤后到开始冲洗眼部时间长短决定是否发生永久性视力损伤。碱烧伤对视力的危害大于酸烧伤。

五、救治措施

1. 冲洗眼部　立即彻底冲洗眼部是酸碱烧伤救治最为重要和关键的一步，可使眼损伤降到最低。切勿包扎伤眼送医院，应立即就地取材，用大量清水或其他干净水源反复冲洗，至少持续 30min。冲洗过程中应经常翻转眼睑，转动眼球，暴露穹窿部，将眼内化学物质彻底冲出。送至医院后，根据时间早晚可再次冲洗，并检查结膜囊内是否仍有异物存留。

2. 酸碱中和治疗　碱烧伤可局部或全身大量应用维生素 C。酸烧伤可用弱碱性滴眼液，常用 2% 碳酸氢钠滴眼。

3. 控制感染　局部和全身应用抗生素。1% 阿托品每日散瞳。使用降低眼压药。局部或全身使用糖皮质激素，伤后 1 周停用。

4. 切除坏死组织，防止睑球粘连。

5. 应用胶原酶抑制剂防止角膜穿孔，可点用自体血清等。

6. 晚期并发症治疗　如手术矫正睑外翻、睑球粘连、进行角膜移植术等。

（任　天　张春阳）

第 21 章第四节电子资源

急诊检查与治疗技术

第一节　气管内插管术

气管内插管术（endotracheal intubation）是为解除呼吸困难、保证呼吸道通畅，给予气管内麻醉及进行人工呼吸或机械通气而将特制的气管导管，通过口腔或鼻腔插入患者气管内的一种方法。

一、适应证

1. 呼吸障碍　呼吸、心搏骤停，窒息及任何原因引起的呼吸障碍。

2. 呼吸衰竭　吸入氧分压（FiO_2）为 50% 情况下，氧分压（PaO_2）< 50 mmHg、二氧化碳分压（$PaCO_2$）> 60 mmHg 需机械通气的患者。

3. 任何原因引起的呼吸保护反射（咳嗽、吞咽反射）迟钝或消失　如淹溺、中毒、外伤、电击、反复惊厥发作、癫痫持续状态所引起的昏迷等。

4. 上气道阻塞　如严重的阻塞性睡眠呼吸暂停、上气道的创伤等所致舌根后坠及其相邻软组织后移。

5. 气道分泌物过多不能有效排出的患者。

6. 外科手术和麻醉　如需要长时间麻醉的手术、低温麻醉及控制性低血压手术，用于部分口腔内手术以预防血性分泌物阻塞气道等。

二、禁忌证

气管内插管术无绝对禁忌证，以下几种情况可列为相对禁忌证：

1. 喉部病变如喉头急性炎症、喉头严重水肿、咽喉部血肿或脓肿。

2. 严重凝血功能障碍。

3. 胸主动脉瘤压迫或侵蚀气管壁。

4. 鼻咽部有血管瘤、鼻息肉或反复出血史者禁忌行经鼻气管内插管。

三、操作步骤

通常分为经口明视插管术、经鼻气管内插管术，急诊最常用的为前者。

（一）经口明视插管术

1. 体位　患者取仰卧位，头部适当后仰，尽量使口、咽、喉呈一条直线。

2. 暴露声门　术者右手撑开患者下颌，左手持喉镜柄自患者右侧口角置入，将舌体推向左侧，沿中线向前推进，见到悬雍垂再稍推镜片进入咽部至会厌谷（应用直喉镜时镜片头端需插至会厌下方），上提喉镜暴露声门。

3. 插入气管导管　术者右手持气管导管沿喉镜右侧气管送入口咽部，对准声门轻旋导管进入气管内，气管导管进入声门后取出导丝，将导管向前送入 3 ~ 5 cm。

4. 确认导管位置 成功插管并给导管气囊充气后，要确认导管已进入气管内再固定。确认方法有：

（1）压胸部时，导管口有气流。

（2）人工呼吸 / 机械通气时，可见双侧胸廓对称起伏，并可听到清晰对称的肺泡呼吸音。

（3）如用透明导管时，吸气时管壁透亮，呼气时可见明显的"白雾"样变化。

（4）患者如有自主呼吸，接呼吸机后可见自主潮气量（呼吸机波形）。

（5）呼气末 $ETCO_2$ 监测，若有波形则可确认。

5. 固定导管 放置牙垫，退出喉镜，将气管导管和牙垫一起固定于面颊。

（二）经鼻气管内插管术

经鼻气管内插管术的优点是易于固定，便于清洁口腔，尤其适用于需长期插管或有口腔、颌面部创伤的患者。患者有自主呼吸时可行经鼻盲探气管内插管术。

1. 体位 患者取仰卧位，头部适当后仰。

2. 鼻腔内滴入 1% 丁卡因及 3% 麻黄碱。

3. 选用合适管径的气管导管并插入鼻腔至咽部。

4. 插管过程中，如在导管外口能听到确切的呼吸音，说明导管已到声门，继续将导管轻轻推进 1～2cm，如呼吸音更响亮、清晰，再将导管稍向前，确定导管在气管内。

5. 插管成功后适当固定。

四、并发症

1. 循环系统紊乱，如心率增快及一过性高血压而导致心肌缺血。严重的迷走神经反射可导致心律失常，甚至心搏骤停。对于高血压、严重心脑血管疾病患者有潜在危害性。

2. 导管可能出现扭折、阻塞、误入一侧主支气管或食管，引起通气不足、缺氧、肺不张或胃膨胀、胃内容物反流。

3. 插管操作技术不规范，可致牙齿损伤或脱落，口腔、咽喉部和鼻腔的黏膜损伤而引起出血。用力不当或过猛，还可引起下颌关节脱位；插管亦可导致喉痉挛、误吸、喉或声门下水肿、喉溃疡、气管炎、副鼻窦炎、气管狭窄、声带麻痹及鼻穿孔等。

五、注意事项

1. 插管前应给患者吸入纯氧数分钟进行预氧合。

2. 防止牙齿脱落误吸。术前应检查患者有无义齿和牙齿是否松动，若有则将其去除或摘掉。

3. 根据患者的年龄、性别、体格选择合适型号的气管导管，并检查导管气囊是否漏气，是否在有效期内。

4. 上提喉镜时将着力点始终放在喉镜片的顶端，严禁以上门齿作支点用力。

5. 插管时动作要轻柔，以免损伤牙齿。插入喉镜时不可触碰牙齿，更要避免以牙齿为支点撬动喉镜。待声门开启时再插入导管，避免导管与声门相顶，以保护声门、喉部黏膜，减少喉头水肿的发生。

6. 插管完成后，要确定导管插入深度，通常成人门齿至气管隆突距离为 22～23cm，插管深度以隆突上 1～2cm 为最佳位置，并判断是否误插入食管，一般气管内插管后应常规行床旁 X 线检查，以确定导管位置。

（邱建清）

第二节　气管切开术

一、适应证

1. 各种原因引起的上呼吸道梗阻，如喉头水肿、喉部肿瘤、异物卡喉等。
2. 呼吸衰竭或呼吸停止，需行呼吸机辅助呼吸且短时间难以恢复者。
3. 气管内插管时间过长以预防喉痉挛、坏死者均应行气管切开术。

二、禁忌证

根据救治需要确定是否行气管切开术，无绝对禁忌证，以下几种情况可列为相对禁忌证：
1. 年龄在 16 岁以下者。
2. 气管切开区域内有急性的感染或恶性肿瘤浸润。
3. 极度循环衰竭。
4. 甲状腺明显肿大。
5. 严重出血倾向。

三、操作步骤

（一）常规气管切开术

1. 患者取仰卧位，垫高肩部，使头后仰，伸直颈部并位于正中位；不能仰卧者，可行半坐卧位，仍垫高肩部，头后仰。常规消毒皮肤并适当镇痛及镇静。

2. 术者用左手的拇指和中指固定喉部，示指按喉结确定中线，选择环状软骨下缘至胸骨上切迹稍上位置做颈前正中切口，依次切开皮肤、皮下组织、颈浅筋膜，分离两侧胸骨舌骨肌及胸骨甲状肌，充分暴露气管，将气管前筋膜分离，暴露气管软骨环，用抽取无菌生理盐水的空针穿刺，见有大量气泡，可确认气管。

3. 用尖刀于第 2、3 气管软骨环正中自下向上切开气管前壁，用中弯血管钳撑开气管切口，插入气管套管，取出管芯，负压吸引气道内分泌物。

4. 检查切口有无活动性出血，必要时结扎出血血管，可在皮肤切口上端缝合两针；固定气管套管，给气囊充气，覆以纱布保护伤口。

（二）经皮微创气管切开术

经皮微创气管切开术是一项全新的微创操作方式，比常规气管切开术更容易、更快捷。优势：微创、快速、简易、并发症少、适合在床旁操作。

1. 患者经气管导管吸入高流量氧气，取仰卧位，肩部垫高，头后仰，充分暴露颈部。常规消毒皮肤并适当镇痛及镇静。

2. 胸骨切迹上 2cm 处，选择第 1 ～ 2 或第 2 ～ 3 气管软骨环间隙切一 1 ～ 1.5cm 切口，深至皮下，用血管钳轻轻钝性分离气管前组织，进一步明确解剖标志，注意止血。

3. 将气管导管拔出至距门齿 18cm 左右处，一手确认气管位置，另一手持穿刺针，穿刺针垂直刺入，尖端略指向患者足端，将穿刺针及其套管插入气管，边穿刺边回抽注射器，回抽见到大量气泡证实进入气管后，拔出穿刺针，留置套管。

4. 经套管置入 J 形导丝，去除套管，固定导丝，沿导丝伸入扩张器，推出扩张器后再沿导丝伸入扩张钳，充分扩开气管前壁和颈前组织。

5. 沿导丝送入气管导管，及时吸尽痰液和血液，预防窒息的发生，切口下垫一块纱布，固定气管导管。

四、并发症

1. 皮下气肿　最常见，颈部多见，可延及面、胸腹甚至会阴部。多是由于术中软组织分离过多、气管切开过大及伤口缝合太紧所致。应注意皮下气肿常与纵隔气肿及气胸同时发生，应及时行胸部影像学检查。

2. 气胸　左侧胸膜顶较高，尤其是儿童，若手术位置较低、偏向左侧，易损伤胸膜顶而引起气胸。

3. 纵隔气肿　多因剥离气管前筋膜过多所致，轻者症状不明显，一般均有胸痛；重者呼吸急促，叩诊心浊音界不明显，听诊心音低而远；X 线检查显示纵隔影像变宽，侧位片可见心与胸壁之间的组织内有条状空气阴影。若纵隔的壁胸膜破裂，可由纵隔气肿转变为气胸。

4. 出血　术后早期出血多由于手术止血不彻底所致，中后期少量出血多由于创口感染或肉芽组织增生所致；致命性大出血多由于气管套管压迫损伤气管前壁及无名动脉，加之感染致无名动脉糜烂。如发生大出血可先用带气囊的气管导管经口插入，使气囊充气，吸出气管内的血液及分泌物，保持呼吸道通畅，同时请胸外科协助手术止血。

5. 窒息或呼吸骤停。

6. 急性肺水肿　由气管切开后，肺内压力骤降，肺内毛细血管通透性增高所致。

7. 肺炎及肺不张。

8. 气管食管瘘　多发生在术后 2 ～ 10 周内，表现为进食时食物或反流物经瘘管进入气管内而引起吞咽性咳嗽，如从气管内抽吸出食物残渣，应高度怀疑气管食管瘘。

9. 空气栓塞　空气栓塞为死亡率很高的并发症，主要是由于患者深吸气时颈部静脉内存在较高的负压，一旦静脉破损，将空气吸入则形成空气栓塞。

10. 气管狭窄　气管狭窄主要为手术损伤环状软骨所致；气管切开处愈合后表面形成肉芽肿也可导致气管狭窄；气管切开处的瘢痕形成和凹陷也是气管狭窄的成因。

11. 拔管困难。

12. 顽固性气管皮肤瘘。

13. 误伤甲状腺或（和）甲状旁腺。

五、注意事项

1. 操作一定沿颈前中线进行，按解剖层次每深入一层，可用手指再次确认是否在颈前中线。

2. 气管切开术后应有专人护理，常采用仰卧位，定期翻身拍背。

3. 定期清洗内管，防止分泌物干涸于管内壁而阻塞呼吸。

4. 拔管前须先堵管，确保呼吸道通畅、咳嗽反射良好、吞咽及肺功能正常后再拔管。堵管多采用逐渐堵管法。拔管后用蝶形胶带将切口两侧皮肤向中线拉拢并固定，一般不需缝合，1 ～ 2 天后多可自愈。气管切开术后至少 5 天方能考虑拔管，以防皮下气肿及纵隔气肿。

（邱建清）

第 22 章第二节电子资源

第三节　环甲膜切开术

环甲膜切开术（cricothyrotomy）与环甲膜穿刺术（thyrocricocentesis）用于需紧急抢救的急性喉阻塞患者，可缓解急性喉阻塞所致呼吸困难。其简单易行，迅速有效，急诊医生应掌握这一操作。

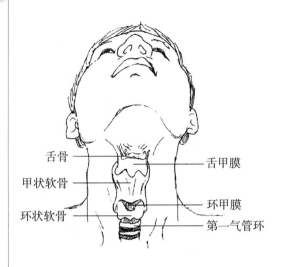

舌骨
甲状软骨
环状软骨

舌甲膜
环甲膜
第一气管环

图 22-1　环甲膜部位简图

广义的环甲膜位于环状软骨和甲状软骨之间，为圆锥形有弹性的纤维结缔组织膜。狭义的环甲膜仅指弹性圆锥的前部，其上界为甲状软骨下缘，下界为环状软骨上缘，两侧界为环甲肌内侧缘。环甲膜前方为皮肤及皮下组织，血管仅有来自甲状腺上动脉发出的环甲动脉，左、右环甲动脉之间常有小吻合支（环甲动脉弓）自两侧横行，并发出穿支，从环甲膜上部进入喉内。神经只有迷走神经发出的喉上神经的外支，与甲状腺上动脉及环甲动脉伴行，穿过咽下缩肌而终于环甲肌。环甲膜的后方即喉腔的声门下腔部，其后壁为环状软骨板。因环甲膜位置表浅，无重要的血管、神经及特殊的组织结构，且终生不钙化，因此是穿刺或切开最方便、最安全的部位（图 22-1）。

一、适应证

1. 四度喉阻塞呼吸困难的抢救　病情危急，须立即解除呼吸道阻塞而又无法立即行气管切开术操作时。

2. 需行气管切开术缺乏必要器械时。

3. 病情紧急而需快速开放气道时。

二、禁忌证

1. 严重出血性疾病。

2. 环甲膜以下的呼吸道梗阻性病变。

三、操作步骤

1. 患者取平卧或半坐卧位，头尽量后仰，喉充分向前突出。局部浸润麻醉，患者出现意识障碍时亦可不经麻醉。

2. 术者拇指及中指固定患者喉部，示指摸出甲状软骨下缘和环状软骨上缘，环状软骨正中稍突出是其标志。环甲膜可容纳示指尖（图 22-2）。另一手手持刀片，于环甲膜中央横行切开皮肤 1 ～ 1.5cm（图 22-3）。或可直接横行切开皮肤皮下组织及环甲膜，垂直皮肤进刀切开环甲膜 1cm 并进入喉腔，有落空感（图 22-4）。

3. 立即用刀柄沿切口平行插入声门下区，旋转刀柄 90°，使空气进入。或用止血钳撑开切口，迅速放入套管或中空管固定（图 22-5）。注意同时吸除分泌物及出血。套管放入后，在尚未系带固定之前，先用手固定，以免套管被咳出。插入气管套管后用绷带将套管两侧固定于颈部，以防滑脱（图 22-6）。

4. 待呼吸恢复或呼吸困难缓解后，应尽快行常规气管切开术。若情况十分紧急时用水果刀、裁纸刀等均可。也可用特制环甲膜穿刺针（图 22-7）或粗注射针头先行环甲膜穿刺术。经示指尖指引环甲膜部位垂直刺入喉腔（图 22-8），空气进入，暂时缓解呼吸困难。刺入后有落空感，注射器回吸有空气。

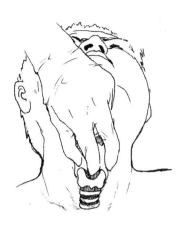

图 22-2　示指尖抵于环甲膜之间

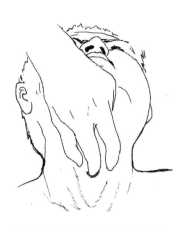

图 22-3　示指指引下经皮横行
切开环甲膜

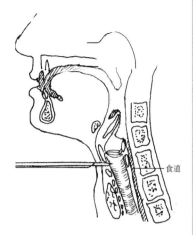

图 22-4　刀尖于环甲膜中央切
入声门下腔

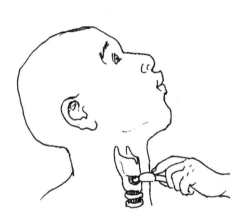

图 22-5　插入空腔管

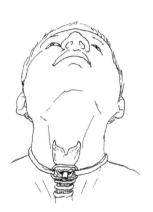

图 22-6　固定插入管

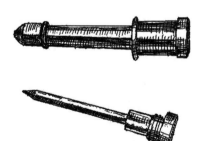

图 22-7　环甲膜穿刺针管套及管芯

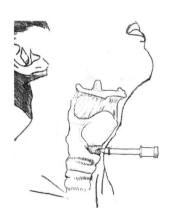

图 22-8　环甲膜穿刺

四、并发症

出血：伤口出血可向下流入气管，加重呼吸困难。环甲膜正中线旁约 1cm 为双侧环甲动脉沿环状软骨入喉处。横行切口偏离正中或大于 1.5cm 时易损伤该动脉而引起出血。切开及穿刺部位均在环甲膜正中可避免伤及血管。若出血较多，应在明视下检查扩大切口，用止血钳钳夹止血。结扎出血点或行电凝术。

五、注意事项

1. 环甲膜穿刺时，穿刺针越粗，通气效果越好。但针尖太大，穿刺阻力过大，不容易进针，还有可能损伤环甲肌及环甲动脉弓，甚至造成喉软骨的损伤。

2. 气管套管要固定牢靠，以防脱管。一旦呼吸困难缓解，尽快补做正规气管切开术。经环甲膜插入套管时间一般不超过 48 h，以免环状软骨受损感染导致喉狭窄。

3. 随时清除套管内、气管内及口腔内分泌物，保持呼吸道通畅。

（邵 菲）

L22-3w
第22章第三节电子资源

第四节　机械通气

机械通气是指当患者的呼吸器官不能维持正常的气体交换，即发生呼吸衰竭时，以机械装置（主要指呼吸机）代替或辅助呼吸肌工作，使患者恢复有效通气。目前市面上主流的呼吸机均为正压通气式，即呼吸机在气道开口直接施加压力，吸气时气体在正压作用下进入患者肺内，而呼气时仍靠肺和胸廓的弹性回缩力排出气体。机械通气是一种替代性治疗，主要为引起呼吸衰竭的各种病因治疗争取时间和创造条件。

根据是否建立人工气道，机械通气可分为无创机械通气和有创机械通气。

一、无创机械通气

无创机械通气是指无须建立人工气道、主要通过鼻面罩或口鼻面罩连接患者与呼吸机的通气方式。它保留了人体正常的呼吸气体交换通路，因而有效地避免了人工气道的相关并发症。随着无创通气技术的不断发展，其在临床的应用范围和使用指征也不断扩展，现在已经成为一种常用的辅助通气技术，在急、慢性呼吸衰竭的救治中都发挥了重要的作用。

1. 适应证　无创正压通气主要适用于轻中度呼吸衰竭，但没有紧急气管内插管指征、生命体征相对平稳并且没有无创通气禁忌证的患者。无创正压通气针对急性呼吸衰竭患者时的应用指征：

（1）中到重度呼吸困难：表现为呼吸急促（慢性阻塞性肺疾病患者的呼吸频率 > 24 次 / 分，充血性心力衰竭患者呼吸频率 > 30 次 / 分）；动用辅助呼吸肌或胸腹矛盾运动。

（2）血气异常（pH < 7.35，PaO_2 > 45 mmHg 或氧合指数 < 200 mmHg）。

2. 禁忌证

（1）绝对禁忌证：①心搏或呼吸停止。②昏迷。③自发呼吸（自主呼吸）微弱。④误吸危险性高，不能清除口咽及上呼吸道分泌物，呼吸道保护能力差。⑤颈部和面部创伤、烧伤及畸形。⑥上呼吸道梗阻。

（2）相对禁忌证：①合并其他器官衰竭（血流动力学指标不稳定、不稳定的心律失常、消化道穿孔 / 大出血、严重脑部疾病等）。②未引流的气胸。③近期面部、颈部、口咽部、食管及胃部手术。④明显不合作或极度紧张。⑤严重低氧血症（$PaO_2 < 45$ mmHg）、严重酸中毒（pH ≤ 7.20）。⑥严重感染。⑦气道分泌物多或排痰障碍。

3．操作步骤

（1）患者体位常采用半坐卧位（30° ~ 45°）；

（2）选择和试佩戴合适的连接器（鼻面罩或口鼻面罩）；

（3）选择合适的呼吸机；

（4）开启呼吸机，选择初始参数，连接患者；

（5）逐渐增加通气的压力和潮气量；

（6）密切监护，有无漏气、咳痰等；

（7）在初始治疗 1 ~ 2h 后评估疗效；

（8）决定治疗的时间和疗程；

（9）监控和防治并发症和不良反应；

（10）辅助治疗，如湿化、雾化等。

4．并发症　无创正压通气的常见不良反应包括：口咽干燥、面罩压迫和鼻梁皮肤损伤、恐惧（幽闭症）、胃胀气、误吸、漏气、排痰障碍、人机不同步等。尽管发生率不高，症状也通常比较轻微，但在应用中应注意观察和及时防治，有利于提高无创正压通气的临床疗效。

5．注意事项

（1）通气模式：①持续气道正压（continuous positive airway pressure，CPAP）通气；②双相气道正压通气（biphasic positive airway pressure，BiPAP）；③压力控制通气（pressure control ventilation，PCV）；④压力支持通气（pressure support ventilation，PSV）；⑤压力调节容量控制通气（pressure regulated volume controlled ventilation，PRVCV）；⑥成比例辅助通气（proportional assist ventilation，PAV）等。对于 Ⅱ 型呼吸衰竭，目前最常用的模式是 BiPAP；而对于 Ⅰ 型呼吸衰竭，CPAP 和 BiPAP 的应用较多。

（2）通气参数设置：通常 CPAP 的压力和（或）吸气压从低压力数值开始，每隔 20 ~ 30min 内逐渐增加压力，根据呼吸生理监测指标和患者的感觉设置能够耐受的最高压力。常用通气参数见表 22-1。

表22-1　无创正压通气的常用通气参数参考值

参数	常用参考值
潮气量	6 ~ 12ml/kg
呼吸频率	16 ~ 30 次 / 分
吸气流速	自动调节或递减型，峰流速：40 ~ 60L/min
吸气时间	0.8 ~ 1.2s
吸气压	0.98 ~ 2.45kPa（10 ~ 25cmH$_2$O）
呼气末正压	根据病情设定 [常用 0.4 ~ 0.5kPa（4 ~ 5cmH$_2$O），Ⅰ 型呼吸衰竭患者需要增加]
持续气道内正压	0.59 ~ 0.98kPa（6 ~ 10cmH$_2$O）

二、有创机械通气

有创机械通气是指经人工气道（如气管内插管或气管切开术所建气道）实施的机械通气，是临床上治疗各型呼吸衰竭时最常用的呼吸支持技术。

1．适应证　各种原因引起的急性呼吸衰竭或慢性呼吸衰竭急性加重，经保守治疗后效果不佳且进行性发展者，以及呼吸停止者都应实施有创机械通气，此外需完成一些特殊治疗目的时，也可考虑有创机械通气，如手术治疗。与无创机械通气相比，其通常应用于更为严重的呼吸功能障碍患者。有创机械通气的适应证包括：

（1）经其他积极治疗后病情恶化者。

（2）意识障碍患者。

（3）呼吸形式严重异常者，如呼吸频率＞35～40次/分或＜6～8次/分，或呼吸节律异常，或自主呼吸微弱或停止。

（4）血气分析提示严重通气和（或）氧合障碍者，如 PaO_2 ＜ 50mmHg，尤其是充分氧疗后仍＜ 50 mmHg；$PaCO_2$ 进行性升高，血 pH 进行性下降。

2．禁忌证　作为一种重要的生命支持技术，有创机械通气无绝对禁忌证，其相对禁忌证为：

（1）气胸及纵隔气肿未行引流者。

（2）肺大疱和肺囊肿。

（3）低血容量性休克未补充血容量者。

（4）严重肺出血。

（5）气管食管瘘。

需要强调的是，当患者出现致命性通气和氧合障碍时，应在积极处理原发疾病，如立即行胸腔闭式引流、积极补充血容量等的同时，尽早实施有创机械通气，避免患者因为严重的低氧血症和 CO_2 潴留而死亡。

3．操作步骤

（1）选择合适的有创呼吸机，连接好氧源，无空气压缩机者需连接压缩空气源；

（2）更换新的或已消毒的管路，安置湿化器并加入适量蒸馏水，连接好接水杯及模拟肺；

（3）连接电源并开机，根据患者体重和基础疾病情况初设呼吸机模式及参数；

（4）检查呼吸机工作是否正常，有无报警显示，模拟肺充气量与节律是否正常；

（5）将患者与呼吸机连接，观察通气环路有无漏气，确定呼吸机正常工作，无报警；

（6）机械通气治疗后 0.5～1h 检查动脉血气，评估治疗效果；

（7）及时清除呼吸道分泌物和呼吸回路中的积水，按时向湿化器加水；

（8）积极处理基础疾病，针对引起呼吸衰竭的原因进行治疗；

（9）进行其他辅助治疗，如雾化治疗、营养支持；

（10）患者病情好转后，应及时进行锻炼和进入脱机程序。

4．并发症

（1）与人工气道相关的并发症：气管导管异位、气道损伤和出血、气道梗阻、气管软化等。

（2）与正压通气相关的并发症：呼吸机相关肺损伤、呼吸机相关性肺炎、氧中毒、呼吸机相关膈肌功能不全等。

（3）机械通气对肺外器官的影响：低血压、心律失常、肾功能不全、精神心理异常等。

5．注意事项

（1）通气模式：患者在机械通气时能够获得的或者呼吸机能够允许的呼吸（或通气）方式有两种：控制通气方式和自主呼吸方式。控制通气方式又包括呼吸机启动的控制通气和患者自己触发的控制通气。当前主流的机械通气模式有 14 种：

①辅助控制通气（assist-control ventilation，ACV）：该模式结合了辅助通气（AV）和控制通气（CV）的特点，通气依靠患者触发，以 CV 的预设频率作为后备。此模式适合无自主呼吸或自主呼吸微弱的患者，有利于呼吸肌休息，提高了人机协调性，但可能出现通气过度。

②同步间歇指令通气（synchronized intermittent mandatory ventilation，SIMV）：该模式是

在间歇指令通气（即呼吸机按照指令间歇对患者提供正压通气，IMV）的基础上加入同步触发窗的概念，在触发窗内由患者自主呼吸触发呼吸机按预设参数通气，若无触发，则按预设的频率送气，在间歇期允许患者自主呼吸。特点是呼吸机支持水平可调范围较大，人机协调性好，有利于呼吸肌锻炼，防止萎缩。

③容量控制通气（VCV）：是指预设潮气量的控制通气。需提前设定呼吸频率和吸气流速及波形。其特点是在通气过程中潮气量和吸气峰流速保持恒定，但在呼吸系统顺应性下降或气道阻力升高时，吸气峰压也升高。

④压力控制通气（PCV）：是指预设压力水平的控制通气。需提前设定呼吸频率和吸气时间。其特点是在通气过程中气道压力和吸气时间恒定，而潮气量因呼吸系统顺应性、气道阻力而变化。可预防气压伤的发生，改善气体分布和通气 / 灌注比。

⑤压力支持通气（PSV）：是一种自主呼吸模式，当患者吸气时，呼吸机提供恒定的气道正压帮助克服吸气压和扩张肺。可减少患者呼吸肌用力，增加潮气量，减慢呼吸频率。

⑥双相气道正压通气（BiPAP）：是一种时间切换压力控制的机械通气模式。两种不同水平的正压按照一定的频率进行切换，高水平和低水平正压各自所占的时间可调，而在两个压力水平的任何时刻均允许患者自主呼吸。通过调节参数，BiPAP 可衍生出其他呼吸模式，可以贯穿有创机械通气的整个治疗过程，因此，有学者将 BiPAP 称为"全能型"机械通气模式。

⑦强制性每分通气量通气（mandatory minute volume，MMV）：该模式是呼吸机按预设的每分通气量（MV）通气。自主呼吸的 MV 若低于预设的 MV，不足部分由呼吸机提供；若等于或大于预设的 MV，则呼吸机停止送气。此模式能保证每分通气量不低于预设水平，但在呼吸浅快者可能发生有效通气量不足。

⑧反比通气（inverse ratio ventilation，IRV）：应用该模式时吸气时间大于呼气时间。能增加功能残气量，降低气道峰压，改善氧合。缺点是可能难以和自主呼吸同步，对心血管系统有一定影响。

⑨气道压力释放通气（airway pressure release ventilation，APRV）：该模式通过预设的周期性的呼气末正压的释放提供部分通气支持，也是一种反比通气。能降低气道峰压和气压伤的危险，增加潮气量和每分通气量。对于气道阻力增高的患者采用 APRV 可能会导致肺过度膨胀。

⑩分侧肺通气（independent lung ventilation，ILV）：指用两个呼吸机分别对两侧肺行机械通气。其优点在于当有单侧肺病变或两肺病理改变不同时，可分别为两肺提供不同的通气条件，改善氧合。需要对患者行双腔气管内插管，实际操作时两个呼吸机的协调也有一定难度。

⑪压力调节容量控制通气（PRVCV）：该模式以压力切换方式通气，自动切换压力水平以保证潮气量。优点是可以保证较恒定的潮气量，有利于降低气道峰压和减少气道阻力。

⑫容量支持通气（volume support ventilation，VSV）：是 PRVCV 和 PSV 的结合，具有 PSV 的特点并保证潮气量恒定。若患者出现呼吸暂停并持续一定时间，会自动切换为 PRVCV。

⑬成比例辅助通气（PAV）：是一种自主呼吸模式，当患者吸气时呼吸机提供与吸气压成比例的辅助压力，从而让患者舒适地获得自由支配的呼吸方式和通气水平，更贴近于生理情况。

⑭呼气末正压（positive end-expiratory pressure，PEEP）和持续气道正压（CPAP）：严格来说不是一种通气模式而是一种技术手段。PEEP 是指在患者呼气末时，人为地使气道和肺泡内压保持在高于大气压水平。而 CPAP 可看作是 PEEP 在自主呼吸时的特殊形式。两者的作用类似，包括增加功能残气量，使塌陷的肺泡复张，改善通气 / 灌注比，对血管外的肺水分布产生有利影响。缺点是可导致气道峰压增高，对循环系统产生不利影响。

（2）通气参数设置：需要指出，没有"万能模式"适用于所有的患者。针对不同的患者和具体的病情，应强调按个体化原则设置通气参数。常用的参数设置见表 22-2。

表22-2　有创机械通气的常用通气参数参考值

参数	常用参考值
潮气量	6 ~ 10 ml/kg（理想体重）
呼吸频率	12 ~ 20 次 / 分
吸气流速	40 ~ 60 L/min
吸气时间	0.8 ~ 1.2 s 或吸呼比为 1 :（1.5 ~ 2）
触发灵敏度	压力触发：−0.15 ~ −0.05 kPa；流量触发：2 ~ 5 L/min
氧浓度	维持氧饱和度（SaO_2）> 90% 的最小氧浓度
呼气末正压（PEEP）	依患者而定（常用 0.4 ~ 0.5 kPa，Ⅰ型呼吸衰竭患者需要增加）

（3）呼吸机的撤离：当促使患者机械通气的病因好转或去除后，应尽快开始脱机，因为延迟脱机将增加机械通气的并发症和医疗费用，但过早撤离呼吸机又可导致脱机失败，增加再插管率和病死率。因此，呼吸机的撤离应该是一个有计划的过程。前期包括 SIMV、PSV、BiPAP 等多种呼吸机模式的切换，在脱机前还应进行常规的筛查试验，见表 22-3。

表22-3　脱机常用的筛查标准

标准	说明
客观的测量结果	（1）足够的氧合（如 $PaO_2 \geqslant 60$ mmHg 且 $FiO_2 \leqslant 0.4$；$PEEP \leqslant 0.5 ~ 1$ kPa；$PaO_2/FiO_2 \geqslant 150 ~ 300$） （2）稳定的心血管系统，如心率≤ 140，血压稳定，不需或需最小限度的血管活性药 （3）无高热（体温＜ 38℃） （4）无明显呼吸性酸中毒 （5）血红蛋白≥ 80 ~ 100 g/L （6）足够的精神活动（如可唤醒，GCS ≥ 13，没有连续的镇静剂输注） （7）稳定的代谢状态（如可接受的电解质水平）
主观的临床评估	（1）疾病处于恢复期 （2）医生认为可以脱机 （3）充分的咳嗽

需要注意的是，通过筛查试验的患者并非都能成功脱机，因此还应对患者进行自主呼吸测试（spontaneous breathing trial，SBT），进一步评估患者的自主呼吸能力。目前最常用的方法是 3 分钟自主呼吸测试，包括 T 管试验和 5 cmH_2O CPAP/PSV 试验。进行自主呼吸测试时医生应在床旁密切观察患者，当出现下列指标时应立即中止自主呼吸试验，重新恢复机械通气：①浅快呼吸指数（呼吸频率 / 潮气量）> 105。②呼吸频率＜ 8 次 / 分或> 35 次 / 分。③自主呼吸潮气量< 4 ml/kg。④心率> 140 次 / 分或出现新的心律失常。⑤氧饱和度< 90%。只有在患者通过 3 分钟自主呼吸测试，并能够耐受自主呼吸 30 ~ 120 min 后，方可考虑脱机。

（张　蜀　曹　钰）

第 22 章第四节电子资源

第五节　电除颤与电复律

电除颤或电复律，是指用高能电脉冲直接或经胸壁作用于心脏，使各部分心肌瞬间同时除极，而后心脏自律性最高的起搏点重新主导心脏节律，从而将异位快速性心律转复为窦性节律的治疗方法。电除颤是非同步电复律，可在任何时间放电，而当电复律运用于除心室纤颤或心室扑动以外的快速性心律失常时，要通过心电图上 R 波触发同步放电，使电刺激落入 R 波降支即心室绝对不应期中，为同步电复律。

一、适应证

（一）电除颤的适应证

1. 心室纤颤或心室扑动　为绝对适应证。此时心脏丧失有效收缩泵血功能，且除颤成功率随时间的推移而迅速降低，可能在数分钟内转为心脏停搏，必须立即行电除颤。

2. 室性心动过速经药物治疗无效或伴有血流动力学不稳定，且电复律仪无法识别 R 波时。

3. 无法进行心电图诊断但不能排除心室纤颤或心室扑动的心搏骤停。

（二）电复律的适应证

1. 室性心动过速　①伴血流动力学不稳定；②持续性多形性室性心动过速；③药物治疗无效者。

2. 室上性心动过速伴血流动力学不稳定或经药物治疗无效，或预激综合征合并室上性心动过速而药物治疗无效时，应尽早电复律。

3. 心房颤动（房颤）　此为电复律最常见的适应证。有以下情况者可考虑进行电复律：

（1）心室率快，经药物治疗无效。

（2）房颤持续病程在 1 年以内且房颤前窦房结功能正常。

（3）原发病（如甲状腺功能亢进或心瓣膜病等）经药物或手术治疗后仍有持续性房颤。

（4）预激综合征合并快速房颤。

（5）心脏、左房无明显扩大（心胸比＜ 60%，左房内径＜ 55 mm）。

4. 心房扑动　药物治疗效果不明显或伴有心室率快、血流动力学变化迅速者，应考虑进行早期电复律。

二、禁忌证

（一）电复律的禁忌证

1. 洋地黄中毒引起的快速性心律失常。

2. 室上性心律失常伴高度或完全性房室传导阻滞。

3. 伴有病态窦房结综合征。

4. 复律后在奎尼丁或胺碘酮维持下复发或不能耐受抗心律失常药物。

5. 阵发性心动过速反复发作。

6. 近期有动脉栓塞或心房内有栓塞而未进行抗凝治疗。

（二）心房颤动患者进行电复律的相对禁忌证

1. 拟行心瓣膜病手术治疗。

2. 洋地黄过量或低血钾患者，电复律应在纠正之后进行。

3. 甲状腺功能亢进患者，应在接受正规治疗之后进行电复律。

4. 心力衰竭未纠正或有活动性风湿或急性心肌炎者。

5. 心脏、心房明显增大者，即使成功转复也难以维持窦性心律。

6. 左心功能严重受损者，转复后有发生急性肺水肿风险。

三、操作步骤

（一）位置选择

电除颤与电复律的位置相同，常用的位置有左 - 右位和前 - 后位两种，前者两电极分别位于胸骨右缘第 2 肋间和左腋前线第 5 肋间，后者分别置于胸骨右缘第 2、3 肋间和左背部肩胛下区。

（二）能量选择

一般情况下单向波能量选择：心房扑动 50 ~ 100J，心房颤动 100 ~ 200J，室上性心动过速 100 ~ 150J，室性心动过速 100 ~ 200J，心室颤动 360J。而双向波能量则常为单向波能量的一半。首次电击未起效，可增加能量再次电击。

（三）操作步骤

1. 电除颤

（1）通过心电监护或心电图识别患者存在心室纤颤或心室扑动。

（2）对于可以立即取得除颤仪且目击发病的成人患者，应先电除颤再心肺复苏。不能立即取得除颤仪时，应立即开始心肺复苏，待获取除颤仪后尽早行电除颤。

（3）体位：患者仰卧于硬板床上，头偏于一侧，充分暴露胸部。

（4）打开除颤器电源开关，在两个电极板上均匀涂上导电糊或者垫盐水纱布。

（5）将选择按钮置于"非同步"位置。

（6）选择能量：双相波 200 J，或单相波 360 J，然后按下"充电"按钮。

（7）将两电极板置于左 - 右位，垂直向电极板施压（3 ~ 5 kg），在放电结束前不能松动，以保证较低的阻抗。

（8）再次确认心室颤动后，警示旁人离床、避免接触患者，然后双手同步按下"放电"按钮，稍停顿后松开按钮。

（9）放电后立即行 5 个周期的心肺复苏，再评估除颤效果，如为心室颤动或心室扑动，应再次电除颤。

（10）转复窦性心律后，继续心电监护，清洁患者皮肤、整理衣物，关闭除颤器电源，擦净电极板，收存备用。

2. 电复律

（1）电复律的时机：伴血流动力学不稳定者，应立即行电复律；而对于血流动力学稳定者，可先予以药物治疗，并积极治疗病因及去除诱因。

（2）准备工作：

1）物品准备：为了应对可能的并发症，在时间允许的前提下，应提前建立静脉通道、准备心肺复苏相关的药品及抢救设备。

2）患者准备：复律前禁食 8 小时，复律前 1 ~ 2h 服用镇静剂；服用洋地黄类药物者，复律前 2 天停用；与患者及家属充分沟通并知情同意。

（3）电复律操作：

1）将患者置于硬板床上，不与周围金属接触，持续心电监护、吸氧。

2）复律前再次记录 12 导联心电图，确定患者有进行电复律的指征。

3）接通电源后，将选择按钮置于"同步"位置并测试同步性能，选择 R 波较高的导联。

4）两电极板的处理及放置位置同电除颤。

5）镇痛、镇静：对于意识不清或血流动力学不稳定的患者，应立即同步电复律；而对于意识清楚但血压偏低者，先予以静脉镇痛镇静后再行电复律，以减轻患者不适感。

6）根据心律失常的不同类型选择合适的能量，然后按"充电"按钮。

7）放电方法同电除颤，如不成功，可增加能量，每次电击增加 50J，电复律一般不超过 3 ~ 4 次。

8）复律成功后，应继续监测患者的心率、心律、血压、呼吸等指征，直至患者清醒。

四、并发症

1. 心律失常 是最常见的并发症，多为一过性，常不需要特殊处理。在复律后常可见房性期前收缩、室性期前收缩、交界性逸搏，少部分窦房结功能低下者可出现严重窦性心动过缓或窦性停搏。多见于高能电复律患者。

2. 心肌损伤 常见于高能电复律之后，心肌酶谱轻度升高，少部分患者心电图表现为 ST 段短暂抬高。常无须特殊处理，数天后可自行恢复。

3. 一过性低血压 复律后少数患者可短暂出现，可能与心肌损伤、血管扩张有关，多无须处理，患者可自行恢复。

4. 急性肺水肿 多发生于电复律后 1 ~ 3 h 之内，常见于瓣膜性心脏病或左室功能障碍伴心房颤动患者。其发病机制可能是电复律后，左心功能恢复迟于右心，引起左心衰竭，从而出现急性肺水肿。

5. 栓塞 多发生于电复律后 24 ~ 48 h 内，在某些患者，由于复律后心房收缩功能恢复延迟，栓塞在复律后 2 周内出现。常见于心房颤动持续时间较长、左心房显著增大，尤其是术前未接受抗凝治疗的患者。

6. 皮肤灼伤 几乎所有患者都会出现不同程度的皮肤灼伤，与按压不紧、导电糊涂抹不足、皮肤表面潮湿导电等有关，一般无须治疗，严重者可涂抹药膏保护创面。

（杨光田　卿国忠）

第六节 临时心脏起搏术

临时心脏起搏术是通过体外脉冲发生器发放一定频率和节律的脉冲，经过导线和起搏电极刺激心室或心房心肌，从而引发心肌有规律的收缩的一项技术。常用于心律失常患者的急诊处理，也可作为外科手术中预防患者心动过缓的保护性措施。其主要途径包括：①经静脉心脏临时起搏；②经皮心脏临时起搏；③经心外膜心脏临时起搏；④经食管心脏临时起搏；⑤外科术后心外膜起搏。临床上 95% 以上采用经静脉心脏临时起搏。临时心脏起搏术中通常使用单腔按需起搏器，主要由脉冲发生器、导线、起搏电极三部分组成。

一、适应证

1. 治疗方面 主要用于威胁生命的心律失常，以维持适当的心律。临时心脏起搏术的具体指征如下：

（1）各种缓慢性心律失常，如房室传导阻滞、窦房结功能障碍等引起的阿 - 斯综合征发作，是行紧急临时起搏的绝对指征。

（2）急性心肌梗死伴 Ⅲ 度房室传导阻滞或 Ⅱ 度 Ⅱ 型房室传导阻滞以及窦性停搏或窦房传导阻滞等。

（3）急性心肌炎、药物中毒、电解质平衡紊乱等引起的缓慢性心律失常。

（4）抗心动过速治疗过程中预防心动过缓；经起搏终止心动过速。

（5）心脏手术中引起的房室传导阻滞。

（6）不明原因的心搏骤停。

2．诊断方面　可作为某些临床诊断和电生理检查的辅助手段。①判断预激综合征类型。②检测房室结功能。③检测窦房结功能。④诊断折返性心律失常。⑤判断抗心律失常药物的效果。

3．预防方面

（1）作为有心脏传导功能障碍的患者拟行外科手术、血管造影、介入性治疗、电复律等时所行的保护性措施。

（2）作为植入或更换永久性起搏器的过渡性措施。

二、禁忌证

临时心脏起搏术常用于紧急抢救，没有绝对禁忌证。但是对于穿刺部位感染或有静脉栓塞、血小板明显减少及有凝血功能障碍的患者应慎行经中心静脉穿刺心内膜起搏术。另外严重低温患者经心脏起搏时偶尔会导致室颤，所以严重低温伴心动过缓的患者行心脏起搏时一定要小心，建议首先迅速给患者保暖升温，如患者情况无改善再考虑起搏治疗。

三、操作步骤

1．术前准备

（1）术前常规检查血常规、血电解质、凝血功能、心电图等，如发现电解质平衡紊乱需立即纠正。

（2）向患者及家属交代此操作的必要性、可靠性及其可能带来的风险和并发症，签署同意书。

（3）建立静脉通路，持续心电监护。

（4）准备除颤器、急救药品及插管器械。

2．静脉通路的选择　可供选择的静脉通路包括颈内静脉、锁骨下静脉和股静脉。紧急起搏时首选右侧颈内静脉和锁骨下静脉置入电极导管。

3．静脉穿刺及置管

（1）根据所要穿刺的静脉摆好患者体位，常规消毒、铺无菌巾。

（2）在所选择的穿刺部位用 2% 利多卡因做局部麻醉。

（3）麻醉成功后，保持针管内负压，于穿刺部位进针，见到回血并确认进入静脉后，将导丝送入血管腔内，退出穿刺针。

（4）沿导丝置入扩张管和静脉鞘管，退出导丝和扩张管，经静脉鞘管送入电极导管，进入适当距离（颈内静脉通常 15～20cm），到达右心房，气囊充气 1～1.5ml，电极导管可通过三尖瓣进入右心室，此时打开气囊开关，放出气体，将导管固定于心尖处。

4．电极导管的定位　在置入电极导管的过程中，可根据心电图特征指导电极导管的定位。导管位于上腔静脉时 P 波高大、倒置，位于右心房中部时 P 波双向，导管穿过三尖瓣进入右心室时 P 波振幅降低而 QRS 波振幅增大，导管接触到心内膜时 ST 段呈弓背型抬高是重要的电极定位指标，若导管进入肺动脉流出道则 P 波倒置且 QRS 波幅度减低。在操作时，可据此调整电极导管位置直至出现稳定波形。

5．电极导管到达理想位置后，用无菌导线连接电极导管和脉冲发生器，将导管缝合在皮肤上，消毒后，覆盖无菌纱布。

6．设置脉冲发生器参数，一般设置如下：

（1）起搏方式：常用的起搏方式为 VVI 起搏，右心室梗死者选用 VDD 起搏。

（2）起搏频率：根据患者临床情况而定，一般选择 60～80 次 / 分。

（3）起搏电压或电流：一般为阈值的 2 ～ 3 倍。电流一般为 3 ～ 5mA，电压为 3 ～ 6V，，感知灵敏度为 1 ～ 3mV。

7. 术后拍摄 X 线片，并记录 12 导联心电图。

四、并发症

1. 建立静脉通路相关并发症

（1）误穿入动脉后，应能够及时识别，退出穿刺针后局部压迫数分钟。

（2）穿刺时有时会出现气胸、血胸或血气胸，极少数情况下会出现空气栓塞、静脉血栓形成、血栓性静脉炎等。

2. 置入电极导管相关并发症

（1）导管移位：为临时起搏器最常见并发症。心电图表现为不起搏或间歇不起搏，X 线可显示电极移位，需要重新调整电极位置。

（2）导管断裂、打结：较罕见。

（3）感染：多为局部感染，少见全身感染。

（4）心律失常：较常见，与电极导管位置不稳定、导管头部机械性刺激心肌有关，可能会出现室性期前收缩、室性心动过速甚至心室纤颤。

（5）心脏穿孔：目前已经少见。一旦穿孔，可能会出现起搏失效、胸痛等症状，甚至心脏压塞，X 线片示导管头端位于心影之外。

五、注意事项

1. 成功植入临时起搏器后，患者应控制活动，取平卧或取左侧卧位，尽量减少穿刺部位的活动，避免电极脱位；移动患者时应注意防止电极脱落或刺破右心室。

2. 常规使用抗生素预防感染，穿刺处每天更换辅料，注意保持穿刺部位清洁，防止感染。

3. 经股静脉途径植入临时起搏器需下肢制动，或有发生静脉血栓等危险的患者应常规给予低分子肝素皮下注射。

4. 除颤放电可能损坏起搏器，每次除颤后应注意仔细检查起搏器是否正常工作。

5. 备好异丙肾上腺素，防止起搏器失效。

6. 由于起搏器的终端暴露于体外，应注意保护，并及时更换电池。

7. 临时起搏器植入时间一般以 1 ～ 2 周为宜，通常不超过 4 周。

（邵　菲）

第 22 章第六节电子资源

第七节　心包穿刺置管引流术

一、适应证

1. 对大量心包积液导致出现心脏压塞症状的患者行穿刺抽液以解除压迫症状。

2. 抽出心包积液协助诊断、明确病因。

3. 心包腔内给药治疗。

二、禁忌证

1. 主动脉夹层所致心包积液。

2. 正在接受抗凝治疗、有出血倾向或血小板低于 $50 \times 10^9/L$ 为相对禁忌证。

3. 烦躁不能配合的患者。

三、操作步骤

1. 体位　取半坐卧位。

2. 穿刺部位　穿刺引流点首选剑突下，其次为心尖部。

（1）剑突下：在剑突与左侧肋弓缘交界处，穿刺针紧贴胸骨后向上刺入，深度 4 ~ 8cm。此部位可以避免损伤冠状动脉和内乳动脉，而且可以抽出心包底部的液体。剑突下穿刺的优点是不经过胸膜腔，不易导致气胸。积液相对较少时穿刺置管引流也容易成功。缺点是肥胖患者穿刺路径长，肝淤血明显肿大时易损伤肝。

（2）心尖部：于左侧第 5 ~ 6 肋间心浊音界内 2cm 处，针头向后向上向内，刺入 3 ~ 5cm 即达心包。心尖部穿刺的优点是深度浅、操作简单，在一般成年患者，此处皮肤至心包腔的距离不超过常规肌内注射针头的长度，穿刺的成功率高。缺点是损伤肺叶易导致气胸。

3. 操作过程　采用 Seldinger 导管法，穿刺点首选剑突与左侧肋弓缘交界点下 2cm，严格消毒后，在穿刺部位做皮肤、皮下组织及心包壁层麻醉，用刀片切开皮肤及皮下组织，在切口内进穿刺针，指向预定穿刺靶区，触及肋弓缘后注射少量麻醉药，将穿刺针后撤少许，压低针头后沿原方向继续推进，触及肋弓缘后后撤并重复上述过程，直至紧贴肋骨（或胸骨）后面进入。边注射少许麻醉药，边负压推进穿刺针，推进时要以"寸移"推进，待有突破感和抽出液体后停止进针。若为血性液体，先验证是否确系心包积液。将其滴在干净纱布上，若中心为深红色沉积物，周围为蟹足样淡红色渗液，则证实为心包积液。送入导丝，沿导丝导入扩张管，扩张胸壁皮肤及皮下组织，送入中心静脉导管至心包腔后进行引流。在 B 超或 X 线透视下，将导管尽量置于心脏最低且易于充分引流的位置。

4. 引流导管的选择　目前常使用的引流导管是中心静脉导管，其优点为导管柔软并有很强的形状记忆能力和较好的生物相容性，对心包、心肌的损伤小，管径较小，置管后出现渗液概率低，但容易发生导管堵塞；其次是带侧孔的猪尾导管和右心导管，这两种导管的优点是外径较粗，引流充分，堵塞导管概率低，但管壁较硬，外径较粗，引流过程中随积液量减少，导管触及心包脏层时易诱发心律失常或胸痛。

5. 引流方法及导管留置时间　引流方法包括间断引流及持续引流两种。目前对这两种引流方法均主张从小量、低速度开始，以防止肺水肿的发生。引流后及时床旁复查二维 B 超非常必要。留置时间应根据心包积液的病因及引流后心包内的积液量而定，留置时间超过 1 周则局部感染机会明显增加。

四、并发症

1. 心肌或冠状血管损伤　多由心包穿刺置管时穿刺针穿透心肌全层所致，严重时会引起致命性心律失常和心包出血，甚至导致新的心脏压塞。处理方法是再次穿刺引流或行外科心包开窗引流术。

2. 肝或腹部脏器损伤　主要见于经剑突下途径穿刺时，在肝淤血明显肿大时容易发生。预防办法是紧贴肋骨后（或胸骨后）进针，并注意进针方向。若肝明显肿大、患者肥胖或操作者经验不足，最好改用心尖穿刺点。

3. 气胸　气胸是采用剑突以外途径穿刺时误穿肺组织所致。多为闭合性气胸，能自行吸收，若肺压缩 30% 以上，应胸腔穿刺以排气。

4. 急性肺水肿　引流量过大和速度过快而造成新的严重的血流动力学异常，回心血量迅速大量增加，致使右心室或左心室负荷过重，引发急性心功能不全甚至心搏骤停。控制心包积液的引流量和速度是避免发生血流动力学并发症的关键。

5. 神经性晕厥　某些特异体质的患者，在心包穿刺置管开始或心包积液引流量明显减少时发生，发生率为 5%，患者会突然出现心悸、头晕、出汗、面色苍白、血压下降、窦性心动过缓或伴频发室性期前收缩，为导管对心包刺激所致。心包反应发生时，应及时平卧。静脉注射阿托品可减轻临床症状，如临床症状无改善应该及时拔管。

6. 其他　心包内继发感染，引流管周渗液及导管阻塞等。

五、注意事项

1. 严格掌握适应证，应由有经验的医生操作或指导，并在心电监护下进行穿刺，穿刺及引流过程中密切观察患者症状及生命体征的变化。如穿刺过程中出现期前收缩，提示可能碰到了心肌，应及时外撤穿刺针。

2. 操作者应在心包穿刺置管前观察二维 B 超图像，了解心包积液分布，同时测量皮肤到心包壁层的距离。正确选择穿刺点，掌握好进针方向及深度。

3. 开始即抽出红色污秽的液体、3 ~ 5min 不凝则为血性心包积液；若颜色较新鲜且抽出后即凝，则可能为血管损伤。

4. 导管引流心包积液以剑突下途径为最佳选择。有些患者抽液时反感不适，应测心包内压，若抽液后心包内压已下降，而中心静脉压依然很高，表明心包出现缩窄。

（陈玉国）

L22-7a

第 22 章第七节电子资源

第八节　主动脉内球囊反搏术

主动脉内球囊反搏术（intra-aortic balloon counterpulsation，IABP）是一种目前应用最广泛的机械辅助循环装置。IABP 由球囊导管和主动脉反搏泵组成，通过动脉系统置入一根带气囊的导管到左锁骨下以远、肾动脉以上的降主动脉内。当球囊在舒张早期快速充气时，主动脉内舒张期压力增加，使冠状动脉灌注压增加，改善冠状动脉血流灌注；当球囊在舒张末期放气时，主动脉收缩压降低，外周阻力下降，左心室壁张力降低，心肌耗氧量减少。IABP 通过这种工作原理调节心肌氧的供需平衡来改善心肌缺血、增加心排血量，达到辅助心脏功能的目的。

一、适应证

1. 心源性休克。
2. 顽固性心绞痛。
3. 顽固性心力衰竭。
4. 冠心病高危患者的介入治疗。
5. 急性心肌梗死伴或不伴急性期并发症。
6. 缺血性顽固性室性心律失常。
7. 感染性休克。
8. 体外循环脱机。
9. 非心脏手术的心脏支持。
10. 危重心脏病手术前的预防性措施。

11. 术后心功能异常 / 低心排血量综合征。

12. 心肌顿挫。

13. 作为过渡至其他左心室辅助装置。

14. 作为纠正心脏解剖缺陷手术后的心脏支持。

二、禁忌证

1. 严重主动脉瓣关闭不全。

2. 主动脉病变（夹层或者动脉瘤等）。

3. 外周血管畸形致导管不能到位。

4. 血小板减少症及凝血功能异常。

研究证实高危 CABG 的术前预防性应用；体外循环手术中停机失败 1 次以上者；药物治疗无效的低心排血量综合征，尤其是缺血导致的低心排血量综合征者；围术期右心衰药物治疗无效者，IABP 辅助均可以获益。

而在急性心肌梗死，特别是并发心源性休克的患者中，IABP 不能使心肌梗死合并心源性休克的患者获益，亦不能改善心肌梗死并发心源性休克、但未出现机械并发症的患者预后，因此不建议常规植入 IABP。但对于合并严重二尖瓣功能不全、室间隔缺损等机械并发症的患者可考虑使用并可能获益。

对于 IABP 的植入指征，建议有 IABP 植入适应证的患者，应尽早植入 IABP。

三、操作步骤

1. 经皮穿刺左或右股动脉，插入球囊导管，插入前最好做血管超声检查，评估股动脉及髂动脉，排除外周动脉狭窄性病变，以避免插入不成功。

2. IABP 的球囊导管能通过 8Fr 鞘管插入，或采用无鞘插入球囊导管的方法。

3. 球囊导管插入前需排出球囊内气体。

4. 在 X 线透视下沿导丝送入球囊导管，留置球囊于左锁骨下动脉开口下方 2cm 处和肾动脉开口上方的降主动脉内。

5. 撤出导丝，冲洗中心腔，连接压力转换器，固定球囊导管，并与主动脉反搏泵相连。

6. 反搏开始时应在透视下观察球囊充气情况，根据心电图或压力自动调节球囊充气、排气时间：充气应控制在主动脉瓣刚好闭合以后，在主动脉压力曲线重搏波处；排气应控制在主动脉瓣开放前，在主动脉舒张压的波谷处。

四、IABP 撤机时机

1. 小剂量的血管活性药物支持且依赖性小，心排出量满意。

2. 如果出现下肢缺血、气囊功能障碍、严重的血小板减少或者感染等并发症。

3. 撤除 IABP 时可考虑减少辅助频率或者球囊容积，亦可两者结合。

五、并发症

肢体缺血、血管损伤、出血、感染、脑卒中、其他的栓塞事件（截瘫、肾以及肠系膜上动脉的缺血）、球囊破裂、球囊内血栓形成、血小板减少等。

六、注意事项

1. 所有患者应接受肝素抗凝，并且穿刺远端肢体要定时按摩，以防止深静脉血栓形成。

2. 注意监测血红蛋白、血小板等血液指标变化。

3. 患者应保持平卧位或 < 45° 的半坐卧位，穿刺侧下肢伸直，避免屈膝屈髋。

4. 穿刺部位每天消毒、更换敷料。

第 22 章第八节电子资源

（陈玉国）

第九节　急诊介入技术

介入治疗在急诊医学中已经开始应用并越来越显示出其优越性，尤其是在血栓栓塞性疾病和出血性疾病中已经成为重要的急诊治疗手段。在急性心肌梗死（acute myocardial infarction，AMI）的治疗中经皮冠状动脉介入（percutaneous coronary intervention，PCI）治疗能够迅速改善临床症状，挽救患者生命；在脑血管疾病，尤其是动脉瘤性蛛网膜下腔出血的栓塞治疗中介入治疗已经成为首选方法；在急性脑梗死治疗中，急诊动脉溶栓也已经逐渐显示出良好的临床疗效；在消化道出血、支气管大咯血、鼻出血、产后大出血以及外伤性肝脾肾破裂出血中，介入治疗能够在短时间内发现病变并进行栓塞治疗，稳定患者生命体征。下面重点介绍急诊介入技术在急性心脑血管疾病和消化道出血中的应用。

一、急诊心血管介入技术

（一）ST 段抬高型心肌梗死（STEMI）的急诊 PCI 治疗

1. 直接 PCI　系指在胸痛或其他症状出现后的 12h 内对梗死相关动脉等直接进行导管介入治疗。

适应证：①发病 12 小时内（包括正后壁心肌梗死）或伴有新出现左束支传导阻滞的患者；②伴心源性休克或心力衰竭时，即使发病超过 12 个小时者；③发病超过 12 个小时但具有临床和（或）心电图进行性缺血证据；④发病超过 12 个小时但血流动力学不稳定或出现致死性心律失常者。

2. 溶栓后 PCI　溶栓后尽早将患者转运到有 PCI 条件的医院，溶栓成功者 2 ～ 24 小时内行冠脉造影及血运重建治疗；溶栓失败者应尽早实施挽救性 PCI。

3. 初次医疗接触（FMC）与转运 PCI　若 STEMI 患者首诊于无直接 PCI 条件的医院，当预计 FMC 至 PCI 的时间延长 < 120 分钟时，应尽可能将患者转运至有直接 PCI 条件的医院；如预计时间 > 120 分钟，则建议就地溶栓再行转运。

4. 血栓抽吸　不推荐对所有 STEMI 患者行常规血栓抽吸，但对于血管再通后血栓负荷仍重的患者，可以应用血栓抽吸降低血栓负荷，减少慢血流或者无复流的发生。

（二）非 ST 段抬高型心肌梗死（NSTEMI）的急诊 PCI 治疗

目前多主张对于 NSTEMI 患者尽早行急诊 PCI，但也并非适用于全部患者，稳妥的策略是结合患者病史、症状、生命体征、体检发现、心电图和实验室检查等进行危险性分层，用确定的风险评估模型（GRACE、TIMI 评分）进行预后评估。

1. 血流动力学不稳定或心源性休克；药物治疗无效，反复发作或持续性胸痛；致命性心律失常或心搏骤停；心肌梗死合并机械并发症；急性心力衰竭；ST-T 动态改变，尤其是伴随间歇性动态改变者，属于极高危。建议对具有任 1 条极高危标准的患者选择紧急介入治疗策略（2 小时内）。

2. 心肌梗死相关的肌钙蛋白升高或者下降；ST-T 动态改变（有或无症状）；GRACE 评分 > 140 分者，属于高危。具有任 1 条高危标准建议早期侵入策略（24 小时内）。

3. 糖尿病；肾功能不全 [eGFR < 60 ml/(min·1.73 m²)]；LVEF < 40% 或慢性心力衰竭；早期心肌梗死后心绞痛；PCI 史；CABG 史；109 分 < GRACE 评分 < 140 分者，属中危。具有 1 条中危标准建议行侵入策略（72 小时内）。

（三）操作步骤

PCI 术有股动脉和桡动脉两种入路途径。目前，桡动脉途径以其易压迫止血、术后活动限制少、恢复快等特点得到了越来越多的应用。下面以桡动脉途径为例介绍 PCI 操作步骤。

1. 桡动脉穿刺前要做好患者的筛选、Allen 试验、桡尺动脉多普勒超声等充分准备，并明确桡动脉的走行。通常穿刺处在桡骨茎突 1cm 处，也有学者认为在桡动脉搏动最强处穿刺。穿刺针方向和桡动脉走行一致，穿刺针和皮肤的角度通常为 30° ~ 45°。置入动脉鞘管后注射 100 ~ 200μg 硝酸甘油以预防和解除血管痉挛，注入普通肝素 70 ~ 100U/kg，以后每隔 1h 追加 2000 ~ 3000U。

2. 选择合适型号的导引导管，在导丝指引下经桡动脉鞘管送至主动脉根部，操纵导引导管，使其进入目标血管的冠状动脉开口处。

3. 观察压力情况，当导引导管压力正常、无压力衰减且其与目标血管保持良好的同轴状况下，将合适的导丝在体外根据病变特点塑形后，通过导引导管将其送至靶血管远端。

4. 选择合适的球囊导管，将球囊导管尾端和加压泵相连，使球囊处于负压状态，沿导丝将球囊推送至靶病变处，加压扩张直至造影显示扩张效果满意。

5. 选择合适的球囊支架导管系统，经导丝推送至病变部位，经造影确认支架到位并完全覆盖病变后，加压扩张球囊，最终再以冠脉造影确定支架置入效果。

（四）并发症

1. 冠状动脉无复流现象　无复流是指急诊 PCI 术后机械性阻塞已经消除，冠状动脉造影显示血管腔再通，无显著残余狭窄或夹层，但仍然存在前向血流障碍（冠状动脉造影 TIMI 血流分级 ≤ 2 级）。10% ~ 30% 的 STEMI 患者在急诊 PCI 术中发生慢血流或无复流现象。

2. 冠状动脉痉挛　PCI 过程中可诱发冠状动脉痉挛，持续、严重的冠状动脉痉挛常可导致急性冠状动脉闭塞，引起急性心肌梗死，甚至死亡。

3. 冠状动脉夹层　冠状动脉夹层是一种血管非闭塞性表现，不同程度的夹层在球囊成形术后较常见，严重扭曲、成角病变、严重钙化病变易引发夹层。

4. 冠状动脉穿孔　冠状动脉穿孔是冠状动脉介入治疗中少见但非常严重的并发症，发现和处理不及时常可危及患者生命。

5. 支架内血栓　急性和亚急性支架内血栓形成是 PCI 术后严重的并发症，可导致置入支架的血管闭塞，引起急性心肌梗死甚至死亡，应积极处理。

6. 其他　包括侧支血管闭塞、穿刺部位出血或血肿、血管迷走反射等。

（五）注意事项

1. 对于 AMI 或心绞痛的高危患者（包括顽固性心绞痛、心肌酶谱升高、心电图 ST 段严重压低、血流动力学及心电活动不稳定等），应强调早期行 PCI。

2. 急诊 PCI 应当由有经验的医生（每年至少独立完成 50 例 PCI）完成并在具备条件的导管室（每年至少完成 100 例 PCI）进行。

二、急诊脑血管介入技术

目前，急诊脑血管介入技术主要包括动脉溶栓术、机械取栓术、支架置入术和血管栓塞术等，主要用于治疗缺血性脑卒中和出血性脑卒中（脑动静脉畸形或颅内动脉瘤破裂等）。

（一）缺血性脑卒中急诊介入治疗

1. 适应证　①年龄 18 岁以上；②大血管闭塞重症患者尽早实施血管内介入治疗。建议动脉溶栓：前循环闭塞 6h 内，后循环闭塞 24h 内；机械取栓：前循环闭塞 8h 内，后循环 24h 内；③CT 排除颅内出血、蛛网膜下腔出血；④急性缺血性脑卒中，影像学检查证实为大血管闭塞；⑤患者或法定代理人签署知情同意书。

2. 禁忌证　①若进行动脉溶栓，参考静脉溶栓禁忌证；②活动性出血或者有已知出血倾向者；③CT 显示早期明确的前循环大面积脑梗死（超过大脑半球 1/3）；④血小板计数＜100×10^9/L；⑤严重心、肝、肾功能不全或糖尿病；⑥近 2 周进行大型外科手术；⑦近 3 周有胃肠或泌尿系出血；⑧血糖＜ 2.7 mmol/L 或者＞ 22.2 mmol/L；⑨药物无法控制的高血压；⑩预期生存期＜ 90d 或妊娠。

3. 治疗方法

（1）动脉溶栓：相对于静脉溶栓，其再通效果更好，而出血概率基本一致。操作方法：在指引导管到位后，以 0.356 mm 微导丝携带微导管尽可能置于闭塞位置附近或置入血栓内部，以恒定速度缓慢自微导管推注溶栓药物，药物剂量一般不超过静脉溶栓剂量的 1/3，操作过程推荐每 10 min 经指引导管观察血管再通情况，以最小的剂量达到再通目的。

（2）机械取栓：目前绝大多数观点认为取栓装置无论从再通率还是患者获益均优于其他单一治疗模式。

（3）支架置入术：急诊介入治疗中的球囊碎栓及支架置入并无较多证据，理论上这种方案易造成血栓移位，还会造成血管夹层或者穿孔。但对于动脉粥样硬化性病变导致的原位血栓形成，可能是个合理的选择。

4. 并发症及处理

（1）颅内出血：无论采取何种再通方式，均有 1.5% ～ 15% 的缺血性脑卒中急诊介入治疗患者发生颅内出血，40% 左右为症状性出血。具体治疗方式未达成共识，临床多以外科治疗和对症处理为主，以控制颅内压、维持生命体征为主要目的。

（2）脑血管栓塞：在再通手术中，多有责任血管的邻近分支或次级分支血管闭塞，此时可根据原定再通模式、栓塞位置、患者整体情况等综合选择进一步治疗策略。

（3）血管再通后闭塞：多见于中重度狭窄伴原位闭塞的患者，目前暂无共识处理方案，可考虑支架置入或使用血小板膜糖蛋白Ⅱb/Ⅲa 受体拮抗剂。

（二）出血性脑卒中的急诊介入治疗

出血性脑卒中常见原因是颅内动静脉畸形、动脉瘤破裂等。血管栓塞术作为治疗的主要手段，有其不可替代的地位。目前普遍采用的是液体栓塞剂，以 NBCA 和 ONYX 的应用较广泛。NBCA 高浓度时易粘管，不能长时间注射，故操作要求较高，对于较大动静脉畸形的栓塞效率低；而新近推出的 ONYX 不易与导管粘连，弥散性和可控性更好。但 ONYX 价格昂贵，且其中所含二甲亚砜是一种有毒溶剂，易引起血管痉挛，可能导致微导管拔管困难，故其临床安全性、长期疗效仍有待进一步观察。

1. 颅内动静脉畸形的血管栓塞术

（1）适应证：微导管能够到达位置的颅内动静脉畸形均可进行血管栓塞治疗，包括：不能手术切除的颅内动静脉畸形，患者有明显临床症状；深部颅内动静脉畸形、功能区和巨大的脑动静脉畸形；伴有动脉瘤、巨大动静脉瘘等。

（2）禁忌证：全身情况不能耐受麻醉者；目前介入技术不能达到治疗目的。

2. 颅内动脉瘤的血管栓塞术

（1）适应证：动脉瘤破裂时如患者全身情况可耐受麻醉，技术可以达到治疗目的，可以行介入治疗。Hunt-Hess 分级为Ⅰ～Ⅲ级应积极治疗，Ⅳ～Ⅴ级应酌情处理；未破裂动脉瘤患者全身情况可耐受麻醉，且技术可以达到治疗目的时，可以行介入治疗。

（2）禁忌证：全身情况不能耐受麻醉；目前介入技术不能达到治疗目的等。

三、消化道出血的急诊介入治疗

消化道出血是临床常见的急症之一，而血管造影对消化道出血的诊断和治疗非常有效。经导管内灌注血管收缩药物如加压素或血管栓塞治疗安全简便，疗效迅速可靠。

（一）适应证

1．各种原因所致的难治性消化道出血、经血管造影检查发现有明确的消化道出血直接征象者。包括外伤性出血、医源性出血、原发性或继发性肿瘤性出血、炎症性出血、门静脉高压、动脉瘤、血管畸形等难治性出血。

2．不明原因的消化道出血，经内镜检查仍不能明确出血原因者。

3．各种原因的消化道出血，经内科保守治疗无效者。

4．急性消化道大出血，临床上暂不能行外科手术者。

5．外科手术、介入操作、经皮肝穿刺等医源性原因引起的肝损伤导致胆道出血者。

（二）禁忌证

消化道大出血的介入治疗无绝对禁忌证，以下几种情况可列为相对禁忌证。

1．对于重要脏器（心、肝、肾）功能严重不全者、出凝血功能障碍者、严重感染者等应慎重。

2．近期心肌梗死、高血压危象、心肌储备能力差等应视为加压素禁忌证。

3．碘造影剂过敏。

（三）操作要点

选择性血管造影发现出血的原因和部位后，根据病情选择药物灌注治疗或栓塞治疗以控制消化道出血。

1．对于弥散性毛细血管出血如出血性胃炎、马洛里 - 魏斯（Mallory-Weiss）综合征、门静脉高压食管静脉曲张、炎症等，可采用血管收缩剂灌注止血。

2．对于肿瘤性病变、溃疡、血管发育不良等病变血管对血管收缩剂反应不良以及动脉性出血，在可能的情况下可选用血管栓塞治疗。

3．加压素灌注治疗的优点是不需要超选择性插管，如果治疗失败，还可再次选择血管栓塞治疗，其缺点是需要严密的监护，心血管并发症多。

4．血管栓塞治疗所需的栓塞材料分为可吸收性栓塞剂（如吸收性明胶海绵）以及非吸收性栓塞剂（不锈钢弹簧圈、丝线、球囊、聚乙烯醇等），优点为止血迅速、不需留置导管、无心血管副作用等，其缺点是治疗成功率和并发症与操作者的技术水平密切相关，易引起消化道组织缺血、坏死。

（四）并发症

1．加压素所致的胃肠道组织的局部缺血、坏死，非靶器官动脉栓塞等引起的不同程度的腹痛。

2．加压素引起的常见全身副作用有抗利尿激素反应和心脏反应，表现为水潴留、电解质平衡紊乱、血压升高、心律失常、心绞痛、心肌梗死等。

3．小肠和结肠除脾曲和直肠外，仅有一条供血动脉，侧支吻合不丰富，栓塞后常造成缺血，引起疼痛甚至肠坏死。

4．一般血管造影检查可能发生的并发症：大血肿、血栓或栓塞和假性动脉瘤等。

（五）注意事项

1．行药物灌注的患者应在监护室行心电监护和计算尿量，如发现患者对加压素有全身反应，应立即调整灌注剂量或停止灌注，并对症处理。

2．血管栓塞治疗除选择合适的栓塞剂外，操作过程中应在透视下仔细观察导管的位置、注射速度、压力等，应尽可能做超选择性插管，防止栓塞剂反流，减少栓塞血管范围。

3．术后常规观察穿刺点有无出血或血肿，防止穿刺部位血肿形成。观察下肢动脉搏动情况，防止血栓形成。

（陈玉国）

第十节　中心静脉置管术

中心静脉置管术可分为：锁骨下静脉置管术、颈内静脉置管术、股静脉置管术、经外周中心静脉置管术（peripherally inserted central catheter，PICC）。

一、适应证

1．急救时需要大量、快速静脉输液、输血者。

2．因病情需要进行全静脉营养或输注高渗、有刺激性的药物者。

3．需要测量中心静脉压的危重患者。

4．需行右心导管检查或植入心脏起搏器者。

5．周围静脉穿刺困难、需采集标本或长期输液者。

二、禁忌证

1．有出血倾向者。

2．局部有感染者。

3．锁骨骨折不宜做同侧锁骨下静脉穿刺者。

4．躁动不配合穿刺者。

三、操作步骤

（一）锁骨下静脉置管术

1．**体位**　取仰卧位，肩下垫薄枕，头转向对侧（一般首选右侧穿刺）。

2．**穿刺点**　一般选择在锁骨下缘的内、中 1/3 交点下 1 ～ 2 cm 处（图 22-9）。

3．**消毒、铺洞巾并局部麻醉**　以穿刺点与同侧胸锁关节上缘所形成的连线作为进针方向，穿刺针水平于胸壁平面穿刺。

4．穿刺针到达锁骨处应保持针尖在锁骨后面进入，并且一边进针一边回抽，观察回血并确认针尖进入静脉血管。

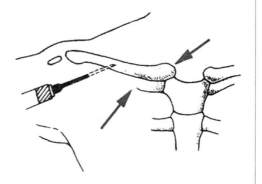

图 22-9　锁骨下静脉置管术穿刺点

5．固定穿刺针，置入导丝的同时退出穿刺针，沿导丝用扩张器扩张皮下组织，将中心静脉导管沿导丝置入静脉，同时撤出导丝，尽量保持动作的协调。

6．用装有肝素生理盐水的注射器与导管相连，反复回抽顺利时再接静脉输液管路，用缝合针将导管固定于皮肤上，覆盖敷料。

（二）颈内静脉置管术

1. 体位　同锁骨下静脉置管术。

2. 穿刺点　①前路：胸锁乳突肌的前缘中点；②中路：胸锁乳突肌的胸骨头、锁骨头与锁骨的上缘组成的三角称胸锁乳突肌三角，该三角的顶点即为穿刺点；③后路：胸锁乳突肌的外缘中、下 1/3 交点或锁骨上 2～3 横指为进针点（图 22-10）。

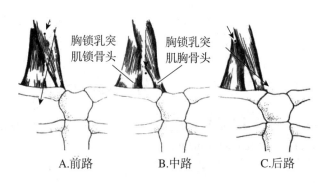

A.前路　　　　B.中路　　　　C.后路

图 22-10　颈内静脉置管术穿刺点

3. 其余操作同锁骨下静脉置管术。

（三）股静脉置管术

1. 体位　取仰卧位，穿刺侧的下肢伸直并外展，与身体长轴成 45°。

2. 穿刺点　腹股沟韧带中点下 2～3cm 搏动最明显处的内侧。

3. 其余操作同锁骨下静脉置管术。

（四）经外周中心静脉置管术

1. 穿刺点　首选肘窝处贵要静脉为预定穿刺点（图 22-11）。

2. 体位和测量　患者手臂与躯干成 90°。测量自预定穿刺点至同侧胸锁关节，然后向下至第 3 肋间的长度并记录（图 22-12）。

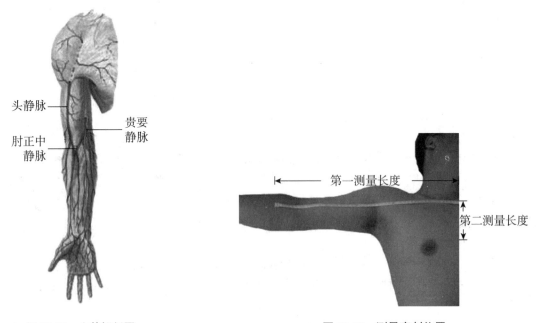

图 22-11　血管解剖图　　　　　　　**图 22-12　测量穿刺位置**

3. 消毒　进行局部消毒。在预定穿刺点上方扎止血带以膨胀血管。铺手术巾，暴露预定穿刺部位。

4. 静脉穿刺 穿刺针穿刺静脉，观察回血，确认针尖全部进入血管后固定针头，左手固定针头，右手向内送管。

5. 放置导管 当导管进入时，让患者头部转向穿刺上肢方向并尽量靠近锁骨，以防止误插至颈静脉。保持手臂与躯干成 90°，继续送管直至将导管推进到预定位置。穿刺完毕后进行 X 线摄片，确定导管置入上腔静脉。

6. 拔出止血针芯，连接充好生理盐水的注射器，抽吸至回血并冲洗以保证流通。使用专用固定器，采用 S 形固定导管。用无菌敷料覆盖穿刺点，弹力绷带包扎 24h。

四、并发症

1. 出血及血肿 由于穿刺方法不当、反复多次穿刺，导致血管分支或周围组织毛细血管损伤。误穿周围动脉特别是不易压迫止血的动脉，或患者存在凝血功能障碍，会导致局部出血及血肿。对于股静脉及贵要静脉等血肿可以压迫止血，严重的颈部血肿需要外科切开引流。

2. 感染 表现为穿刺部位的红、肿、热、痛，严重者会出现败血症。预防在于严格无菌操作。如有发热而原因不明者，应拔管进行管尖培养，同时予以抗菌药治疗。

3. 血栓及栓塞 当患者存在高凝状态、静脉压高、卧床时间过长等时，易导致深静脉血栓形成、肺栓塞发生率增加，应注意预防。血管多普勒超声检查可以明确深静脉血栓形成的诊断，高危患者可以预防性应用抗凝药物。

4. 其他 如血气胸、胸导管损伤、纵隔水肿等，较多见于左侧，因锁骨下静脉穿刺插管技术不熟练所致。

五、注意事项

1. 如穿刺未成功，应将针头退至皮下，切忌在深处探测或改变方向。

2. 插管时如遇阻力，应退出少许，改变方向后再插管。

3. 输注液体前应行 X 线检查以确定导管位置，无血胸、气胸等方可进行静脉输液，并要注明穿刺日期、时间、部位、操作者。

4. 插管时导管不宜置入过深，避免将导管置入心房内。拔管时如遇阻力，不宜勉强拔出。

（陈玉国）

第 22 章第十节电子资源

第十一节　胸腔闭式引流术

胸腔闭式引流术是将引流管一端放入胸腔内，另一端接入比胸腔位置低的水封瓶内，以排出胸腔内的气体或液体，使肺组织复张并恢复功能，广泛地应用于血胸、气胸引流及开胸术后，对于疾病的治疗起着十分重要的作用。

一、适应证

1. 中、大量气（血）胸，开放性气胸，张力性气胸。

2. 拔除胸腔引流管后气胸或血胸复发者。

3. 需使用机械通气或人工通气的气（血）胸患者。

4. 持续性增加的胸腔积液或胸腔积气。

5. 内科治疗无效的脓胸，尤其是伴有支气管胸膜瘘或食管胸膜瘘者。

6. 开胸术后。

二、禁忌证

1. 凝血功能障碍有出血倾向者。

2. 肝性胸腔积液，持续引流可导致大量蛋白质和电解质丢失。

三、操作步骤

1. 患者取半坐卧位；生命体征不稳定者，取平卧位。胸腔积血（液）引流选腋中线与腋后线第 6～7 肋间进针，气胸引流选锁骨中线第 2 肋间，若为局限性或包裹性积液则应根据 B 超和 X 线胸片、CT 等资料协助定位。术野皮肤用聚维酮碘（碘伏）常规消毒，铺无菌手术巾，术者戴灭菌手套。

2. 局部麻醉。一般用 2% 利多卡因局部浸润麻醉。局部浸润麻醉达壁胸膜后，进针少许深度，待抽出液体或气体后即可确诊。

3. 沿肋间做 2～3cm 的切口，依次切开皮肤及皮下组织。用长弯止血钳钝性分离胸壁肌层达肋骨上缘，于肋间穿破壁胸膜进入胸膜腔（图 22-13A），此时可有明显的突破感，同时切口中有液体溢出或气体喷出。用止血钳撑开，扩大创口，用另一把止血钳沿长轴夹住引流管前段，顺着撑开的血管钳将引流管送入胸腔，其侧孔应在胸内 3cm 左右，引流管进入胸腔深度不宜超过 4～5cm（图 22-13B）。引流管接水封瓶后松开夹闭的止血钳，嘱咐患者咳嗽以查看闭式引流是否通畅、有无漏气，必要时调整引流管位置。负压水柱波动良好后，切口间断缝合 1～2 针，并固定引流管以防脱出，覆盖无菌纱布。

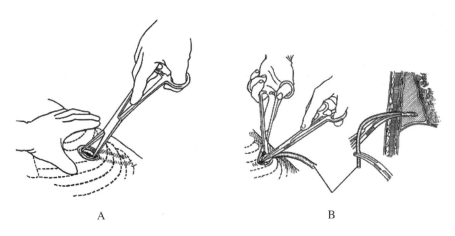

A　　　　　　　　　　　　　　　B

图 22-13　胸腔闭式引流术

4. 也可用套管针穿刺置管。切开皮肤后，右手握套管针，示指固定于距针尖 4～5cm 处，作为刺入胸内深度的标志，左手固定切口处皮肤。穿刺针进入胸膜腔时，可有明显的突破感。退出针芯，置入导管，然后边置管边退出套管针。注意在退出套管针时防止将引流管同时带出。

5. 经肋床置管引流，切口应在脓腔底部。沿肋骨做切口长 5～7cm，切开胸壁肌肉，显露肋骨，切开骨膜，剪除一段 2～3cm 长的肋骨。经肋床切开脓腔，吸除脓液，分开粘连，放置一较粗的闭式引流管。2～3 周后如脓腔仍未闭合，可将引流管剪断改为开放引流。

四、并发症

1. **复张性肺水肿**　排放气体或液体时，速度不宜过快，交替开放、关闭引流管，可预防纵隔摆动及肺水肿的发生。

2. 血胸　多由于引流管固定不牢或引流位置靠近肋骨下缘损伤肋间血管所致。

3. 肺或膈肌损伤。

4. 肺不张　患者术后未做有效咳嗽、咳痰或引流不畅所致。

5. 胸腔内感染　引流时间过长、引流不充分、伤口逆行感染等均可引起。

6. 引流不畅或皮下气肿　插管的深度不够或固定不牢致引流管或其侧孔位于胸壁软组织中；引流管连接不牢，大量漏气也可造成皮下气肿。

五、注意事项

1. 开放引流大量积血（液）时应缓慢，首次引流量应低于 1000ml，以防患者纵隔快速摆动或复张性肺水肿的发生，待病情稳定后，再逐步开放止血钳。

2. 注意保持引流管畅通，勿使其受压或扭曲，定时挤压引流管。

3. 记录每日引流量及其性状变化，并定期行 X 线检查。

4. 更换水封瓶时，应先以止血钳阻断引流管，待更换完毕后再重新放开引流管，以防止空气被胸腔负压吸入。

5. 帮助患者每日适当变动体位，并鼓励患者咳嗽或吹气球，以加强排痰、充分引流、促进肺复张。

6. 拔管指征　胸腔闭式引流术后 48～72h，引流液量少于 50ml，无气体溢出，胸部 X 线片或 CT 片示复张完全，患者无胸闷、气促，可考虑拔管。拔管时指导患者深吸一口气，吸气末迅速拔管，用凡士林纱布封住伤口，包扎固定。拔管后注意观察患者有无胸闷、呼吸困难症状，有无切口漏气、渗液、出血和皮下血肿等情况。

（刘　志）

第十二节　洗胃术

一、适应证

1. 经口吞食的各种非腐蚀性有毒物质，如药物、农药、重金属、食物中毒等。

2. 手术及其他治疗、检查需要抽除胃内残留物、胃液者。

3. 胃黏膜炎症、水肿，如幽门梗阻等。

二、禁忌证

1. 绝对禁忌证　口服强腐蚀性（如强酸、强碱）毒物者，胃穿孔、胸主动脉瘤患者。

2. 相对禁忌证　食管或贲门狭窄或梗阻、胃食管静脉曲张者；上消化道出血、溃疡及恶性肿瘤患者；血小板减少症、昏迷、严重心肺疾病患者。

三、操作步骤

自动洗胃机洗胃法是目前临床上最常用的方法。

1. 评估患者　包括患者生命体征、意识状态、服用毒物种类、剂量、时间等。

2. 向患者及家属解释洗胃的目的、方法及并发症，指导患者如何配合，签署知情同意书。

3. 洗胃液的准备　洗胃液的温度一般为 35℃ 左右，总量一般为 10000～20000ml，每次用量一般为 300ml，不超过 500ml。

（1）清水或生理盐水：对毒物性质不明的急性中毒患者，可选用温开水或生理盐水，毒物性质确定后，可根据情况选用对抗剂洗胃。

（2）碳酸氢钠溶液：一般用 2% ～ 4% 的溶液，常用于有机磷农药、砷（砒霜）、硫、铬等中毒。美曲膦酯（敌百虫）在碱性环境中变成毒性更强的敌敌畏，故敌百虫中毒时禁用。

（3）高锰酸钾溶液：为强氧化剂，一般用 1 ：（2000 ～ 5000）的浓度，常用于急性巴比妥类药物、阿托品及毒蕈中毒的洗胃。对硫磷中毒时，能使其氧化成毒性更强的对氧磷，故不可应用。

4. 体位　患者取坐位或左侧卧位，昏迷患者取左侧头低位。

5. 置入洗胃管　测量胃管长度，可选用：①前额发际 - 剑突；②鼻尖 - 耳垂 - 剑突，成人长度 55 ～ 60cm，做好标记，洗胃管前端涂液状石蜡后，自鼻腔（不能经鼻插入者，可置牙垫后经口腔插入；有意识障碍者，可用开口器撑开上下牙列）缓缓插入。插入 10 ～ 15cm（咽喉部）时，检查胃管是否在口腔内盘曲，清醒患者可嘱其做吞咽动作，顺势插入至测量长度。插入后用注射器向洗胃管内快速注入少许空气，用听诊器听诊胃区，若可闻及气过水声（气泡声），则表明已经到达胃内。

6. 洗胃机洗胃　正确连接管路后，将洗胃机药液管一端放入溶液桶内液面以下，出水管放入污水桶内。调节液量大小，一般为 250 ～ 300ml，接通电源后按"手吸"键，吸出胃内容物，再按"自动"键开始自动冲洗。待冲洗干净后，按"停机"键停止洗胃。

7. 给予解毒剂、导泻　洗胃完毕后，可根据病情往洗胃管内注入解毒剂、药用炭、泻药等，反折洗胃管后迅速拔出，以防管内液体误入气管。

8. 整理、记录　协助患者漱口、擦拭面部，整理用物并消毒，记录灌洗液及洗出液总量及性质。

四、并发症

1. 急性胃扩张　洗胃液体只进不出、多灌少排、进液量明显大于出液量可导致急性胃扩张；洗胃过程中未及时添加洗胃液，使空气吸入胃内也可造成急性胃扩张。

2. 胃穿孔　①多见于误食强酸、强碱等腐蚀性毒物而洗胃者；②有活动性消化性溃疡、近期有上消化道出血、肝硬化并发食管静脉曲张等洗胃禁忌证者；③洗胃管堵塞，出入量不平衡，短时间内急性胃扩张，胃壁过度膨胀，造成破裂；④医务人员操作不慎，大量气体吸入胃内致胃破裂。

3. 上消化道出血　①插管所致创伤；②患者剧烈呕吐造成食管黏膜撕裂；③当胃内容物基本吸、排尽后，极易因洗胃机的抽吸造成胃黏膜破损和脱落而引起胃出血；④烦躁、不合作的患者，强行插管引起食管、胃黏膜出血。

4. 窒息　①洗胃时因患者呕吐误吸，导致窒息；②毒物对患者咽喉部的刺激造成喉头水肿，导致呼吸道梗阻；③洗胃管误入气道引起窒息。

5. 误吸　昏迷患者易发生误吸，清醒患者也可因胃管、洗胃液的刺激引起呕吐误吸，并可引发吸入性肺炎等。

6. 急性水中毒　①洗胃时多灌少排，洗胃液进入肠内被吸收，超过肾排泄能力，引起水中毒；②洗胃导致失钠，水分过多地进入体内，发生水中毒；③洗胃时间过长，水的吸收量增加。

7. 咽喉、食管及胃黏膜损伤、水肿。

8. 电解质紊乱　洗胃液过大、时间过长使胃液大量丢失引起电解质紊乱，如低钾血症等。

9. 洗胃时可因疼痛、呕吐误吸、缺氧等各种不良因素诱发心律失常、心搏骤停。

五、注意事项

1. 漏斗洗胃法因效率低、洗胃效果不确切，且临床已经普及洗胃机，已基本被淘汰。

2. 在无洗胃机、病情不重、所服毒物量不多或毒性不大，或在院前急救时可采用催吐法排出胃内毒物。

3. 当毒物不明时，应抽出胃内容物送检。

4. 在洗胃过程中应密切观察患者生命体征的变化，如患者感觉腹痛、流出血性灌洗液或出现休克、呼吸困难等现象，应立即停止洗胃。

5. 注意每次灌入量与吸出量的基本平衡。每次灌入量不宜超过 500ml，灌入量过多可导致胃穿孔、心搏骤停等严重并发症。

6. 对于呼吸衰竭或生命体征不平稳患者，应根据病情进行相应处理，待生命体征平稳后再行洗胃。

7. 在插入洗胃管过程中如遇患者剧烈呛咳、呼吸困难、面色发绀，应立即拔出洗胃管，休息片刻后再插管，避免误入气管。

8. 自动洗胃机洗胃前必须接地线，以防触电。注意观察洗胃机上的正压表，压力不超过 40kPa，并观察洗胃液的出入量。如水流不畅，进、出液量相差较大，可交替按"手冲"和"手吸"两键进行调整。

9. 洗胃时间，总的原则为愈早愈好，尽快实施。原则上在服毒后 4～6h 内洗胃。有些患者就诊时虽已超过 6h，仍可酌情考虑洗胃。

10. 洗胃液灌入过多，易造成急性胃扩张，增加胃内压力，促进毒物吸收；洗胃液过热，易烫伤食管、胃黏膜或使血管扩张，促进毒物吸收。

（邓　颖）

第 22 章第十二节电子资源

第十三节　血液净化技术

血液净化（blood purification）是各种连续或间断清除体内过多水分、溶质方法的总称，是解除一些临床病症的致病原因、终止或减缓某些病理生理过程的一系列治疗方法。血液净化技术包括血液透析、血液滤过、血液透析滤过、血液灌流、血浆置换、血浆吸附和各种连续性血液净化（continuous blood purification，CBP）技术。腹膜透析虽然没有经过体外循环，但从广义上讲，也应属于血液净化疗法之内。不同的血液净化技术具有不同的特点，可适用于不同疾病或不同疾病状态。目前，血液净化技术在急诊、危重症领域得到广泛的应用，是不可或缺的治疗方法。

一、血液透析

血液透析（hemodialysis，HD）采用弥散、超滤和对流原理清除血液中的小分子有害物质和过多水分，是最常用的肾替代治疗方法之一，也可用于治疗药物或毒物中毒等。

1. 适应证　终末期肾病、急性肾损伤、药物或毒物中毒、严重水及电解质和酸碱平衡紊乱、严重高热、低体温等。

2. 禁忌证　无绝对禁忌证，但下列情况应慎用：①颅内出血或颅内压增高；②药物难以纠正的严重休克；③严重心肌病变并有难治性心力衰竭；④严重出血倾向；⑤恶性肿瘤晚期；⑥精神障碍不能配合血液透析治疗。

3. 并发症　①低血压：主要是指透析中收缩压下降 > 20mmHg 或平均动脉压降低

10mmHg 以上，并有低血压症状；②肌肉痉挛；③恶心和呕吐；④胸痛和背痛；⑤皮肤瘙痒；⑥失衡综合征：表现为头痛、恶心、呕吐及躁动，重者可出现抽搐、意识障碍甚至昏迷；⑦透析器反应；⑧心律失常；⑨溶血。

4. 注意事项　在血液透析前进行充分评估，首次透析血清尿素氮下降控制在透析前的 30% ～ 40% 以内。全面评估患者的凝血状态，合理选择和应用抗凝剂，对具有高危出血患者可使用无抗凝剂治疗且需预防体外循环凝血。注意治疗中的并发症并及时对症处理，必要时调整治疗方案。

二、血液滤过

血液滤过（hemofiltration，HF）模仿正常人肾小球滤过和肾小管重吸收原理，以对流方式清除体内过多的水分和尿毒症毒素，具有对血流动力学影响小、中分子物质清除率高等优点。

1. 适应证　适合急、慢性肾衰竭患者，特别是伴以下情况者：低血压或血流动力学不稳定、需要实施全静脉营养、伴有 MODS；高血容量性心功能不全、急性肺水肿；严重酸碱及电解质紊乱；药物中毒；肝性脑病、肝肾综合征；ARDS、MODS 及感染性休克患者。

2. 禁忌证　无绝对禁忌证。

3. 并发症　血液透析相同的并发症，除此之外还可出现：①致热原反应和脓毒血症；②氨基酸等营养物质丢失。

4. 注意事项　HF 时需输入大量置换液，加强营养支持治疗。如置换液被污染，出现发热者，应同时做血液和置换液细菌培养及置换液内毒素检测。置换液的成分应与细胞外液一致。尽量做到个体化治疗，做到可调钠、钙。

三、血液透析滤过

血液透析滤过（hemodiafiltration，HDF）是血液透析和血液滤过的结合，具有两种治疗模式的优点，可通过弥散和对流两种机制清除溶质，在单位时间内比单独的血液透析或血液滤过清除更多的中小分子物质。

1. 适应证和禁忌证　同血液滤过。

2. 并发症　①反超滤：低静脉压、低超滤率或采用高超滤系数的透析器时，透析器出口血液侧的压力可能低于透析液侧，从而出现反超滤，严重的可致患者肺水肿，不常见；②缺失综合征与蛋白质丢失。

3. 注意事项　在高通量透析膜的应用下，白蛋白丢失增多，可溶性维生素、微量元素和小分子多肽等物质的丢失增加，应及时补充营养。

四、单纯超滤

单纯超滤是通过对流转运机制，采用容量控制或压力控制，经过透析器或血滤器的半透膜等渗地从全血中除去水分的一种治疗方法。不需要使用透析液和置换液。

1. 适应证　药物治疗效果不佳的各种原因所致的严重水肿；难治性心力衰竭及急、慢性肺水肿。

2. 禁忌证　无绝对禁忌证。

3. 并发症　血滤器破膜漏血、出血、心律失常、猝死、低血压、血滤器和管路凝血。

4. 注意事项　原则上每次超滤量（脱水量）以不超过体重的 4% ～ 5% 为宜，一次持续性缓慢超滤的超滤液总量不宜超过 4L。对于血细胞比容较高的患者，应适当增加抗凝药物的剂量。超滤结束后患者血清钾水平可能升高。

五、血浆置换

血浆置换（plasma exchange，PE）是一种用来清除血液中大分子物质的血液净化疗法。将患者血液经血泵引出，经过血浆分离器，分离血浆和细胞成分，去除致病血浆或选择性地去除血浆中的某些致病因子，然后将细胞成分、净化后血浆及所需补充的置换液输回体内。

1. 适应证　①风湿免疫性疾病，如系统性红斑狼疮、抗磷脂抗体综合征等；②免疫性神经系统疾病，如重症肌无力、格林-巴利综合征等；③消化系统疾病，如重症肝炎、肝衰竭、肝性脑病等；④血液系统疾病，如高丙种球蛋白血症、血栓性微血管病、新生儿溶血性疾病等；⑤肾疾病，如抗肾小球基底膜病、急进性肾小球肾炎、重症狼疮性肾炎等；⑥器官移植；⑦自身免疫性皮肤疾病；⑧代谢性疾病，如纯合子型家族性高胆固醇血症等；⑨药物中毒，如洋地黄中毒、与蛋白结合率高的毒物中毒等；⑩其他，如多器官功能障碍综合征等。

2. 禁忌证　无绝对禁忌证。

3. 并发症　变态反应、溶血、出血倾向、低血压。

4. 注意事项　血浆置换频度取决于原发病、病情的严重程度、治疗效果及所清除致病因子的分子量和血浆中的浓度，应个体化制订治疗方案。置换液多选择为晶体液、血浆制品、4%～5% 人白蛋白溶液等。

六、血浆吸附

血浆吸附（plasma adsorption，PA）是血液引出后首先进入血浆分离器，将血液的细胞成分（红细胞、血小板等）和血浆分开，细胞成分输回患者体内，血浆再进入吸附器进行吸附以清除其中某些特定的物质，吸附后血浆回输至患者。

1. 适应证　①肾和风湿免疫系统疾病，如系统性红斑狼疮和狼疮性肾炎、抗肾小球基底膜病、溶血性尿毒症综合征、免疫性肝病、抗磷脂抗体综合征等；②神经系统疾病，如重症肌无力、格林-巴利综合征等；③血液系统疾病，如血栓性血小板减少性紫癜等；④血脂代谢紊乱；⑤肝衰竭；⑥器官移植排斥；⑦药物或毒物的重症中毒：对于高脂溶性而且易与蛋白结合的药物或毒物，可选择血浆灌注吸附，或与血液透析联合治疗；⑧其他疾病，如扩张性心肌病、β 微球蛋白相关淀粉样变、银屑病、甲状腺功能亢进等。

2. 禁忌证　无绝对禁忌证。

3. 并发症　主要有低血压、过敏反应、溶血、出血、体外循环凝血等。

4. 注意事项　血浆吸附模式：免疫吸附、分子筛吸附、血浆滤过吸附等，采用不同的血浆吸附器。

七、血液灌流

血液灌流（hemoperfusion，HP）是将患者血液从体内引到体外循环系统内，通过灌流器中的吸附剂吸附毒物、药物、代谢产物，达到清除这些物质的一种血液净化治疗方法或手段。与其他血液净化方式结合可形成不同的复合式血液净化疗法。

1. 适应证　①急性药物或毒物中毒；②重症肝炎，特别是肝性脑病、高胆红素血症；③脓毒症；④系统性红斑狼疮或其他自身免疫性疾病；⑤其他：如甲状腺危象、肿瘤化疗等。

2. 禁忌证　对灌流器及相关材料过敏者。

3. 并发症　主要有低血压、过敏反应、出凝血功能紊乱等。

4. 注意事项　常用药用炭吸附剂，对大多数溶质的吸附在 2～3h 内达到饱和，如需要，可每间隔 2h 更换一个灌流器，但一次灌流治疗的时间一般不超过 6h。急性药物中毒抢救结束后可采用空气回血。

八、连续性血液净化

连续性肾替代治疗（continuous renal replacement therapy，CRRT）是指一组体外血液净化的治疗技术，是所有连续、缓慢清除水分和溶质治疗方式的总称。尤其适用于血流动力学不稳定的患者。模式包括：连续性静脉-静脉血液滤过（continuous veno-venous hemofiltration，CVVH）、缓慢连续超滤、连续性静脉-静脉血液透析（CVVHD）、连续性静脉-静脉血液透析滤过（CVVHDF）、连续性高通量透析、连续性血浆滤过吸附、高容量血液滤过、脉冲式高容量血液滤过等。CVVH 是最常见的治疗模式，下面以 CVVH 为例具体介绍。

1. 适应证　急性肾损伤、急性中毒、脓毒症、急性失代偿性心力衰竭、重症急性胰腺炎、严重创伤合并横纹肌溶解综合征和热射病等。

2. 禁忌证　无绝对禁忌证。

3. 操作步骤

（1）血管通路：急重症患者血液净化的疗程较短，因此血管通路一般选择中心静脉置管而不是动静脉瘘，多选择右颈内静脉或右股静脉，因血栓形成风险高、压迫止血法效果差、出血并发症较多，应避免锁骨下静脉置管。

（2）置换液的配制与补充：因碳酸氢钠配方 HCO_3^- 可自由通过滤器而丢失，故需补充。可直接或间接提供 HCO_3^- 的常用配方有碳酸氢盐配方、乳酸盐配方、柠檬酸盐配方。重症患者首选碳酸氢盐。置换液的补充有前稀释法和后稀释法两种模式。前稀释法具有使用肝素量小、不易凝血、滤器使用时间长等优点；不足之处是进入血滤器的血液已被置换液稀释，清除效率降低。后稀释法节省置换液用量、清除效率高，但容易凝血。

（3）抗凝技术：血液接触体外管路和滤器后可激活凝血因子，在滤膜表面管路内形成血栓，从而影响管路中血液的流动和溶质的清除效率，导致严重栓塞的风险。因此，在血液净化治疗过程中应采取恰当的抗凝措施：无出血风险的重症患者行血液净化治疗时，可采用全身抗凝；对高出血风险的患者，应首先考虑局部抗凝；如无相关技术和条件时可采取无抗凝剂方法。抗凝剂有：普通肝素抗凝有较高出血风险、诱导血小板减少的风险，但肝素易获得、抗凝效果容易监测、价格低廉，且鱼精蛋白的拮抗作用可靠，因此应用较多；其他包括低分子量肝素、前列腺素、枸橼酸钠、磺达肝素、水蛭素、阿加曲班和萘莫司他等。

4. 并发症　CRRT 并发症种类同血液透析和血液滤过等技术，但由于 CRRT 治疗对象为危重患者，血流动力学常不稳定，且治疗时间长，故一些并发症的发病率较高，且程度较重，处理更为困难。

5. 注意事项　由于连续性血液净化多用于危重症患者，故应注意血液净化对药物清除的影响。影响血液净化清除的药物特性包括：药物的清除途径、药物分布容积、蛋白结合率、药物分子量及电荷。

（潘曙明）

L22-13a
第 22 章第十三节电子资源

第十四节　镇静镇痛疗法

镇静镇痛疗法是指应用药物手段消除或减轻患者的疼痛及躯体不适感，改善患者睡眠，减轻或消除患者的焦虑、躁动甚至谵妄，防止患者的无意识行为干扰治疗，降低患者的基础代谢率，减少患者氧耗，利于重要脏器功能恢复。

一、适应证

急危重症患者合并疼痛、焦虑、躁动、谵妄、睡眠障碍者。

二、禁忌证

镇静镇痛疗法无绝对禁忌证，但应注意以下相对禁忌证：

1. 未建立人工气道者慎用静脉镇静、镇痛药物。
2. 意识障碍原因不明者，特别是怀疑肝性脑病者。

三、操作步骤

（一）疼痛和镇静水平评估

对疼痛程度和镇静水平的评估是进行镇痛镇静的基础，是合理、恰当进行镇痛镇静治疗的保证。

1. 疼痛评估　镇痛是镇静的基础，目前对于疼痛评估最可靠的方法仍然是患者的自我描述。常用评分方法有：语言评分法、视觉模拟法、数字评分法、面部表情评分法、疼痛行为量表（BPS）、重症监护疼痛观察工具（CPOT）等。

2. 镇静水平评估　理想的镇静水平是既能保证患者安静入睡又容易被唤醒。目前临床常用的镇静评分系统有 Ramsay 评分法、Richmond 躁动镇静（RASS）评分法、镇静躁动评分法（Sedation-Agitation Scale，SAS）等主观性镇静评分方法，以及脑电双频指数（BIS）等客观性镇静评估方法。谵妄的评估目前推荐 ICU 谵妄诊断的意识状态评估法（CAM-ICU）。

（二）镇静镇痛疗法的实施

1. 镇痛治疗　治疗药物主要包括阿片类镇痛药、局部麻醉药、非阿片类中枢性镇痛药及非甾体类抗炎药等。

（1）阿片类镇痛药：临床中应用的阿片类药物多为相对选择性的 μ 受体激动药。目前本类临床常用药品的治疗剂量并无效果优劣、对患者预后有无显著影响之分。阿片类药物的副作用主要是引起呼吸抑制、血压下降和胃肠蠕动减弱，老年人尤其明显。常用药物有吗啡、芬太尼。此外还有 κ 受体激动剂布托啡诺。

（2）其他镇痛药物：某些非阿片类中枢性镇痛药的治疗剂量不抑制呼吸，可用于老年人。非甾体类镇痛药可用于外伤手术后止痛。应警惕其肝肾毒性。

2. 镇静治疗　目前最常用的镇静药物为苯二氮䓬类和内泊酚等。

（1）苯二氮䓬类药物：苯二氮䓬类是较理想的镇静催眠药物。它通过与中枢神经系统内 γ-氨基丁酸受体的相互作用，产生剂量相关的催眠、抗焦虑和顺行性遗忘作用；其本身无镇痛作用，但与阿片类镇痛药有协同作用，可明显减少阿片类药物的用量。常用的苯二氮䓬类药为咪达唑仑、地西泮以及劳拉西泮。

（2）丙泊酚：特点是起效快，作用时间短，撤药后迅速清醒，且镇静深度呈剂量依赖性，容易控制，还具有减少脑血流量、降低颅内压、降低脑氧代谢率的作用。

（3）α_2 受体激动剂右美托咪定：同时具有镇痛与镇静作用，可减少阿片类药物的用量。具有谵妄发生率低、苏醒时间短等优点，且呼吸抑制发生率较低。

（4）对于病情较轻患者，口服或直肠给水合氯醛，口服地西泮、阿普唑仑等镇静催眠药物效果亦可，但应从最小剂量起始，务必注意其呼吸抑制的不良反应，年龄较大的患者应随时做好建立人工气道的准备。

四、并发症

1. 绝大多数镇痛镇静药物都可产生呼吸抑制。

2. 长时间大量应用丙泊酚可引起丙泊酚输注综合征。

3. 苯二氮䓬类药物的负荷剂量可引起血压下降，尤其是血流动力学不稳定的患者，应酌情补充血容量及给予血管活性药物。

五、注意事项

1. 深度镇静可导致患者咳嗽和排痰能力减弱，影响呼吸功能的恢复和气道分泌物的清除，增加误吸及肺部感染机会。

2. 长时间镇静、制动使患者关节和肌肉活动减少，增加深静脉血栓形成的危险，应注意预防深静脉血栓形成并保护关节和肌肉的运动功能。

3. 阿片类镇痛药可抑制肠道蠕动，导致便秘，可酌情应用刺激性泻药。

（吕瑞娟　边　圆）

第 22 章第十四节电子
资源

第十五节　床旁超声技术

床旁超声（bedside ultrasound）专指针对急危重症患者由临床医师完成的目标明确的重点超声评估，与超声科医生完成的床旁超声检查既有区别也有联系。其特点是根据急危重症患者病情的需求，进行有目的、有重点的超声检查；必须在床旁快速完成，且超声检查结果直接影响临床决策；有易于辨认的急危重症超声征象，易于学习及普及。

一、适应证

床旁超声检查具备简单便捷、准确、无创、无辐射、安全等特点，适用于急危重症患者，包括创伤、急性呼吸困难、休克、急性胸痛或腹痛患者的病情评估或病因鉴别诊断等。

二、禁忌证

无明确的绝对禁忌证。

三、操作步骤

知识拓展—FAST

1. **创伤重点超声检查**（focus assessment with sonography for trauma，FAST）　是观察胸腔、腹腔、心包腔及盆腔有无因脏器损伤出血而出现的液性暗区。适用于血流动力学不稳定的严重创伤、亚急性创伤患者的快速评估，尤其适用于突发的群体性创伤事件，可以帮助急诊医生迅速对伤员进行检伤分类。FAST 检查的内容包括：两侧胸腔，心包腔，右上腹部（包括肝肾隐窝、膈下间隙、右肾下方），左上腹部（包括脾肾间隙、膈下间隙、左肾下方），两侧结肠旁沟，盆腔（包括 Douglas 隐窝）。

2. **胸部超声**　既往认为肺等含气组织是超声检查的禁忌，但近年来的研究证实通过超声的间接征象可以判断肺部病变情况。正常肺组织的超声征象包括肺滑行征、沙滩征，若胸膜腔或肺组织出现病变则超声征象有特定改变，可用于诊断气胸（肺滑行征消失、出现肺点等）、胸腔积液（液性暗区）、肺不张或实变（支气管充气征、肺搏动、肝样变肺组织等）、急性呼吸窘迫综合征或肺水肿（B 线增多、A 线消失）、炎症渗出性病变（B 线增多，胸膜线不连续，分布不均的肺不张等）。联合急诊心脏超声检查，可用于急性呼吸困难的病因鉴别，如经典的"BLUE 流程"可鉴别心源性及肺源性呼吸困难，还可取代胸部 X 线片作为危重患者呼吸系统动态评估的手段。

3. 床旁心脏和大血管超声　通过对心脏和大血管进行有针对性的超声检查，可对循环系统进行快速评估。心脏超声最常用四个切面（胸骨旁长轴切面，胸骨旁短轴切面，心尖四腔心切面，剑突下切面），结合上下腔静脉、颈内静脉超声检查，可用于：①容量状态评估，包括左心室最大前后径、左室缩短分数、目测心腔充盈情况（胸骨旁短轴 / 心尖四腔心切面，心室前后壁贴壁即亲吻征出现提示容量不足）、下腔静脉（inferior vena cava，IVC）直径及呼吸变异度（在距离右心房出口 1 ~ 2cm 处测量 IVC 直径及呼吸变异度，IVC < 1.5cm 且呼吸变异度 > 50% 提示容量不足，IVC > 2.5cm 且呼吸变异度 < 50% 提示容量过度）。②心脏泵功能评估，包括左室收缩功能（胸骨旁短轴或剑突下切面，目测心室壁局部及整体运动情况，测左室缩短分数或左室射血分数）、右室舒张功能（右室大小和室壁运动的评估，心尖四腔平面可测量右室舒张期末面积，用来评估右室舒张容积，并可测得右 / 左心室舒张期末面积比值，0.6 ~ 1.0 为中度右室扩张，≥ 1.0 为重度右室扩张）。③心脏及大血管急症，包括急性心脏压塞、急性瓣膜功能不全、主动脉夹层等。

4. 引导有创操作　利用超声可视技术引导中心静脉、外周静脉、动脉穿刺置管能提高穿刺成功率，减少并发症，特别是对置管困难者（中心静脉血栓形成或狭窄、肥胖或解剖变异、严重呼吸困难不能仰卧、严重低血容量性休克患者等）尤其有帮助。此外，超声还可协助人工气道的建立，联合肺超声帮助确定气管位置，避免食管插管或插管过深；还可引导胸腔和腹腔及心包积液、血肿、脓肿的穿刺引流。

5. 深静脉血栓的监测　下肢深静脉血栓形成是肺栓塞的重大危险因素，包括股静脉、股浅静脉以及腘静脉。超声判断下肢深静脉血栓的重要依据是直接用探头压迫静脉，观察静脉的可压缩性，如果施加足够压力而不能把静脉压瘪、引起血管变形，则高度提示可能有阻塞性血栓形成。

6. 颅脑损伤监测　床旁超声针对颅脑损伤的检查是基于传统经颅多普勒超声（transcranial doppler sonography，TCD），但又有别于 TCD。主要适用于颅骨透照良好的患者，尤其是开颅术后患者。在二维超声模式下直视颅内组织结构，观察是否有血肿、中线移位、脑室扩张等形态异常，还可通过动态监测颅内血管的血流动力学参数，评估颅内压、脑血管顺应性和脑灌注等情况。

7. 眼部超声　适用于眼部损伤及眼睑水肿患者，通过对瞳孔、眼球结构、视神经鞘及球后血流的检查来评估眼部损伤情况及颅内压情况。

8. 肌肉骨骼、软组织的超声　主要用于对骨折、软组织感染、异物和皮肤肿块的评估。适用于长骨骨折的诊断，通过超声观察骨皮质是否连续，判断骨折周围组织水肿情况。

9. 急腹症超声

（1）急性阑尾炎：阑尾一端连于盲肠的后内侧壁，称阑尾根部，另一端游离，为阑尾尖。阑尾尖部的位置多变，包括盲肠内下位、盆腔位、盲肠后位、盲肠下位等。一般成人阑尾长 5 ~ 9cm，超声下正常阑尾直径为 3 ~ 6mm，管腔细、管壁薄、位置深且多变，故不易被超声显示。当阑尾因梗阻或感染致肿胀、化脓或穿孔时，超声能准确地观察到肿胀的阑尾及其周围组织情况。观察的主要指标是：①阑尾的直径，有炎症的阑尾直径 > 7mm，炎症越重直径越粗；②阑尾管壁是否增厚，管腔是否扩张；③阑尾周围有无积液、包块；④阑尾腔有无粪石强回声；⑤回肠末段肠壁有无水肿或肠腔积液。

（2）急性胆囊炎：急性胆囊炎是常见急症，早期胆囊多稍增大、壁稍增厚。超声因其便利性和准确性，已被公认为首选的辅助检查手段。急性胆囊炎的超声主要观察指标：①胆囊的形态：炎性胆囊肿大；②胆囊壁结构：有否穿孔的回声缺损、囊壁毛糙与增厚，有否"双边"影；③囊腔内回声：常可见到胆囊结石或在胆囊颈部嵌顿，有时有稀疏或致密的、细小或粗大的强弱回声点；④胆囊窝情况：可有局限性积液或包裹的大网膜强回声。

四、注意事项

1. 应该接受规范的床旁超声评估技术培训，并在取得相应资质后才能进行临床决策。

2. 注意无菌操作，防止交叉感染。

3. 超声检查结果要结合临床实际情况进行综合分析。

（张　茂）

第十六节　重点照护检验技术

重点照护检验（point of care testing，POCT）是指在接近患者治疗处，由未接受临床实验室学科培训的临床人员或者患者（自我检测）进行的临床检测，是在传统、核心或中心实验室以外进行的一切检测。POCT 省去了标本的预处理，可以即时进行临床检测，具有体积小、使用方便和报告及时等诸多优点，是适合急诊医学应用的技术手段之一。POCT 广泛应用于血糖、血尿素氮、血脂、血氨、心脏及肝等酶学和血生化指标的检测。POCT 给出结果快速，操作简便，容易使用，仪器小型化，可以 24h 随时进行临床检测，对于尽早诊断和及时治疗具有重要的意义。以下介绍我国急诊中常用的 POCT 项目。

一、血糖检测

我国急诊血糖检测的目的主要是发现低血糖、高血糖危象及急危重症患者的血糖控制。空腹血糖正常值为 3.9 ~ 6.1mmol/L。

1. 血糖异常

（1）低血糖：诊断标准为低于 2.8mmol/L。

（2）高血糖危象：糖尿病酮症酸中毒血糖水平一般大于 13.9mmol/L（250mg/dl），而高渗性高血糖状态血糖水平一般大于 33.3mmol/L（600mg/dl）。

2. 临床意义　对于急危重症患者，维持正常或者接近正常的血糖水平对于降低患者的死亡率有着重要的临床意义。然而，随着对血糖的控制，其低血糖的发生率也随之增加。因此，无论是低血糖、高血糖危象还是急危重症患者的血糖控制，快速的床旁血糖检测均有着重要的临床意义。

3. 注意事项　对于急诊危重症患者，由于影响检测结果的因素较多（如水肿、局部缺血等），因此不推荐采用毛细血管取血进行血糖检测。目前我国专家共识提出，血糖仪的测定结果应统一以静脉血浆葡萄糖浓度表示。

二、心血管疾病指标检测

1. 心肌酶谱检查　在急诊常见疾病中，急性冠状动脉综合征（如急性心肌梗死）是导致患者临床死亡的重要病因之一，无论是对于 ACS 的延误诊断，还是对于胸痛患者的过度医疗都是不利于急诊医疗资源合理安排的。因此，美国心脏病学会和欧洲心脏病学会均强调了心肌损伤标志物水平升高在急性心肌梗死诊断中的重要性，肌钙蛋白是心肌损伤诊断的"金标准"。

（1）心肌损伤标志物变化趋势：见表 22-4。

表22-4 心肌损伤标志物变化趋势

心肌损伤标志物	出现时间（h）	峰值时间（h）	恢复正常（h）
肌红蛋白（myoglobin，MYO）	1～3	6～9	20～36
肌酸激酶同工酶（CK-MB）	3～6	12～24	3 天
肌钙蛋白 I（troponin I）	4～8	12～24	5～10 天

（2）临床意义：快速有效地对怀疑 ACS 的患者进行明确诊断及合理治疗尤为重要。目前中心实验室对于心肌酶谱的检测常常需要 1h 以上，而 POCT 可以在数分钟内同时测定 CK-MB、cTnI/cTnT、MYO 的水平，为急诊 ACS 患者合理救治、急诊 PCI 治疗的开展提供有效的临床依据。

（3）注意事项：我国专家共识指出，尽量于 30min 内完成，应注意假阴性可能性，必要时进行中心实验室肌钙蛋白检测。

（4）其他：心肌脂肪酸结合蛋白（heart muscle fatty acid-binding protein，HFABP）对于急性心肌梗死的诊断具有更高的敏感性，其对于发病 3h 内的超急性期心肌梗死诊断的敏感性为93.1%，特异性为 64.3%，POCT 可以在 15min 得到结果，因此认为 HFABP 在超急性期心肌梗死的筛选中具有一定的临床意义。

2. 脑钠尿肽（BNP）检测 喘憋是急诊就诊患者常见主诉，因此，对于呼吸源性喘憋与心源性喘憋的鉴别就显得尤为重要。BNP 检测对于表现为呼吸困难的呼吸衰竭的诊断及临床意义见表 22-5。

表22-5 BNP的诊断及临床意义

检测项目	诊断界值（pg/ml）	半衰期（min）	敏感性（%）	特点
BNP	＞500	22	97	更适合动态监测，在急诊中应用
前体脑钠尿肽（NT-proBNP）	＞450（＜50 岁） ＞900（50～75 岁） ＞1800（75 岁）	120	95	受肾功能影响较大，肾功能不全者不宜应用

3. D- 二聚体检测 是纤维蛋白单体经活化因子 XIII 交联后，由纤溶酶水解所产生的一种特异性降解产物，能够反映体内的凝血功能和纤溶活性，是机体高凝状态、血栓形成、继发性纤溶亢进的标志。

（1）临床意义：D- 二聚体具有极高的敏感性，阴性结果的预测值具有重要的临床意义。其对于深静脉血栓特别是肺血栓栓塞性疾病的诊断意义得到了国内外专家的认可。同样 D- 二聚体对于主动脉夹层的诊断也具有重要的临床意义，敏感性良好，特异性较差，其阴性预测效果对于临床工作具有更重要的意义。

（2）注意事项：针对 POCT 而言，专家共识认为 POCT 检测 D- 二聚体尤其是结果分析时应该在有经验的医务人员指导结合临床实际情况下进行。

三、感染性疾病指标检测

C 反应蛋白（CRP）是一种急性时相反应蛋白，是鉴别细菌或病毒感染的基本工具，可动态监测病程和观察疗效，对于抗菌药的合理应用有提示性作用。超敏 CRP（0.1～10mg/L）与心血管疾病的发生有着密切的关系。CRP 的变化及其临床意义见表 22-6。

表22-6　CRP的变化及其临床意义

检测项目	检测结果（mg/L）	临床应用建议
超敏 CRP	< 1.0	心血管疾病危险性：低危
	1.0 ~ 3.0	心血管疾病危险性：中危 建议 2 周后复查
	> 3.0	心血管疾病危险性：高危 建议加用抗栓治疗
常规 CRP　儿童	< 10	病程大于 6 ~ 12h，可基本排除细菌感染或细菌已被清除
	10 ~ 25	提示病毒感染 在抗菌药治疗时 CRP 应降至此水平以下 如病程尚短，不能排除细菌感染，应数小时后复查
	> 25	细菌感染
成人	10 ~ 25	提示病毒感染 在抗菌药治疗时 CRP 应降至此水平以下 如病程尚短，不能排除细菌感染，应数小时后复查
	25 ~ 50	细菌或者病毒感染
	50 ~ 100	细菌感染可能性大
	> 100	细菌感染，病毒感染基本除外

四、酸碱平衡紊乱指标检测

血气分析是医学上常用的判读酸碱平衡紊乱、缺氧及其程度的临床指标，主要提供酸碱度、二氧化碳分压、氧分压、氧饱和度、实际碳酸氢根、乳酸水平等临床指标。

1. 血气分析检测指标及其临床意义　见表 22-7。

表22-7　血气分析检测指标及其临床意义

检测项目	正常值	临床意义
pH	7.35 ~ 7.45	< 7.35 为失代偿性酸中毒 > 7.45 为失代偿性碱中毒
氧分压	80 ~ 100mmHg	判断低氧血症的客观指标 低于 60mmHg 为呼吸衰竭
二氧化碳分压	35 ~ 45mmHg	肺通气的临床指标 升高提示肺通气不足
氧饱和度	95% ~ 99%	氧合血红蛋白占全部血红蛋白的百分比
实际碳酸氢根	22 ~ 27mmol/L	判断呼吸性、代谢性酸碱平衡紊乱的重要指标 标准碳酸氢根一般不受呼吸因素影响 实际碳酸氢根受呼吸及代谢双重因素的影响
乳酸水平	0.5 ~ 1.7mmol/L	评估组织氧供改善的简单、准确的指标

2. 血气分析检测注意事项　不同血液样本的正常值及其临床意义是不同的，中心静脉氧饱和度、动静脉氧分压差均有其独特的临床意义。在没有中心静脉氧饱和度时，可以考虑使

用乳酸水平作为判断组织灌注不足的指标。但是应注意在室温下 30min 后全血乳酸水平升高 0.3 ～ 0.5mmol/L，应及时检查。

五、妇产科疾病指标检测

人绒毛膜促性腺激素（hCG）检测主要用于产科、妇科患者的临床诊断及疗效观察。hCG 在受精卵植入子宫后 24 ～ 48h 就可以出现在血、尿及体液中并被检测出来。

1．hCG 检测的临床意义　对于早期妊娠及异位妊娠的诊断有着重要的临床意义。

2．hCG 检测的注意事项　目前我国关于 POCT 的专家共识指出，在人工流产、异位妊娠等重大医疗决策时，采用 POCT 方式进行尿液中 hCG 检测，结果需经过中心实验室确认，以保证检测结果准确、可靠，帮助医生做出正确的医疗决策。

（朱继红）

第 22 章第十六节电子资源

第十七节　高压氧疗法

将机体置于高压氧舱内，在高于 1 个大气压（1ATA）的条件下吸纯氧或高浓度氧称为高压氧。用高压氧治疗疾病的方法称为高压氧疗法（hyperbaric oxygen，HBO）。高压氧疗法增加了血中物理溶解氧，可改善机体对氧的摄取和利用，使血氧含量增加，血氧分压升高，氧弥散到组织的能力最强，从而改善组织的微循环和有氧代谢，使组织获得大量氧气，改善全身缺氧状况。此外，高压氧疗法可促使组织内气泡消失，抑制厌氧菌生长，减少渗出，减轻组织或细胞水肿及增强化、放疗对恶性肿瘤的作用等。HBO 疗法于 1887 年由 Valenzuela 首创，至今广泛用于急危重症医学领域。

一、适应证

1．急性一氧化碳中毒及其他有害气体中毒。

2．气性坏疽、破伤风及其他厌氧菌感染。

3．减压病。

4．气体栓塞症。

5．各种原因引起的心肺复苏后急性脑功能障碍。

6．休克的辅助治疗。

7．脑水肿。

8．肺水肿（除心源性肺水肿）。

9．挤压综合征。

10．断肢（指、趾）再植及皮肤移植术后血运障碍。

11．药物及化学中毒。

12．急性缺血缺氧性脑病。

二、禁忌证

（一）绝对禁忌证

未经处理的气胸。

（二）相对禁忌证

1．重症上呼吸道感染。

2. 重度肺气肿。

3. 支气管扩张症。

4. 重度鼻窦炎。

5. 心脏二度以上房室传导阻滞。

6. 血压过高者（＞ 160/100mmHg）。

7. 心动过缓（＜ 50 次 / 分）。

8. 未经处理的恶性肿瘤。

9. 视网膜剥离。

10. 早期妊娠（3 个月内）。

11. 活动性内出血及出血性疾病。

12. 结核性空洞形成并咯血者。

13. 早产儿、极低体重新生儿（≤ 2000g）。

14. 肺大疱。

三、操作步骤

知识拓展—高压氧治疗的方法

　　将患者送入高压氧舱内，关闭舱门，在密闭的环境下进行治疗。治疗过程分为三个阶段，即加压、稳压吸氧和减压。HBO 疗法方案需根据治疗需要而定，一般按疗程进行，每天治疗 1 ～ 3 次，10 天为一个疗程，每阶段 2 ～ 3 个疗程，慢性病可根据病情评估，做出延长治疗方案。在急救中经常应用 2 ～ 2.5 个绝对大气压（atmosphere absolute，ATA）；治疗时间应根据病情而定，一般性治疗时间多为 1.5 ～ 2.5 小时。如果是间隔供氧，可交替进行吸氧治疗，通常吸纯氧 30 分钟，吸空气 5 ～ 10 分钟，再吸纯氧 30 分钟。也可吸氧 20 分钟 3 次，中间间隔 5 分钟吸空气。在 2ATA 下，用氧不超过 5 小时，2.5ATA 下，吸氧不超过 4 小时。

四、并发症

　　1. 氧中毒　常见于在高压下吸氧或长时间吸高浓度氧患者，主要影响中枢神经系统和肺。常压下连续吸纯氧 12 ～ 24h 以上，2ATA 4 ～ 6h 以上，3ATA 2h 以上，即可导致氧中毒。分为神经型、肺型及眼型氧中毒等类型。神经型氧中毒只要处理恰当，不会导致永久性损害。高压氧可使未成熟婴儿产生晶状体后纤维组织增生、血管增生、视网膜功能障碍等。故应严格控制压力、吸氧时限，采用间歇吸氧法，对孕妇和 6 个月以内婴儿进行高压氧疗应当慎重。巴比妥类，地西泮，维生素 C、E 等药物有一定的防护作用。

　　2. 减压病　多因快速减压使机体组织和血液中形成气泡而发生气栓。患者在减压后出现皮肤瘙痒，肌肉关节痛，皮肤丘疹斑纹、气肿，脉搏频弱，胸痛，咳嗽，胸闷气急，感觉失常，四肢强直，失语，头痛，听视觉障碍，运动失调，瘫痪，甚至休克死亡。预防方法为按现有的减压程序正确减压。再加压治疗是唯一有效的治疗方法。

　　3. 气压伤　在高压下因某种原因使机体不均匀受压而引起。常发生在含气腔的器官，如胃肠、中耳、内耳、鼻窦和肺等处。临床表现为相应部位疼痛、出血，发生在肺部可出现呼吸困难、肺不张、肺水肿等表现。预防方法包括：①避免中耳、鼻窦、肺有炎症者应用；②加压前用 1% 麻黄碱滴鼻；③严格按规定加压；④加压时做张开咽鼓管口动作，如吞咽；⑤减压时匀速呼吸，绝对避免屏气。对肺气压伤需立即再加压治疗，其他可对症处理。

五、注意事项

　　1. 掌握适应证与禁忌证　严格执行工作制度，遵守操作规程，做好陪舱工作，确保治疗和设备运行安全。

2． 进舱治疗的患者人数必须严格控制，按人均占有舱容计算，不得低于 TSG24-2015《氧舱安全技术监察规程》所规定的人均舱容（大于或等于 3.0m³），额定进舱人数不能大于18 人。

3．防止火灾　严禁火种、易燃易爆物品入舱；不穿引起静电火花的服装；舱内禁止使用一切有产生过载或电火花可能的电子元件医疗设备及易燃药物。

4．防止损伤性事故　人员进舱前排空二便，摘除手表、钢笔。舱内若用气囊式供氧装置吸氧，严禁拍打、挤压气囊；抢救危重患者必须保持呼吸道通畅，应用开放式输液法，用10ml 以上安瓿，应在舱外开启后经传递舱送入。舱内氧浓度不得超过 30%，如超过应及时通风换气（单人氧舱除外）。减压前，患者身上所有的引流管均需开放并通畅，若带有气囊气管导管则需放气。加压、减压时注意冷暖。

5．备好抢救药械　氧舱内必须配备急救药，便于随时急用，做好抢救治疗记录。在治疗全过程中，岗位人员不得擅离职守。对讲机必须保持舱内外通畅，舱外必须由 2 人以上人员值班。

6．严格执行消毒隔离制度　除做好日常性的舱体环境、呼吸器具等消毒外，在安排手术前或治疗厌氧菌感染后必须按规定要求，严格消毒，预防交叉感染。

7．做好经常性的设备维护工作　按使用年限，做好设备的年检及小修、中修、大修，保证安全运行。

8． 新购氧舱必须按中华人民共和国国家标准 GB-12130-1995 验收合格后，方可投入使用。

（史继学）

L22-19a
第 22 章第十七节电子
资源

第十八节　营养支持治疗与技术

营养支持治疗（nutrition support therapy）有肠内和肠外两大途径，其中肠内营养（enteral nutrition，EN）是指经口服或管饲途径，通过胃肠道提供营养物质的一种营养支持治疗方式。肠外营养（parenteral nutrition，PN）是指从静脉内供给营养，全部营养从肠外供给称胃肠道外全面营养（total parenteral nutrition，TPN）。

一、肠内营养

胃肠道功能正常或存在部分功能者应首选肠内营养。食物的直接刺激有利于预防肠黏膜萎缩，保护肠屏障功能。

（一）适应证

1． 意识障碍和某些神经系统疾病，如神经性厌食等。

2． 吞咽困难和咀嚼能力丧失的患者；

3． 上消化道梗阻或术后患者，如食管癌、幽门梗阻等。

4． 高代谢状态患者，如严重创伤、大面积烧伤等。

5． 消化道瘘患者，用于低流量瘘或瘘的后期。

6． 营养不良者的术前准备。

7． 炎症性肠病的缓解期。

8． 短肠综合征。

9． 胰腺疾病。

10．慢性营养不良患者。

11．脏器功能不全患者。

12．脏器移植。

13．肠外营养的补充或过渡。

（二）禁忌证

1．完全性机械性肠梗阻、胃肠道出血、严重腹腔感染。

2．严重应激状态早期、休克状态。

3．短肠综合征早期。

4．高流量空肠瘘。

5．持续严重呕吐、顽固性腹泻，严重小肠、结肠炎。

6．胃肠道功能障碍或某些要求肠道休息的病情。

7．急性重症胰腺炎的急性期。

8．无法建立肠内营养喂养通路。

9．3个月内的婴儿、糖尿病或糖代谢异常者、氨基酸代谢异常者不宜应用要素型制剂。

（三）肠内管道喂养途径

适宜的喂养途径是保证EN安全有效实施的重要前提。EN的管道喂养途径包括鼻胃（十二指肠）管、鼻空肠管、胃造口、空肠造口等。喂养途径的选择取决于喂养时间长短、患者疾病情况、精神状态及胃肠道功能。鼻胃管途径适用于胃肠道完整，不能主动经口摄食或经口摄食不足；代谢需要增加，短期应用；口咽、食管疾病而不能进食者；精神障碍或昏迷；早产儿、低体重儿。鼻空肠管途径适用于需短期营养但有高吸入风险者（如昏迷患者、老年人、婴幼儿等）；胃动力障碍者；急性胰腺炎的EN支持治疗。胃造口途径适用于需长期肠内营养者；食管闭锁、狭窄、癌肿；意识障碍、昏迷患者；肺部并发症危险性大而不能耐受经鼻置管者。空肠造口途径适用于需长期肠内营养者；高吸入风险者；胃动力障碍者；急性胰腺炎；多发性创伤、重大复杂手术后；发生胰瘘、胆瘘或胃肠吻合口瘘者。

（四）并发症

1．机械性并发症　肠内营养的机械性并发症与喂养管的质地、粗细以及置管方法及部位有关，主要包括鼻、咽及食管损伤，喂养管堵塞，喂养管拔除困难，造口并发症等。

2．胃肠道并发症　胃肠道并发症是EN支持治疗中最常见的并发症，也是影响EN实施的主要因素，主要表现为腹胀、腹泻、肠痉挛、恶心、呕吐、便秘等。

3．代谢并发症　肠内营养的代谢并发症常与营养制剂的质量、管理、监护等相关。主要包括水、电解质及酸碱代谢异常、糖代谢异常、微量元素异常、维生素及必需脂肪酸缺乏、肝功能异常。

4．感染并发症　肠内营养相关的感染并发症主要包括营养液的误吸和污染两方面。营养液误吸主要表现为吸入性肺炎。

二、肠外营养

肠外营养的途径有周围静脉营养和中心静脉营养。肠外营养供应患者所需要的营养要素，包括热量、必需和非必需氨基酸、维生素、电解质及微量元素。对于不能接受EN的患者宜使用肠外营养。静脉输注途径和输注技术是成功的肠外营养的必要保证。

（一）适应证

1．无法进食或通过消化道吸收营养物质：广泛小肠切除、小肠疾病、放射性肠炎、严重腹泻、顽固性呕吐等。

2．接受大剂量放、化疗的营养不良患者。

3. 进行骨髓移植患者。

4. 无法进行或不能耐受 EN 的重症胰腺炎患者。

5. 消化道功能障碍的严重营养不良患者。

6. 营养不良的获得性免疫缺陷性疾病患者。

7. 严重分解代谢状态下患者如颅脑外伤、严重创伤、严重烧伤等，在 5 ~ 7 日内无法利用其胃肠道的。

（二）禁忌证

1. 胃肠道功能正常，能获得足量营养的。

2. 估计需 PN 支持少于 5 天的。

3. 心血管功能紊乱或严重代谢紊乱尚未控制或纠正期。

4. 预计发生 PN 并发症的风险大于其可能带来的益处的。

5. 需急诊手术者，术前不宜强求 PN。

6. 临终或不可逆昏迷患者。

（三）肠外营养的输注途径

1. 周围静脉营养途径　适用于：短期肠外营养（< 2 周）、营养液渗透压低于 1200mOsm/L 者；中心静脉置管禁忌或不可行者；导管感染或有脓毒症者。

（1）优点：该方法简便易行，可避免中心静脉置管相关并发症（机械性、感染性）且容易早期发现静脉炎。

（2）缺点：输液渗透压不能过高，需反复穿刺，易发生静脉炎，不宜长期使用。

2. 中心静脉营养途径　适用于肠外营养超过 2 周、营养液渗透压高于 1200mOsm/L 者。

（1）置管途径：经颈内静脉、锁骨下静脉或上肢的外周静脉达上腔静脉。

（2）优缺点：①经锁骨下静脉置管易于活动和护理，主要并发症是气胸。②经颈内静脉置管使转颈活动和贴敷料稍受限，局部血肿、动脉损伤及置管感染并发症稍多。③经外周中心静脉置管（PICC）：贵要静脉较头静脉宽，易置入，可避免气胸等严重并发症，但增加了血栓性静脉炎和置管错位发生率及操作难度。

（四）并发症

1. 导管相关并发症

（1）机械性并发症：常发生在中心静脉置管的穿刺过程中，不同穿刺部位并发症种类和发生率不尽相同。穿刺前纠正患者的凝血功能异常，选择合适体位，采用超声静脉定位，穿刺时先用细针头定位，有助于减少并发症的发生。

（2）感染性并发症：肠外营养的感染性并发症主要是导管性脓毒症。临床表现为突发的寒战、高热，重者可致感染性休克。导管性脓毒症的预防措施包括：放置导管应严格遵循无菌技术；避免中心静脉导管的多用途使用，应用全营养混合液的全封闭输液系统；规范的导管护理等。

（3）血栓栓塞导管相关的静脉血栓形成：常见于锁骨下静脉和上肢静脉，血栓形成后可逐渐增大并脱落，造成血栓栓塞，严重者可导致患者死亡。

2. 代谢性并发症

（1）脂肪超载综合征：是由于脂肪乳剂输注速度和剂量超过机体的脂肪廓清能力，导致的以血甘油三酯升高为特征的症候群。临床表现为肝脾大、黄疸、低蛋白血症、发热、急性呼吸窘迫综合征、代谢性酸中毒、血小板减少、出血、弥散性血管内凝血等。

（2）再喂养综合征：开始营养支持后，特别是过快过量摄入能量底物后，ATP 合成增加可能导致血磷浓度迅速降低，磷补充不足时更易发生除低磷血症。

此外，还可合并低镁血症、低钾血症、维生素缺乏、液体潴留。临床可表现为危及生命的心律失常，神经精神改变如谵妄、癫痫发作等，严重低磷引起呼吸肌无力、通气不足甚至呼吸衰竭。

（3）肠外营养相关肝脏疾病。

（4）肠外营养相关胆囊疾病，如胆囊炎、胆结石。

（5）长期 TPN 可能破坏肠黏膜的正常结构，肠黏膜上皮萎缩，肠壁变薄，肠通透性改变，肠屏障功能减退，肠道细菌移位引起肠源性感染。应尽早改用 EN。

（6）长期 TPN 治疗的儿童易患佝偻病，原因是 TPN 中提供的钙、磷远不能满足儿童的生长发育需求，必须额外补充。

第 22 章第十八节电子资源

（侯　明）

第十九节　亚低温技术

亚低温治疗利用对中枢神经系统具有抑制作用的镇静药物，使患者进入深度镇静状态，再配合物理降温，使患者体温处于一种可调控的低温状态，从而使中枢神经系统处于抑制状态，降低机体新陈代谢及组织器官耗氧量，是心肺复苏后进行脑保护的重要手段。目前在心搏骤停后的应用强调体温控制，不仅是亚低温治疗，而且需要控制体温过高，称为目标性体温管理（targeted temperature management，TTM）。

一、适应证

1. 心搏骤停复苏后。
2. 颅脑创伤。
3. 缺血性脑卒中。
4. 脊髓损伤。
5. 新生儿缺氧缺血性脑病。
6. 急性肝衰竭。

二、禁忌证

亚低温治疗没有绝对的禁忌证，相对禁忌证如下：
1. 严重的感染以及感染性休克。
2. 难以控制的出血。
3. 顽固性休克。

三、操作步骤

1. 亚低温的诱导　当确定进行亚低温治疗时，应该以最快速度达到目标温度，同时应使用镇静、镇痛药物以消除寒战，如丙泊酚、咪达唑仑、芬太尼、氯丙嗪和异丙嗪等，必要时可以用肌肉松弛剂。

物理降温的措施包括表面降温和深部降温。表面降温方法：喷洒水或酒精蒸发降温、风扇降温、冰袋降温、降温毯降温以及专用体表降温仪。深部降温方法：快速输注冷液体、腹腔灌洗、血管内降温仪、血液净化仪、体外循环。其中以体表冰毯降温最为常用。

进行亚低温治疗时需要连续监测体温，其中肺动脉和颈静脉窦处的体温最可靠但测量困难，临床上常测量食管、口腔、鼻腔、膀胱、直肠或外耳道近鼓膜处的温度。还应监测心电图、血氧饱和度、有创血压、中心静脉压、呼气末二氧化碳以及每小时尿量等生理指标。亚低温状态下机体代谢和氧供降低，应该定期监测动脉血气并调整呼吸机参数以避免过度通气和缺血性脑血管痉挛。

2．亚低温治疗的维持　亚低温治疗维持的时间因疾病不同而有差异。心搏骤停的患者通常持续 12 ~ 24h，窒息的新生儿通常维持 72h，并发脑水肿的肝衰竭患者甚至需要维持 5d。持续监测体温和镇静深度，确保维持在目标温度。治疗期间需要维持循环稳定：血容量正常的患者在浅度亚低温的条件下，心率下降，心肌收缩力增加，血压正常或轻度增加。深度亚低温时心肌收缩力降低，心率减慢，容易发生心律失常。

3．亚低温治疗的复温　复温过程需要缓慢进行，为 12 ~ 24h，体温升高的平均速度为 0.25 ~ 0.5℃ /h。脑温的急剧上升可能会导致脑血流量的波动，引起颅内压增加、脑疝甚至死亡。

四、并发症

1．诱导过程

（1）亚低温治疗降温过程中常见并发症为寒战和血管痉挛，当加用肌肉松弛药时可能会掩盖癫痫发作和镇静过浅，必要时可以连续监测脑电活动。

（2）胰岛素抵抗并导致高血糖：应该适当调整葡萄糖和（或）胰岛素的供应量。

（3）相对性血容量不足和脱水：多尿的原因包括静脉回心血量增加、心房钠尿肽释放增多、血管升压素释放减少以及肾小管功能不全。可以增加液体入量、控制每小时尿量以预防低血压的发生。

（4）电解质平衡紊乱：常见的有低钾血症、低镁血症和低磷酸盐血症。其中低钾血症尤其危险，应该每 3 ~ 4h 检测钾离子浓度。

2．维持过程　凝血功能异常及出血风险增加。当体温降到 35℃ 以下时，会出现血小板功能不全和血小板计数下降，降到 33℃ 以下将会出现凝血功能受损。

3．复温过程　复温时外周血管舒张可导致低血压，能量需要增加将会导致低血糖，细胞膜内外离子的转移会导致高钾血症。快速复温可能会导致高体温，进而引起心搏骤停、脑损害、脑血管意外。

4．治疗后　亚低温会影响免疫功能，原因是低体温时细胞因子、氧自由基的产生减少，白细胞功能受损。同时感染的风险增加，尤其是肺炎。低体温时由于皮肤血管痉挛，发生褥疮的风险增加。

五、注意事项

1． 必须尽早开始亚低温治疗，并争取在尽可能短的时间内达到目标温度。对于符合亚低温治疗指征的患者，如心搏骤停者，应该在心肺复苏的同时注意降温，可采用头部重点降温和体表降温，自主循环恢复后立即进行更有效的降温。要积极采取综合的措施，包括镇静、镇痛、给予肌肉松弛药和冬眠合剂，配合各种物理降温措施。

2． 亚低温治疗过程中必须保证体温的平稳，避免体温超出目标范围或者波动过大。

3． 对于合并其他部位出血的颅脑损伤患者，应该在出血得到控制后再实施亚低温治疗。

（张　茂）

第二十节　体外膜式氧合技术

体外膜式氧合（extracorporeal membrane oxygenation，ECMO）是指将患者体内的静脉血引出体外，经过特殊材质人工心肺旁路氧合后注回动脉或静脉系统，起到部分心肺替代作用，维持人体脏器组织氧合血供。ECMO是有效的循环辅助方法，同时具有呼吸和（或）循环支持功能，能够快速改善失代偿期患者的低氧血症和循环状态。

一、适应证

1．循环支持　急性心肌炎，急性心肌梗死导致的心源性休克和心脏术后的心源性休克，安装心室辅助、人工心脏和心脏移植前后的过渡。

2．呼吸支持　成人呼吸窘迫综合征，新生儿肺疾病。

3．替代体外循环　肺移植、供体脏器支持、急性肺栓塞。

二、禁忌证

1．绝对禁忌证　①不可复性脑损伤；②恶性肿瘤；③严重的不可逆性多脏器损害。

2．相对禁忌证　①严重出血；②严重心功能不全的孕妇；③心脏术后依然合并不能矫治的先天和后天疾病者；④CPR时间超过30min者；⑤不可恢复性心肺损伤。

三、ECMO呼吸循环支持时机

1． 严重心力衰竭，常规治疗效果不佳，预计死亡概率在50%以上的患者。

2． 大量正性肌力药物效果不佳，血流动力学仍难以维持。

3．心脏指标　①心脏指数< 2 L/（$m^2 \cdot$ min）持续3 h；②成人平均动脉压（MAP）60 mmHg < 3 h；③乳酸> 5 mmol/L持续3 h并进行性增高；④尿量< 0.5 ml/（kg·h）持续5 h以上可考虑安装ECMO。

4．肺指标　①肺氧合功能障碍$PaO_2 < 50$ mmHg或$DA-aO_2 > 620$ mmHg；②急性肺损伤$PaO_2 < 40$ mmHg，pH < 7.3达2 h；③机械通气3 h $PaO_2 < 55$ mmHg，pH < 7.3；④机械通气出现气道损伤。

四、操作步骤

ECMO可分为静脉-静脉方式ECMO（V-V ECMO）和静脉-动脉方式ECMO（V-A ECMO）两种。V-V ECMO适用于仅需要呼吸支持的患者，V-A ECMO可同时支持呼吸和循环功能，为患者提供足够的氧供和有效的循环支持。V-V方式比V-A方式的并发症和病死率都较低，对于呼吸衰竭患者，V-V ECMO是最为常用的方式，可部分替代肺功能以维持基本的氧合和通气，让肺充分休息，最大限度地降低呼吸机支持水平以预防和减少呼吸机相关肺损伤的发生，为原发病的治疗争取时间。循环辅助一般为5天左右，可选用离心泵和中空纤维氧合器；呼吸辅助一般为10天左右，可选用滚压泵和硅胶氧合器。

五、并发症

①出血，尤其是颅内出血。②感染。③血栓、栓塞。④远端肢体缺血性坏死。⑤神经功能不全。⑥溶血。⑦技术故障。

知识拓展—ECMO操作过程及其发展历史

六、注意事项

1. ECMO 全程使用肝素抗凝，并严密监测凝血功能。
2. 注意补充血容量，维持水、电解质平衡。
3. 维持患者处于镇静、镇痛状态，减少对患者的刺激。
4. 进行无菌操作及清洁护理，应用广谱抗菌药物预防感染。
5. ECMO 辅助期间尽量减少血管活性药物用量，以使心脏得到充分休息。
6. 注意泵、管的维护，避免血栓形成。

（张静静　王　岗）

第二十一节　清 创 术

第 22 章第二十节电子资源

开放性伤口是急诊常见外科情况，涉及皮肤软组织的切割、撕脱，甚或合并肌腱或血管的断裂、骨折或关节的开放性损伤。因此，清创术是急诊外科医生的基本功。规范的清创术可以减少伤口感染、关节感染或骨髓炎的发生。

一、适应证

1. 所有的开放性皮肤外伤。
2. 开放性骨折。
3. 开放性关节损伤与脱位。
4. 已经感染的伤口。

二、禁忌证

清创术没有明显的禁忌证，重度污染或化脓性伤口不应直接缝合。

三、操作步骤

1. **清洗去污**　术者首先按照外科"6 步洗手法"洗手后戴无菌手套。先用纱布覆盖伤口，将伤口周围有毛的区域剃毛备皮，再用软毛刷蘸消毒皂液或苯扎溴铵（新洁尔灭）刷洗皮肤清除油污，并用生理盐水反复冲净。然后换另一只毛刷再刷洗一遍，用纱布擦干皮肤，2 遍刷洗共约 10 min。去掉覆盖伤口的纱布，以生理盐水和过氧化氢溶液（双氧水）反复冲洗伤口 3 遍，用镊子或小纱布球轻轻除去伤口内的污物、血凝块和异物，明显坏死的皮肤肌肉应切除，严重污染的骨骼应用咬骨钳咬除，防止牵引消毒时将污物带入伤口深部。如果有明显活动性出血，可用血管钳夹住后临时结扎，聚维酮碘浸泡 5 min 以上，用生理盐水冲洗干净。

2. **消毒铺巾**　擦干皮肤，摘除手套，重新用聚维酮碘消毒伤口周围至少 20 cm 以上范围的皮肤术野，伤口周围铺盖无菌巾，术者再一次用无菌消毒液擦手一遍，穿手术衣准备手术。

3. **清理伤口**　用生理盐水、过氧化氢溶液反复冲洗伤口 3 遍，边冲洗边除去伤口内的残余污物、血凝块和异物，如果有明显活动出血可结扎或电凝止血，明显失活的皮肤、筋膜、脂肪、肌肉可以切除，聚维酮碘浸泡 5 min 以上，用无菌生理盐水冲洗干净。

4. **二次清理**　在完成上述步骤后应再次清创一遍，彻底去除深部污染及失活的组织，应遵循以下原则：

（1）将伤口周围不整洁及挫灭的皮肤缘切除 0.2 ~ 0.3 cm，切面止血，消除血凝块和异物，切除失活组织和明显挫伤的创缘组织（包括皮肤和皮下组织等）。

（2）彻底切除失活的筋膜和肌肉（肌肉切面不出血，或用镊子夹捏不收缩者，表示已坏死），但不应将有活力的肌肉切除，以免切除过多而影响功能和伤口覆盖。为了处理较深部伤口，有时可适当扩大伤口，清理伤口深部盲袋样无效腔，直至清洁和显露血循环较好的组织。

（3）骨折的断端如有污染，应以咬骨钳、骨刀或线锯切除，污染的髓腔用刮齿清除，挫灭的骨膜应予去除，骨膜表层的污物可用刀片剔除并尽量保留清洁骨膜；清洁的未被污染的骨折块应尽量保留，污染的以及已与主干骨分离的骨块则应予清除。

（4）伤口如有活动性出血，在清创前临时结扎止血的，此时要重新清理结扎，去除污染线头；栓塞的非主要血管残端可以切除，而栓塞的主要血管如股血管、腘血管等应小心分离出动静脉后用止血钳夹住，切除残端及不洁外膜，同时将血管周围污物小心去除，保护健康血管，留待吻合；对断裂的神经应仔细清除坏死及污染组织，保留健康组织留待缝合。

二次清理完毕后，再用生理盐水、过氧化氢溶液冲洗 3 遍，聚维酮碘浸泡 5min，大量无菌生理盐水冲洗干净。清创所用的止血钳、剪刀等器械全部更换，接下来用另外的无菌器械进行操作。

5. 组织重建　缺损的血管无法直接吻合，可据情取大隐静脉段移植吻合，若口径不符可采用相应直径的人工血管吻合，同时注意吻合大的回流静脉血管，防止只吻合动脉引起回流障碍，导致肢体肿胀；神经缺损小于 2cm 者可通过屈曲关节直接缝合，大于 2cm 者可采用神经段移植缝合；开放性骨折或关节脱位者需用外固定架临时固定以利于观察伤口引流及感染的发生与否。

6. 伤口闭合　超过 12h 的伤口、伤口皮肤及肌肉软组织缺损较大或者有Ⅲ度开放性骨与关节损伤者可用创面负压吸引技术（VSD/VAC），48 ～ 72h 后再次清创，根据开放性损伤等级可即时闭合伤口，或 5 ～ 7 天后再闭合伤口。闭合伤口有各种方法。

整个清创过程中无菌生理盐水的用量：Ⅱ度开放性骨与关节损伤需要 6 ～ 9L，Ⅲ度开放性损伤需要 10 ～ 12L。高压冲洗较一般的水流冲洗没有明确的优势，反而易将污物冲击到深部盲袋，也不推荐使用带有抗菌药物的冲洗液。

四、并发症

1. 严重的开放性骨折，在清创时可能丢失碎骨块，导致骨缺损增加。
2. 开放性关节损伤可导致关节软骨缺损。
3. 清创不彻底会导致感染。

五、注意事项

1. 对于神经损伤要加倍小心，减少医源性损伤。
2. 开放的骨折断端外露时污染严重，切忌将污染骨骼放回伤口内以免造成二次污染。
3. 离断的肢体应注意降温保存，切忌被无菌生理盐水以外的液体浸泡。
4. 化脓性伤口不宜采用一期缝合。
5. 清创后有皮肤缺损时，使用创面负压吸引材料有利于控制或减少感染，缩短伤口闭合时间。

（桑锡光）

中英文专业词汇索引

主要参考文献

1. 陈玉国. 急诊医学. 北京：北京大学医学出版社，2013.

2. 李春盛. 急诊医学高级教程. 北京：人民军医出版社，2015.

3. 沈洪，刘中民. 急诊与灾难医学. 2版. 北京：人民卫生出版社，2013.

4. 张文武. 急诊内科学. 北京：人民卫生出版社，2017.

5. 赖荣德，梁子敬. 急诊科医生诊疗思维与决策. 北京：人民军医出版社. 2013.

6. 胡品津，谢灿茂. 内科疾病鉴别诊断学. 6版. 北京：人民卫生出版，2014.

7. 崔书章，寿松涛，柴艳芬. 实用危重病医学. 天津：天津科技出版社，2001.

8. 刘大为. 实用重症医学. 2版. 北京：人民卫生出版社，2017.

9. 王一镗，沈洪. 心肺脑复苏. 上海：上海科技出版社，2007.

10. 中华医学会急诊医学分会复苏学组，成人体外心肺复苏专家共识组. 成人体外心肺复苏专家共识. 中华急诊医学杂志. 2018，27（1）：22-29.

11. 中华医学会心血管病学分会肺血管病学组. 急性肺栓塞诊断和治疗中国专家共识（2015）. 中华心血管病杂志，2016，44（3）：197-211.

12. 中华医学会心电生理和起搏分会，中国医师协会心律学专业委员会. 室性心律失常中国专家共识. 中华心律失常学杂志，2016，20（4）：279-326.

13. 中国医师协会急诊医师分会，中国心胸血管麻醉学会急救与复苏分会. 中国急性心力衰竭急诊临床实践指南（2017）. 中华急诊医学杂志，2014，26（12）：1347-1357.

14. 中国医师协会急诊医师分会，中国高血压联盟，北京高血压防治协会. 中国急诊高血压诊疗专家共识（2017修订版）. 中国急救医学，2018，（1）：1-13.

15. 中华医学会神经病学分会. 急性缺血脑卒中早期血管内介入治疗流程与规范专家共识. 中华神经科杂志，2017，50（3）：172-177.

16. 中华医学会糖尿病学分会. 中国高血糖危象诊断与治疗指南. 中华糖尿病杂志，2013，5（8）：449-461.

17. 中华医学会呼吸病学分会哮喘学组，中国哮喘联盟. 重症哮喘诊断和处理中国专家共识. 中华结核和呼吸杂志，2017，40（11）：813-829.

18. 儿童创伤急救早期处理专家共识组. 儿童创伤急救早期处理专家共识. 临床儿科杂志，2017，35（5）：377-383.

19. 中华医学会创伤学分会创伤危重症与感染学组，创伤急救与多发伤学组. 胸部创伤院前急救专家共识. 中华创伤杂志，2014，30（9）：861-864.

20. 中国医师协会急诊医师分会. 急性上消化道出血急诊诊治流程专家共识. 中国急救医学，2015，35（1）：865-873.

21. 中国医师协会急诊医师分会. 2013中国急诊急性胰腺炎临床实践指南. 中国急救医学，2013，33（12）：1057-1071.

22. 中华医学会感染病学分会肝衰竭与人工肝学组. 肝衰竭诊疗指南（2012年版）. 中华

肝脏病学杂志，2015，35：4-7.

23．中国医师协会急诊医师分会，中国毒理学会中毒与救治专业委员会．急性中毒诊断与治疗中国专家共识．中华急诊医学杂志，2016，11：1361-1375.

24．急性酒精中毒诊治共识专家组．急性酒精中毒诊治共识．中华急诊医学杂志，2014，23（2）：135-138.

25．中国心胸血管麻醉学会急救与复苏分会．淹溺急救专家共识．中华急诊医学杂志，2016，35（12）：1230-1236.

26．血液净化急诊临床应用专家共识组．血液净化急诊临床应用专家共识．中华急诊医学杂志，2017，1（26）：24-26.

27．Ron A. Marx．Rosen's Emergency Medicine. 9th ed. Elsevier，2017.

28．Goldman L，Ausiello DA．Cecil Medicine. 25th ed. Elsevier，2016.

29．Olson，Kent R. Poisoning & Drug overdose. McGraw-Hill Medical Publishing Division，2017.

30．Paul L. Marino. Marino's The ICU Book. Wolters Kluwer Health/Lippincott Williams & Wikins，2014.